Babys erstes Lebensjahr

Dr. med. T. Berry Brazelton

Babys erstes Lebensjahr

Unterschiede in der
geistigen und körperlichen
Entwicklung
Ein Ratgeber für junge Eltern

Ins Deutsche übertragen
von Evelyn Linke
Bearbeitet von Dr. med. K. J. Scheppe

Otto Maier Verlag Ravensburg

Umschlagfoto mit freundlicher Genehmigung des Verlages
Kindler & Schiermeyer aus:
»Eltern« Heft 10/68

Fotos auf den Seiten 101, 185, 207, 297 mit freundlicher
Genehmigung des Verlages Gruner & Jahr GmbH & Co., aus:
»Constanze« Heft 28/65, 25/68
»Brigitte« Heft 18/64

Dieses Buch erscheint in der Gruppe:
Kindererziehung, Kinderbeschäftigung

Die amerikanische Originalausgabe erschien unter dem Titel
»Infants and Mothers«
als Seymour Lawrence Book, Delacorte Press New York

VERÖFFENTLICHUNG AUFGRUND EINES ÜBEREINKOMMENS
MIT DELL PUBLISHING CO., Inc. NEW YORK, N. Y., USA
Satz: Gebr. Ehrat, Ravensburg
Druck und buchbinderische Verarbeitung:
Officine grafiche Il Resto del Carlino, Bologna
Printed in Italy 1974
Dritte Auflage
ISBN 3-473-41017-9

Inhaltsübersicht

Vorwort

In der Sprechstunde erlebt der Kinderarzt immer wieder die Ängste und Unsicherheiten junger Mütter bezüglich der geistigen und körperlichen Entwicklung ihrer Babies.
Oft war das ungeschickte Wort einer renommiersüchtigen Nachbarin »Was, das kann der ihre noch nicht, meiner schon längst« die Ursache. Manchmal wird auch das heute größere Allgemeinwissen um Komplikationen bei Schwangerschaft und Geburt und die Bedeutung solcher Risikofaktoren für die Entwicklung des Kindes falsch gewertet und bohrt ohne die beruhigende Erläuterung eines Arztes im Unterbewußtsein weiter.
Die vielen vorhandenen Bücher befassen sich aber vorwiegend mit der Säuglingspflege sowie Ratschlägen für die Erkennung und Behandlung von Krankheiten, während das Kapitel »Entwicklung« zu kurz kommt, mehr tabellarisch, vor allem im Hinblick auf das sogenannte »Normale« abgehandelt wird.
Die individuelle Schwankungsbreite, in der die einzelnen Entwicklungsstufen erreicht werden, in Abhängigkeit von der Qualität und Zahl der Anregungen aus der jeweiligen Umwelt, findet dabei erst recht keine Würdigung. Es ist aber nun längst nicht jedes Kind, das mit sechs Monaten noch nicht frei sitzt, wie es immer wieder als normal dargestellt wird, krank. Dagegen kann es bereits eine erhebliche Entwicklungshemmung bedeuten, wenn man mit fünf Monaten noch keine ausgereifte Beherrschung der Handtätigkeit beobachten kann.
Hier liegt nun endlich das Buch vor, das diese Lücke ausfüllt und das ganze moderne Wissen über die seelische und körperliche Entwicklung im ersten Lebensjahr in bisher nie dargebotener Ausführlichkeit allgemein verständlich jungen Eltern nahebringt.
Der Verfasser, ein erfahrener Kinderarzt, Vater von vier Kindern, seit 23 Jahren Professor am Children's Medical Center der Harvard Universität in Boston, hat nach langen Jahren der Vorbereitung, bei der ihn Forschungsreisen sowohl in griechische Waisenhäuser, als auch in die Zelte eines primitiven Indianerstammes Süd-Mexikos führten, sein Buch verfaßt.
Mit einer bisher in dieser Literaturgattung ungewöhnlichen und liebevollen Genauigkeit wird das erste Lebensjahr dreier Säuglinge und ihrer Familien bis in das letzte Detail geschildert und die einzelnen Entwicklungsstufen herausgearbeitet.
Das Verdienst des Autors ist es nun vor allem, daß er, um der Vielfalt der individuellen Anlagen einigermaßen gerecht zu werden, den Ablauf des ersten Lebensjahres bei drei verschiedenen Babies beschreibt: ein auffallend ruhiges Kind, eines mit durchschnittlicher Lebhaftigkeit und zuletzt ein Baby, das der Gruppe der hyperaktiven Kinder zuzu-

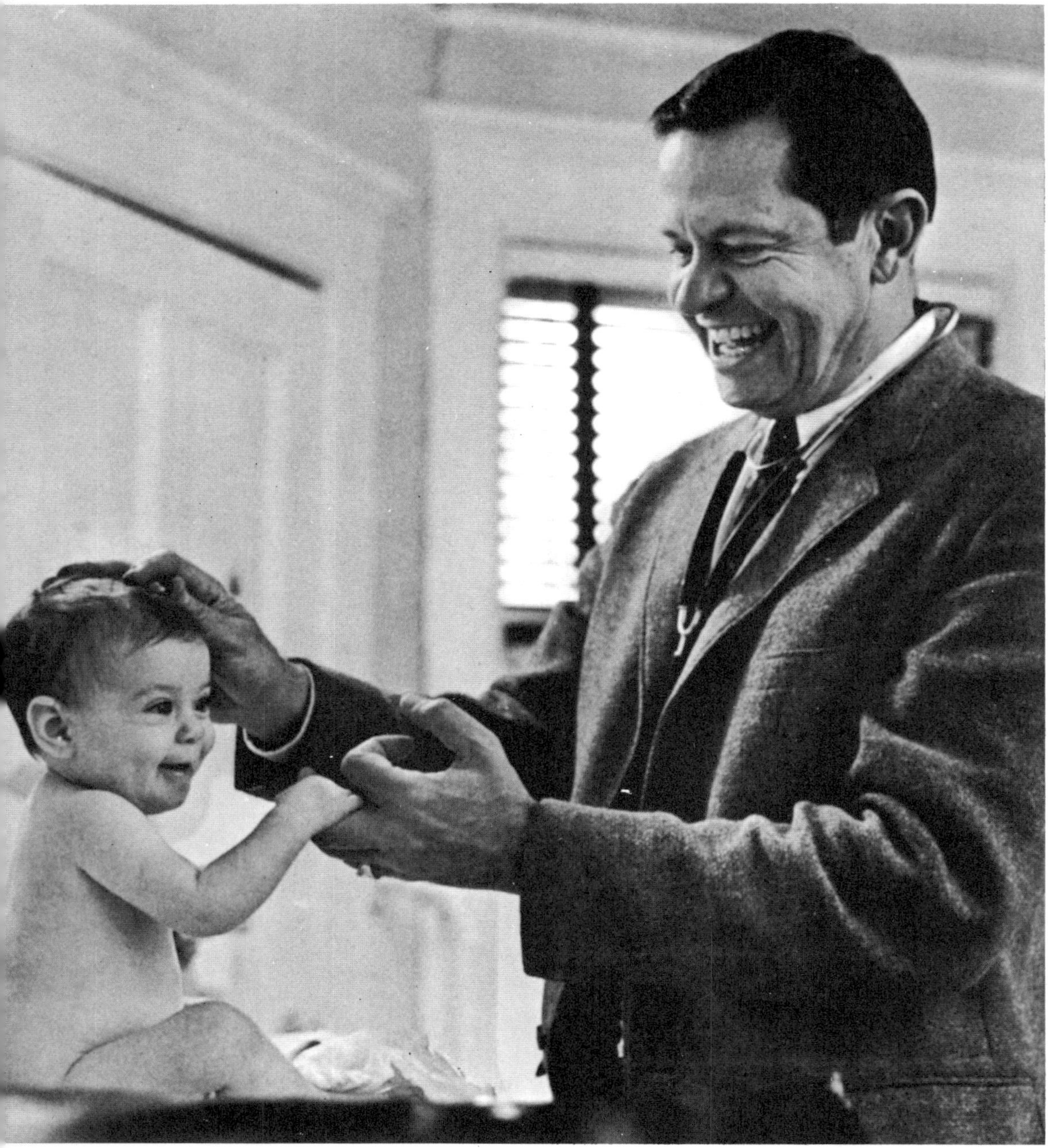

rechnen ist, die heute so vielen Müttern in kleinen Wohnungen die Nerven strapazieren. Neu und von großer praktischer Bedeutung im erzieherischen Alltag ist dabei die Schilderung des Verhaltens der jeweiligen Eltern und dessen Wirkung als positive und negative Verstärkung auf die Verhaltensmuster der drei Babies.
Die Bedeutung der zwischenmenschlichen Beziehungen im ersten Lebensjahr als Anregung für die Entwicklung des Babys ist bisher noch nie so klar herausgearbeitet worden.
Das Wort »Erziehung« gewinnt so endlich auch für die frühe Lebenszeit seinen ihm zustehenden Wert, wo man bisher mehr an Ernährung, Pflege und Kleidung allein, also mehr an ein vorwiegend vegetatives Wachstum dachte.
Wie viele Eltern betrachten doch hierzulande das ruhige Baby im siebenten bis achten Monat, das stundenlang mit sich allein beschäftigt ist, als das ideale Kind dieses Alters.
Von der Notwendigkeit einer Stimulation zur rechten Zeit, wenn eine gewisse Reifestufe erreicht ist, wissen diese Eltern ebensowenig, wie jene anderen, die immer zu früh und mit erheblichem Dressuraufwand die Intelligenz ihres Kindes der staunenden Umwelt zu demonstrieren nicht müde werden.
Vor allem aber wird in diesem Buch dem Vater die Notwendigkeit seiner tätigen Miterziehung von den ersten Lebenswochen an klargemacht. Ein Problem, dem in der sogenannten »vaterlosen Gesellschaft« unserer Tage, in der es an Führung und Geleit, also an echter Autorität weithin mangelt, große Aufmerksamkeit gebührt. Vater wird man nicht mit dem 5. oder 7. Lebensjahr, wenn der Sohn die Mutter zur Resignation vor seinem Trotz zwingt. So klingt auch im Nachwort Dr. Brazeltons der Ruf nach Vätern, die Mut zum »Nein« und zum »Ja« im richtigen Augenblick haben, geradezu wie eine Absage an die »permissive Society« der Nachkriegs-USA, das heißt einer Erziehung, die ihr Heil darin sah, den Kindern möglichst wenig zu versagen.
Ich bin überzeugt, daß dieses Buch, das nebenbei eine Fülle von Ratschlägen für die kleinen gesundheitlichen Probleme des normalen Babys enthält, allen jungen Eltern helfen wird, die Entwicklung ihres Kindes mit neuen Augen zu sehen.
Dieses Wissen hilft ihnen, eine ideale Umwelt für ihr Kind zu schaffen, weit über die Nestwärme allein hinaus, und ihm damit die Möglichkeit zu einer optimalen Entwicklung zu geben.

Dr. med. K. J. Scheppe

München
Kinderkrankenhaus an der Lachnerstraße

I Die erste Woche

Allgemeine Bemerkungen
Jedes Neugeborene ist einzigartig

So viele Neugeborene es gibt, so viele individuelle Unterschiede gibt es. Alle Neugeborenen unterscheiden sich in unzähligen Einzelheiten voneinander – im Aussehen, im Gefühl, in der Reaktion auf Reize, im Bewegungsmuster, in der Fähigkeit, sein eigenes Verhaltensmuster zu entwickeln. Das macht es genauso interessant und aufregend, selbst ein Baby zu bekommen wie es zu beobachten. So manche Mutter sagt, wenn sie ihr zweites, drittes, sechstes oder achtes Kind zum ersten Mal in den Armen hält: »Wie ist es möglich, daß es so ganz anders ist als seine Geschwister!«

Vor einigen Jahren beobachtete eine Gruppe von vier Ärzten, zu der auch ich gehörte, in der Bostoner Entbindungsklinik neugeborene eineiige Zwillingsbrüder. In der ersten Woche beobachteten wir jedes Baby 30 Stunden lang und legten unsere Eindrücke schriftlich nieder. Als wir die Ergebnisse auswerteten, waren wir sehr erstaunt, wie viele Unterschiede es zwischen diesen angeblich »identischen« Babies gab. Wir hatten auch die junge Mutter gebeten, uns ihre Eindrücke mitzuteilen, nachdem sie am ersten Tag jedes Kind 20 Minuten lang im Arm gehalten hatte. Später verglichen wir unsere einwöchigen Beobachtungen mit den ihren. Wie wir hatte auch sie die Unterschiede zwischen den Brüdern bemerkt. Aber ihr Eindruck von den Kindern nach 20 Minuten war nicht nur genauer und klarer definiert als unserer, sondern sie sah die beiden auch ganz natürlich als potentielle Menschen. Wir waren von der Genauigkeit und dem Scharfblick, den eine Mutter intuitiv hat, beeindruckt. Diese Intuition beeinflußt auch die Reaktion der Mutter auf ihr Kind während der ersten Stunden, die sie mit ihm verbringt. Ihr eigenes Reaktionsvermögen auf die individuellen Eigenschaften des Kindes ist durch ihren Erfahrungsschatz vorbestimmt, aber jedes Baby bedeutet für die Mutter ein ganz besonderes Erlebnis. Nicht nur das Baby, sondern auch die Mutter hat die Fähigkeit, sich zu ändern und anzupassen.

Im vorliegenden Buch werden drei verschiedene Baby-Typen vorgestellt: ein ruhiges, ein lebhaftes und ein durchschnittliches; sie alle sind Beispiele für die Unterschiede, die wir bei »normalen« Babies beobachten können. Obwohl es in keiner Weise zutrifft, daß ein ruhiges Baby die ganzen ersten Lebensjahre hindurch ruhig bleibt, oder daß ein übermäßig lebhaftes Baby sich zu einem wahren Quecksilber entwickelt, mag es recht nützlich sein, die Verhaltensweisen aufzuzeigen, die bei Babies vorkommen können. Wenn man sich eine Reihe von Neugeborenen ansieht, dann fällt einem unweigerlich auf, wie sehr sie sich voneinander unterscheiden. Überdies hat jeder Unterschied auf jeden Betrachter eine andere Wirkung. Der Betrachter reagiert auf die verschiedenen Fähigkeiten jedes Kindes auf seine eigene Art und Weise. In jeder Frau, ob sie nun erstmals Mutter geworden ist oder schon mehrere Kinder hat, ist die Reaktionsfähigkeit auf ihr Baby tief verwurzelt. Deshalb unterstützt und fördert sie seine charakteristischen Eigenschaften vom ersten Tag an. Noch viel erregender als das Wissen, daß wir jedem Kind etwas ganz Eigenes und Besonderes von uns selbst mitgeben, ist die Tatsache, daß es das Baby selbst ist, das uns dazu anregt.

Allgemeine Bemerkungen:

Das durchschnittliche Baby

Tommy war ein sieben Pfund schweres Baby, dessen Mutter bereits zwei Kinder hatte und während der Geburt »schlafen« wollte. Die Wehen dauerten insgesamt nur vier Stunden, aber der Arzt hatte ihr ein Betäubungsmittel gegeben, dessen Wirkung bis zur Geburt anhielt. Sie konnte nur einen verschlafenen Blick auf das Neugeborene werfen.

Die im Blut der Mutter im Zeitpunkt der Durchtrennung der Nabelschnur vorhandenen Medikamente sind auch im Blut des Kindes nachweisbar. Nun müssen die unreifen kindlichen Organe, das heißt Leber und Nieren, das Blut entgiften, was natürlich länger dauert als bei der Mutter. Aus diesem Grund ist die Wirkung von Arzneimitteln auf den kindlichen Organismus und das Gehirn stärker. Was mich erstaunt, ist, daß ein Baby so wach sein kann, auch wenn der Spiegel des Betäubungsmittels in seinem Blut so hoch ist, daß ein Erwachsener – in diesem Fall die Mutter – davon sediert ist. Natürlich wird das Baby durch die Wehen und die neuen Reize außerhalb des Uterus wachgehalten, doch kann man in den ersten Tagen nach der Geburt die Nachwirkungen einer derart starken Sedierung erkennen.

Er war ein rundliches, kräftiges Baby, das sofort nach der Geburt schrie, seine Lungen mit Luft füllte und von Anfang an in gutem Allgemeinzustand war. Sein Schädel hatte eine länglich-ovale Form und spitzte sich am Hinterkopf zu.

Diese Verformung war notwendig, damit der Schädel in der kurzen Zeit von vier Stunden gut das Becken der Mutter passieren konnte. Für gewöhnlich ist das Becken der Mutter rund 2,5 cm enger als der Schädelumfang des Kindes, und aufgrund der Verformbarkeit des Kopfes können sich die Schädelknochen übereinanderschieben, so daß der Kopfumfang um 2,5 cm kleiner wird. Das Gehirn ist weich und nachgiebig und wird durch die Verformung nicht geschädigt.

Die Verformung hatte größtenteils schon in den letzten Tagen vor der Geburt stattgefunden. Auch das Gehirn und der Schädelinhalt hatten sich ausreichend anpassen können. Das Baby war mit einer dicken, schmierigen Schicht, »Käseschmiere« oder »Vernix« genannt, bedeckt, die seinen Körper rutschig machte und ihm die Passage durch den Geburtskanal erleichtert hatte. Es hatte auf dem Kopf dichtes schwarzes Haar, und der Körper war mit einem feinen dunklen Flaum, »Wollhaar« oder »Lanugo« genannt, bedeckt, der Ohren, Rücken, Schultern und sogar die Wangen überzog.

Dieses »Wollhaar«, ein Überbleibsel unserer tierischen Abstammung, verschwindet nach ein paar Monaten, und dann ist die Haut glatt und weich.

Die Haut war faltig und lose und schuppte sich in den Körperfalten, besonders an den Händen und Füßen. Das von der »Käseschmiere« verklebte Haar wirkte wie angekleistert. So wie er nach der Geburt aussah, war Tommy wirklich keine Schönheit. Die Ohren waren völlig verschieden an den Schädel angepreßt – das eine war nach vorn geknickt und lag auf der Wange auf. Die Nase war plattgequetscht und seitlich verschoben.

Vor der Geburt stellt sich jede Mutter in Gedanken ein Baby vor, das so aussieht wie ein drei oder vier Monate altes »Postkartenbaby«. Kein Wunder, daß ein Neugeborenes, das soeben einen langen, harten Kampf bestanden hat, oftmals seine Mutter nicht zum Entzücken hinreißt, wenn sie es zum ersten Mal sieht.

Sein Gesicht war aufgedunsen und ein paar Stunden lang etwas bläulich, bis der Kreislauf sich stabilisiert hatte. Die Augenlider waren verquollen und schwollen immer mehr an, bis er kaum noch hindurchblinzeln konnte. Aber sein Sehvermögen war intakt, denn wenn man einen Lichtstrahl in die Augen fallen ließ, oder wenn sich die Helligkeit im Zimmer änderte, schielte er ganz deutlich.

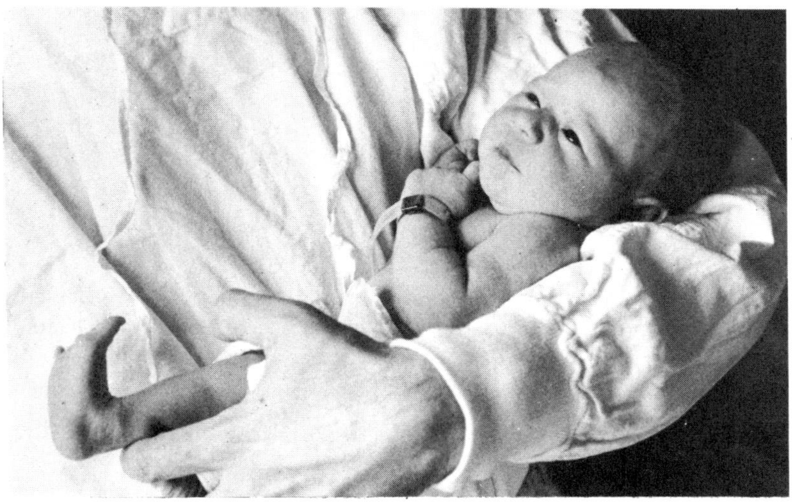

Diese Schwellung der Augenlider wird durch die Lage des Kopfes vor der Geburt und durch das Einträufeln eines Medikamentes nach der Geburt verstärkt; sie klingt innerhalb einer Woche ab.
Da das Baby im Uterus seine Sehfähigkeit nicht üben kann, ist das Anschwellen der Lider vielleicht eine Art Schutz vor zu starken neuen Reizen in den ersten Tagen. Auch ein starker Zwinkerreflex wirkt schützend.

Als Tommy langsam die Augen öffnete, versuchte er, sie richtig zu lenken, und obwohl zuerst jedes Auge in eine andere Richtung wegrutschte, gelang es ihm schließlich, den Blick auf einen entfernten, nicht zu hellen Gegenstand zu richten. Als sich die weiße, stumpfe Gesichtsmaske des Arztes über ihn schob, fixierte er seinen Blick darauf, und wenn die weiße Maske sich langsam genug bewegte, konnte er sie mit ruckweisen Bewegungen der Augen verfolgen. Er drehte dabei sogar den Kopf erst auf die eine, dann auf die andere Seite. Auf und ab schien ihm schwerer zu fallen. Einen sich rasch bewegenden Gegenstand konnten seine Augen gar nicht verfolgen.

Neugeborene können für kurze Zeit einen hellen kontrastierenden Gegenstand fixieren und ihm mit den Augen folgen, vorausgesetzt, daß er sich langsam bewegt.

Seine Atmung hatte unmittelbar nach der Geburt mit einem keuchenden Schrei eingesetzt und wurde dadurch verstärkt, daß der Arzt ihm ein paar Klapse gab, damit er schrie.

Durch das Schreien füllen die Lungen sich mit Luft, was dem Baby den Übergang von einer parasitären Existenz, während der es vom Sauerstoff des mütterlichen Blutes versorgt wurde, zu einem selbständigen Kreislauf erleichtert, dessen Sauerstoffversorgung davon abhängt, daß die Lungen sich rasch öffnen. Die winzigen Lufttaschen in den Lungen sind bei der Geburt zusammengefaltet. Innerhalb einer erstaunlich kurzen Zeit öffnen sie sich wieder und reinigen sich von der Flüssigkeit. Während der ersten Lebenswoche öffnen sich so die Lungen entsprechend dem ansteigenden Sauerstoffbedarf immer weiter.

In dieser ersten Woche schrie Tommy kräftig, und das half den Lungen, sich besser auszudehnen. Zuerst hatte sein Körper eine Purpurfarbe, die sich allmählich aufhellte, dann in ein Kirschrot überging und schließlich rosa wurde.

Die Hautfarbe ändert sich ein paar Tage lang, ein Zeichen für die Veränderungen im Kreislaufsystem. Bei Babies sind die Hände und Füße mehrere Wochen lang bläulich und kühl. Das liegt an dem noch un-

reifen Kreislauf und ist kein Krankheitssymptom. Es ist nicht nötig, sie mit Fäustlingen und Wollschuhen aufwärmen zu wollen, da selbst ein unreifer Kreislauf Hände und Füße ausreichend mit Blut versorgt.

Tommys Atemrhythmus wechselte so häufig, daß es jede Mutter, die darauf gelauscht hätte, in Angst und Schrecken gestürzt hätte.

Es kommt zu längeren Perioden von Unregelmäßigkeiten wie zu Schnappatmungen, Keuchen, Würgen oder Niesen. Ein Baby kann sogar für eine anscheinend unendlich lange Zeit überhaupt zu atmen aufhören. Danach atmet es ein paarmal sehr tief und schnell, um den Ausfall aufzuholen. Es mag zwar beängstigend sein, auf die Atmung eines Neugeborenen während dieser Perioden zu hören, aber für das Baby ist das ganz normal.

Tommys Gleichmut schien unter all diesen Unregelmäßigkeiten nicht zu leiden. Nachdem man ihm auf den Rücken geklapst, seinen Atemweg freigesaugt und ihn zum Schreien gebracht hatte, wurde er so ins Bettchen gelegt, daß der Kopf etwas tiefer war und damit der Schleim leichter herausfließen konnte.

Da der gesamte Respirationstrakt Flüssigkeit enthält und bis dahin völlig still lag, ist es kein Wunder, daß es ein paar Tage dauert, bis die Atemwege vollkommen frei sind. Das Verblüffende daran ist, daß ein Baby seine Atemwege selbst freimachen kann, und zwar ganz ausgezeichnet!

Mit nur ganz wenig fremder Unterstützung würgte und keuchte er, wurde blau, hörte für ein paar Sekunden zu atmen auf, und dann spuckte er eine halbe Tasse voll klebrigen, gelblichen Schleim aus. Danach schrie er, um seine Lungen mit Luft zu füllen, und atmete dann wieder ganz ruhig und regelmäßig, als ob nichts geschehen wäre.

Durch solche Perioden des Atemstillstandes und mangelnder Sauerstoffsättigung des Blutes, die immerhin zu einer Zyanose, das heißt blauroter Verfärbung der Haut, führen kann, wird das Gehirn eines gesunden Neugeborenen nicht geschädigt. Das Gehirn hat sich nämlich noch nicht auf den späteren ständigen Sauerstoffbedarf eingependelt. Was für wunderbare Hilfen uns die Natur doch mitgibt! Die tiefe Kopflage sorgt dafür, daß sich die Luftwege infolge der Wirkung der Schwerkraft reinigen. Man könnte ein Neugeborenes nur schwer ersticken oder erwürgen. Sein Würgreflex ist äußerst kräftig, und in den ersten Stunden nach der Geburt macht das Baby fleißig Gebrauch davon.

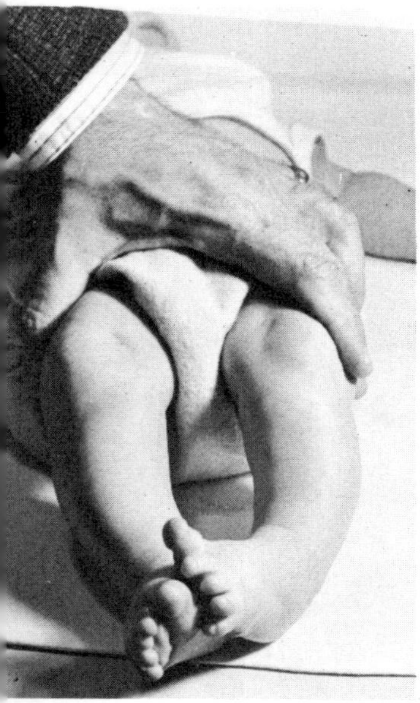

Aufgrund seiner Lage im Uterus hatte Tommy die üblichen O-Beine, und seine Füße waren auf ungewöhnliche Art verdreht, nämlich beide nach rechts. Das kam daher, daß sie beide oben neben dem Kopf gelegen hatten.

Verdrehte intrauterine Fußstellungen normalisieren sich meist innerhalb der ersten Woche. Aber es kann auch zu Komplikationen kommen. Wenn die Füße nicht in die normale Stellung gebracht und gehalten werden können, sollte man sie von einem Fachmann untersuchen lassen.

Tommy war von Anfang an aktiv. Wenn man ihn anfaßte oder störte, schrie er kräftig und reagierte auf Berührung, Geräusche und helles Licht mit einem Moro-Reflex (Umklammerungsreflex, siehe Kapitel II). Er wurde dann lebhaft und erregt und schrie mehrere Minuten lang, bis er eine Hand an den Mund gebracht hatte. Danach hörte er zu schreien auf und wurde wieder friedlich.

Obwohl seine Augen noch immer geschlossen waren, schien er nicht zu schlafen, denn von Zeit zu Zeit krümmte er sich mal so, mal so. Seine Bewegungen waren ruckartig, aber seine Arme beschrieben manchmal richtige Kreise. Während er die Lippen bewegte oder mit dem Mund etwas zu suchen schien, drehte er den Kopf mühelos von einer Seite auf die andere. Oft folgte auf Schürzen der Lippen ein neuer Schleimausstoß; die Lippenbewegungen schienen eine Reflexreaktion auf die Darmaktivität zu sein. Zweimal bevor er Schleim hochbrachte, lächelte er kurz.

Obgleich Tommy im Entbindungsraum einen wachen und lebhaften Eindruck gemacht und auf alle neuen Reize gut reagiert hatte, schlief

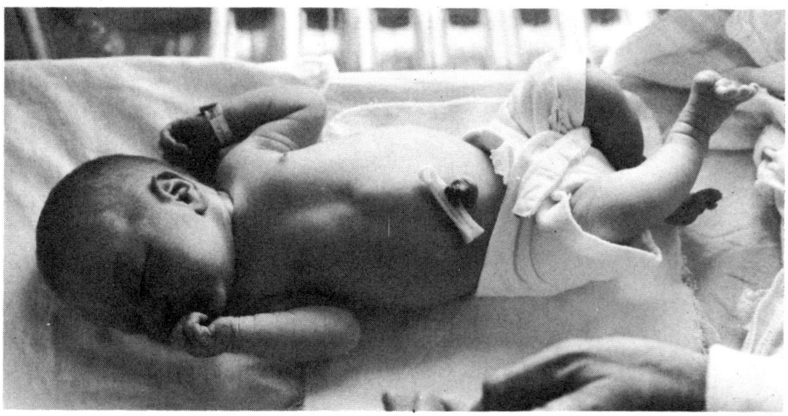

er auf dem Weg ins Säuglingszimmer fest ein. Als die Schwester ihn auswickelte, um ihn zu baden und frisch zu wickeln, schien er zutiefst gestört zu sein. Er schrie, wurde sehr aktiv, stieß kräftig mit Armen und Beinen aus, und durch die Temperaturveränderung wurde seine Haut blaurot (zyanotisch).

Der Temperaturregelmechanismus des Neugeborenen ist bei der Geburt nur schwach entwickelt. Der erste Kontakt mit der Raumtemperatur ist eine schwere Belastung. Die Folge ist, daß die Körpertemperatur absinkt. Es ist daher wichtig, das Baby bald nach der Geburt warm einzuwickeln und es vor Temperaturschwankungen zu schützen, bis der körpereigene Mechanismus sich eingependelt hat. Kurzzeitige Veränderungen, wie zum Beispiel beim Baden, stören das Baby zwar, schaden ihm aber nicht.

Sobald die Schwester ihn wieder gewickelt hatte, beruhigte Tommy sich. Zufrieden rollte er sich mit angezogenen Armen und Beinen in einer fetalen Postition zusammen, entspannte sich und schien fest einzuschlafen. Im Schlaf zuckte er in unregelmäßigen Abständen zusammen. Gelegentlich würgte er Schleim hoch, fand aber immer wieder zum richtigen Atemrhythmus zurück und schlief weiter. Äußere Reize nahm er kaum wahr, wenn sie nicht allzu störend waren, wie zum Beispiel kräftige Berührungen. Die lauten Geräusche im Neugeborenenzimmer machten ihm kaum etwas aus; die einzige Reaktion war eine vorübergehende Veränderung des Atemrhythmus. So verschlief er die beiden ersten Tage, wohl um sich von den Anstrengungen der Geburt und den neuen Reizen, mit denen man ihn außerhalb des Uterus konfrontiert hatte, zu erholen.

Diese Erholungsperiode ist ein echter Beweis für den hochwirksamen Anpassungsmechanismus, mit dem ein Neugeborenes ausgestattet ist. Während dieser Zeit haben der Kreislauf-, Atmungs- und Hormonmechanismus die Möglichkeit, sich anzupassen, um mit der erhöhten Geschwindigkeit zu funktionieren, die für die selbständige Existenz des Organismus erforderlich ist.

Als Tommys Mutter ihn zum ersten Mal sah, war sie aufgrund ihrer Erfahrungen mit den beiden älteren Kindern auf seinen Anblick vorbereitet. Beim ersten Baby war sie entsetzt gewesen, wie übel zugerichtet es ausgesehen hatte. Aber Tommy war ihr drittes Kind, und sie wußte, daß er bald besser aussehen würde. Außerdem wußte sie, daß er vielleicht bei ihr aufwachen würde.
Mit Tommy fühlte sie sich wie eine »alte Praktikerin«. Als sie ihn in den Armen hielt, war sie beeindruckt, wie fest er sich anfühlte. Er war

ein kräftiges Baby und zappelte energisch herum, ehe er sich in ihre Arme schmiegte. Sein Gezappel legte sie als Stärke und Selbständigkeit aus, die darauf folgenden ruhigen Perioden als »Ausruhen« und »spart seine Energie für wichtige Dinge – wie Trinken und zu seinem Bruder und seiner Schwester nach Hause gehen«. Sie hatte wieder ganz vergessen, wie schön es war, ein winziges Baby in den Armen zu halten. Ein vertrautes Gefühl der Wärme und des Beschützenwollens durchströmte sie, während sie ihn betrachtete.
Frau Moore wollte Tommy »anfangs« stillen, damit »er genauso einen guten Start hat wie die anderen Kinder«. Sie hatte auch die beiden anderen gestillt und verließ sich auf ihre Erfahrungen. Sie wußte aber, Tommy würde überleben, ob es mit dem Stillen klappte oder nicht. Bei den beiden ersten Kindern hatte sie sich viele Sorgen gemacht, ob sie genug Milch hätte und ob diese »gut genug« sei. Diesmal machte sie die Feststellung, daß sie Tommy fast distanziert zuschauen und sich dadurch an jeder Fütterung so erfreuen konnte, wie es ihr vorher niemals möglich gewesen war. Dagegen beobachtete sie Tommy, ohne sich um ihn zu ängstigen oder an ihren Fähigkeiten als Mutter zu zweifeln.

Wie oft sagt man doch: »Warum kann man die beiden ersten nicht austauschen und mit dem dritten anfangen?« Die Ängste und Sorgen, mit denen man das erste Kind umgibt, sind sowohl für das Baby als auch für die Eltern eine schwierige Hürde. Aber bei keinem anderen Kind wird der Kampf ums selbständige Dasein derart durch die elterliche Fürsorge angeheizt. Wenn das erste und auch das zweite Kind den Wettlauf mit der übertriebenen Besorgnis der Eltern gewonnen haben, dann sind diese für das Leben hervorragend gerüstet.

In den ersten drei Tagen war er beim Stillen sehr ruhig, schlief viel oder regte sich auf, wenn seine Mutter versuchte, ihn zu wecken. Dann saugte er ein paarmal, hörte wieder auf und schlief ein. Frau Moore entdeckte, daß sie ihn wachbekommen konnte, wenn sie ihn sanft anstupste und mit einem in kaltes Wasser getauchten Schwamm über seine Stirn rieb, und dann trank er ohne Schwierigkeiten.

Vor Jahren verriet mir eine stillende Mutter aus Irland den Trick, die Stirn eines schlafenden Babys mit kaltem Wasser abzutupfen. Sie sagte, daß ein Baby es so sehr haßt, gezwickt oder angestoßen zu werden, daß es entweder gar nicht reagiert oder viel zu sehr schreit, als daß es trinken könnte. Eine einfache Temperaturveränderung auf der Stirn ist nicht so störend, macht das Baby aber doch so wach, daß es um sich sieht und den Mund zum Protestieren öffnet. Dann kann man schnell die Brustwarze zwischen die Lippen schieben.

Am vierten Tag war die Schlacht gewonnen, und Tommy trank sehr geschickt. Jetzt war die Milch eingeschossen, und er wurde richtig satt. Im Säuglingszimmer schlief Tommy viel, aber zwischendurch hatte er unruhige Perioden, die sich bis zu anhaltendem Schreien steigerten. In den ersten drei Tagen waren diese Perioden selten, und meistens schlief er. Am vierten Tag, als bei seiner Mutter die Milch einschoß, begann er eine Stunde vor den Mahlzeiten aufzuwachen. Er schrie laut und lange, schluckte Luft und schlief völlig erschöpft wieder ein, gerade als es Zeit war, ihn zu seiner Mutter zu bringen.

Wie oft erlebt man das in der Klinik! Nicht nur, daß die Mutter sich bemühen muß, ihr Baby wachzubekommen, sondern sie muß sich auch noch den klassischen Bericht der Schwester anhören: »So ist er im Säuglingszimmer die ganze Zeit, so ruhig und so brav.« Die Andeutung, daß die Schwestern mit ihrem Baby besser umgehen können als sie selbst, ist für eine junge Mutter schwer zu ertragen. Bei ihrem zweiten Kind hatte Frau Moore sich durch eine solche Bemerkung täuschen lassen, und sie war völlig fassungslos gewesen, als das Baby dann zu Hause keineswegs immer zufrieden war. Sie hatte sich die Schuld an dem »plötzlichen« Geschrei des Kindes gegeben und ernsthaft daran gezweifelt, daß sie fähig war, das Baby richtig zu stillen und zu versorgen. Als es ihr gelungen war, das Kind zu beruhigen, wurde ihr klar, daß seine Nervosität auf einem Konflikt mit der Klinikroutine beruhte, und daß es auch dort geschrien hatte und unglücklich gewesen war.

Das ruhige Baby

Frau Kings erste Geburt dauerte lange. Sie hatte gehofft, ohne Beruhigungs- oder Betäubungsmittel auskommen zu können, aber nachdem sie zwölf Stunden lang starke Wehen gehabt hatte, war sie einverstanden, daß man ihr ein Beruhigungsmittel gab. Die letzten sechs Stunden vor der Geburt stand sie unter dem Einfluß von Medikamenten.

Wenn die Wehen eine gewisse Zeit gedauert haben, besteht die begründete Vermutung, daß die Geburt durch medikamentöse Maßnahmen beschleunigt werden kann. Es ist durchaus möglich, daß die Geburt durch eine Art Verkrampfung des Gebärmutterhalses verzögert wird, auch wenn die Uterusmuskulatur kräftig kontrahiert. Das ist der Zeitpunkt, um die Verkrampfung medikamentös zu lösen, so daß die Gebärmutter das Kind austreiben kann.

Vor der eigentlichen Geburt wurde eine Spinalanästhesie gemacht und die Zange am Kopf angelegt, um den letzten Teil der Entbindung zu beschleunigen.

Bei sachgemäßer Anwendung wird das Kind durch die Zange nicht verletzt; außerdem wird dadurch die Entwicklung des Kopfes zu einem Zeitpunkt beschleunigt, wenn es wichtig ist, die extrauterine Atmung in Gang zu bringen.

Laura war ein niedliches Baby, wog acht Pfund und war gut gepolstert und geformt. Auf den Wangen hatte die Zange Druckstellen hinterlassen, auf dem Kopf hatte das Baby eine weiche Geschwulst.

Diese nennt man Caput Succedaneum oder Geburtsgeschwulst. Sie besteht aus einer Flüssigkeitsansammlung unter der Kopfhaut und entsteht, wenn der Schädel in der letzten Phase der Wehen den Beckenboden überwindet. Sie verschwindet nach ungefähr einer Woche und ist kein Hinweis für eine Quetschung oder Blutung innerhalb des Schädels oder des Gehirns.

Durch die lange Geburt war der Kopf länglich verformt. Da Laura ein großes Baby war, hatte sie entsprechende Fleisch- und Flüssigkeitspolster, wodurch sie sehr rundlich wirkte.

Einige dieser Rundungen sind Flüssigkeitsansammlungen oder Ödeme, wie man sie häufig bei Neugeborenen findet. Sie helfen dem Baby, die Zeit bis zur ersten Nahrungsaufnahme zu überbrücken.

Lauras Augen waren verquollen, ihre Hände und Füße auffallend geschwollen. Dieser Flüssigkeitsüberschuß verschwand innerhalb der ersten Woche, sie verlor an Wasser und sah dünn aus. Während sie auf ihre erste Mahlzeit wartete, wurde ihre Haut, die anfangs flaumig und weich gewesen war, durch den Wasserverlust schuppig und schälte sich. Vom ersten Moment ihres Lebens an fiel Laura durch ihre Inaktivität auf. Sie kam träge aus dem Uterus; nach der Geburt lag sie ruhig in ihrem Bettchen und sah mit weit offenen Augen um sich, als ob sie überrascht sei. Ihre Augen fielen am meisten auf. Tommy hatte aus verschiedenen Gründen anfangs die Augen nicht geöffnet. Laura runzelte die Stirn, schien sich auf die Deckenbeleuchtung zu konzentrieren und zog eine Miene, als ob sie mit der Veränderung in ihrem Zustand nicht ganz einverstanden sei. Sie hatte unmittelbar nach der Geburt ein paarmal geschnappt und dann gleich regelmäßig tief zu atmen begonnen, so daß sie keine Unterstützung seitens der Ärzte und Schwestern brauchte. Ihre Hautfarbe wechselte schon in den ersten Minuten von blaurot zu rosa, und sie war in Tücher eingewickelt worden, damit sie warm blieb. Trotzdem waren ihre Hände und Füße bläulich-rot und kalt, und das blieb noch ein paar Tage so. Nur wenn sie schrie, besserte sich der Kreislauf und damit die Hautfarbe an den Extremitäten. Aber Laura schrie selten.

Im Entbindungszimmer bewegte sie ihre Arme sacht, langsam und kreisförmig in einem engen Bogen um ihr Gesicht herum. Die Beine hatte sie an den Leib gezogen, wie es ihrer Lage im Uterus entsprach, oder froschartig auf das Bett gespreizt. Sie bewegte den Mund und saugte an ihren geballten Händen. Alle ihre Bewegungen waren bedächtig, langsam, sacht und, was das Auffallendste war, selten. Laura blieb ruhig, auch während einer Vitamin-K-Injektion[1], beim Einträufeln von Höllensteinlösung in die Augen[2], während des ersten Bades, als sie von Blut und Vernix gereinigt und mit Hexachlorophenseife[3] abgewaschen wurde, und auch bei ihren eigenen Bemühungen, den Schleim loszuwerden. Sie machte die Augen noch weiter auf, runzelte die Stirn, wurde aber weder unruhig, noch schrie sie. Nur selten wurde sie etwas lebendiger. Ihre Atmung war langsam und unregelmäßig, aber kräftig genug, um die grau-rosa Hautfarbe zu erhalten.

---

[1] Vorbeugungsmittel gegen »hämmorhagische Diathesen des Neugeborenen« – Blutungen während der ersten Tage, welche durch die unreife Leberfunktion und die zu geringe Thrombozytenzahl verursacht werden.

[2] Vorbeugung gegen eine gonorrhoische Infektion der empfindlichen Augen des Neugeborenen. Über die Anwendung von Silbernitrat gehen die Meinungen auseinander, da wir heute über andere Vorbeugungsmittel verfügen welche die Bindehaut nicht so stark reizen.

[3] Mit dieser Seife wird die Gefahr einer Staphylokokkeninfektion reduziert.

Zweifellos besteht zwischen den Medikamenten, welche die Mutter kurz vor der Geburt bekommen hatte, und Lauras Inaktivität ein Zusammenhang. Aber man muß sich auch fragen, ob diese Form der Nachwirkung nicht ein weiterer Beweis dafür ist, wie verschieden sie und Tommy von Anfang an sind. Selbst die Reaktion auf ein Beruhigungsmittel ist sehr charakteristisch und individuell verschieden.

Ihre Mutter war zu schläfrig, als daß sie an derartigen Beobachtungen hätte teilnehmen können. Nur halb bei Bewußtsein nahm sie zur Kenntnis, daß die Geburt vorbei und gut verlaufen war, murmelte »sie ist ein Junge«, nachdem die Schwester ihr versichert hatte, daß Laura ein Mädchen sei, und schlief sofort wieder ein.
Laura wurde noch ruhiger, während sie ins Neugeborenenzimmer gebracht wurde. Sie schloß die Augen, ihre Bewegungen hörten praktisch auf, und sie fiel in einen tiefen Betäubungsschlaf. Sie zeigte kaum eine Allgemeinreaktion auf irgendeinen Reiz. Sogar als die Schwestern das Baby fest anpackten, als sie es auswickelten und frischmachten, wachte es nur kurz auf. Die Atmung war langsam, flach und oft unregelmäßig, die Hautfarbe ging in ein dunkles Rosa über. Die Augenlider begannen von der Wirkung der Höllensteinlösung anzuschwellen, und die Druckstellen von der Geburtszange traten hervor.

Aufgrund des unreifen Kreislaufs kann es bei Neugeborenen eine Weile dauern, bis Druckstellen sichtbar werden. Laura wirkte jetzt zerschlagen und betäubt. Eine der Nebenwirkungen sedierender Medikamente ist, daß die Anforderungen an den Kreislauf und damit der Sauerstoffbedarf herabgesetzt werden. Dieser verminderte Bedarf an Sauerstoff hilft dem Kind, das notwendige Körper-Gleichgewicht aufrecht zu erhalten, während es sich in den ersten zwei oder drei Tagen erholt. Daher wird Laura leichter mit dem Schleim fertig, der ihre Atmung behindert, als Tommy, der aktiver ist und dessen Kreislauf einen entsprechend höheren Sauerstoffbedarf hat.

Am zweiten Tag war sie etwas wacher, aber noch genauso ruhig und bewegungslos wie zuvor. Die Augen waren wieder offen, das Gesicht beweglicher und fester. Sie sah nicht mehr so betäubt und zerschlagen aus. Frau King freute sich über das ausdrucksvolle Gesichtchen und die Augen, machte sich aber wegen Lauras Schlaffheit und mangelnde Beweglichkeit Sorgen. Sie selbst spürte noch die Nachwirkungen der Medikamente und machte sich Vorwürfe, daß Laura durch die Mittel, die sie selbst gebraucht hatte, Schaden genommen haben könnte. Sie wollte immer wieder von den Ärzten und Schwestern hören, daß Laura gesund sei. Mit einer Frage wurde sie nicht fertig: »War Laura wirklich ihr Kind?« Da sie die Geburt nicht wach miterlebt hatte, war alles so unwirklich, und sie fragte sich immer wieder, ob sie tatsächlich ein Baby auf die Welt gebracht hatte – insbesondere dieses schwammige, schlaffe Mädchen. Mit ihrem plumpen Körper entsprach Laura nicht dem Bild, das sie sich vor der Geburt gemacht hatte. Sie grübelte, ob sie in diesem Punkt jemals volle Gewißheit erlangen würde, wagte es aber nicht, dieses Gefühl sich selbst gegenüber zuzugeben.

Dieser Konflikt ist bei Erstgebärenden häufig, und man darf eine Frau deswegen nicht tadeln. Er hat seine Wurzel in dem Kampf, den sie mit sich selbst ausfechten mußte, als sie daran ging, ihre Unabhängigkeit mit der Rolle der Mutter zu vertauschen. Das ist gar nicht so leicht, wie man meinen möchte. Das Gleichgewicht, das die Frau als Mensch und Ehefrau erreicht hat, gerät ins Wanken. Sie muß eine neue Aufgabe übernehmen – nämlich, daß eine noch unbekannte Person nunmehr vollkommen von ihr abhängig sein wird. Jede Frau, die sich Gedanken macht, wie sie dieser Verantwortung gerecht werden kann, wird sich fragen, ob sie dieser Rolle gewachsen ist. Ich bin immer etwas besorgt, wenn eine Mutter zu leicht ihre neue Rolle annimmt.

Frau King gab sich Mühe, an Laura Dinge zu entdecken, die ihr gefielen. Nur in Lauras Augen und in ihrem ausdrucksvollen Gesicht konnte sie eine Antwort auf ihre mütterliche Zärtlichkeit erkennen. Nachdem sie Laura eine Weile in den Armen gehalten, zu ihr gesprochen, sie hin und her gewiegt und versucht hatte, sie zu größerer Aktivität zu erwecken, war sie völlig erschöpft. Diese Erschöpfung war ein Beweis dafür, wie sehr sie sich um eine Anpassung bemühte. Laura war ihr dabei keine große Hilfe.

Lauras Muskelspannung verbesserte sich nur langsam. Sie blieb ein schlaffes, inaktives Baby, das nur geringfügig auf Reize und Berührungen reagierte – die Augen ausgenommen. Beim Trinken ließ sie sich von jedem mit den Augen erfaßbaren Gegenstand ablenken; dann ließ sie von der Brustwarze ab und drehte sich um. Am vierten Tag, bevor bei der Mutter die Milch einschoß, war Laura etwas unruhig vor Hunger, nuckelte an ihrer Faust und quäkte ein paarmal kurz. Obgleich sie wirklich von Hunger geplagt war und fast ein Pfund Körpergewicht verloren hatte, drückte sie ihr Mißbehagen lediglich durch ein Stirnrunzeln aus und saugte etwas stärker an ihrer Hand. Während sie so quängelnd dalag, bot man ihr eine Flasche Zuckerwasser an. Sie begann kräftig zu saugen. Als man ihr während des Trinkens einen leuchtend roten Ball in den Sehbereich hielt, runzelte sie die Stirn, fixierte den Ball und hörte zu trinken auf. Sie blickte auf den Ball, und ihre Augen verfolgten ihn vor und zurück. Ihr ganzes Interesse, das ursprünglich durch das Saugen entstanden war, schien auf dieses Sehobjekt fixiert zu sein. Ein visueller Reiz konnte sie so ablenken, daß sie das Trinken völlig vergaß.

Eine solche Verlagerung der Aufmerksamkeit und Energie vom Trinken auf etwas anderes kann beim Neugeborenen auch durch einen akustischen Reiz ausgelöst werden. Wenn das Baby ein leises Klappern oder die Stimme der Mutter hört, dreht es sich in diese Richtung und lauscht. Auf diese Weise lernt es die verschiedenen Signale der mütterlichen Fürsorge kennen.

Frau King war besorgt, weil es so schwierig war, Laura zu füttern. Sie wollte sie unbedingt selbst nähren, aber in den ersten Tagen mußte sie sich sehr anstrengen, Laura so weit zu bringen, daß sie an der Brustwarze saugte.

Da die Natur es so eingerichtet hat, daß die Milchproduktion erst am vierten oder fünften Tag nach der Geburt vollständig ist, ist es für die Mutter wichtig zu wissen, wie ihr Kind die dazwischenliegende Periode, die wie eine Hungerperiode erscheint, übersteht. In diesen ersten Tagen findet im kindlichen Organismus eine physiologische Reorganisation statt. Diese Umstellung beansprucht die ganze Energie des Kindes, so daß für die Nahrungsaufnahme und Verdauung wenig übrigbleibt. Bei vielen Babies manifestiert sich das dadurch, daß sie in den ersten Tagen nur schwer zum Trinken zu bewegen sind. Wenn man einem Baby zu früh Milch gibt, würgt es sie zusammen mit dem Schleim wieder hoch. Es scheint, daß es für diese komplizierte Magen- und Darmtätigkeit noch nicht bereit ist. Wenn der körpereigene Vorrat an Zucker, Fett und Ödemflüssigkeit ausreicht, wie es beim normalen Neugeborenen der Fall ist, kann es mehrere Tage lang davon zehren, bis bei der Mutter die Milch einschießt. Aber bei Frühgeburten oder bei Kindern mit Flüssigkeitsmangel kann es erforderlich sein, ihnen während dieser Zeit Zuckerwasser zu geben, um den Erhaltungsbedarf in dieser Zeit zu gewährleisten.

Ferner machte Frau King sich Sorgen, weil Laura so selten schrie, und wieder fragte sie sich, ob das wohl bedeute, daß ihr Kind geschädigt sei. Sie dachte, daß das Kind durch die Medikamente und die Spinalanästhesie »gedopt« worden war und fühlte sich an Lauras Apathie gegenüber ihrer neuen Umwelt schuldig. Sie fürchtete, daß die ganz normale Geburtsgeschwulst auf Lauras Kopf das Anzeichen einer Gehirnschädigung sei.

Man hätte Frau King leicht davon überzeugen können, daß Laura ein normales, wenn auch sehr ruhiges Baby war. Mit Hilfe von unmittelbar nach der Geburt durchgeführten Kontrollen kann man feststellen, ob ein Baby normale Reflexe hat. Weit offene, wache Augen und ein ausdrucksvolles Mienenspiel sind ein guter Beweis für ein normal funktionierendes Zentralnervensystem.

Das ruhige Baby

Je mehr Laura auf die Zärtlichkeiten ihrer Mutter reagierte, je besser sie die Brust nahm, und je stärker sie auf die verschiedenen Reize ansprach, welche die Mutter ihr während der Fütterung bot – ihre Stimme, das Wiegen in den Armen, ihr Gesicht, ihre Wärme, ihre körperliche Nähe –, desto sicherer wurde Frau King, daß Laura doch normal sei. Das ruhige Baby schien sich von der Geburt vollständig erholt zu haben. Es wirkte nicht mehr gedopt, aber ihre Veranlagung war immer noch ungewöhnlich ruhig und ausgeglichen. Als Laura besser zu trinken begann, saugte sie nicht mehr so oft an ihrer Faust. Sie trank voller Eifer, konnte bald aufstoßen und schlief nach Beendigung der Mahlzeit ein. Sie vergeudete keinerlei Energie. Manchmal blieben ihre Augen nach der Mahlzeit offen und richteten sich fragend auf die Mutter, die zärtlich ihr Gesicht verzog oder in Babysprache mit ihr redete. Frau King hatte das Gefühl, sie wisse viel zu wenig, um diesem verständigen Kind eine gute Mutter sein zu können. Sie entdeckte, daß ihre mütterlichen Gefühle viel stärker waren, als sie es sich jemals in ihren Träumen vorgestellt hatte. Dieses Gefühl der Unzulänglichkeit festigte ihren Willen, »ihr Bestes« zu geben. Pausenlos stellte sie Fragen – an die Ärzte, die Schwestern, die Besucher. Allmählich kam das Pflegepersonal zu der Auffassung, sie sei nervös und überängstlich, und man prophezeite, daß sie es zu Hause schwer haben würde. Niemand erkannte, daß sich hinter diesen Fragen eine ganz normale Besorgnis verbarg. Wenn sich jemand zu ihr gesetzt und in aller Ruhe mit ihr gesprochen hätte, wäre rasch offenbar geworden, daß sie Angst hatte, Lauras Ruhe und Gleichmut sei vielleicht auf einen Gehirndefekt zurückzuführen. Vielleicht wäre es dem Gesprächspartner gelungen, ihr auszureden, daß sie selbst Laura geschädigt und sich daher bereits als schlechte Mutter erwiesen habe. Das wäre für Frau King eine bessere Hilfe gewesen, als sie mit beruhigenden Standardantworten und einem herablassenden Tätscheln der Schulter abzuspeisen. Ein solches Verhalten wird einen so bemühten und intelligenten Menschen wie Frau King nicht befriedigen.

Gleichzeitig mit dem Gewichtsverlust traten eine zunehmende Gelbsucht und eine trockene Abschuppung der Haut auf. Am fünften Tag, als bei der Mutter die Milch einschoß, sah Laura ein bißchen abgehärmt aus. Haut und Augen waren von der in diesem Stadium ganz normalen Gelbsucht verfärbt. Ein paar Tage lang sah sie so braun aus, als ob sie in der Sonne gelegen hätte.

Diese Form der Gelbsucht tritt am dritten, vierten und fünften Tag auf und beruht auf dem Zerfall der überschüssigen roten Blutkörperchen, die das Kind in der sauerstoffarmen Umgebung des Uterus benötigte, die aber in der sauerstoffreicheren Außenwelt überflüssig sind. Der Abbau der Blutkörperchen führt zu einem Anstieg des Bilirubins im Blutserum, das durch die Leber ausgeschieden werden muß, aber bei Neugeborenen ist die Leber dafür noch nicht voll funktionsfähig. Die daraus resultierende Gelbsucht wird »physiologische Gelbsucht« genannt und ist bei allen Neugeborenen normal. Manchmal kann die Gelbsucht dadurch verstärkt werden, daß das Kind, während es auf die Muttermilch wartet, relativ viel Flüssigkeit und Körpergewicht verliert. Sobald es trinken kann, füllt sich der Wasserhaushalt auf, und die Gelbsucht wird ausgeschwemmt.

Lauras Mutter machte sich wegen des Gewichtsverlusts von einem Pfund Sorgen und fragte, ob es deshalb nicht besser wäre, wenn sie ihr Kind nicht selbst stillte.

Man muß einer jungen Mutter immer wieder erklären, daß der Körper von Neugeborenen einen ausreichenden Flüssigkeitsvorrat enthält, von dem es bis zur ersten Mahlzeit zehren kann.

Am Ende der ersten Woche hatte Laura in jeder Hinsicht ihr Gleichgewicht wiedergefunden: 1. Sie nahm durch die Brustnahrung wieder zu, obwohl sie immer noch 340 Gramm weniger wog als bei der Geburt und kleiner und dünner aussah. 2. Die Gelbsucht klang ab; allerdings war die Haut noch etwas gelblich, und bei Tageslicht war auch das Weiße der Augen noch gelb. 3. Sie litt nicht mehr an Wasserverarmung, doch schälte sich an den Händen und Füßen die Haut, und an den Knöcheln und Handgelenken war die Haut rissig. 4. Die Nabelschnur trocknete, war aber noch nicht abgefallen. 5. Sie hatte ihre Gelassenheit wiedergefunden und lag ruhig und friedlich im Bettchen, sah mit großen Augen um sich, nuckelte an den Händen, wenn etwas sie störte, aber sie protestierte und bewegte sich nur wenig. Jetzt hatte sich auch die Mutter besser auf ihr ruhiges, friedliches Baby eingestellt und konnte sich unbeschwerter an den wachen Augen und dem ausdrucksvollen Gesichtchen erfreuen, ohne sich wegen Lauras Inaktivität unnötige Sorgen zu machen. Sie dachte allerdings noch immer, daß die Medikamente bei der Geburt und das verzögerte Einsetzen der Milchproduktion vielleicht zu dieser Inaktivität beigetragen hatten.

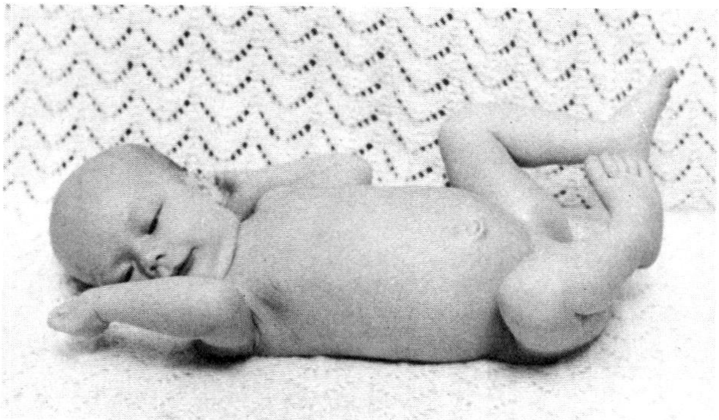

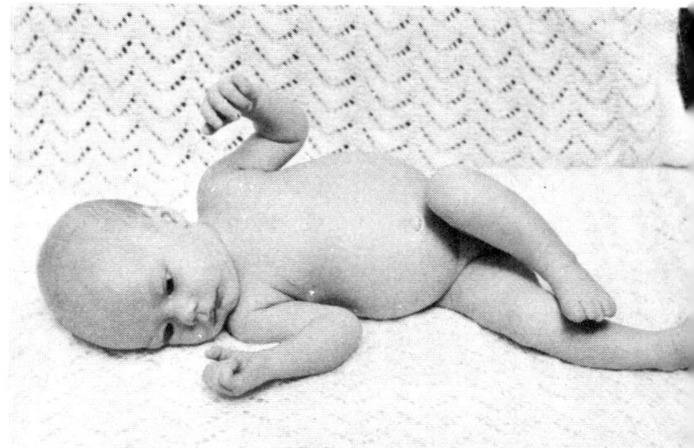

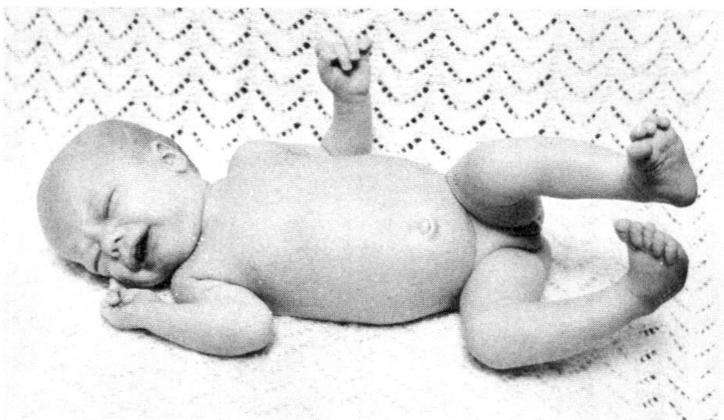

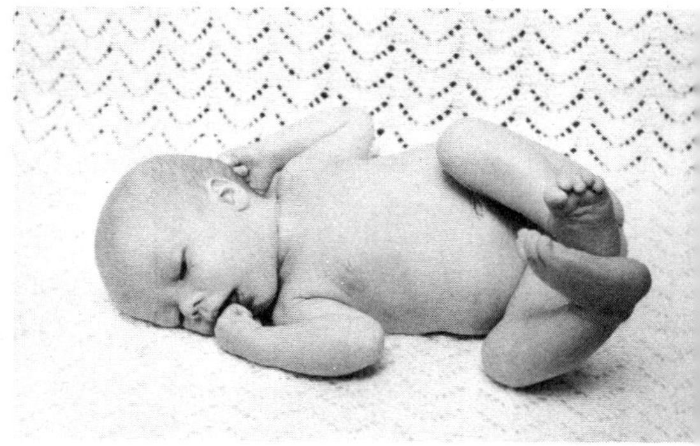

Das mag sogar zutreffen – jedenfalls bei einem Kind, dessen Persönlichkeit und spezielle Eigenschaften für eine Verstärkung dieses Verhaltensmusters anfällig sind.

Als all das Frau King endlich erklärt wurde, begriff sie, daß sie dazu geneigt hatte, alles an Lauras Verhalten als krankhaft zu betrachten.

Das lebhafte Baby

Daniel war das zweite Kind eines schon etwas älteren Lehrerehepaares. Die Mutter hatte nach der Geburt des ersten Kindes ihren Halbtagsberuf wieder aufgenommen. Sie hatte eine nette ältere Dame, die Mark gut versorgte. Mark war zwei Jahre älter als Daniel. Da er ein »gutes« Baby war, hatten sie mit ihm kaum Schwierigkeiten. Frau Kay fand, daß ihr Beruf für sie wichtig sei und ihr half, ihre Aufgabe als Mutter besser zu erfüllen. Wie so viele Frauen mit höherer Schulbildung hatte sie das Gefühl, daß sie ihren Pflichten als Mutter und Ehefrau besser nachkommen könne, wenn sie ein Ventil hätte, das intellektuell stimulierender war als nur Mutter zu sein. Das hatte zur Harmonie in der Familie beigetragen, und der zweijährige Mark gedieh prächtig. Jetzt freuten die Eltern sich auf Daniels Ankunft und bereiteten Mark auf den Klinikaufenthalt der Mutter und auf das neue Baby vor.
Frau Kay war während der Schwangerschaft sehr aktiv gewesen; sie gab sogar noch Unterricht, als die Wehen einsetzten. Das Ungeborene war die ganze Schwangerschaft hindurch sehr ruhig gewesen, mit Ausnahme einer bestimmten Tageszeit: Sobald Frau Kay abends zu Bett ging, wurde es munter.

Für diese immer wieder beobachtete Aktivität des Fetus am Abend gibt es viele Erklärungen; die einleuchtendsten sind folgende: 1. Die Mutter merkt die Kindsbewegungen deutlicher, wenn sie selbst sich ruhig verhält. 2. Durch die Muskelarbeit, welche die Mutter tagsüber leistet, ist der Milchsäurespiegel am Abend sehr hoch. Viele Ärzte sind der Ansicht, daß diese Milchsäure durch die Plazenta zum Fetus gelangt und, wenn der Spiegel eine bestimmte Höhe hat, die fetale Aktivität stimuliert.

Jede Nacht strampelte das Ungeborene stundenlang herum und ließ die Mutter in den letzten Monaten kaum schlafen. Frau Kay war erschöpft und sehnte die Geburt herbei. Insgeheim begann sie zu befürchten, daß es ein »schwieriges« Baby sein würde, das sich nicht so leicht in die Familie einfügen würde, wie es bei Mark der Fall gewesen war. Außerdem sträubte sie sich dagegen, daß sich ihre enge Verbindung mit Mark lockern würde.

Jede Mutter macht sich Gedanken darüber, daß das Gleichgewicht der Beziehungen zwischen ihr und dem ersten Kind ins Wanken gerät. Sie weiß, daß das erste Kind sich neu anpassen muß und überlegt, wie sie ihm dabei helfen könnte. Aber eine andere Befürchtung, die vielleicht viel tiefer sitzt, hat Erik Erikson einmal einer jungen Mutter gegen-

über in Worte gefaßt: »Vielleicht haben Sie Angst, ob Sie genug mütterliches Gefühl haben, um es teilen zu können.«

Aber ihr Mann wollte eine Familie, und sie war sich auch im klaren darüber, daß ein Kind nicht ohne Geschwister aufwachsen soll. So waren ihre Gefühle sehr gemischt, als die Wehen einsetzten.
Die Geburt verlief leicht, das Baby kam schon nach vier Stunden. Frau Kay brauchte keine Medikamente. Es wurde nur eine Kaudalanästhesie[1] gemacht, so daß die Austreibung des Kindes schmerzlos war. Es war ein prächtiger, acht Pfund schwerer Junge, der da buchstäblich »schreiend und kämpfend« herauskam. Er benötigte keinerlei Unterstützung zum Atmen, und die Haut färbte sich sehr schnell zu einem gesunden Rosa. Der Arzt hatte nicht einmal Zeit gehabt, Daniels Luftröhre abzusaugen, bevor er den ersten Schrei tat und die Atmung einsetzte.

Man versucht immer, die Atemwege abzusaugen, damit beim ersten Atemzug die Flüssigkeit nicht tiefer in die Lungen gerät.

Weil Daniel schon so munter war, legte man ihn gleich für Frau Kay zurecht. Aber dann begann er zu würgen, seine Atmung wurde langsamer, die Hautfarbe grau-lila. Jetzt saugte der Arzt Mund und Rachen ab und machte den Atemweg frei. Daniel fing wieder normal zu atmen an und schrie. Der Anästhesist atmete erleichtert auf und hob ihn hoch, damit Frau Kay ihn sehen konnte.
Sie war wach genug, um die Aufregung zu bemerken und zu wissen, worum es ging. Ängstlich blickte sie auf Daniel, der zwar regelmäßig atmete, aber ruhig und ein bißchen schlaff war. Sie fragte: »Ist er gesund – er sieht so kraftlos aus! Bestimmt ist irgend etwas nicht in Ordnung!« Alle Anwesenden versicherten ihr, das Baby sei völlig in Ordnung und lächelten über ihre Angst. Dieser Ausdruck für ihre Besorgnis um das Baby stieß auf taube Ohren, und immer, wenn sie im Laufe der nächsten Tage versuchte, jemanden zu finden, der ihr half, ihre Befürchtungen zu überwinden, erntete sie nur nichtssagendes Beruhigungsgemurmel oder herablassende Bemerkungen.

In diesem Punkt ähnelt Frau Kay Lauras Mutter. Jede Mutter hegt Ängste, nur konzentrieren sich diese jeweils auf einen anderen Aspekt des Kindes oder seines Verhaltens.

---

[1] Lokalanästhesie zur Betäubung der letzten Spinalnerven, wodurch der Muttermund gefühllos wird, wenn er sich bei der Passage des kindlichen Kopfes ausdehnt.

Daniel blieb ruhig, ziemlich blaß und schien zu schlafen, als man ihn hinausrollte. Seine Körpertemperatur war durch die Belastung der Schleimepisode unter normal gefallen, und man mußte ihn zum Aufwärmen in mehrere Decken einhüllen. Als er wieder wärmer wurde und die Atmung regelmäßig blieb, besserte sich auch der Kreislauf und dadurch die Hautfarbe. Schon als er im Neugeborenenzimmer ankam, waren die Nachwirkungen des Kampfes mit dem Schleim verschwunden.

Wie bereits gesagt, hat die Natur alle Neugeborenen dafür ausgerüstet, derartige Episoden zu überstehen und sich davon zu erholen, und Daniel ist dafür ein gesundes Beispiel. Ein normales Neugeborenes wird sogar mit einer vorübergehend niedrigen Sauerstoffzufuhr fertig.

Als er gebadet wurde, fing er wieder kräftig zu schreien an, stieß mit ausgestreckten Armen und Beinen um sich und schlug die Hände der Schwestern weg. Mit jedem Schrei wurde die Hautfarbe besser, und obwohl er nach diesem Ausbruch fest einschlief, behielt sie ihr gesundes Rosa. Von Zeit zu Zeit würgte er Schleim hoch, aber immer mit Erfolg, und die Atmung blieb gut. Sicherlich wirkte es sich günstig für ihn aus, daß seine Mutter keine Medikamente bekommen hatte. Er war nicht annähernd so gedämpft wie die beiden anderen Babies.

Medikamente, die während der Geburt gegeben werden, haben zwar keine Dauerwirkung auf das Baby, aber ihr Einfluß kann in der ersten Woche deutlich nachgewiesen werden. Die Wirkung ist vorübergehend und reversibel.

Daniels Verhalten während der ersten beiden Tage war ungewöhnlich und für Frau Kay schwer zu begreifen. Er schien übergangslos zwischen tiefem Schlaf und kräftigem und untröstlichem Geschrei zu wechseln, ohne ein Zwischenstadium des Wachseins oder Herumzappelns. Sie hatte beschlossen, ihn nicht zu stillen, obgleich sie es beim ersten Baby getan hatte. Sie hatte deswegen zwar ein schlechtes Gewissen, überlegte aber, daß die Babysitterin besser mit ihm fertig werden könne, wenn er bereits an die Flasche gewöhnt sei. Außerdem wollte sie für den älteren Jungen mehr Zeit haben und fürchtete, daß ihr das durch das Stillen unmöglich sein würde.

Meiner Erfahrung nach kann sich ein Kind kaum an das Stillen erinnern und hat weniger dagegen einzuwenden, als wenn es der Mutter zusehen muß, wie sie dem neuen Baby das Fläschchen gibt. Die Mutter kann ihr Baby durchaus stillen und dann das Gefühl haben, für es innerhalb kurzer Zeit etwas Gutes getan zu haben, und dann kann sie sich mit dem älteren Kind beschäftigen, ohne denken zu müssen, daß ihr neues Baby zu kurz gekommen ist. Aber Mütter von der Art der Frau Kay haben ihre eigenen Gründe, die sicherlich gut durchdacht sind, und möglicherweise wäre es falsch, wenn der Arzt in bester Absicht versucht, sie davon abzubringen. Ich bin überzeugt davon, daß es für ein Baby weniger wichtig ist, ob es die Brust oder die Flasche bekommt, als daß es von Anfang an einen guten Kontakt mit der Mutter hat.

Daniel konnte nur schwer geweckt werden. Als er zu Frau Kay gebracht wurde, atmete er tief und geräuschvoll und bewegte sich kaum. Als sie ihn in die Arme nahm und wecken wollte, atmete er noch tiefer. Dann, wie von der Tarantel gestochen, brach er mitten aus dem Schlaf in ein wildes Geschrei aus. Er brüllte laut und durchdringend, bis es gelang, ihn zu beruhigen, und das war für Frau Kay ein schweres Stück Arbeit.

Eine unerfahrene oder weniger energische Mutter hätte unter der Wucht von Daniels Geschrei sicherlich die Nerven verloren.

Während er schrie, wurde seine Haut dunkelpurpurn, die Arme und Beine, ja, das ganze Körperchen versteiften sich. Weder durch beruhigendes Gemurmel noch durch sanftes Hin- und Herwiegen und Hätscheln noch mit Hilfe des Fläschchens konnte er zur Ruhe gebracht werden. Erst als seine Arme und Beine fest eingewickelt wurden, die Mutter ihn kräftig hin und her schaukelte und gleichzeitig den Sauger an den weichen Gaumen hielt, hörte er zu schreien auf und bemerkte den sanften Druck des Saugers.

Der Saugreflex wird am besten am weichen Gaumen ausgelöst. Die Magenschleimhaut und die Lippen sind ebenfalls dafür empfindsam. An letzter Stelle rangieren Wangen und Kinnregion, an denen der Suchreflex zuerst einsetzt, und dann saugt das Kind.

Frau Kay war es geradezu peinlich, zu welchen Methoden man greifen mußte, um ihn zu beruhigen, aber an der Wirksamkeit war nicht zu zweifeln, und nach dem zweiten Tag entdeckte sie, daß sie nach einer Mahlzeit sogar mit ihm spielen und sich an ihm erfreuen konnte.
Am dritten Tag hatte sie sich schon gut auf ihn eingestellt, und er hatte sich daran gewöhnt, daß man energisch mit ihm umging, und ließ sich rascher beruhigen und zum Trinken bringen. Er trank schnell und schluckte geräuschvoll. Beim Aufstoßen spuckte er oft wieder etwas Milch aus. Aber danach pflegte er halb schlafend in den Armen seiner Mutter zu liegen. Das war dann die Gelegenheit, mit ihm zu

spielen, ihn zu liebkosen und die Kommunikation zu beginnen. Während die Mutter sanft mit ihm redete und ihm etwas vorsummte, warf er ihr oft ein flüchtiges, schiefes Lächeln zu – so oft, daß sie überzeugt war, es sei eine Reaktion auf die sanften Laute, die sie machte. Als sie sein Gesichtchen streichelte und ihn dabei beobachtete, öffnete er langsam die Augen und sah sie an. Er schien sich auf ihr Gesicht zu konzentrieren, und bei zwei Gelegenheiten lächelte er dazu. Das erleichterte ihr schlechtes Gewissen, daß sie ihm vielleicht einen Schaden zugefügt habe. Viel stärker als bei ihrem ersten Kind, das schon ein so bequemes Baby gewesen war, erwachten ihre mütterlichen Gefühle. Am vierten Tag erwartete sie ihn mit freudiger Aufregung zu den Mahlzeiten. Sie freute sich geradezu auf den kleinen Kampf, den sie und Daniel gemeinsam ausfechten mußten, bis er trank.

Es ist ungewöhnlich, daß eine Mutter zu einer Zeit, wo sie einen derartigen Kampf viel eher als eine Auseinandersetzung zwischen sich selbst und dem Baby betrachten könnte, sich bereits als seine Verbündete bei der Bewältigung seiner nervösen und widerspenstigen Anfälle fühlt.

Manchmal war er auch hellwach, wenn er zu ihr gebracht wurde. Dann konnte sie ihn schon von weitem schreien hören und wunderte sich über seine Kraft, die sie gleichzeitig ein wenig erschreckte. Sie wußte, daß sie noch eingeschüchterter gewesen wäre, wenn sie es nicht schon geschafft hätte, mit seinem Widerstand bei den Mahlzeiten fertig zu werden.

Wenn er nicht müde und schläfrig war, fand sie vieles an ihm, das sie beglückte. Er konnte lange Zeit in ihren Armen oder in seinem Bettchen liegen und seinen Blick im Zimmer herumwandern lassen. Er schien jeden neuen Gegenstand mit den Augen zu erfassen, dann runzelte er die Stirn, fixierte den Gegenstand fest und starrte so aufmerksam und angestrengt darauf, als ob er ihn in sich aufnehmen wollte.

Gelegentlich schien er sich auch bewußt an Bewegungen zu erfreuen. Er hob die Arme über den Kopf, streckte sie seitlich aus und brachte sie über die Brust bis zum Gesicht – in einer leichten, fließenden Bewegung. Die Beine beteiligten sich mit langsamen Stößen in alle Richtungen, und er drehte dabei Kopf und Rumpf langsam und rhythmisch von einer Seite auf die andere.

Nach einer Weile wurde er lebhafter und begann zu schreien. Seine Mutter versuchte ihn zu beruhigen. Ihre zärtlichen Laute oder die sanfte Berührung ihrer Hand schienen es ihm leichter zu machen, die rechte Faust an den Mund zu bringen. Er schien die Hilfe seiner Mutter zu brauchen, um sich selbst zu beruhigen.

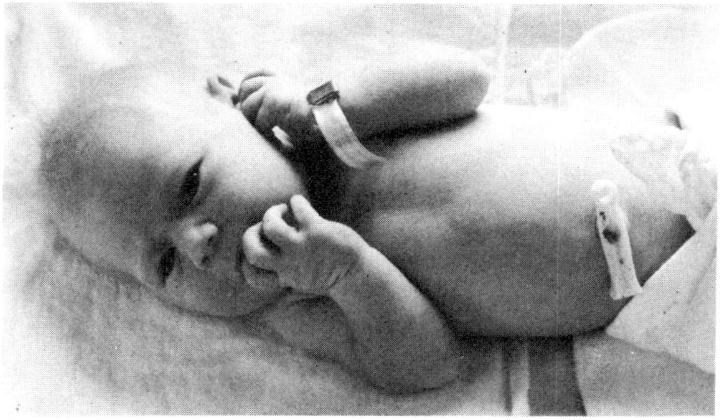

Daniel machte in den ersten fünf Tagen erhebliche Fortschritte, und seine Mutter freute sich immer mehr an ihm. Am dritten Tag hatte er zwar 170 Gramm abgenommen, aber am fünften hatte er davon schon wieder 60 Gramm aufgeholt. Obwohl er nach den hastig getrunkenen Mahlzeiten weiterhin spuckte, füllte sein Wasserhaushalt sich auf, und seine Hautfarbe war ausgezeichnet, als er im Alter von fünf Tagen nach Hause entlassen wurde.

II Die Ausrüstung des Neugeborenen

Jedes Neugeborene ist mit einem Vorrat für die körperliche, geistige und emotionale Entwicklung ausgerüstet. Da der Mensch von allen Säugetieren in der Kindheit die längste Abhängigkeitsphase durchmacht, lernt er nicht nur, wie er überleben, sondern auch wie er dieses gesamte Potential zum Lernen und Denken nutzbar machen kann. Wie er das tut, richtet sich in hohem Maße nach den Erfahrungen, die er mit seiner Umwelt gemacht hat.
In den ersten drei Monaten ist das Mittelhirn der Sitz der Fähigkeit, ein Verhaltensmuster zu entwickeln. Das Neugeborene reagiert hauptsächlich reflektorisch und bedient sich eines ziemlich primitiven Systems, mit dessen Hilfe es Reize empfängt und darauf reagiert. Die Neurologen sagen, daß die Hirnrinde (die höheren Zentren) bestenfalls nur eine warnende und speichernde Rolle spielt und keineswegs die Steuerzentrale darstellt, wie es später der Fall ist.
Das gesamte Nervensystem des Neugeborenen ist von Leitungsbahnen durchzogen, die nur auf das richtige Signal warten, um ihre Funktion aufzunehmen. Beim Umgang mit einem Kind benützt die Mutter diese Signale automatisch. Ein Beispiel dafür ist die erste Mahlzeit. Durch das Einschieben der Brustwarze oder des Saugers stimuliert die Mutter die Lippen und den Mund des Babys, und die Art und Weise, wie sie es hält, ermöglicht den Mechanismen des Suchens, Saugens und Schluckens, wie eine Kettenreaktion in Gang zu kommen. Die Cortex (Hirnrinde) des Neugeborenen ist imstande, mit jeder Reaktion etwas Neues zu lernen und die gewonnene Erfahrung zu speichern.

Die Bedeutung der Stimulation

Das Neugeborene empfängt ununterbrochen Reize und reagiert darauf. Jeder neue Reiz erweitert seinen Erfahrungsschatz. Der Reiz löst eine Kette von Reaktionen aus. Die rezeptorischen (reizaufnehmenden)

Die Bedeutung der Stimulation

Nerven empfangen das Signal und leiten es zum Zentralnervensystem weiter. Entlang dieser Leitungsbahn werden viele komplexe Reaktionen ausgelöst, die in einer automatischen oder reflektorischen Reaktion enden. Da das Nervensystem des Neugeborenen weitgehend von diesen Reiz- und Beantwortungssystemen abhängt, sind für diesen Lern- und Formungsprozeß (Konditionierung) viele Wiederholungen nötig, bevor es mit dem Unterscheidungsvermögen reagieren kann, die für den Menschen charakteristisch ist. Mit jeder Reizbeantwortung hat das Gehirn des Neugeborenen eine Gelegenheit, Erfahrungen zu speichern, auf denen es später aufbauen kann.

Wie kann das Neugeborene angesichts eines derartigen Bombardements von verschiedenen neuen Reizen »lernen«? Es muß schon die Fähigkeit haben, auszuwählen, welche Reize es empfangen und beantworten will. Es muß bereits über vorbestimmte Leitungswege verfügen, die zwischen einem »geeigneten« und einem »ungeeigneten« Signal wählen können. Es muß ferner die Fähigkeit haben, in einem bestimmten Augenblick der einen Reaktion vor einer anderen »den Vorzug zu geben«. Wer noch nie ein Baby genau beobachtet oder mit ihm gespielt hat, wird vielleicht erstaunt oder skeptisch sein, daß diese Aussagen für ein Neugeborenes Gültigkeit haben sollen.

Schon im Entbindungsraum scheint das Neugeborene ausgeprägte Vorlieben und Abneigungen zu haben. Auf ein lautes Geräusch reagiert es einmal, aber beim zweiten oder dritten Mal sperrt es sich dagegen ab. Wenn man das kurz nach der Geburt probiert, ist das Neugeborene zuerst alarmiert, dann kontrolliert es seine Reaktion und wendet sich einem leisen Klappergeräusch oder einer summenden Stimme zu.

Für diesen Auswahlprozeß stehen dem Neugeborenen noch eindrucksvollere Mechanismen zur Verfügung. Selbst im Schlaf empfängt es Reize, kann aber alle störenden Reaktionen darauf unterdrücken. Es kann mit diesen Reizen so wirksam fertig werden, daß es nicht mehr auf die übliche Art zu reagieren braucht. Man kann ein Neugeborenes tatsächlich durch eine Serie von starken oder wechselnden Reizen »zum Einschlafen bringen«, die es zuerst zwar stören, dann aber beruhigen, so daß es schließlich trotz einer Vielzahl von Störeinflüssen einschläft. An einem Neugeborenen, das in der Klinik getestet wurde, konnte ich diesen Unterdrückungsmechanismus sehr deutlich beobachten. Von dem Baby sollte ein Elektrokardiogramm (Herzstromkurve) und ein Elektroenzephalogramm (Gehirnstromkurve) gemacht werden. Die Gummibänder wurden fest um Kopf und Handgelenke gelegt, und zwar so eng, daß sie einschnitten. Das muß dem Kind wehgetan haben, und es schrie auch ein paar Sekunden lang, aber dann wurde es plötzlich ruhig. Es zog Arme und Beine eng an den Körper an und blieb für den Rest der Untersuchung völlig bewegungslos. Wenn die Arme und die Beine nicht so gebeugt gewesen wären, hätte man meinen können, daß es schliefe. Auch eine Serie von grellem Licht und scharfe Geräusche schienen es kaum zu stören. Alle Anwesenden sagten: »Es ist eingeschlafen!« Das Kurvenbild war typisch für den Schlafzustand. Als aber die Stimulation der Reize aufhörte und die engen Bänder gelöst wurden, war das Baby sofort munter und schrie fünfzehn Minuten lang kräftig. Warum hatte es während der vorhergehenden Plage nicht geschrien? Der Scheinschlaf war wohl ein wirksameres Mittel gewesen, um sich vor den störenden Reizen abzuschirmen. Diese erstaunliche Fähigkeit, mit einer unangenehmen Situation fertig zu werden, zeigt deutlich, wie gut ein Baby schon bei der Geburt ausgerüstet ist, um Störungen und Angriffen der Außenwelt zu widerstehen.

Viel übler ist es, wenn ein Baby nicht genügend stimuliert wird. Wenn es zu sehr umsorgt und bemuttert wird, mag das zwar heftiges Geschrei und sogar »Koliken« auslösen, aber mit der Zeit lernt das Baby, mit diesen Reizen, selbst wenn sie nicht allzu »geeignet« sind, fertig zu werden und zu assimilieren. Eine zu geringe Stimulierung ist schlimmer, denn dadurch können — zunächst unmerklich — Entwicklungs- und Wachstumsstörungen verursacht werden. So wie das physiologische Wachstum des Kindes von einer ausreichenden Nahrungsaufnahme in angemessenen Zeitabständen abhängt, braucht es für das emotionale Wachstum Ermutigung und eine Art von »nährender« Stimulation. Ohne diese Hilfen wird es in seiner Entwicklung zu kritischen Phasen kommen, ohne den Fortschritt von einem Stadium zum nächsten. Bei Heimkindern, die nur physisch, nicht aber auch emotional ausreichend versorgt werden, ist diese Mangelentwicklung gut zu beobachten. Anfangs sind sie normale Babies mit normalen Bedürfnissen. Wenn sie etwas wollen, schreien sie, wenn man sich um sie kümmert, reagieren sie mit einem Lächeln. Aber die Antworten, die sie bekommen, sind selten und unpersönlich, und so reagiert auch so ein Baby seltener und meldet seine Bedürfnisse weniger energisch an. Das Geschrei wird gedämpfter, es lächelt kaum noch und zieht sich in sich selbst zurück. Dann beginnt es, den Kopf von einer Seite auf die andere zu drehen, spielt lustlos mit seinen Fingern oder am Haar oder an der Kleidung, oder starrt mit leerem Blick an die Wände. Die sozialen Reaktionen auf andere Personen sind eine Mischung aus apathischer Neugier und leichtem Angstgefühl, und dann wendet sich das Kind fast sofort wieder ab.

Die inneren Kräfte, die ein Baby von einer Entwicklungsstufe auf die nächste treiben, sind: 1. Der Wunsch nach Unabhängigkeit inmitten einer komplexen Umwelt. 2. Der Wunsch nach Beherrschung im Sinne vom Erlernen neuer Fähigkeiten, der sich in der deutlich zu beobachtenden Aufregung manifestiert, die jeden Fortschritt in der Entwicklung begleitet. 3. Der Wunsch, sich in die Umwelt einzupassen, sich mit ihr zu identifizieren, sie zufrieden zu stellen und ein Teil von ihr zu werden. Die erste Kraft ist angeboren und wird fortlaufend von der zweiten, dem Wunsch nach Lernen und Beherrschung, genährt. Die dritte hingegen muß von den Eltern genährt werden. Es überrascht mich immer wieder, wie früh ein Baby aus seiner Umwelt Anhaltspunkte aufnimmt, die es zu dem »Wunsch« bewegen, ein Teil dieser Umwelt zu werden. Daß es das Klima in seiner Umgebung erfühlen kann, ist bekannt. Aber für die Eltern kann die Tatsache, daß es sich einschalten oder abschalten kann, je nachdem, ob es sich um einen geeigneten oder ungeeigneten Reiz handelt, zu einer ebenso beruhigenden wie aufregenden Entdeckung werden. Das Baby ist fähig, sich aus seiner Umwelt das auszusuchen, was es braucht — wenn ihm jemand überhaupt die Möglichkeit gibt, seine Wahl zu treffen.

Sensorische Reaktionen und Reflexverhalten

Das Neugeborene zeigt die Fähigkeit, auf Reize differenziert zu reagieren. Auf einen Reiz, der ihm geeignet vorkommt, reagiert es positiv. Wird es mit grellweißem Licht angestrahlt, kneift es die Augen fest zu, aber wenn man ihm einen roten oder mattgelben Gegenstand hinhält, wird es munter und betrachtet ihn aufmerksam. Es folgt diesem Gegenstand mit den Augen und dreht sogar den Kopf, wenn man den Gegenstand langsam von einer Seite zur anderen bewegt. Es kann ihm sogar nach oben und unten mit den Augen folgen. Diese komplizierte visuelle Reaktionsfähigkeit kann man schon im Entbindungsraum, also unmittelbar nach der Geburt, beobachten, wenn das Baby ganz bestimmt noch keine vorhergehende Seherfahrung gehabt hat. Fast jede Mutter sagt, sie habe genau beobachtet, daß ihr Neugeborenes sie ansah, als sie es in den Armen hielt, obwohl man ihr erklärt habe, daß ein Neugeborenes noch nichts visuell erfassen kann. Wenn man einen Gegenstand aus einem bestimmten Bereich sensorischer Werte auswählt, die wiederum für diese Entwicklungsstufe geeignet sind, kann und wird das Neugeborene eine Reaktion zeigen.

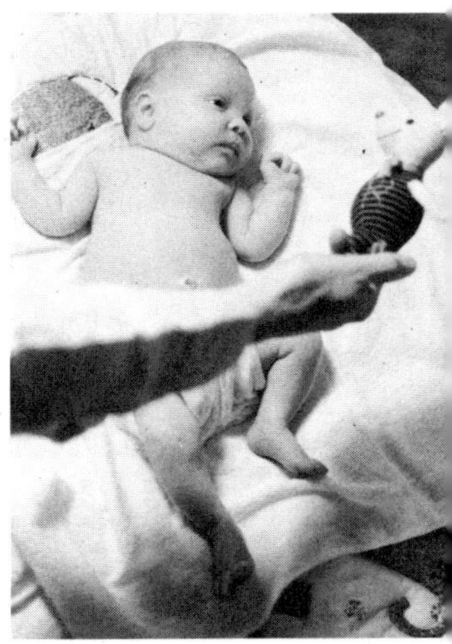

Die gleiche Abstufung von Reaktionen sieht man beim Hören. Wie bereits erwähnt, fährt das Neugeborene zusammen, wenn es ein lautes

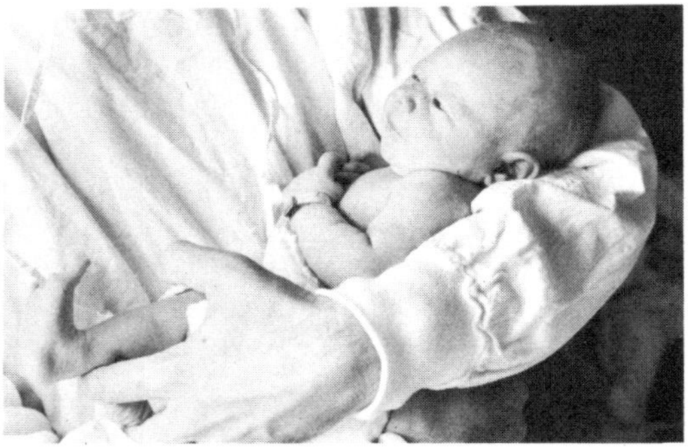

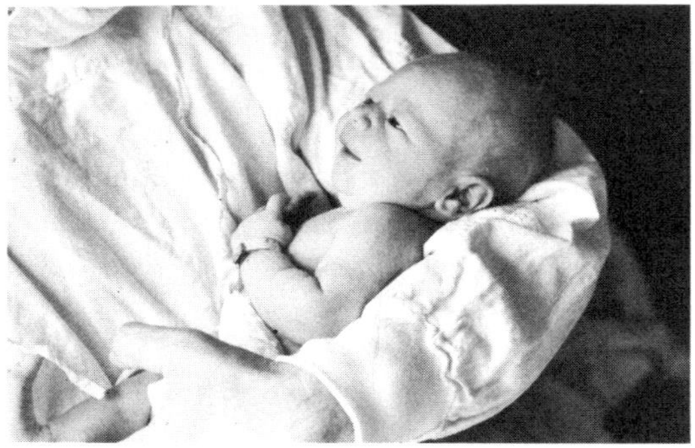

Geräusch hört. Nach diesem ersten Mal kann es seine Reaktion auf weitere Geräusche so unterdrücken, daß es sie kaum zu hören scheint. Mit Hilfe von leisen, sanften Geräuschen habe ich Neugeborene wiederholt zu einem flüchtigen Lächeln bringen können. Untersuchungen haben gezeigt, daß Neugeborene (die noch nicht vom Lernwunsch geleitet gewesen sein können) auf eine sanfte hohe Stimme konsequenter abwechselnd aufmerksam und beruhigt reagieren als auf eine tiefe Stimme. Vielleicht hat die Natur dafür gesorgt, daß ein Kind auf die Stimme der Mutter positiver vorbereitet ist als auf die des Vaters. Zumindest erscheint dadurch gerechtfertigt, daß viele von uns zu Babies mit höherer Stimme sprechen als normal.

Der verstorbene Lawrence Frank hat darauf hingewiesen, wie wichtig taktile Erfahrungen für das Neugeborene sind. Er setzt die Berührung mit einer Sprache bzw. einem Kommunikationsmittel für Neugeborene gleich und ist überzeugt, daß einer der Hauptgründe für die gestörte Entwicklung bei Heimbabies darin liegt, daß sie nicht genügend be-

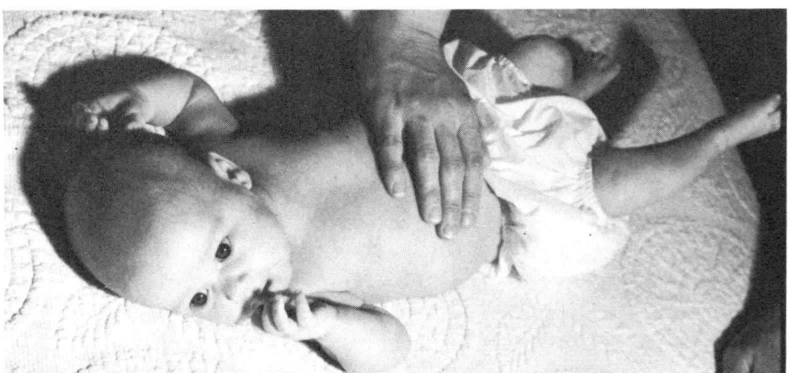

rührt oder angefaßt werden. Jeder von uns kennt das Gefühl der Befriedigung, wenn es gelungen ist, ein Baby wieder zu beruhigen, indem man es aufnimmt oder in den Armen hält. Manchmal genügt es schon, wenn man einem unruhigen Baby einfach die Hand auf den Bauch legt oder einen Arm oder ein Bein ruhigstellt. Diese Wirkung erzielt man mit dem Wickeln, einem altbewährten Mittel bei unruhigen Babies. Ich glaube, daß dabei eine Reihe von Faktoren auf das Baby einwirken: die Wirkung der beruhigenden, besänftigenden Berührung verbindet sich mit der Wirkung eines festen gleichbleibenden Drucks. Durch die Ruhigstellung eines Körperteils wird eine bestimmte Reflexreaktion, der sogenannte Moro-Reflex, gehemmt.

Sensorische Reaktionen und Reflexverhalten

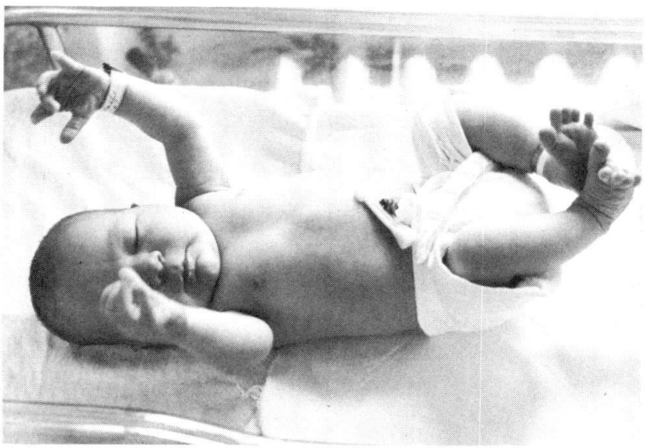

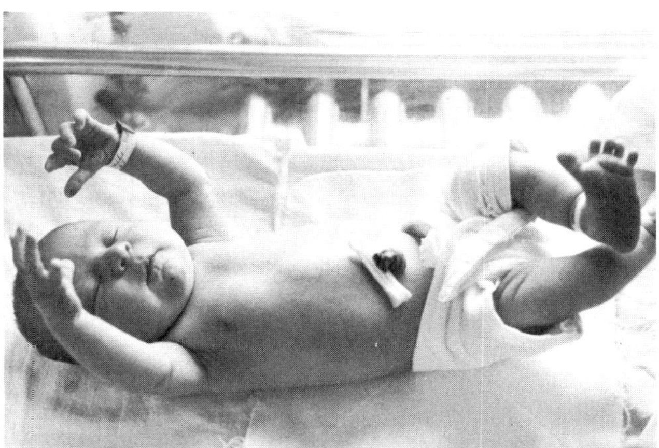

Der Moro-Reflex (Umklammerungsreflex) ist ein Überbleibsel unserer tierischen Abstammung. Wenn das Baby eine plötzliche Änderung seiner Körperlage erfährt, so daß der Kopf nach hinten fällt, zuckt es zusammen, Arme und Beine fallen auseinander, es streckt den Hals aus, schreit kurz, bringt dann rasch die Arme wieder zusammen und biegt den Körper, als ob es sich vor einem Fall dadurch schützen will, daß es sich an einem Ast oder an der Mutter anklammert. Dieser Reflex wirkt störend auf das Baby und wird oft von ihm selbst während einer Schreiepisode ausgelöst. Wenn es schreit, schreckt es auf, dann schreit es, weil es aufgeschreckt ist, und so geht es weiter. Ein gleichbleibender Druck auf irgendeinen Körperteil scheint diesen Kreis zu durchbrechen und das Baby beruhigen zu können.

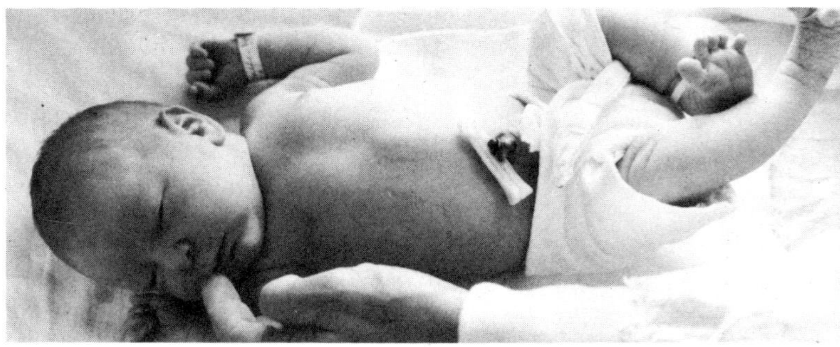

Wenn man das Kind an verschiedenen Körperstellen streichelt, werden bestimmte Reflexe ausgelöst. Es sucht mit dem Mund oder dreht den Kopf in Richtung auf die streichelnde Hand, wenn man eine Wange oder die Mundregion berührt. Dieser Suchreflex hilft dem Kind, die Brustwarze zu finden. Der dann folgende Saugreflex steht in engem Zusammenhang mit dem vorangehenden Suchreflex. Beide Reflexe können am besten stimuliert werden, indem man die Mundschleimhaut berührt. Die innere Mundregion ist empfindlicher als die äußere. Selbst ein schlafendes Baby macht Saugbewegungen, wenn man seinen weichen Gaumen stimuliert.
Streichelt man die Handteller oder die Fußsohle, umklammert es den streichelnden Finger mit kräftigem und zielbewußtem Griff. Bei Frühgeburten ist dieser Griff noch fester und energischer. Ein Siebenmonatskind, das den Finger eines Erwachsenen umklammert, kann man einfach hochheben, und da baumelt es dann, als ob es einen Ast umklammert hielte.

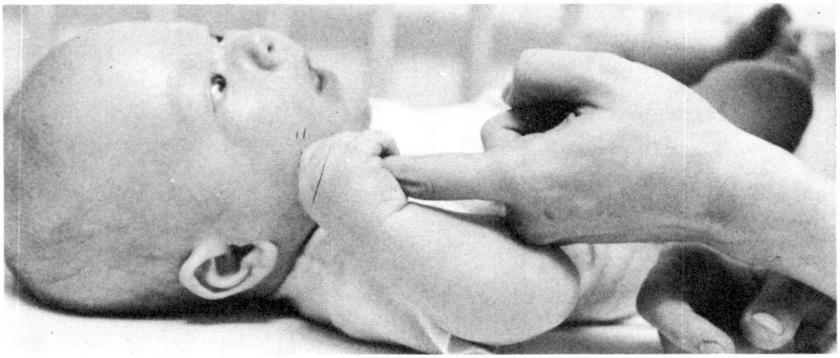

Beim reiferen Kind wechselt die Kraft der Umklammerung im Rhythmus der Muskelspannung und -entspannung, aber auch es kann sein eigenes Gewicht mit den Händen stützen, und wenn es einen Finger mit den Zehen umklammert, kann man das Bein mühelos anheben.
Durch das Streicheln der Fußsohle können zwei entgegengesetzte Zehenreflexe ausgelöst werden. Der oben beschriebene Umklammerungsreflex wird ausgelöst, indem man am Zehenansatz gegen den Fuß drückt. Der andere, der sogenannte Babinsky-Reflex, tritt auf, wenn man über den seitlichen Fußrand streicht. Die Zehen spreizen sich, die Großzehe streckt sich nach oben ab.
Streichelt man eine Wange oder einen Handteller, wird ein Hand-zu-Mund-Reflex ausgelöst, und zwar gleichgültig, an welchem Ende die Hand-Mund-Reaktionskette stimuliert wird. Das Kind macht Saugbewegungen, biegt den Arm ab und bringt die Hand an den Mund, der sich erwartungsvoll öffnet. Dieser Hand-Mund-Zyklus kann in den ersten Tagen bei allen Neugeborenen beobachtet werden und benötigt nur eine geringe Stimulation, um in Aktion zu treten. Mit großer Wahrscheinlichkeit wird er, genau wie das Saugen an den Fingern, schon vom Ungeborenen ausgeübt. Manchmal verstärkt sich dieser Reflex nach der Geburt durch die ersten Anstrengungen des Babys, die Atemwege freizumachen. Ich habe einmal gesehen, wie ein Siebenmonatskind am Daumen saugte, während es versuchte, den Schleim hinunterzuwürgen und die Atemwege freizubekommen, um überleben zu können. Es war durchaus fähig, die Finger an den Mund zu bringen und an ihnen zu saugen, und das half ihm beim Hinunterschlucken des Schleimes. Die taktile Befriedigung an Mund und Hand ist mit der Fähigkeit des Kindes gekoppelt, für sich selbst die Saugerfahrung zu reproduzieren, die bei jeder Mahlzeit befriedigt wird. Ich bin zu der Überzeugung gelangt, daß die absichtliche Hand-Mund-Bewegung auf-

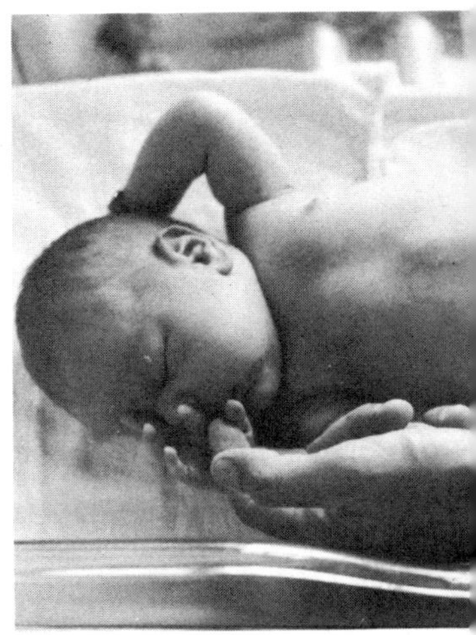

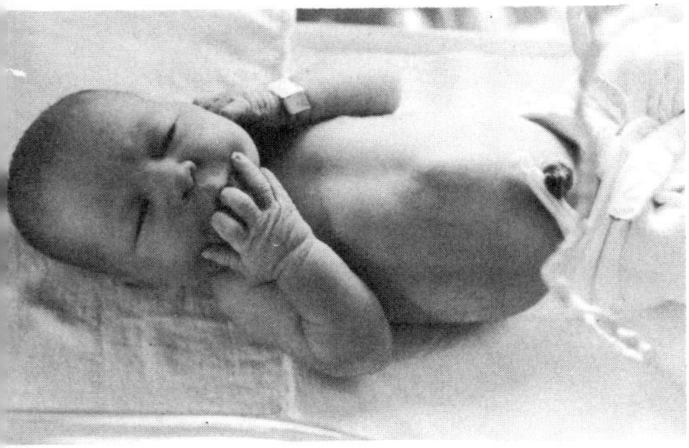 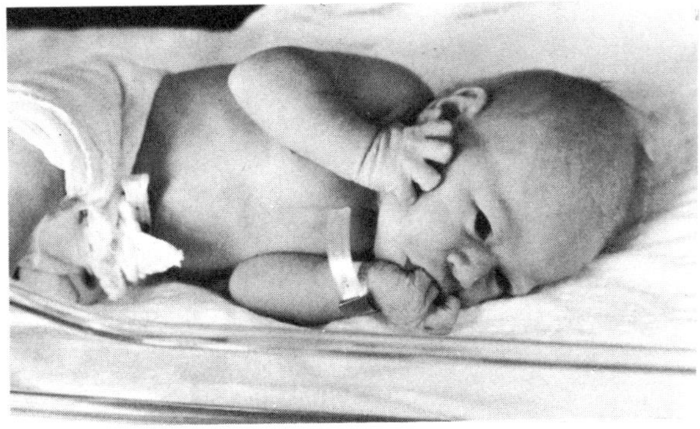

grund einer Stimulation als Beweis dafür gelten kann, daß das Neugeborene in gutem Zustand ist.

Das Neugeborene verfügt auch über Schutzreflexe, die seine erstaunliche Fähigkeit, unter ungünstigen Bedingungen zu überleben, demonstrieren. Wenn man dem Baby einen Gegenstand, der die Atmung unterbinden könnte, auf Mund und Nase legt, stößt es immer wieder mit den Lippen kräftig dagegen, als ob es ihn wegschieben will, und dann dreht es heftig den Kopf von einer Seite auf die andere. Haben diese Kopfmanöver keinen Erfolg, beginnt es um sich zu schlagen. Es biegt die Arme über das Gesicht und versucht, den Gegenstand wegzuschieben.

Streichelt man ein Bein, biegt das Baby das andere ab, kreuzt es über und versucht, das streichelnde Objekt wegzustoßen. Wird eine Oberkörperregion gestreichelt oder gekitzelt, kommt gleich eine Hand und umklammert das ausführende Instrument. Wendet man an irgendeiner Körperstelle einen schmerzhaften Reiz an, versucht das Baby, sich so gut wie möglich wegzuwinden und dann mit den Händen den schmerzerregenden Stimulus wegzustoßen. Es wird immer wieder danach schlagen. Wenn ich zum Beispiel aus der Ferse eine Blutprobe entnehme, zieht es den Fuß weg. Gelingt ihm das nicht, nimmt es den anderen Fuß zu Hilfe, um mich wegzustoßen, und es ist oft ziemlich schwierig, sich diesen zweiten Fuß aus dem Weg zu halten.

Legt man das Neugeborene mit dem Gesicht nach unten auf den Bauch, so sorgt eine ganze Serie von Reflexen dafür, daß es nicht ersticken kann. Es hebt den Kopf und dreht das Gesicht auf eine Seite, macht mit den Beinen Kriechbewegungen und kann sich sogar auf die Arme stützen. Manchmal schnellt das Neugeborene sich mit einem Ruck in die Seitenlage. All das ist ein Bestandteil der Reflexreaktionen, mit denen es bei der Geburt ausgerüstet ist.

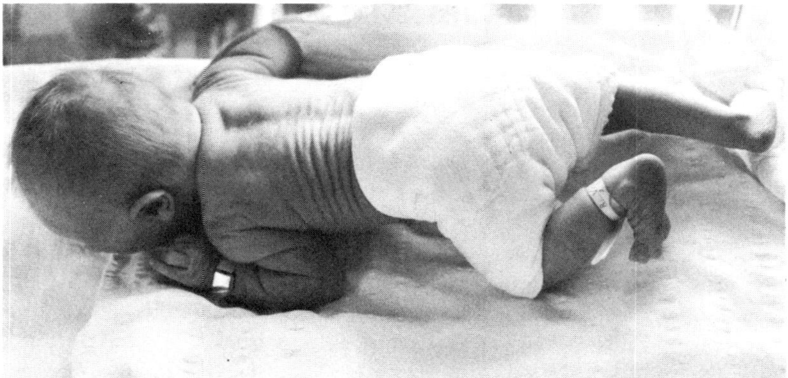

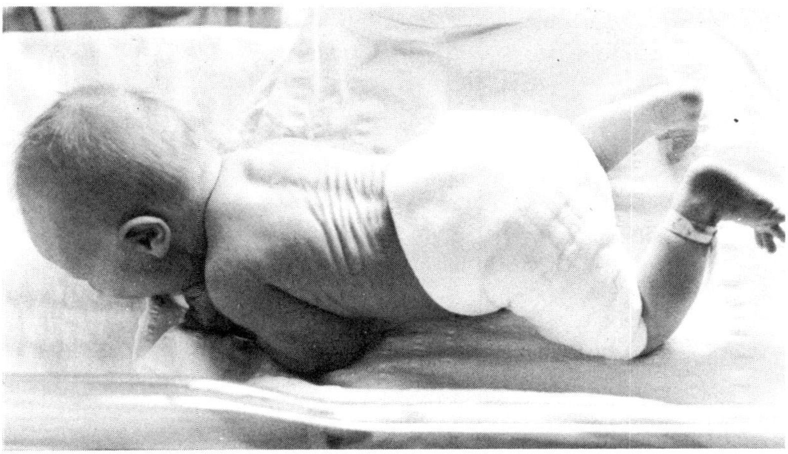

Temperaturveränderungen können das Körpergleichgewicht des Neugeborenen empfindlich stören. Wenn man einen Teil seines Körpers einer drastischen Temperaturveränderung aussetzt (zum Beispiel indem man durch ein Röhrchen Kaltluft auf eine Stelle seines Bauches bläst), verändern sich am ganzen Körper Hautfarbe und -temperatur, um die örtliche Temperaturveränderung auszugleichen. Das Baby wird unruhig und zieht Arme und Beine an, um die exponierte Körperoberfläche zu verkleinern. Schließlich beginnt es zu schreien und zu zittern, um dadurch den Kreislauf zu stimulieren und die störende Temperaturveränderung zu bekämpfen. Sobald man das Baby wieder zudeckt und es sich erwärmt hat, wird es ruhig.

Der Unterschied im Verhalten zwischen Frühgeborenen und voll ausgetragenen Neugeborenen demonstriert, welche wichtige Rolle der Zeitplan und damit das Kennenlernen der eigenen Bewegungsabläufe spielt. Das ruckartige Umherzappeln und -stoßen der Arme und Beine eines Frühgeborenen ist ganz deutlich eine Vorstufe der ruhigeren, runderen und kontrollierteren Bewegungen des voll ausgetragenen Neugeborenen. Allerdings gilt das nicht für alle voll ausgetragenen Babies. Aber je unreifer das Kind ist, desto mehr zappelt es. Es handelt sich dabei um rasche, ruckartige Auswärtsstöße der Arme und Beine, die sich plötzlich kommt es zu krampfhaften Zuckungen, die aber ganz normal sind. Die bevorzugte Lage kann von froschartig locker gespreizten Beinen und wieder abwinkeln und an den Körper angezogen werden. Häufig halb ausgestreckten Armen bis zu einer totalen Zusammenkrümmung des Körpers mit eng angepreßten Armen und Beinen, also einer ausgesprochen fetalen Haltung variieren.

Ein anderer Reflex, der beim Neugeborenen auftritt, ist eine Reaktion, die ausgelöst wird, wenn man den Kopf auf eine Seite dreht. Man nennt ihn »tonischen Halsreflex«. Es spielt dabei keine Rolle, ob der Kopf des Babys von jemandem seitlich gedreht wird, oder ob es das selber tut; sein ganzer Körper biegt sich von der Seite weg, nach welcher der Kopf sich wendet. Der Arm auf der Gesichtsseite streckt sich aus, der andere wird in Abwehrposition abgebeugt, auch das Bein auf der Gesichtsseite ist manchmal etwas abgewinkelt. Dieser Reflex kann in Verbindung mit anderen, bereits erwähnten Reaktionen auftreten, zum Beispiel mit dem Moro-Reflex sowie mit dem gestreckten Hals bei der Rückenlage, wodurch das Baby sich vor der Geburt die Passage erleichtert. Der tonische Halsreflex beeinflußt das Verhalten des Babys

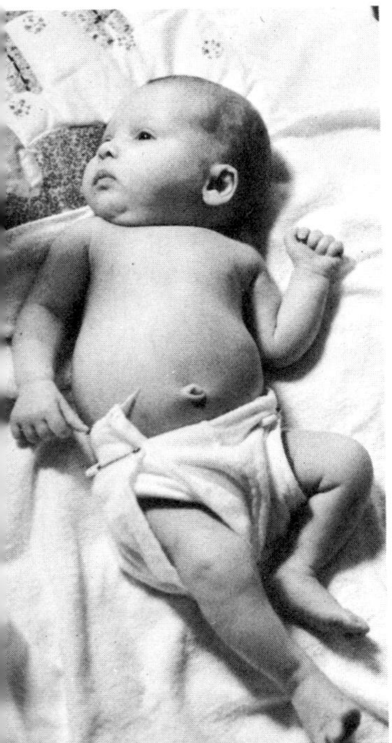

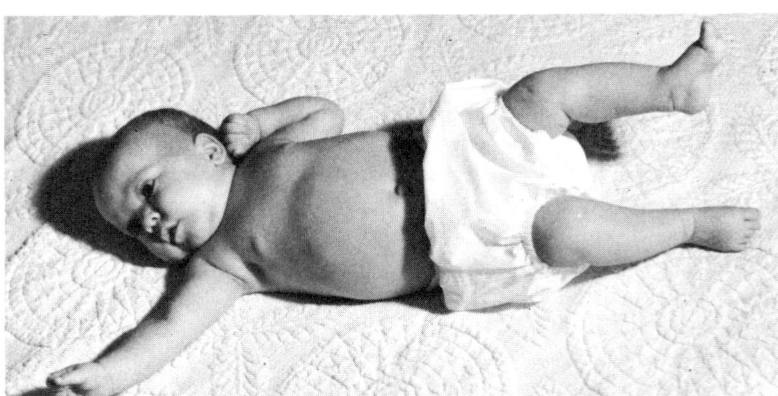

mehrere Monate lang und hilft ihm zu lernen, wie es beide Körperseiten getrennt benützen kann.
Wenn man ein Baby an den Armen aus der Rückenlage in eine sitzende Position zieht, versucht es, den Kopf aufzurichten. Die ganze Schultermuskulatur versteift sich, während das Baby sich abmüht, den Kopf hochzuziehen. Wenn der Kopf nach vorn fällt, versucht es gleichfalls, ihn hochzuheben. Aber er fällt über den Gleichgewichtspunkt nach hinten, das Baby beginnt aufs neue mit seinen Bemühungen, und wieder fällt der Kopf nach vorn. Diese Versuche, den Kopf aufrecht zu halten, sind ein rein reflektorisch die optimale Körperhaltung wiederherstellender Teil, der sogenannte Stellreflex. Wird das Baby in eine sitzende Position hochgezogen, öffnet es in einem »Puppenaugen-Reflex« die Augen, ganz so wie es bei einer Spielzeugpuppe der Fall ist, deren Augenlider durch Gewichte hochgeklappt werden.

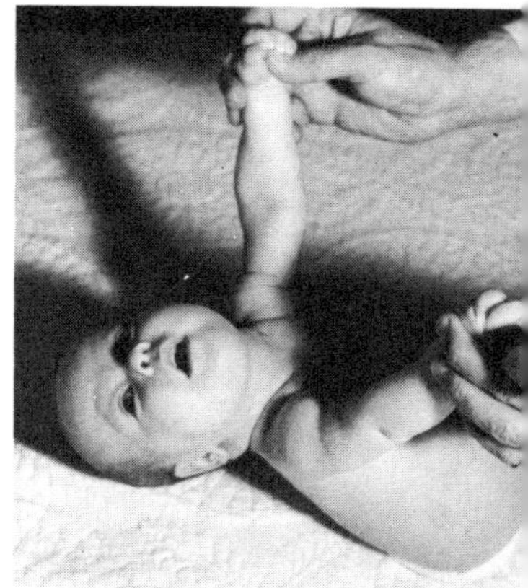

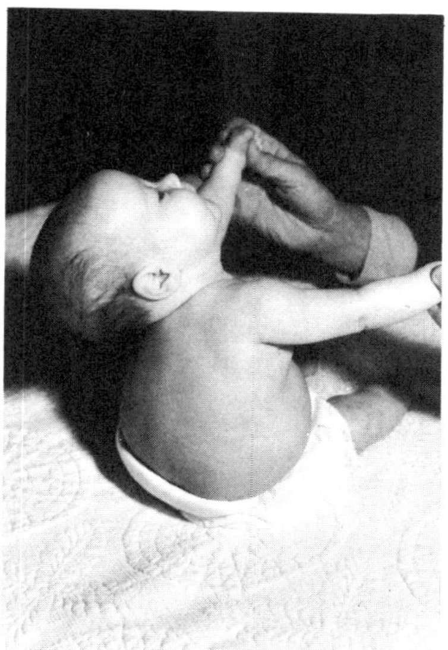

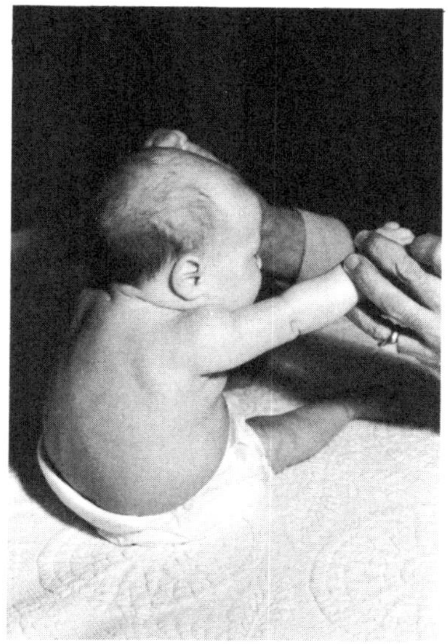

Hält man das Baby aufrecht in den Händen und dreht es langsam nach einer Seite, dann dreht es auch den Kopf nach dieser Seite, und die Augen wandern der Bewegung voraus. Vielleicht die beste Methode, um ein Neugeborenes zum Öffnen der Augen zu bewegen, besteht darin, daß man es in halbaufgerichteter Lage von einer Seite auf die andere schaukelt. Die meisten Mütter machen sich wegen der Augen ihres Babys Sorgen. Die eben beschriebene Maßnahme trägt dazu bei, daß das Kind die Augen öffnet.

Hebt man ein Neugeborenes an den Beinen hoch, nimmt es meist eine fetale Position ein, winkelt Arme und Beine an und krümmt sich zusammen. Dann streckt es die Beine aus, läßt die Arme sinken, der Körper ist ganz gerade, der Kopf nach hinten gebeugt. In dieser Position schreit das Baby nur sehr selten, und oft kann man es sogar beruhigen, indem man es so hält. Behutsam durchgeführt, schadet die Übung dem Kind nicht; wahrscheinlich weckt sie in ihm eine Erinnerung an seine fetale Existenz.

Mit Hilfe anderer Reflexe kann ein Baby sich quer über das Bett oder sogar durch Wasser bewegen. Wie jede Amphibie kann auch ein Baby Arme und Beine rhythmisch strecken und abbiegen, wobei sich manchmal der Rumpf mitdreht. Diese Bewegung ähnelt der eines Wassertiers, wie es der Mensch im Frühstadium seiner Evolution ja war. Außerdem ist das Baby fähig den Atem anzuhalten, wenn sein Kopf für kurze Zeit unter Wasser ist. Mütter, deren Babies beim Baden aus Versehen mit dem Kopf ins Wasser tauchen, berichten übereinstimmend, daß sie selbst sich darüber viel mehr aufregten als das Kind. Ein Baby schluckt nur selten Wasser, denn noch ist sein Würgereflex sehr stark ausgeprägt.

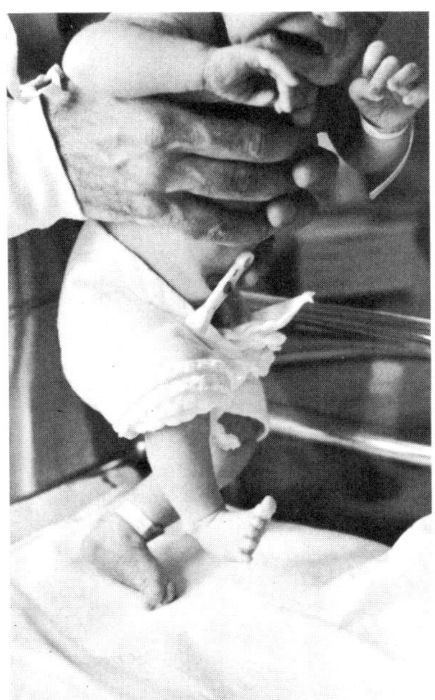

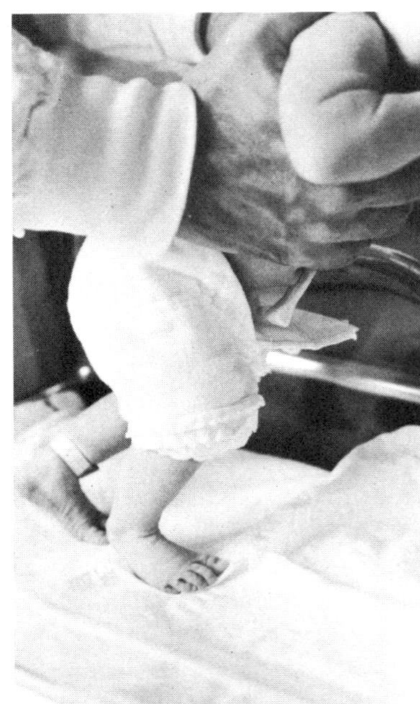

Der Schreitreflex zeigt sich, wenn man das Baby in stehender Position hält. Erst wird die Sohle des einen Fußes, dann die des anderen sanft auf das Bett gedrückt. Die Beine werden eins nach dem anderen hochgezogen, während das Baby zu laufen scheint. Dieser Schreitreflex ähnelt den bewußten Bemühungen, die ja erst viel später kommen. Mit entsprechender Hilfe kann sogar ein Neugeborenes ein paar Schritte laufen. Für jeden Verhaltensforscher ist dieses erste Zeichen des viel komplexeren bewußten Gehens eine aufregende Sache.

Eine Vorstufe vieler Verhaltensformen, deren sich der Mensch später bedient, findet sich beim Baby in der Form von Reflexen. Auf diesen Reflexen baut sich die Entwicklung auf. Nach der ersten Manifestation verschwinden einige wieder und kommen nach einiger Zeit als kontrolliertes und bewußtes Verhalten wieder zum Vorschein. Auch das Gehen ist dafür ein Beispiel. Nachdem der Schreitreflex des Neugeborenen verschwunden ist, vergeht geraume Zeit, bis er als bewußt ausgeführte Bewegung wiederkehrt.

Nur selten wissen die Eltern über die Reflexe und Reaktionen ihres Babys Bescheid, und so hoffe ich, daß dieser kurze Überblick dazu beiträgt, daß sie ihr Kind mit noch mehr Interesse und Vergnügen beobachten und aufziehen. Wie ich vorhin schon sagte – lieber irgendeine Stimulierung als gar keine. Wenn man jedoch die Stimulierung den Bedürfnissen des Kindes anzupassen versteht, wird das Resultat noch erfreulicher sein. Der Mutterinstinkt ist eine Gabe der Natur, und man kann ihn nicht lehren; wohl aber kann es einer Mutter helfen, wenn sie begreift, was in ihrem Kind vor sich geht, und vor allem kann dadurch ihre Freude an ihrem Baby gesteigert werden. Wenn es den Eltern Vergnügen macht, zu ihrem Baby eine Wechselbeziehung herzustellen, wird auch das Baby positiver reagieren. Ein solches Verhältnis bringt allen Beteiligten Glück und Zufriedenheit.

III Die nächsten drei Wochen

Allgemeine Bemerkungen: zu Hause

Die drei Mütter haben die erste Hürde genommen und sind auf dem Weg nach Hause. Die neuen, kleinen Lebewesen, die sie in den Armen gehalten und gefüttert haben, die für sie allmählich Wirklichkeit geworden waren, gehören nun ihnen ganz allein. Endlich können sie sich voll und ganz mit den zarten Körperchen, den sanften Bewegungen und den rührenden Reaktionen der winzigen Neuankömmlinge beschäftigen. Die Klinikroutine und die geteilte Verantwortung wirken oft wie eine Wand, die sich vor das Bewußtsein der Mutter schiebt, daß dies wirklich ihr eigenes Kind ist. In ihrem eigenen Heim gibt es diese trennende Schranke nicht. Jetzt kann sie endlich alle ihre bisher unterdrückten Wünsche befriedigen und ihr Baby in den Armen halten, mit ihm nach den Mahlzeiten spielen, es beobachten, wenn es schläft und wenn es sich bewegt, und es stolz allen Freunden und Bekannten vorführen.

Aber sie müssen auch die Anpassung an ihre neue Rolle bewältigen. Meiner Erfahrung nach fangen die eigentlichen Schwierigkeiten erst zuhause an. Erst jetzt sieht der Vater sein Kind zum ersten Mal richtig. Vielleicht ist auch die Großmutter da – oder sie wartet darauf, gerufen zu werden. Wenn ältere Kinder da sind, müssen auch sie sich neu anpassen. Das Neugeborene macht durch den Wechsel vom funktionellen Klinikbetrieb zur liebevollen und individuellen häuslichen Atmosphäre eine schwierige Übergangsphase durch, welche die Mutter vor neue Probleme stellt. Wenn es sich um das zweite oder dritte Kind handelt, dann weiß die Mutter bereits, daß das Baby trotz der Fehler, die sie macht, bestimmt überleben wird. Aber beim ersten Kind neigt man zu Überängstlichkeit. Doch auch das gehört dazu und ist von Nutzen, denn die Sorge um das Kind bildet für die Mutter die Grundlage für das Erlernen ihrer Aufgabe.

Wenn eine junge Mutter sich von dem Ansturm der neuen Verantwortungen und Pflichten und von der Angst, die dadurch in ihr erweckt wird, überwältigt fühlt, dann sollte sie sich daran erinnern, daß es nicht nur ihr so geht. Jede junge Mutter macht mehr oder minder das gleiche durch. Sie mag sich mit der Tatsache trösten, daß andere Frauen viel dümmer und weniger gewissenhaft sind als sie selbst – und es trotzdem geschafft haben! Ein Baby ist keineswegs so zerbrechlich, wie es aussieht, und es verfügt über eine enorme Fähigkeit, sich an eine veränderte und fremde Welt anzupassen. Sie wird viel mehr unter ihren eigenen Fehlern leiden als das Baby.

Die physische Anpassung der Mutter nach der Geburt dauert mehrere Wochen. Sie muß sowohl ihre physischen als auch ihre emotionalen Reserven mobilisieren. Das ist auch der hauptsächliche Grund, weshalb sie schlecht schläft, keinen Appetit hat und ständig um ihre Beherrschung ringen muß. Ich habe von vielen jungen Müttern gehört, daß sie die ersten Wochen zuhause am liebsten weinen möchten. Und dann grübeln sie darüber nach, ob das ein Zeichen von ihrer eigenen Unzulänglichkeit ist, oder ob sie langsam den »Verstand verlieren«. Sie mögen sich mit dem Gedanken trösten, daß dieser sehr häufig auftretende Zustand nur die Folge der physischen und psychischen Anpassung nach der Geburt ist. Vielleicht trägt er sogar dazu bei, daß aus der Frau langsam ein ganz anderer Mensch wird – nämlich eine »Mutter«.

Unsere soziale Struktur bietet in dieser Zeit nicht viel Hilfe. Die Großmütter und andere hilfreiche Verwandte sind entweder zu weit weg oder in unserer emanzipierten Generation als Hilfe nicht mehr akzeptabel. Und für viele Mütter kann eine bezahlte Hilfskraft sowohl emotional als auch finanziell eine Belastung sein; oft wird die Säuglingsschwester als Fremdkörper empfunden. Meist ist der junge Vater genauso rat- und hilflos wie die Mutter. Kein Arzt hat die Zeit, sich mit Problemen dieser Art zu befassen, und so kommt es, daß viele Frauen sich verlassen fühlen, weil sie niemanden haben, an den sie sich wenden können. In den Büchern, die sich mit dieser Eingewöhnungsphase befassen, steht schlicht und einfach, die Mutter solle ihr Baby lieben, sich an ihm erfreuen und stets auf sein Wohl bedacht sein. Aber wer kann das schon in einer so schwierigen Situation? Daher drängt sich der jungen Mutter der Gedanke auf, daß sie ein Versager ist. Aber das bessert sich bald; man soll die ersten Tage nur als Talsohle vor einem erfreulichen Aufstieg hinnehmen. Vielleicht hilft die Erkenntnis, daß auch andere Frauen diese Schwierigkeiten überwinden müssen und erst allmählich ihre physischen und emotionalen Reserven wieder auffüllen können.

Eine meiner Patientinnen berichtete schriftlich über ihre Gefühle: Sie war zu Hause ständig erschöpft. Alles, was sie tat, strengte sie übermäßig an. Jede Unordnung im Haus machte sie nervös, und sie war ständig am Aufräumen. Tat sie ihre Arbeit, war sie erschöpft, tat sie sie nicht, war sie gereizt. Das Essen schmeckte ihr nicht, aber sie fühlte sich außerstande, etwas Leckeres herzurichten. Sie wußte, daß auch ihr Mann etwas Aufmerksamkeit von ihr erwartete, und das nahm sie ihm übel. Die Kinderschwester, die sie engagiert hatte, machte alles falsch, und aus irgendeinem Grund regte sie sich darüber mehr auf, als es eigentlich ihre Art war, und sie war immer nahe daran, der Schwester heftige Worte zu geben. Ihre Mutter riet ihr, sie solle sich öfters ausruhen, und obwohl sie wußte, daß die Mutter recht hatte, war sie versucht, auch mit ihr zu streiten. Und das Baby – das schrie so viel, brauchte so viel Zeit für eine Mahlzeit, schien ständig etwas zu verlangen und wirkte doch gleichzeitig so zerbrechlich, daß sie es richtig vor sich sehen konnte, wie das kleine Wesen austrocknete und davongeweht wurde. Das Schlimmste war, daß sie sich manchmal bei dem Gedanken ertappte, daß sie gar nichts dagegen hätte, und das deprimierte sie noch mehr. Sie wurde von Angstvorstellungen geplagt, daß sie ihm aus Versehen einen Schaden zufügen könnte – zum Beispiel sich im Bett auf es rollen, während sie es stillte, es aus den Armen rutschen lassen, wenn sie es aufnahm, die Treppe hinunterfallen, wenn sie das Baby trug. Und dann erinnerte sie sich an die rosigen Zukunftsträume während der Schwangerschaft, wie es sein würde, wenn das Baby da wäre, und sie hätte weinen mögen! Nichts von alledem war Wirklichkeit geworden, sie konnte ihrem Baby nicht das sein, was andere Mütter ihren Kindern waren. Sie fühlte sich als Versager!

Aber auch das Baby muß eine ähnlich radikale Anpassung durchmachen. Bis jetzt war es sehr damit beschäftigt gewesen, sich an das Leben im Säuglingszimmer in der Klinik zu gewöhnen. Es hatte einen inneren Abwehrmechanismus gegen das ständige helle Licht errichtet, gegen die fortwährend auf es eindringenden neuen Geräusche – das Holpern und Rasseln der Kinderbettchen, die Stimmen der Schwestern, das Gequäke der anderen Babies; gegen Hungergefühle, die nicht in den Zeitplan der Klinik paßten; gegen die manchmal energischen Handgriffe der eiligen, überlasteten Schwestern. Über seine Fähigkeit, mit diesen Reizen fertig zu werden, haben wir im Kapitel II gesprochen. So lieblos die Klinikumgebung auch sein mag, ich bin fest überzeugt, daß das Baby gerade in dieser Phase seines Lebens am besten für ein solches Potpourri »störender« Reize gerüstet ist. Es muß physisch und psychologisch geweckt werden, und wahrscheinlich kann das gerade durch diese kräftigen Reize erreicht werden. Außerdem dürfte es auf Grund der hervorragenden angeborenen Fähigkeit, sich vor störenden Umweltfaktoren abzuschirmen, in der Lage sein, wirksame Reaktionen zu entwickeln. Die frühe Erfahrung mit diesen Störreizen stärkt vielleicht sein Vermögen, sich gegen die unvermeidlichen störenden Einflüsse zu Hause zu schützen. Die junge Mutter, die sich über die Umgebung, die sie ihrem Baby bieten kann, Sorgen macht, mag sich bei dem Gedanken beruhigen, daß es für ein Neugeborenes kaum eine weniger geeignete und störendere Umwelt gibt als ein Säuglingszimmer in einer Klinik.

Allgemeine Bemerkungen: zu Hause

Zu Hause ist das Baby von Geborgenheit und Fürsorge umgeben. Jeder seiner Wünsche wird vorausgeahnt und sogar gefördert, und die ganze Familie ist bereit, es mit Zärtlichkeit zu überschütten. Die Eltern warten ja nur darauf, ihm ihre Liebe zu beweisen. Wenn die Mutter klug ist, lenkt sie die Aktivität ihres Mannes in eine andere Richtung, indem sie ihn einige alltägliche, jetzt aber noch interessante Dinge für das Baby tun läßt – ihm zum Beispiel Tee oder eine Zusatzflasche zu trinken gibt, falls sie das Kind selbst stillt. Sie sollte ihn auffordern, beim Baden und Wickeln dabei zu sein, wenn eine Säuglingsschwester oder die Großmutter ihr zeigt, wie es gemacht wird – vielleicht lernt er es dann auch, denn dadurch wird sein Wunsch, mit seinem Baby zusammen zu sein, nicht nur gestärkt und ermutigt, sondern es gibt ihm das dringend notwendige Gefühl, auch »etwas tun zu können«, was für ihn in diesem Zeitpunkt vielleicht noch wichtiger ist als für die Mutter. Ohne eine Möglichkeit, mit seinem Kind Kontakt aufzunehmen, fühlt er sich vielleicht verloren. Ich werde niemals den jungen Vater vergessen, der mir voller Interesse zusah, als ich sein Kind zu Hause untersuchte. Nach der Untersuchung legte ich ihm das nackte Baby in die Arme und konnte es gerade noch rechtzeitig erwischen, als er erblaßte und zusammensackte. Das, so weiß ich heute, war wohl etwas mehr plötzliche Verantwortung für einen unerfahrenen Vater, als nötig gewesen wäre, um seine väterlichen Gefühle zu wecken.

Die Gefahr der neuen Situation liegt darin, daß die Erwachsenen zu sehr um das Baby herumflattern und es mit Aufmerksamkeit überschütten. Dadurch werden dem Kind gerade dann, wenn es seine Regelmechanismen neu anpassen muß, zu viele Reize geboten. Die meisten Neugeborenen schreien am ersten Tag zu Hause viel. Sie trinken schlecht und müssen öfters gefüttert werden. Sie beruhigen sich auch nicht, wenn man sie aufnimmt. Ich bin überzeugt davon, daß sie die gespannte Atmosphäre spüren können. Da das Baby sich so prompt auf die Gefühle der Person, die sich mit ihm gerade befaßt, einstellen kann, ist es möglich, daß es die Nervosität spürt, die derjenige ausstrahlt, der sich verzweifelt bemüht, es zur Ruhe zu bringen, und daß dadurch genau der gegenteilige Effekt erzielt wird. Vielleicht schreit das Baby nur, um seine eigene Spannung zu lösen, und die hektischen Anstrengungen der anderen bedeuten für es eine doppelte Belastung.

Das durchschnittliche Baby

Auf dem Nachhauseweg war Tommy der Mittelpunkt der allgemeinen Aufmerksamkeit. Sein Vater hatte die fünfjährige Martha und den dreijährigen Sam mitgenommen, als er Frau Moore aus der Klinik abholte. Martha hatte nur Augen für »ihr« neues Baby und ignorierte ihre Mutter. Sam hingegen umklammerte die Knie seiner Mutter.
Eine Säuglingsschwester trug Tommy zum Wagen und legte ihn in Frau Moores Arme. Die beiden älteren Kinder krabbelten sofort über den Rücksitz und überschwemmten Mutter und Baby mit ihrer Aufmerksamkeit. Sie beugten ihre Gesichter dicht über das des Babys, warfen Kußhändchen und sprachen zu ihm. Es dauerte nicht lange, bis sie sich laut um das Baby stritten. Ihre Stimmen und das Ruckeln des Wagens regten Tommy auf, und er begann zu schreien. Er stieß ein Geheul aus, das in die allgemeinen Geräusche wie eine Schrotladung hineindetonierte. Die Kinder waren sofort ruhig und betrachteten den Neuankömmling furchtsam. Ihre Streitereien ertranken in seinem Gejammer. In ihren Augen hatte er sich damit als eine ernst zu nehmende Person erwiesen. Marthas Unterlippe zitterte, als sie zusah, wie ihre Mutter versuchte, Tommy zu beruhigen, und sie ahmte die zärtlichen Laute nach, die ihre Mutter machte. Sam preßte sich noch dichter an die Mutter, steckte den Daumen in den Mund und schloß die Augen, um sich vor dem ganzen Durcheinander abzuschirmen.
Tommy schrie fast während der ganzen Fahrt. Die Mutter wiegte ihn sacht in den Armen, um ihn zu besänftigen. Da er weiterschrie, schaukelte sie ihn kräftiger. Als die Familie in der Vierzimmerwohnung ankam, waren alle hochgradig nervös. Frau Moore konnte es kaum erwarten, Tommy in sein Bettchen zu legen. Eigentlich hatte sie ihn erst füttern wollen, aber sie stellte fest, daß sie nicht genug Milch hatte. Ihre Brüste schienen nicht so voll zu sein, wie sie es in der Klinik gewesen waren.

Die nervöse Anspannung, unter der die Mutter steht, wenn sie nach Hause kommt, beeinträchtigt die Milchproduktion. Um das Baby ausreichend stillen zu können, sollte die Mutter sich ausruhen und entspannen.

Sobald sie zu Hause war, wurde alles nur noch schlimmer. Herr Moore sauste in der Wohnung herum und beklagte sich über alles, was während der Abwesenheit seiner Frau schiefgegangen war. Martha und Sam bestürmten sie unaufhörlich mit Wünschen, und wenn Sam sich nicht gerade mit irgend etwas brüstete, zerrte er am Rock der Mutter, während Martha sie mal hierhin, mal dorthin zu schieben versuchte. Sie wickelte das nasse Baby frisch, hüllte es in ein Laken und legte es in das Bettchen, das neben ihrem eigenen Bett stand. Es schrie weiter. Sie eilte in die Küche, um Zuckerwasser (in Deutschland ist Zuckertee üblich) für es herzurichten, füllte die Fläschchen mit je einem Teelöffel Zucker und 120 ccm Wasser und setzte sie im Wasserbad auf den Herd.

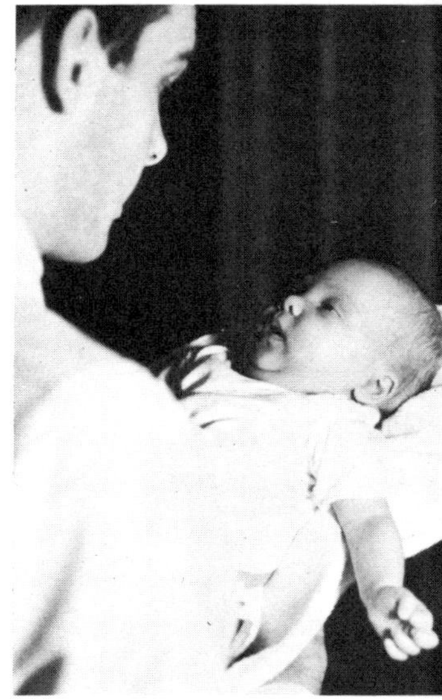

Es genügt, wenn man das Zuckerwasser 15 Minuten lang im kochenden Wasserbad sterilisiert. Ist das Trinkwasser einwandfrei, braucht es nicht abgekocht zu werden.

Dann war Frau Moore total erschöpft, setzte sich hin und begann zu weinen, und da wurde es endlich still. Ihr Mann schlich sich zum Baby hin und schaukelte es sanft. Tommy beruhigte sich allmählich. Er machte die Augen weit auf und sah um sich. Mit leiser, ruhiger Stimme redete Herr Moore auf seinen Sohn ein, und Tommys Gesichtchen entspannte sich, und er lächelte kurz. Dieses Lächeln entzückte Herrn Moore so sehr, daß er laut nach den beiden anderen Kindern rief, damit sie es sich ansähen. Natürlich erschrak Tommy wieder und begann zu jammern. Aber der erste Erfolg hatte Herrn Moore Mut gemacht. Er nahm Tommy auf und wiegte ihn in den Armen. Das Kind wurde ruhig und betrachtete ihn. Sam kam sich von beiden Eltern verlassen vor. Martha wollte an der engen Verbindung zwischen ihrem Vater und Tommy teilhaben und kroch auf Vaters Schoß. Frau Moore war ihrem Mann dankbar. Ihre Stimmung hob sich. Als sie an die Flaschen im kochenden Wasser dachte, sprang sie auf.
Mit Hilfe von Zuckerwasser hielt sie Tommy ruhig, bis sie wieder genug Milch hatte. Schon nach einer halben Stunde konnte sie ihm eine Brustmahlzeit geben, und die ganze Familie sah staunend zu.

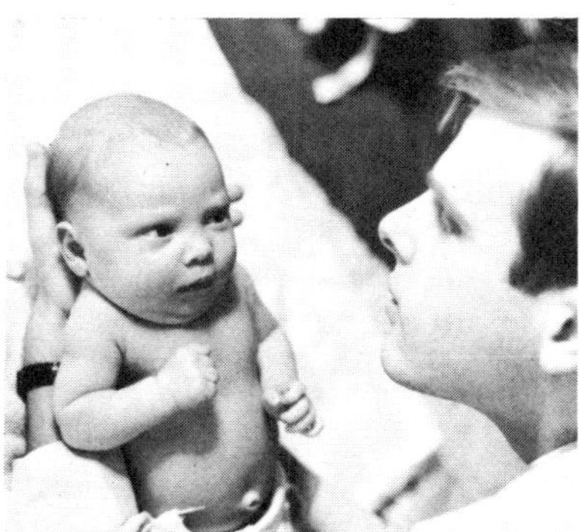

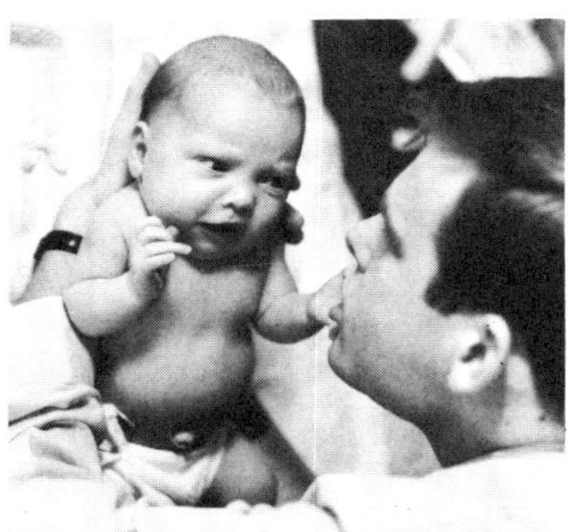

Ich bin nie der Meinung gewesen, daß eine Zwischenfütterung sich auf die nächste Brustmahlzeit störend auswirkt, es sei denn, man gibt sie zu kurz davor. Zucker und Wasser werden so schnell resorbiert und umgesetzt, daß sie kaum ein längeres Völlegefühl bewirken können. Das Hungergefühl des Babys wird also nur vorübergehend gedämpft.

Tommy war ein gut reagierendes Baby. Er beruhigte sich, wenn man ihn berührte, ihn anders legte und sanft zu ihm sprach. Er lernte auch rasch sich selbst zu beruhigen, indem er eine Faust an den Mund brachte und daran saugte. Im Laufe der Zeit konnte er die beiden ersten Finger der linken Hand abspreizen und daran saugen, wenn er Trost brauchte – ein Beispiel dafür, wie frühzeitig sich ein langanhaltendes Verhaltensmuster ausbilden kann. Sobald er an den Fingern zu saugen begann, entspannten sich Arme und Beine, sein Gesicht wurde gelöst und friedlich. Von Zeit zu Zeit zuckte er zusammen, wenn Sam gegen sein Bettchen stieß oder ein Kriegsgeheul von sich gab, oder wenn Martha singend herumtrampelte.
Er schrie jeden Abend. Tagsüber lag er stundenlang ruhig da und blickte im Zimmer herum, aber wenn es Abend wurde, schien er fest entschlossen zu sein, sich bemerkbar zu machen. Er begann die Vorstellung mit stoßweisen Wimmerlauten, wenn die Kinder sich an den Abendbrottisch setzten. Kam dann der Vater und spielte mit ihm oder schaukelte ihn, wurde er ruhiger, aber im Laufe der Zeit wurde sein Geschrei hartnäckiger. Anfangs konnte die Stimme des Vaters ihn ablenken, und dann betrachtete er mehrere Minuten lang dessen Gesicht, wobei sein eigenes Gesicht sich entspannte und das Herumzappeln aufhörte. Er liebte es sehr, geschaukelt zu werden, und oft konnte man ihn durch ständiges Schaukeln eine halbe Stunde lang ruhig halten. Aber dann schien er genug zu haben und begann laut zu jammern. Jetzt konnte ihn nichts mehr trösten, weder Schaukeln noch Aufnehmen, noch festes Einwickeln oder Spielen. Die Mutter wechselte die Windeln, gab ihm Zuckerwasser und manchmal sogar eine Milch aus der Flasche, um ganz sicher zu gehen, daß er nicht vor Hunger schrie, obwohl es noch viel zu früh bis zur nächsten Mahlzeit war. Frau Moore wußte zwar, daß sie Milch hatte, aber sie dachte, daß ihre Milch abends in Qualität oder Quantität nicht mehr ausreichte, daher gab sie dem Baby an besonders schlimmen Abenden eine Zusatzflasche. Aber er schrie keineswegs vor Hunger. Sein Gejammer dauerte 15 bis 20 Minuten, setzte immer wieder neu ein und pflegte mit tiefen, herzzerreißenden Schluchzern zu enden.

Das zyklische Auftreten solcher Schreiperioden und die feste »Entschlossenheit« des Babys, sich durch nichts davon abbringen zu lassen, sind meiner Ansicht nach ein klarer Beweis dafür, daß ein inneres Bedürfnis es zum Schreien treibt, oder daß es dadurch einen Spannungszustand lösen will. In diesem Stadium haben Beruhigungsversuche nur für kurze Zeit Erfolg.

Abend für Abend sagten Herr und Frau Moore sich, daß auch Sam in diesem Alter so geschrien hatte. Sie brauchten diese Erinnerung, denn sie dämpfte ihre Besorgnis, daß sie Tommy vielleicht vernachlässigten, dessen Geschrei den Eltern viel hartnäckiger und fordernder vorkam, als es Sams damals gewesen war. Nach langen qualvollen Abenden, an denen sie alles mögliche versucht hatte, machte Frau Moore die Entdeckung, daß der Rat, den ihre Mutter ihr gegeben hatte, für alle Beteiligten am vorteilhaftesten war. Ihre Mutter hatte sechs Kinder aufgezogen und nahm Babygeschrei mit philosophischer Gelassenheit hin. Sie hatte gesagt: »Sam muß eben schreien. Es paßt ihm nicht mehr, ein Baby zu sein, genauso wenig wie es einem kräftigen, intelligenten Jungen passen würde. Tagsüber findet er sich damit ab, aber nachts auch noch – das ist ihm zuviel. Laß ihn einfach eine Weile schreien. Dann nimm ihn aus dem Bettchen und schmuse mit ihm, und du wirst sehen, das funktioniert viel besser.« Frau Moore arbeitete also ein System aus: Sie ließ ihn 20 Minuten lang schreien, nahm ihn dann in die Arme und schmuste mit ihm, gab ihm Zuckerwasser, damit die verschluckte Luft aus dem Magen entweichen konnte, und legte ihn wieder ins Bettchen, wenn er erneut zu schreien anfing. Sie stellte fest, daß er sich durch diese Routine beruhigte und seine Schreiperioden kürzer wurden.
Seine allabendliche Unruhe dauerte zwischen einer und drei Stunden, je nachdem, ob der Tag viele Geräusche und Störungen gebracht hatte. Auch das Wochenende, wenn Herr Moore zu Hause war, oder ein Tag, an dem Frau Moore spürbar nervös und abgehetzt gewesen war, wirkten sich ungünstig aus.

Untersuchungen haben gezeigt, daß Dauer und Intensität der Schreiperioden durch äußere Spannungseinflüsse erhöht werden. Daraus kann man schließen, daß das Auftreten von Schreiperioden am Abend nicht nur auf einem Zufall beruht. Das nervöse Spannungsgefühl, das eine müde Familie am Ende des Tages beherrscht, und die erwartungsvolle Aufregung, welche das Nachhausekommen des Vaters auslöst, sind sicherlich mitwirkende Faktoren.

Abgesehen von der abendlichen Unruhe verlief sein Tag reibungslos und wohlgeordnet.

Ich bin überzeugt, daß diese Unruhe einen ordnenden Einfluß hat. Babies, die nicht schreien und herumzappeln, schlafen nachts meist nicht durch. Es sieht so aus, als ob das Kind durch diese Perioden die aufgespeicherte Spannung abreagiert. In Deutschland pflegt man das volkstümlich so auszudrücken: »Das Kind geht mit den Lungen spazieren.« Ein Ausdruck, der ebenfalls diesen Überlegungen entspricht.

Tommys Appetit war gut. Selten einmal saugte er an jeder Brust 30 bis 40 Minuten, meistens aber nur 10 bis 20 Minuten. Frau Moore richtete die Fütterungszeiten jeweils nach seinen und auch nach ihren eigenen Bedürfnissen ein. Die beiden anderen Kinder waren so lebhaft und machten so viel Lärm, daß das Stillen geradezu eine Erholung war. Natürlich gab es immer wieder Störungen dabei, aber Tommy schien damit fertig zu werden. Sam kletterte seiner Mutter auf den Schoß und versuchte, Tommy wegzuschubsen. Oder er dachte sich irgendeine Untat aus, um Frau Moore dazu zu bringen, mit dem Stillen aufzuhören. Einmal kletterte er auf ihren Schoß und versuchte Tommy nachzumachen. Zuerst war sie erschrocken und schockiert, dann begriff sie den Grund, drückte Sam an ihre Brust und tröstete ihn. Aber er verlor gleich das Interesse und kletterte wieder hinunter. Er wiederholte diesen Versuch nie wieder. Frau Moore hatte klug daran getan, ihn nicht wegzuschieben.

Wenn die Mutter einem derartigen forschenden und zudringlichen Verhalten mit Verständnis und Humor begegnet, kann das Kind seine Neugier befriedigen. Drängt sie es aus dieser intimen Situation hinaus, dann wächst seine Eifersucht.

Die Reaktionen der fünfjährigen Martha waren nicht so deutlich erkennbar. Sie brachte weder Tommy noch ihrer Mutter offene Feindseligkeit entgegen. Im Gegenteil, sie war eifrig bemüht, ihre Mutter zu imitieren und versuchte sogar, Tommy zu bemuttern, wenn es ihr erlaubt wurde.

Dieses Bemühen, die Rolle der Mutter zu übernehmen, ist für ein fünfjähriges Kind charakteristisch. Der Eifer, mit dem das Kind die Mutter imitiert, ist ein Versuch, mit den ambivalenten Gefühlen über die Veränderungen im Haushalt oder über die neue Beschäftigung der Mutter fertigzuwerden. Auf diese Weise pflegen Kinder ihre negativen Gefühle abzureagieren.

Ihre eigentlichen Rachegefühle reservierte Martha für Sam. Den ganzen Tag war sie hinter ihm her, reizte ihn zu Ungezogenheiten, neckte ihn, bis er weinte, jagte ihn kreuz und quer durch die Wohnung.

Wenn er getrunken hatte, schien Tommy zugänglicher zu sein. Schon im Alter von drei Wochen hellte sich sein Gesicht auf, wenn die Kinder mit ihm redeten. Sprach seine Mutter mit ihm, machte er einen weniger zufriedenen Eindruck. Wenn er ihre Stimme hörte, nuckelte er an seiner Faust herum und zappelte oder wurde unruhig.

Vielleicht ist die Stimme der Mutter zu sehr ein Bestandteil des Fütterungsvorgangs, als daß sie eine Reaktion der Zufriedenheit hervorrufen könnte. Es ist erstaunlich, wie frühzeitig Säuglinge diese Art von Gedankenverbindung machen, sich daran erinnern und sie zum Ausdruck bringen können.

Die Perioden der Anteilnahme an seiner Umwelt dauerten am längsten, wenn Herr Moore sich mit ihm befaßte. Oft konzentrierte Tommy sich so angestrengt auf das Gesicht oder auf die Stimme seines Vaters, daß er schielte. Oder er zitterte am ganzen Körper oder bekam vor Anstrengung sogar einen Schluckauf. Das machte den anderen Kindern natürlich Spaß, und Herr Moore fühlte sich mit seinem Baby innig verbunden.

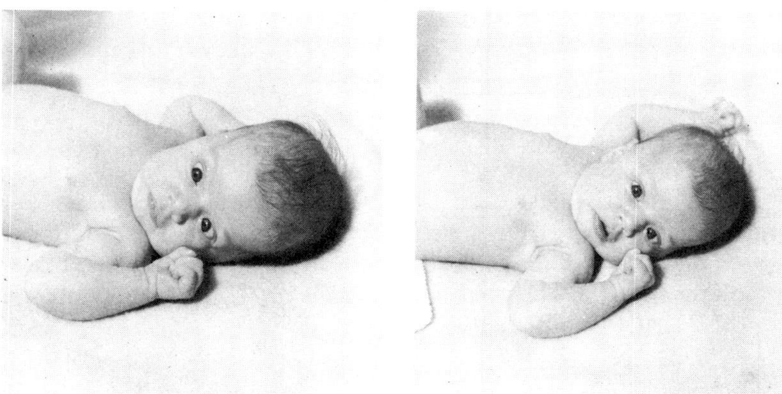

Die Kinder entdeckten, daß man Tommy in eine sitzende Position hochziehen konnte, wenn er einen ihm hingestreckten Finger fest umklammerte. Ließen sie ihn dann zurückfallen, erschrak er, spreizte die Arme ab und schrie. Drehten sie seinen Kopf auf eine Seite, nahm er sofort eine »Angriffshaltung« ein, ein Ausdruck des Halsmuskelreflexes (siehe Kapitel II). Begeistert waren die Kinder, wenn der Vater das Baby hochhielt, so daß es laufen konnte. Es beschrieb dann mit jedem Füßchen beim Aufsetzen langsam einen Bogen, wenn man ihn quer durch sein Bett führte.

Aber es gab auch einiges, das Frau Moore beunruhigte, denn sie hatte bei den beiden anderen Kindern keine ähnlichen Beobachtungen gemacht. Zwischen den Augen hatte er auf der Stirn eine dreieckige rosa Stelle, die sich tiefer färbte, wenn er schrie oder wenn ihm heiß war. Manchmal wurde diese Stelle ganz rot, dann verblaßte sie wieder. Auf seinem Rücken befand sich genauso ein Fleck. Frau Moore befürchtete, daß es Geburtsmale seien.

Man nennt solche Flecken »Storchenbiß«. Sie verschwinden im Laufe der Zeit. Es handelt sich um ein dicht unter der Hautoberfläche befindliches Geflecht von Kapillargefäßen, das durch die jetzt noch transparente Haut durchscheint. Wenn mit zunehmendem Alter die Haut dicker wird, sind diese Stellen nicht mehr sichtbar. Bei vielen Babies sitzen sie im Nacken, bei anderen an der Mittellinie der Kopfhaut. Sie verschwinden innerhalb der ersten zwei Lebensjahre. Bei sehr hellhäutigen Erwachsenen können sie wieder zum Vorschein kommen, wenn der Betreffende sich hochgradig aufregt oder seine Körpertemperatur aus irgendeinem Grund stark ansteigt. Auch eine Vene, die quer über den Nasenrücken verläuft, schimmert manchmal blau durch, wenn das Baby zu heiß ist oder sich anstrengt. Diese bläuliche Verfärbung wird oft als Geburtsmal betrachtet. Aber auch sie ist nicht mehr sichtbar, wenn die Haut dicker wird.

Tommys rechtes Auge tränte fortwährend. Wenn er schrie, wurde der Tränenfluß stärker. Das Auge schien meist von einem Film überzogen zu sein. Oft schienen sich auf dem Auge faltenähnliche Erscheinungen zu bilden. Diese Falten bewegten sich, und seiner Mutter kam es vor, als ob die Linse des Auges defekt sei. Sie bemerkte auch, daß er nicht zwinkerte, wenn Staubpartikelchen oder eine Wimper auf das Auge fielen. Das andere Auge war normal.

Hier haben wir die Anzeichen für einen blockierten Tränenkanal. Der Tränenkanal transportiert die Tränenflüssigkeit vom Auge in die Nase. Entweder war er schon bei der Geburt verstopft, oder es handelt sich um eine Folge der Reizung durch die im Entbindungszimmer in die Augen geträufelte Höllensteinlösung. Der blockierte Kanal kann die Tränenflüssigkeit nicht ableiten, die das Auge bespült. Da die Tränenflüssigkeit also nicht in die Nase abfließen kann, bleibt sie im Auge stehen oder fließt nach außen über die Wange ab. Dadurch kann der Schleim nicht weggewaschen werden, der sich beim Eindringen von Fremdkörpern bildet, und dieser Schleim ist es, der die faden- oder faltenartige Erscheinung auf dem Augapfel bildet.

Der Arzt riet Frau Moore, das Auge mit destilliertem Wasser zu spülen, wenn es sich rötete. Er versicherte ihr, daß dieser Zustand ungefährlich sei und daß man den Tränenkanal später, falls es erforderlich sein sollte, durch einen sehr einfachen Eingriff durchgängig machen könne. Inzwischen sollte sie über dem Tränenkanal öfters massieren und drücken, um dadurch zu helfen, daß die Passage in die Nase frei würde. Jeden Morgen nahm sie all ihren Mut zusammen und drückte trotz Tommys Protest kräftig auf den Tränenkanal. Nach einer Woche konnte sie feststellen, daß das Auge nicht mehr tränte und klar blieb, außer wenn Tommy schrie. Sie hatte also mit Hilfe ihrer Massage den Tränenkanal wieder durchgängig gemacht. Inzwischen hatten Tommys angeschwollene Brustdrüsen begonnen, kleine Tröpfchen einer milchigen Substanz abzusondern.

Bei vielen Brustkindern sind die Brustdrüsen durch die Wirkung der mütterlichen Hormone vergrößert. Selbst männliche Babies können diese sogenannte »Hexenmilch« produzieren. Da die Drüsen durch diese Anschwellung für Verletzungen und Infektionen anfällig sind, sagte der Arzt, Frau Moore möge ihn rufen, falls Tommys Brüste sich heiß anfühlten und gerötet seien.

Am Ende des ersten Monats schien Tommy sich eingewöhnt zu haben. Frau Moore war überrascht, wie einfach sie jetzt mit ihm umgehen konnte. Er schlief nachts länger. Die Abstände zwischen den Tagesmahlzeiten betrugen jetzt regelmäßig vier Stunden, und nach der letzten Fütterung um 22 Uhr schlief er fünf bis sechs Stunden. Sein Schlaf war ruhiger und tiefer geworden. Außer in den unruhigen Abendstunden lag er meist ruhig auf dem Rücken und verbrachte seine Zeit mit Beobachten und Lauschen. Wenn er tagsüber schlafen sollte, zappelte er ein bißchen, schlief aber gleich ein, wenn er auf den Bauch gedreht wurde.

Das ruhige Baby

Laura und ihre Mutter wurden freudig vom Vater und von einer Großmutter erwartet, die Frau King in der ersten Zeit zur Hand gehen wollte. Frau Kings Mutter hatte zwar selbst zwei Kinder gehabt, aber sie war aus der Übung und wollte nur die Hausarbeit machen und die Versorgung des Babys ganz ihrer Tochter überlassen.
Herr King konnte es kaum erwarten, Frau und Kind zu Hause zu haben und das Familienleben zu beginnen. Schüchtern äußerte er den Wunsch, das Baby einmal in den Armen halten zu dürfen. Bisher hatte er es nur durch die Glasscheibe des Neugeborenenzimmers gesehen und fühlte sich noch gar nicht wie ein Vater. Die Sorgen, die er sich um das Baby machte, behielt er für sich. Er hatte bei den Besuchszeiten gemerkt, daß Laura immer zu schlafen schien. Die anderen Neugeborenen wirkten viel aktiver, und er war sehr bedrückt, wenn er an die Berichte seiner Frau dachte, wie ruhig Laura sei und welche Schwierigkeiten es mache, das Kind zu füttern. Zweimal hatte er nachts geträumt, daß er sie in den Armen hielt und entdecken mußte, daß sein Kind nicht normal sei, und jedesmal war er mit kaltem Schweiß bedeckt aufgewacht. Er fragte sich, ob er sich wie ein Vater »benehmen« würde, auch wenn er sich nicht so fühlte. Er wollte sich selbst und seiner Frau beweisen, daß er fähig war, seine neue Rolle zu übernehmen.

Unsere Gesellschaft bietet dem frischgebackenen Vater bei der Anpassung wenig Unterstützung. Nur selten darf er während der Wehen bei seiner Frau sein, und bei der Geburt nie. Nach der Geburt ist sie so erschöpft und mit ihren eigenen Gedanken beschäftigt, daß sie für ihn nicht erreichbar ist. Die Klinikroutine schließt ihn aus, als ob er für seine Frau und das Baby »gefährlich« sei. Er darf sie tagsüber nur kurz und zu vorgeschriebenen Zeiten sehen, damit sie sich ausruhen und erholen kann. Damit gibt man ihm praktisch zu verstehen, daß er ihr wichtige Kraftreserven stehlen würde, wenn man ihm bei seinen gedankenlosen Anforderungen an sie freie Hand ließe! Von seinem Kind wird er durch eine Glasscheibe und von den wachsamen Schwestern ferngehalten. Er hat keine Gelegenheit, sein Baby zu berühren, und nur selten kann er von ihm mehr sehen als das Gesicht, denn es ist ja sorgfältig eingewickelt. Falls er so dreist ist und den Wunsch äußert, daß er sein neues Kind einmal in den Armen halten möchte, erinnert man ihn sofort daran, daß er von »draußen« kommt – gefährlich, schmutzig, unsteril.
Ich bin mir sehr der Tatsache bewußt, daß diese Klinikroutine weniger als nichts dazu beiträgt, einen jungen Mann bei seinen Bemühungen

zu ermutigen, die Rolle des Vaters und Familienoberhauptes zu übernehmen. Gerade jetzt könnte aber seine Neigung durch das Klinikpersonal sehr wirksam gefördert werden.

Er sah Laura zum ersten Mal richtig, als die Schwester sie auswickelte, um sie für die Heimfahrt anzuziehen. Die Perfektion des runden kleinen Körpers überraschte ihn. Seinem ungeübten Blick entgingen die sich abschuppenden Hautstellen und die letzten Nachwirkungen der Gelbsucht. Was er sah, waren ihre Arme und Beine, die sich langsam und ruhig bewegten – mit geradezu wunderbarer Vollkommenheit, wie er dachte. Als sie ausgewickelt wurde, wachte sie auf. Langsam öffneten sich ihre Augen weit, ihr Blick wanderte durchs Zimmer und schien sich auf einzelne Gegenstände zu konzentrieren. Voller anbetender Bewunderung beugte Herr King sich über sie und wagte nicht, sie zu berühren.

Die Schwester zog ihr die rosa Wäsche an, hob sie hoch und trug sie zum Wagen. Herr King war etwas eifersüchtig, weil er sie nicht tragen durfte. Dann kam ihm plötzlich zu Bewußtsein, daß er zum ersten Mal seit Monaten fast seine Frau vergessen hätte. Schuldbewußt sah er sich um und merkte, daß sie jemanden brauchte, der sie auf dem Weg durch den Korridor zum Fahrstuhl ein wenig stützte. Er spürte, daß sie vor diesem Schritt ins neue Leben etwas Angst hatte. Er reckte die Schultern und übernahm seine neue Rolle.

Beim Wagen wartete Frau Kings Mutter. Sie hatte ihren Mann allein gelassen, um ihrer Tochter zu helfen. Sie wurde zwischen dem Wunsch, bei ihrer Tochter zu sein und dem Gefühl, daß sie zu Hause gebraucht wurde, hin und her gerissen. Bei ihrer Ankunft hatte sie die Wohnung in größter Unordnung vorgefunden. Einen vollen Tag räumte sie auf, wusch Berge von Geschirr, sortierte Babysachen und kaufte alles ein, was auf der Liste stand, die man Frau King gegeben hatte. Dann spürte sie, wie aufgeregt ihr Schwiegersohn war und fühlte, daß sie gebraucht wurde. Jetzt stürzte sie auf ihre Tochter zu und begrüßte sie.

Frau Kings Haltung versteifte sich, und sie gestattete ihrer Mutter kaum, sie anzufassen. Die letzten beiden Tage hatte sie, meist ohne Grund, immer wieder geweint. (Wie bereits erwähnt, sind diese Stimmungen bei jungen Müttern keineswegs selten.) Sie fühlte, daß alles gut werden würde, wenn sie es bis nach Hause schaffte, ohne in Tränen auszubrechen. Sehnsüchtig sah sie zu der Schwester hin, die das Baby trug, und wünschte, sie könnte diese kompetente Person, die für sie ein Symbol der Geborgenheit der Klinik war, mit nach Hause nehmen. Sie fühlte sich verwirrt und hilflos. Sie verglich die Sicherheit der Schwester mit ihrer eigenen Unsicherheit, und ihr Mut verließ sie.

Als sie endlich beim Wagen angelangt waren, bemühten sich alle, ihr beim Einsteigen zu helfen, und die Schwester reichte ihr das Baby. Sie hatte das Gefühl, daß Laura ihr völlig fremd sei und dachte eine Sekunde lang, ob sie das Baby einfach fallen lassen sollte. Dann stieg ihr Mann ein und bedankte sich überschwenglich bei der Schwester. Ihre Mutter begann krampfhaft ein Gespräch, um das angespannte Schweigen zu überbrücken.
Laura schlief friedlich. Schon als die Schwester sie angezogen hatte, schien sie eingeschlafen zu sein. Sie merkte auch nicht, wie ungeschickt ihre Mutter sie hielt. Während die Großmutter vor sich hin erzählte, flatterten Lauras Augenlider gelegentlich, und der Atemrhythmus veränderte sich. Als die Mutter sie fester an sich drückte, zuckte Laura leicht zusammen, aber dann kuschelte sie sich wieder in die Decken.
Während der Heimfahrt begann für die Erwachsenen die Anpassung an ihre neuen Rollen. Es scheint mir wichtig zu sein, die Bemühungen zu schildern, die alle drei unternahmen, um ihre Gefühle in die richtigen Wege zu lenken. Als sie nach einer Fahrt, die allen unendlich lange vorgekommen war, zu Hause ankamen, sprang Frau Kings Mutter aus dem Wagen und nahm Laura. Während sie schon nach oben ging, half Herr King seiner Frau beim Aussteigen und stützte sie, als sie langsam die Treppe hinaufstieg. Frau King war auf ihre Mutter eifersüchtig, weil sie das Baby trug. Als die Mutter dann mit aller Ruhe das Baby hinlegte und ihm die Oberkleidung auszog, stieg in Frau King ein Gefühl des Unwillens auf, als ob ihre Mutter sich unbefugt eingemischt hätte.

Diese Reaktion ist bei jungen Müttern häufig und richtet sich meist gegen die eigene Mutter oder gegen eine perfekte Säuglingsschwester. Offenbar spiegelt sich darin der heiße Wunsch der jungen Mutter wider, mit dem Baby genauso geschickt und gut umgehen zu können, wie es die anderen tun.

Laura schlug die Augen auf und beäugte ihre Großmutter mit wachsender Aufmerksamkeit. Herr und Frau King blieben stehen und betrachteten diese Szene, und jeder von ihnen hatte den Wunsch, sie zu unterbrechen. Die Kommunikation zwischen Laura und der Großmutter dauerte ein paar Minuten, bis Frau King sich einschaltete. Sie nahm Laura der Großmutter weg und eilte ins Schlafzimmer, um das Baby zu stillen und für sich allein zu haben. Ihre Mutter spürte zwar, daß sie einen Fehler gemacht hatte, konnte aber nicht einsehen, worin er bestand. Herr King war über den Gefühlsausbruch seiner Frau ganz entgeistert.

Laura begann zu zappeln, dann versteifte sie sich und suchte an der Brust ihrer Mutter herum. Sie schien die Nervenanspannung ihrer Mutter zu spüren und verlangte energisch nach einer Mahlzeit. Als die Mutter sie auf den Wickeltisch legte, um sie vor dem Füttern sauber zu machen, stieß Laura einen lauten Jammerlaut aus. Frau King hatte sie noch nie so schreien gehört und erstarrte vor Schreck. Herr King und die Großmutter stürzten ins Zimmer, um zu sehen, was los war. Beide bemühten sich aufgeregt, das Baby zu beruhigen. Schließlich setzte Frau King sich erschöpft hin, öffnete ihr Kleid und legte Laura an. Sofort war das Baby ruhig und begann zu trinken, und je eifriger es saugte, desto mehr entspannten sich die Eltern und auch es selbst. Und der Großmutter fiel wieder ein, daß sie sich ja nicht um die Versorgung des Babys kümmern wollte; leise schlich sie sich ins Wohnzimmer.
Als Laura so brav trank, kehrten Frau Kings Kräfte zurück, und dankbar blickte sie auf ihr Kind herunter. Laura hatte sie alle wieder zur Besinnung gebracht.

Diese Beschreibung der Spannung und Nervosität, die im Heim der Kings herrschten, mag übertrieben klingen, ist es aber nicht. In den meisten Familien spielt sich ein solches Durcheinander ab. Es ist ja auch ganz unvermeidlich, daß es eine gewisse Aufregung gibt, wenn sich die Energien aller auf ein neues Ziel ausrichten müssen – nämlich darauf, eine Familie zu werden.

Als Laura satt war, fragte Herr King, ob er sie frisch wickeln dürfe, und Frau King legte sich hin.

Es ist wichtig, daß die stillende Mutter sich jetzt ausruht. Selbst wenn sie Milch hat, so reicht ihre Produktion bestenfalls gerade eben aus. Durch zuviel Aktivität wird dieses Gleichgewicht ungünstig beeinflußt. Meiner Erfahrung nach ist die Zeit, welche die Mutter in den ersten Tagen zum Ausruhen hat, ausschlaggebend dafür, ob sie das Baby erfolgreich stillen kann oder nicht. Daher sollte die junge Mutter zulassen, daß man ihr so viel wie möglich hilft, und ihre kostbare Kraft nicht dadurch vergeuden, daß sie sich Sorgen macht oder versucht, alles selbst zu tun.

Der Vater ging so behutsam mit dem Baby um, daß Laura ruhig weiterschlief, während er die Windeln wechselte. Als sie sauber und trocken war, wickelte er sie in die Decke, in der sie auf der Fahrt eingehüllt gewesen war, legte sie ins Bettchen und legte sie auf eine Seite, »genauso wie sie es in der Klinik gemacht hatten«.

Man legt das Kind auf die rechte Seite, weil man annimmt, daß die Milch dann leichter und schneller durch die Schwerkraft aus dem Magen in den Darmtrakt passieren kann. Aber höchstwahrscheinlich ist das gar keine oder nur eine geringe Hilfe, denn auch ohne die Einwirkung der Schwerkraft kann der Magen sich mühelos entleeren. In der Klinik pflegen die Schwestern die Säuglinge in dieser Position zu lassen, bis es Zeit ist, sie für die nächste Mahlzeit zu wickeln, und dann werden die Kinder auf die linke Seite gelegt. Auf diese Weise sieht die Stationsschwester, welche Babies bereits frisch gewickelt sind, bevor sie zu den Müttern gebracht werden. Aber zu Hause ist es wenig sinnvoll, das Baby auf die eine oder andere Seite zu legen, denn die meisten Babies sind sowieso viel zu aktiv, um auf der Seite liegen zu bleiben, es sei denn, man wickelt sie so fest, wie es in der Klinik gemacht wird. Aber dieses stramme Einwickeln halte ich auf die Dauer nicht für empfehlenswert, denn meiner Ansicht nach ist die volle Bewegungsfreiheit für die weitere Entwicklung wichtig.

Laura schlief vier Stunden lang, ohne sich zu rühren, während Herr und Frau King ungeduldig darauf warteten, daß sie wieder aufwachte. Die Eltern wollten endlich ihre neue Rolle auskosten und mit Laura spielen. Frau King war noch nervöser als ihr Mann und gestand, sie habe Angst, daß Laura vielleicht nicht »in Ordnung« sei. Sie klammerte sich an den Ärmel ihres Mannes, und als Laura endlich aufwachte und munter wurde, verflogen ihre Befürchtungen. Es war ihr jedoch deutlich anzumerken, daß sie immer noch dachte, das ruhige Verhalten des Kindes sei nicht ganz normal.

Viele Mütter hegen derartige Befürchtungen. Jede Abweichung von dem Bild, das sie sich von dem Verhalten des Babys vorgestellt hat, erweckt in der Mutter die Angst, irgend etwas würde mit dem Kind »nicht stimmen«.

Diesmal wechselte Frau King die Windeln. Während sie sich ungeschickt an die Arbeit machte, begann Laura sich erst zu winden, dann zu versteifen, und am gesamten Körper veränderte sich die Hautfarbe. Laura entleerte einen weichen grünen Stuhl, und dann entspannte sie sich wieder. Frau King blickte voller Entsetzen auf den grasgrünen Stuhl und eilte ans Telefon, um den Arzt anzurufen. Frau Kings Mutter kam herbei und hielt Laura fest, die jetzt einsam und verlassen auf dem Wickeltisch lag. Sie sagte: »Mary, willst du nicht ein Weilchen warten, bis du sicher bist, daß Laura etwas fehlt? Ich weiß von Bekannten, daß Brustkinder manchmal sehr merkwürdige Stühle haben.« Frau King fühlte sich durch die Gelassenheit ihrer Mutter gleichzeitig gereizt und beruhigt. Sie wurde nochmals nervös, als Laura zwei kräftige Spritzer einer grüngelben, flüssigen Masse von sich gab, doch dann erinnerte sie sich an die ruhigen Worte ihrer Mutter, daß sie nichts überstürzen solle.

Viele Neugeborene haben in den ersten paar Tagen nach der Ausscheidung des schwärzlich-grünlichen Mekoniums (Kindspech) weiche grüne oder gelbe Stühle. Diese oftmals schleimigen Entleerungen werden Übergangsstühle genannt und dauern bei Flaschenkindern höchstens fünf Tage. Bei Brustkindern hingegen können sie die ganze Stillzeit hindurch anhalten. Da die Muttermilch zwar abführend wirkt, gleichzeitig aber auch so hervorragend vom Baby verdaut wird, mache ich mir nur selten Sorgen über die Häufigkeit, Farbe und Konsistenz der Darmentleerungen von Brustkindern.

Laura war jetzt munterer als vorher. Sie richtete ihre Augen fest auf das Gesicht ihrer Mutter. Während sie gesäubert wurde, stieß sie mit den Beinen und ruderte langsam mit den Armen. Diese Armbewegung geriet nur ein- oder zweimal aus dem Rhythmus, als Laura aus irgendeinem Grund zusammenzuckte, aber im Vergleich zu Tommy war ihr Tempo sehr viel langsamer. Wenn man sie in den Armen hielt, fühlte sich ihr rundlicher kleiner Körper so weich wie Teig an. Sie schmolz förmlich in die sie haltenden Arme hinein, als ob sie jeden Winkel und jede Lücke ausfüllen wollte, so daß es kaum notwendig war, die Armhaltung zu ändern. Frau King fragte ihre Mutter, ob sie wirklich überzeugt sei, daß Laura ganz gesund war. Ihre Frage enthüllte so viel Angst und Anlehnungsbedürfnis, daß die Großmutter jetzt endgültig wußte, wie sehr sie gebraucht wurde.

In dieser Situation bietet die Großmutter den unschätzbaren Vorzug, daß sie ihre Tochter jederzeit unterstützen und ermutigen kann. Eine unerfahrene Mutter, die sich alle Mühe gibt, ihr Baby richtig zu versorgen, braucht diese »Resonanz« von einer alten Praktikerin.

Aus dem anderen Zimmer rief Herr King etwas herüber. Er suchte seine Tabakpfeife, welche seine Schwiegermutter sorgsam weggeräumt hatte. Beim Klang seiner Stimme weiteten sich Lauras Augen, ihr Gesichtchen erhellte sich, und die kreisenden Armbewegungen hörten auf. Sie drehte den Kopf in die Richtung, aus der die Stimme kam.
In dem nächsten Vierstundenintervall, bevor sie zur fälligen Mahlzeit geweckt wurde, kam wieder eine gespannte Stimmung auf. Herr King entdeckte, daß noch andere Dinge nicht an ihrem üblichen Platz lagen, und da er ein junger Mann mit festen Gewohnheiten war, ging es ihm

auf die Nerven, daß seine Schwiegermutter es für notwendig hielt, ihren Ordnungssinn in sein Privatleben zu verpflanzen. Das empfand er als persönliche Beleidigung. Frau King wurde immer nervöser, als sie sich darüber klar wurde, daß ihre Heimkehr sich in keiner Weise so gestaltete, wie sie es sich vorgestellt hatte. An die Stelle der ängstlichen Zweifel an ihrer Fähigkeit, Laura versorgen zu können, trat jetzt eine Leere, ein Gefühl, daß Laura sie nicht genug in Anspruch nahm.
Die Großmutter wünschte, sie könnte mehr tun, um den beiden jungen Leuten zu helfen. Auch sie merkte, daß Laura keinerlei Ansprüche stellte, und es wäre ihr lieber gewesen, wenn das Kind eher aufwachen und mehr hilfloses Baby sein würde. Dieser reibungslose Wechsel zwischen Schlafen und Trinken war einfach zu leicht, und sie kam sich etwas wie das fünfte Rad am Wagen vor. Sie versuchte das Schweigen zu brechen, indem sie darüber sprach, welche Schwierigkeiten es vielleicht hätte geben können und wie glücklich sie sich schätzen dürften, ein so braves Baby zu haben. Sie ertappte sich dabei, daß sie Ratschläge gab, obwohl sie sich doch vorgenommen hatte, im Hintergrund zu bleiben.
Lauras bequemer Tagesrhythmus hielt in den nächsten Tagen an. Am Tag mußte sie meistens zu den Mahlzeiten geweckt werden, aber abends wurde sie munter. Sie trank gut und saugte 20 Minuten lang emsig an jeder Brust. Mit dem Aufstoßen hatte sie Schwierigkeiten, und manchmal klappte es gar nicht.

Brustkinder können so geschickt trinken, daß sie dabei keine Luft schlucken.

Wenn sie dann wieder hingelegt wurde, spuckte sie manchmal etwas Milch. Einmal würgte sie sogar »die ganze Mahlzeit« wieder hoch. Frau King war ganz verzweifelt. Herr King versuchte, die Menge des Erbrochenen zu schätzen und stellte fest, daß es kaum mehr als 15 ml sein konnten. Er war über die übertriebene Reaktion seiner Frau verdutzt, bis ihm klar wurde, daß die kleinste Unregelmäßigkeit im Verhalten des Babys sie zutiefst traf. Vor dem Aufstoßen bekam Laura manchmal einen Schluckauf, und auch das ängstigte ihre Mutter.

Der Schluckauf wird durch das aus dem Magen entweichende Gas ausgelöst, ist ganz normal und stört das Baby überhaupt nicht. Man kann ihn unterbinden, indem man das Baby noch einmal an der Brust saugen läßt oder ihm etwas Zuckerwasser zu trinken gibt.

Aber abgesehen von diesen Kleinigkeiten gab es kaum Schwierigkeiten. Frau Kings Selbstvertrauen wuchs. Zwischen den Mahlzeiten pflegte sie Laura ins Bettchen zu legen und hatte nur selten Lust, noch mit ihr zu spielen. Sie ruhte viel, las, sah sich Fernsehsendungen an und stritt sich mit ihrem Mann und mit ihrer Mutter. Sie fühlte sich durch Laura keineswegs übermäßig beansprucht. Allmählich stieg der Wunsch in ihr auf, daß ihre Mutter nach Hause fahren und ihr Mann wieder zur Arbeit gehen würde. Sie selbst konnte sich nicht dazu aufraffen, sich um den Haushalt zu kümmern oder irgend etwas Konstruktives zu tun. Sie lud alle ihre Bekannten ein, sich Laura anzusehen, obwohl sie damit gegen den Rat des Arztes handelte. Er hatte sie gewarnt, welche Gefahren Besucher mit sich brächten – für sie selbst Überanstrengung, für das Baby das Risiko einer Infektion. Aber sie langweilte sich und war ziemlich deprimiert.

Frau King machte eine depressive Phase durch, wie sie nach einer Geburt häufig vorkommt. Der jungen Mutter kommt es gar nicht zu Bewußtsein, daß sie sich langweilt, niedergeschlagen und gereizt und auf die Umwelt eifersüchtig ist. Das ist das psychologische Gegenstück zu der physiologischen Erholungsphase, in welcher der Körper der Frau sich nach der Geburt wieder umstellt.

Frau King spürte die wachsende Unzufriedenheit ihrer Tochter, und es entging ihr auch nicht, daß Laura immer ruhiger anstatt aktiver wurde. Ihrer Meinung nach lag das zu einem guten Teil daran, daß Laura zwischen den Mahlzeiten zu wenig Anregung geboten wurde. Die jungen Eltern neigten dazu, Laura selbst bestimmen zu lassen, wann sie Aufmerksamkeit wünschte, doch ließ das Baby keinen derartigen Wunsch erkennen. Zögernd rang die Großmutter sich zu dem Entschluß durch, ihrer Tochter nahezulegen, sich mehr mit dem Baby zu befassen. Sie dachte an die Zeit zurück, als ihre eigenen Kinder so klein gewesen waren; damals war sie so froh gewesen, ab und zu ein paar Stunden Ruhe zu haben, daß sie die Kinder schlafen ließ, so lange sie wollten. Aber sie erinnerte sich auch, daß ihre eigenen Babies sich nachdrücklich bemerkbar gemacht hatten, sobald sie aufgewacht waren. Vielleicht war Laura ein bißchen zu brav.

Sie sprach mit den Eltern darüber. Beide reagierten zuerst so, wie sie es immer taten, wenn Frau Kings Mutter einen Vorschlag machte – ein wenig defensiv und verärgert, weil sie sich einmischte. Trotzdem gefiel ihnen die Idee, mit Laura zu spielen. Herr King hatte schon immer Lust dazu gehabt, aber seine Frau hatte es nicht zulassen wollen. Eigentlich war Frau King erleichtert, daß sie aufgefordert wurde, sich mehr mit dem Baby zu beschäftigen, und sie fürchtete sich auch nicht mehr davor, mal einen Fehler zu machen.

Herr King ging mit Laura sehr behutsam um. Sowie er spürte, daß ihr Körper sich versteifte, legte er sie wieder ins Bettchen. Wenn er sie an

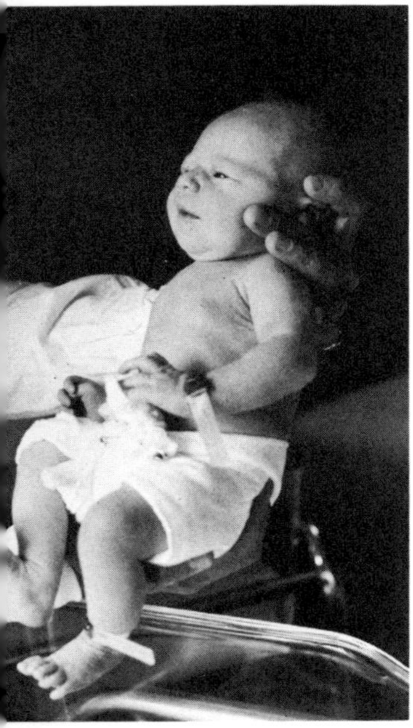

den Ärmchen in eine sitzende Position hochzog, fiel ihr Kopf erst zurück und dann, wenn sie saß, fiel er nach vorn. Eines Tages, so fürchtete er, würde sie sich dabei einmal das Genick brechen. Seine Schwiegermutter riet ihm, Lauras Kopf mit einer Hand zu stützen. Er gewann seine Sicherheit erst dann zurück, wenn sie wohlbehalten in seinen Armen lag. Aufgrund seiner Ängstlichkeit konnte Herr King das Spiel mit diesem entspannten Baby nicht aus vollem Herzen genießen, aber er war bei seinen Bemühungen auf dem richtigen Weg.
Frau King gewöhnte sich immer besser daran, mit Laura umzugehen. Die Nabelschnur war endlich abgefallen. Gemäß den Anweisungen des Arztes säuberte sie den Stumpf ein paarmal am Tag mit Alkohol. Und dann war sie für den nächsten Schritt bereit, der gleichzeitig einer der größten war – das erste Bad.
Sie versuchte, sich alle Ratschläge ins Gedächtnis zurückzurufen, die man ihr in der Mütterschule gegeben hatte – vergeblich. Nur an die Ermahnungen konnte sie sich erinnern, wie »Lassen Sie das Baby nicht aus den Armen rutschen« und »Stützen Sie immer den Kopf des Babys«. Aber die einfachen Anweisungen, wie sie das machen sollte, hatte sie total vergessen. Sie suchte alles zusammen, was sie für das Bad brauchte, ihre Mutter und ihren Mann eingeschlossen. Dann holte sie Laura aus dem Bett. Das Baby kam ihr noch knochenloser vor als sonst. Es schien aus losen Gummiarmen und -beinen und einem Kopf, der nur mit einem dünnen Scharnier befestigt war, zu bestehen. Alles an ihr schien in eine andere Richtung zu baumeln. Sie prüfte die Wassertemperatur mit dem Ellbogen, und als sie Laura auszog, blickte sie auf das Baby hinunter, als ob sie es zum ersten Mal sähe. Die Haut an den Armen und Beinen wurde fleckig. Das Baby schuppte sich am ganzen Körper, auch die Lippen schälten sich, und auf der Oberlippe bildete sich vom Saugen eine Blase.

Das kommt bei allen Babies vor, die kräftig saugen, und hat nichts zu bedeuten. Man kann zum Schutz Vaseline auftragen.

Der Kopf schien jetzt besonders plump und die weiche Stelle größer und verletzlicher denn je.

Die weiche Stelle, Fontanelle genannt, ist nicht sonderlich empfindlich gegen Verletzungen. Bei der Geburt hat sie die erforderliche Verformung des Schädels ermöglicht, und nun gibt sie dem Gehirn so viel Spielraum, daß es sich schneller vergrößern kann, als die Schädelknochen wachsen. Sie dient praktisch als Stoßdämpfer, denn sie bewirkt, daß die Schädelknochen nachgeben können, wenn das Baby sich den Kopf anschlägt. Beim Erwachsenen geben die Schädelknochen nicht mehr nach, daher wird die Wucht eines Schlages oder einer Erschütterung nicht abgedämpft, und das Gehirn wird ruckartig geschüttelt. Daher verursacht eine Schädelverletzung beim Erwachsenen viel leichter eine Gehirnerschütterung als bei einem Baby. Die große Fontanelle schließt sich bis zum 18. Monat, wenn die Periode des raschen Gehirnwachstums beendet ist. In diesem Alter ist die Gefahr, daß das Kind auf den Kopf fällt, nicht mehr so groß. Aber in den ersten anderthalb Jahren ist dieser stoßdämpfende Effekt sehr wichtig.

Die Pulsationen in der Fontanelle reflektieren den Herzschlag des Babys. Wenn das Baby lebhaft herumzappelt oder Fieber hat — was beides die Herzfrequenz erhöht —, werden die Pulsationen rascher. Aber obwohl diese weiche Schädelregion durch das Pulsieren des Blutes noch verletzlicher wirkt, verlaufen die Blutgefäße so tief unter der Hautoberfläche, daß sie durch einen gewöhnlichen Stoß oder Schlag nicht beschädigt werden können. Vor allem braucht die Mutter keine Angst zu haben, die Haut über der weichen Stelle zu waschen und zu reiben. Auch die Stöße und Püffe, mit denen ein Baby von den Geschwistern bedacht wird, können ihm nichts schaden. Ausdehnung und Form der Fontanelle können variieren. Praktisch jede Größe und Form ist normal, es sei denn, daß sie nach oben gewölbt ist.

Als die Mutter Laura hochnahm, zitterte das Kinn des Babys, es fröstelte am ganzen Körper, gähnte und nieste rasch nacheinander. Frau King verlor die Nerven, legte das Baby schnell wieder auf den Wickeltisch und deckte es zu. Während der ganzen Zeit hatte Laura schläfrig geblinzelt. Als sie zugedeckt wurde, schien sie munter zu werden und sah um sich. Sie sah ihre Mutter mit einem Blick an, der zu sagen schien: »Nur Mut, mir geht's gut.« Frau King gab sich einen Ruck, prüfte nochmals das Wasser, das sich inzwischen abgekühlt hatte, und ließ warmes Wasser zulaufen.

Als sie das Baby in die Wanne legte, rutschte es ihr aus den Händen. Mit einem Platscher, der Gesicht und Kopf mit Wasser überschüttete, bumste Laura auf dem Boden der Wanne auf. Frau King erblaßte. Es gelang ihr, Lauras Kopf über Wasser zu halten.

In der Wanne wurde Laura recht lebhaft, zappelte und stieß mit den Armen und Beinen, als die Mutter sie einseifte. Je seifiger sie war, desto aktiver wurde sie. Bald war es soweit, daß Herr King ihren Kopf, Frau King ihre Beine und die Großmutter ihren Rumpf festhalten mußten. Laura schien die Bemühungen der drei Erwachsenen zu genießen — ein ausgesprochen einseitiges Vergnügen.

Nach dem Bad hoben Eltern und Großmutter sie mit vereinten Kräften aus der Wanne und legten sie auf den Wickeltisch. Ihr Körper hatte

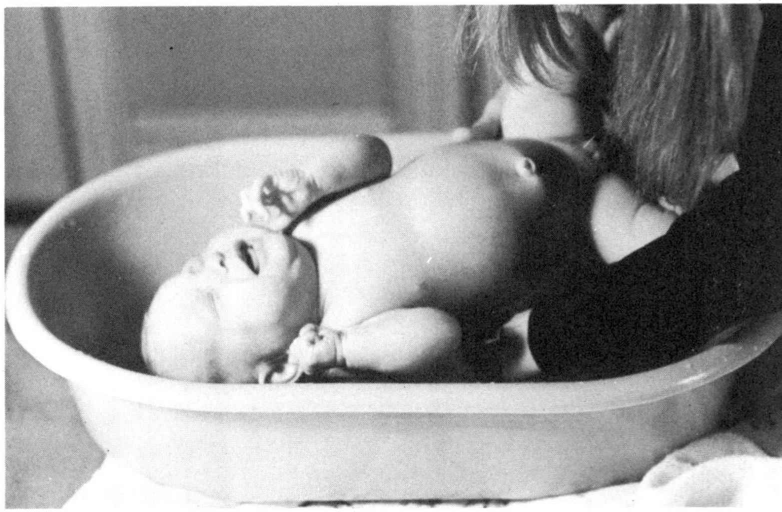

sich purpurrot verfärbt. Ihre Arme und Beine zitterten und zuckten. Frau King dachte, sie habe einen Krampfanfall und war überzeugt, daß sie sich eine Lungenentzündung geholt hatte. Als sie das Baby rasch abtrocknete, kehrte die rosa Hautfarbe zurück, und die zittrigen Bewegungen ließen nach. Als Laura endlich warm verpackt wieder im Bett lag, ließ Frau King sich erschöpft auf ihr eigenes Bett fallen. Herr King goß sich einen Drink ein, und seine Schwiegermutter schloß sich ihm an.

Mit klugem Blick und weit geöffneten Augen starrte Laura um sich und betrachtete lange einen Sonnenstrahl, der durchs Fenster fiel. Als sie ihre Eltern miteinander sprechen hörte, drehte sie den Kopf in ihre Richtung und schien mit sich und der Welt zufrieden zu sein.

Die Mahlzeiten bildeten Frau Kings hauptsächlichen Kontakt mit Laura. Anfangs ging alles gut. Frau King hatte viel Milch und war sicher, daß Laura satt wurde. Nach den ersten zwei Wochen begann Laura, an jeder Brust nur fünf Minuten zu saugen, und dann wandte sie sich ab, als ob sie genug habe. Dafür saugte sie nach jeder Fütterung immer eifriger an ihren Fingern. Frau King bemerkte, daß Laura würgte und keuchte, wenn sie zu saugen begann. Nachdem sie sich ein paar Minuten geplagt hatte, stieß sie sehr laut auf, brachte Milch hoch und hatte dann oft noch zehn bis fünfzehn Minuten lang einen Schluckauf. Laura wurde praktisch von der zu reichlich fließenden Milch erstickt und war gezwungen, zu hastig zu trinken.

Die Mutter kann Abhilfe schaffen, indem sie vorsichtig die Milch so lange aus der Brust drückt, bis sie nur noch tröpfelt. Dann braucht das Baby sich mit dem Schlucken nicht so zu beeilen. Andernfalls gelangt mit jedem hastigen Schluck Luft in den Magen, die nachher wieder aufsteigt und auch Milch hochdrängt.

Nachdem Frau King sich vor jeder Mahlzeit etwas Milch abpumpte, konnte Laura besser und leichter trinken. Jetzt war auch das Saugen angenehmer, und daher saugte sie wieder länger. Die neue Regelung schien sie sehr zu befriedigen.

Wenn ein Baby immer wieder Milch ausspuckt, kann man es nach jeder Mahlzeit eine halbe Stunde lang in einer Schräglage von 30 Grad liegend warten lassen, bevor man es aufstoßen läßt. Dadurch kann die Milch aufgrund der Schwerkraft den Magenausgang erreichen, während die verschluckte Luft zur Magenöffnung hochsteigen kann. Bringt man das Baby dann zum Aufstoßen, bleibt die Milch unten, die Luft entweicht nach oben, und der Schluckauf wird oft gemildert.

Laura war kein Schreihals. Ungefähr dreimal pro Tag wurde sie für kurze Zeit unruhig. Zwei dieser unruhigen Episoden zeigten meist an, daß sie versuchte, den Darm zu entleeren. Dann strengte sie sich an, stieß mit dem ganzen Körper, verfärbte sich und benahm sich, als ob sie schreckliche Schmerzen hätte. Frau King fragte ihren Arzt, ob sie Laura ein Zäpfchen geben sollte und äußerte die Vermutung, daß das Baby Verstopfung habe. Der Arzt versicherte ihr, daß das bei einem Brustkind so gut wie ausgeschlossen sei. Außerdem sei Lauras Stuhl ja flüssig. Er prophezeite, daß Laura aufhören würde, sich so aufzuführen, wenn sie sich an das Bauchweh gewöhnt hätte, das den Darmentleerungen voranging.

Ich habe noch nie ein verstopftes Brustkind gesehen. Viele Brustkinder benehmen sich jedesmal so, wenn sie Stuhlgang haben, und ich glaube nicht, daß es nötig ist, dagegen etwas zu tun. Wie aus vielen anderen Beschwerden, die das Säuglingsalter begleiten, »wächst« das Baby auch aus dieser »heraus«. Was diesen speziellen Zustand betrifft, so beweisen uns die Babies meiner Ansicht nach zwei Dinge: 1. Für ein Baby sind Unbehagen und Schmerzen fast dasselbe; 2. entweder gewöhnt es sich im Laufe der Zeit an das Unbehagen, das einer Darmentleerung vorangeht, oder der allmählich reifende Verdauungstrakt registriert diese Anzeichen nicht mehr als Schmerz.
Oftmals ist auch die Farbe des Stuhls ein Anlaß zur Sorge. Die grünliche Farbe, die man recht häufig beobachtet, wird durch Gallenflüssig-

keit aus dem oberen Teil des Magen-Darm-Trakts verursacht, die sich während der Passage durch den unteren Darmabschnitt erst gelb, dann orange und schließlich braun verfärbt. Unverdaute Gallenflüssigkeit kann auch grünlich-schwärzlich aussehen. Die Farbe gibt also Aufschluß darüber, wie rasch die Gallenflüssigkeit durch den Darm passiert.
Im Colon (Dickdarm) wird aus dem Verdauungsbrei Flüssigkeit resorbiert, das heißt also, daß ein breiiger oder flüssiger Stuhl ein Beweis für eine rasche Passage durch den Dickdarm ist. Ein breiiger, nasser und grüner Stuhl ist nichts weiter als ein Zeichen für eine rasche Verdauung. Die Brustmilch entfaltet im Darmtrakt des Babys eine abführende Wirkung. Auch Zucker wirkt abführend. Beginnt man, die Diät mit festen Nahrungsmitteln anzureichern, kommt es wieder zu breiigen grünlichen Stühlen, bis sich der Darm daran gewöhnt hat. Die Anzeichen für eine Darminfektion oder gastrointestinale Allergie dürfen allerdings nicht vernachlässigt werden. Wenn der Säugling häufig den Darm entleert (fünfmal pro Tag oder öfters, wobei Brustkinder ausgenommen sind) und der Stuhl ganz flüssig, übelriechend und grün ist, dann muß man den Arzt rufen. Schleim und Blut sind gleichfalls Zeichen für eine Reizung. Verdautes Blut ist schwarz, und Blut aus dem oberen Abschnitt des Darmtrakts ist rötlich-schwärzlich. Bei einer mehr grünlich-schwarzen Verfärbung des Stuhls liegt meistens kein Anlaß zur Sorge vor. Wenn man sich an diese Richtlinien hält, kann man zwischen ernsten und harmlosen Darmstörungen unterscheiden. Leichte Durchfälle sind häufig; wenn sie allerdings längere Zeit anhalten, können sie ein Hinweis für eine ernstere Unverträglichkeit auf den einen oder anderen Bestandteil der Diät sein. Bei einem Brustkind braucht man sich nicht viel Sorgen zu machen, denn die Muttermilch wird vom Baby ausgezeichnet verdaut.

Lauras Tagesablauf stabilisierte sich immer mehr. Als sie drei Wochen alt war, hatte sie schon so feste Angewohnheiten, daß man sich darauf verlassen konnte. Man wußte genau, daß sie Tag und Nacht alle vier Stunden aufwachen und hungrig sein würde. Seit sie keine Milch mehr hochwürgte, trank sie gut und stieß anschließend auf, und dann lag sie ruhig da, blickte im Zimmer herum und saugte laut schmatzend an den Fingern. Unruhig wurde sie nur vor einer Darmentleerung. Laura schien so ruhig und selbstgenügsam zu sein, daß die unerfahrenen Eltern sie nur selten aus dem Bettchen nahmen oder zu ihr sprachen. Sie waren der Ansicht, Laura »wisse am besten«, was sie wolle und ließen sie die meiste Zeit einfach im Bett oder in ihrem Babystühlchen liegen. Die Großmutter war damit nicht ganz einverstanden, aber wenn sie versuchte, die jungen Eltern anzustacheln, sich mehr mit

Laura zu beschäftigen, traf sie auf Ablehnung. Sie selbst ließ Laura auch lieber allein, denn Frau King wich nicht aus dem Zimmer, wenn sie bei Laura war. Sie benahm sich richtig eifersüchtig, und das war sie auch. Sie war eifersüchtig auf jede Reaktion, die Laura entlockt werden konnte, denn das kam nur selten vor. Am Ende der dritten Woche fuhr Frau Kings Mutter wieder nach Hause, ein bißchen betrübt, weil sie so wenig hatte tun können, um die gespannte Atmosphäre etwas aufzulockern. Aber so ergeht es vielen Großmüttern, die versuchen, der Familie über diese spannungsreiche Anpassungszeit hinwegzuhelfen. Weder sie noch die jungen Eltern hätten sich wegen ihrer »Unfähigkeit, ihnen eine Hilfe zu sein«, zu grämen brauchen. Sie hatte den Eltern enorm geholfen, indem sie ihnen ihre Unterstützung bot, wenn sie es nötig hatten, und indem sie als Blitzableiter für die aufgestauten Gefühle gedient hatte. Aber das wichtigste, das sie getan hatte, war, daß sie den Eltern vorgeschlagen hatte, mehr mit Laura zu spielen und es nicht dem Baby zu überlassen, sie dazu aufzufordern. Mit großem Einfühlungsvermögen hatte sie vermieden, Frau King ihre Ideen aufzudrängen, und sie hatte ihre Rolle vortrefflich gespielt.

Das Zeitelement, das den Eltern die Gelegenheit gibt, ihre eigene Anpassung zu vollziehen und sich in ihre neuen Aufgaben hineinzufinden, ist ein wichtiger Faktor. Diese Anpassung kann ihnen letzten Endes niemand abnehmen.

Das lebhafte Baby

Allmählich kam es Frau Kay so vor, als ob sie nie aus der Klinik herauskommen würde. Eigentlich hatte sie am vierten Tag mit Daniel nach Hause fahren wollen, aber aufgrund einer Funktionsstörung der Harnblase mußte sie noch einen Tag länger im Krankenhaus bleiben. Am fünften Tag hatte er gut zugenommen, und sie hatte gelernt, wie man bei den Mahlzeiten mit ihm umgehen mußte. Er spuckte jetzt weniger als bei den ersten Fütterungen, aber immer noch etwas. Der Arzt war mit seinen Fortschritten sehr zufrieden.
Nach der 10-Uhr-Mahlzeit saß Frau Kay fertig angezogen auf dem Bett und wartete auf ihren Mann. Er hatte versprochen, sie um elf Uhr abzuholen und den zweijährigen Mark sowie die Babysitterin mitzubringen. (Die ältere Dame hatte Mark seit seiner Geburt versorgt, da Frau Kay berufstätig war.) Als es elf war, begann Frau Kay ungeduldig auf und ab zu gehen. Als ihr Mann um halb zwölf immer noch nicht da war, wurde sie nervös. Sie rief zu Hause an, um herauszufinden, ob er schon unterwegs sei. Er meldete sich und sagte, sie seien aufgehalten worden, würden aber gleich losfahren. Frau Kay legte den Hörer auf und warf sich über das Bett. Sie fühlte sich einsam, vergessen und unerwünscht. Warum hatten sie sich nicht beeilt und mit dem Glockenschlag elf auf sie gewartet?

Diese Überempfindlichkeit ist ein häufig beobachtetes Symptom der Gemütsschwankungen, die für die depressive Phase nach der Geburt charakteristisch sind.

Als ihr Mann endlich kam, ließ er Mark und seine Betreuerin in der Eingangshalle zurück. Verlegen schob er sich in Frau Kays Zimmer und ließ das erwartete Gewitter über sich ergehen. Er hatte keine richtige Entschuldigung für die Verspätung, denn er hatte einfach verschlafen, und Mark war den ganzen Vormittag außer Haus gewesen.
Die Schwester brachte Daniel herein, um ihn für die Heimfahrt anzuziehen. Er schrie schon wieder laut und durchdringend und schlug und stieß heftig mit den Armen um sich. Während die Schwester ihn auszog, erreichte seine Aufregung einen neuen Höhepunkt. Sein Gezappel war mit erschrecktem Auffahren und Moro-Reflexen vermischt. Als die Schwester ihn frisch wickelte, hielt sie mit einer Hand seine Arme fest, und diese Bewegungseinschränkung schien ihn zu beruhigen. Die Schwester erklärte Frau Kay, daß Neugeborene oft unruhig werden, wenn sie nicht gewickelt sind und sich frei bewegen können.

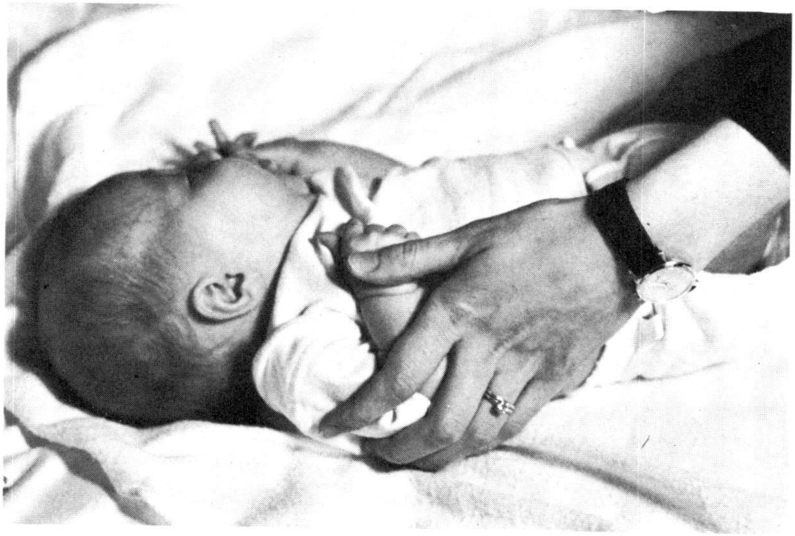

So hat es zum Beispiel den Anschein, daß viele Neugeborene es »hassen«, gebadet zu werden, aber in Wirklichkeit ist das nur eine Reaktion darauf, daß sie durch nichts in ihrer Bewegungsfreiheit eingeschränkt werden.

Die Schwester bewies Frau Kay, daß Daniel sofort wieder strampeln und schreien würde, sobald sie seine Arme losließ. Beugte sie jedoch eins seiner Ärmchen fest an seine Schulter, wurde er ruhiger, obwohl er immer noch nackt und unbehindert war.
Endlich war Daniel angezogen, die Klinikrechnung bezahlt und die Familie auf dem Weg zum Wagen. Frau Kay freute sich auf das Wiedersehen mit Mark. Daniel wurde von der Schwester getragen.

In den meisten Kliniken ist es Vorschrift, daß eine Schwester das Baby begleitet und es erst am Klinikeingang einer zuständigen Person übergibt.

Frau Kay wäre gern durch die Eingangshalle gerannt, um Mark in die Arme zu schließen, aber sie beherrschte sich. Ihre Augen wurden feucht, als sie auf ihn zuging. Mark hörte, daß sie ihn rief, aber er mochte seinen Platz neben der Babysitterin nicht verlassen. Er starrte zwar seine Mutter aufmerksam an, als sie näherkam, tat aber, als ob sie eine Fremde sei. In Frau Kay stieg Panik auf, als Mark sie so völlig ignorierte. Marks Vater gab ihm einen Schubs, damit er zu seiner Mutter ging, und sagte, daß Mark sich vielleicht ein bißchen ausgeschlossen fühlte. Seine Mutter hatte ihn fast eine Woche lang verlassen, und da sei es ganz natürlich, daß er sich von ihr abwandte. Frau Kay schloß Mark in die Arme. Sie fragte ihn, ob er sein neues Brüderchen sehen wolle. Pflichtschuldig warf er einen Blick auf den in Decken gehüllten Daniel, ging aber schnell wieder zu seiner Mutter zurück und faßte sie bei der Hand.

Als sie zu Hause waren, begann Frau Kay sich zu erholen. Es war schön, die vertrauten Möbel, die Kunstgegenstände, die sie so sehr liebte, und ihre Bücher wiederzusehen. Ihre Sicherheit kehrte zurück, während sie sich umsah. Am liebsten hätte sie sich gleich in die Hausarbeit gestürzt, aber der Arzt hatte ihr dringend geraten, sich erst auszuruhen, und so setzte sie sich in einen Sessel. Mark kuschelte sich neben ihr hin. Dann reichte man ihr Daniel, den sie in einem Arm hielt, während sie mit dem anderen Mark umschlang. Ihr Mann ließ sich ihr gegenüber in seinen gewohnten Sessel fallen. Die Kinderbetreuerin war in der Küche, und so konnte die Familie ungestört wieder zu einer Einheit werden. Obwohl diese friedliche Szene nur eine Viertelstunde dauerte, gab sie Frau Kay neue Kraft und erfüllte sie mit einem warmen Gefühl.

Daniel war ein ziemlich schwieriges Baby. Nach wie vor reagierte er äußerst empfindlich auf die Stimmung seiner Umwelt. Wenn Frau Kay müde oder angespannt war, benahm sich Daniel unglaublich zappelig und unberechenbar. Wenn sie ausgeruht war und ihn fütterte, ohne dabei an etwas anderes zu denken, machte er beim Trinken keine Schwierigkeiten. Angesichts dieser Reaktionsfähigkeit gab sie sich selbst die Schuld, wenn er besonders unruhig war, aber sie war einfach nicht fähig, stets ausgeglichener Stimmung zu sein. Daniel, so dachte sie insgeheim, war eine Art Vergeltung dafür, daß Mark als Baby so ruhig und brav gewesen war.

Daniel war immer aktiv, wenn er wach war. Er schlief im Durchschnitt nur ungefähr 12 von 24 Stunden, und die übrige Zeit verbrachte er damit, herumzuzappeln, mit Armen und Beinen zu wedeln, an einer Faust oder am Nachthemd zu lutschen oder einfach zu schreien.

Kürzlich durchgeführte Untersuchungen haben ergeben, daß schon bei Neugeborenen die tatsächliche Schlafzeit nur zwölf Stunden beträgt. Das Baby hält zwar die Augen für längere Zeit geschlossen, doch empfängt es Reize und kann sie auch beantworten.

Daniel wechselte immer noch übergangslos vom Tiefschlaf zu lebhaftester Aktivität Manchmal zog er die Beine an den Bauch an, wurde

im Gesicht krebsrot und hatte erhebliche Blähungen. Das bedeutete für die Mutter eine neue Sorge, denn es erinnerte sie an die Artikel über Koliken, die sie gelesen hatte. Oft hielt Daniel beim Schreien den Atem an, und zwar so lange, daß seine rosa Hautfarbe sich in ein dunkles Purpur verfärbte.
Frau Kay rief den Arzt so oft, daß sie selbst merkte, daß die vielen Hausbesuche ihn allmählich so verzweifelt machten, wie sie es selbst war. Sie versuchten es mit einem Schnuller und mit festerem Einwickeln, aber Daniel schrie nach wie vor jeden Tag stundenlang. Dann änderte sie die Zusammensetzung der Milchnahrung ein paarmal, doch auch das nützte nichts.

Manche Babies sind gegen bestimmte Bestandteile der Milchzubereitung empfindlich, zum Beispiel gegen einen bestimmten Zucker oder sogar gegen Kuhmilch. In diesen Fällen hilft es, wenn man die Milch ändert. Aber für gewöhnlich wird das Schreien, wenn es ein Symptom für Nahrungsmittelunverträglichkeit ist, von anderen Hinweisen für eine Überempfindlichkeit des Darms begleitet, wie zum Beispiel 1. heftiges Erbrechen, das sich immer mehr steigert; 2. schleimige, häufige und flüssige Stühle und 3. allergischer Hautausschlag (Ekzem), wenn die allergisierende Substanz weiterhin gegeben wird.

Zuerst nahm Daniel den Schnuller an, aber es dauerte nicht lange, bis er ihn wieder ausspuckte und seiner Hand den Vorzug gab, an der er jetzt für längere Perioden zu saugen begann. Frau Kay achtete darauf, daß seine Hände nicht zugedeckt waren, damit er sie besser an den Mund bringen konnte.

In der Klinik pflegt man die Hände des Neugeborenen in Handschuhe zu stecken, damit es sich nicht kratzen kann. Um die Gefahr einer Nagelbettinfektion zu vermeiden, werden die Nägel in der Klinik noch nicht geschnitten. Aber zu Hause sind Handschuhe nicht notwendig, und die Nägel können geschnitten werden, während das Baby schläft.

Daniel schrie immer weiter, und Herr und Frau Kay versuchten herauszufinden, warum. Sie waren sich im klaren darüber, daß er ein überaus sensibles Baby war, das auf jede Spannung, die in seiner Umgebung entstand, prompt reagierte. Er hatte ein nervöses Temperament, und es lag ihm nicht, sich selbst schnell wieder zu beruhigen. Er trank gierig und hastig und verschluckte dabei ziemlich viel Luft. Es sah auch ganz so aus, als ob er beim Schreien noch mehr Luft »hinunterpreßte«. Als Folge dieser beiden Angewohnheiten befand sich in seinem Verdauungstrakt immer viel Gas. Wenn er dann herumzappelte, geriet das Gas in Bewegung, und in seinem Darm »gurgelte« es ständig. Gemeinsam mit dem Arzt überlegten die Eltern, daß man dem Baby vielleicht helfen könnte, einen Teil der verschluckten Luft loszuwerden, indem man ihm alle 20 bis 30 Minuten Zuckerwasser gab und ihm damit half, aufzustoßen.

Wenn Frau Kay ihn aus dem Bett nahm und ihm das Zuckerwasser anbot, vergaß er das Schreien und sah mit wachem Interesse um sich. Nachdem er aufgestoßen hatte, blieb er noch ein Weilchen ruhig und aufmerksam, und dann steigerte er sich langsam wieder in das Schreien hinein. Die Tatsache, daß er wenigstens für kurze Zeit ruhig und an der Umwelt interessiert sein konnte, minderte ihre Befürchtungen, und sie wußte jetzt, daß sein Geschrei (genau wie bei Tommy) nicht das Zeichen für eine ernstere Störung war. Sie erkannte, daß sein Schreien unvermeidlich und vielleicht sogar notwendig war; aber gleichzeitig wußte sie, daß die Perioden des Interessiertseins an der Umwelt allmählich immer länger und die unruhigen Perioden entsprechend kürzer dauern würden. Nachdem sie sich darüber klar geworden war, überließ sie es Daniel, die Unruhe auf seine eigene Art abzureagieren.

Dieser Entschluß half ihr, mit Daniel verständnisvoller und weniger ängstlich umzugehen, und auch das trug dazu bei, daß er im ganzen etwas weniger schrie. Sie beobachtete, daß sein Schreien zwei verschiedene Muster aufwies.

An manchen Tagen schrie er vier- oder fünfmal 20 bis 30 Minuten lang nach den Mahlzeiten und bevor er einschlief. Auf diese Weise schien er zu versuchen, seine innere Unruhe abzureagieren, damit er schlafen konnte. Wenn sie ihn nach einer derartigen Schreiperiode aufnahm, um ihn zu beruhigen und Zuckerwasser zu geben, trank er, stieß auf und schlief dann ein. An anderen Tagen schrie er länger. Er schrie zwei oder drei Stunden lang ununterbrochen, zappelte und wand sich, verfärbte sich rot oder purpurn, stieß um sich und hatte Blähungen. Die Mutter hatte inzwischen begriffen, daß sie nichts für ihn tun konnte, als ihm zu helfen, etwas Luft durch Aufstoßen loszuwerden. Im Laufe der Zeit verkürzte Daniel die Schreiperioden ganz von selbst und schien nach einer explosiven Attacke besser zu trinken und zu schlafen.

Frau Kay war es gelungen, eine echte Kolik zu verhindern, die sich gleichfalls durch Schreien, Herumstoßen mit Armen und Beinen und untröstliches Gebaren äußern kann; parallel dazu besteht eine Überaktivität des Darms. Eine Kolik kann 12 bis 14 Stunden dauern und während der ersten drei Lebensmonate Tag für Tag auftreten. Meiner Ansicht nach beginnt sie oft mit Anfällen, wie wir sie bei Daniel ge-

sehen haben. Ein Baby, das für Koliken anfällig ist, pflegt lebhaft und aktiv zu sein und auf die Umweltatmosphäre und auf Reize überempfindlich zu reagieren. Seine ennervierende Unruhe wird für alle in seiner Nähe befindlichen Personen allmählich zu einer so schweren Belastung, daß sie übermäßig stark reagieren. Sie versuchen, es auf die verschiedenste Art zu beruhigen und glauben, daß es doch irgendein Zaubermittel geben müsse, oder daß das Baby durch irgend etwas gestört wird und sie den Grund für seine Unzufriedenheit beseitigen müßten. Manchmal sind es drei Generationen, die sich da gegenseitig aufarbeiten. Die Spannung der Umwelt wächst, das Baby reagiert darauf, indem es seinerseits nervöser wird, was sich wiederum auf seinen Darm auswirkt – und die anfänglich nur zweistündige Schreiperiode dehnt sich rasch auf vier, acht und schließlich auf zwölf Stunden aus. Der Darm reagiert genauso übermäßig und gereizt auf die steigende Spannung und Nervosität der Familie wie das Baby selbst. Dieses Verhaltensmuster entwickelt sich zu einem Circulus vitiosus, den man »Kolik« nennt.

Das lebhafte Baby

In dem Maße, wie Frau Kay die Gründe für Daniels Unruhe begriff, fühlte sie sich wie neugeboren. In mancher Hinsicht war er ein attraktives und bezauberndes Baby. Wenn er wach und friedlich war, konnte er lange Zeit seine Umgebung höchst interessiert betrachten. Sie legte ihn in halbsitzender Position ins Babystühlchen und trug ihn im Haus herum, während Mark nebenherlief. Dann drehte er den Kopf und schien Mark zu beobachten. Obwohl seine Sehkonzentration noch schwach war und er einen sich rasch bewegenden Gegenstand noch nicht mit den Augen zu verfolgen vermochte, konnte er 10 oder 15 Minuten lang seinen Bruder mit wachem Interesse betrachten. Dann rutschten seine Augen weg, er begann unruhig zu werden und schließlich zu schreien. Am besten war es, ihn bäuchlings ins Bettchen zu legen, bevor er sich in den Schreianfall hineingesteigert hatte. In dieser Position konnte er am besten den Schreck überwinden, den sein eigenes Geschrei immer noch in ihm auslöste. Oft nickte er sogar ein, wenn er auf dem Bauch lag, wachte erholt wieder auf und war bereit, sich seiner Umwelt wieder aktiver zuzuwenden.
Daniels motorische Aktivität entsprach der Intensität, mit der er seine Umgebung betrachtete und auf Geräusche lauschte. Er konnte lange Zeit auf dem Rücken liegen, mit den Armen kreisförmige Bewegungen machen und mit den Beinen energisch strampeln. Schon in den ersten drei Wochen konnte er sich aus der Rückenlage auf den Bauch rollen. Hatte er die Bauchlage erreicht, dann zog er die Beine an und stieß sie so kräftig wieder aus, daß er sich praktisch wie ein schwimmender

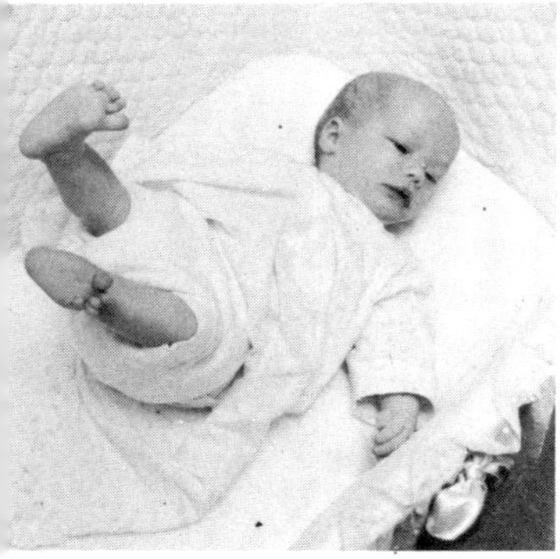

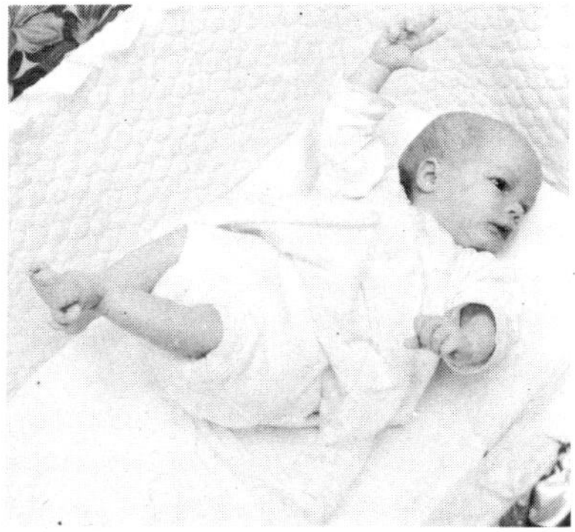

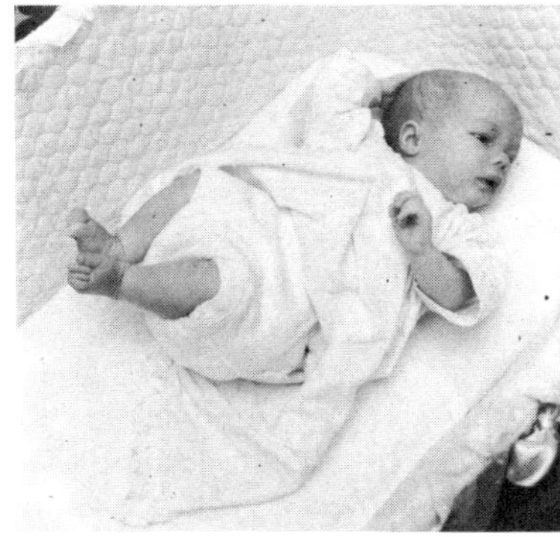

Frosch bewegte. Dabei hob er den Kopf, drehte ihn von einer Seite auf die andere und brachte oft eine Faust an den Mund. Während er schmatzend daran saugte, spannte sich sein ganzer Körper, und die Haut wurde röter. Sein Gesicht hatte einen konzentrierten Ausdruck, und er schien in diese Betätigung eine Menge Energie zu investieren. Erst nach zehn oder fünfzehn Minuten rutschte ihm die Faust weg, und dann machte er irgendwelche anderen Übungen.
Frau Kay hatte bemerkt, daß Daniel vor jeder Änderung in seinem Verdauungsapparat unruhig wurde. Er zappelte, kurz bevor er spuckte, schrie vor einer Darmentleerung, und der Mutter kam es so vor, als ob er sich jedesmal anstrengte und unruhig wurde, bevor er Wasser ließ. Als die beschnittene Vorhaut heilte (bei jedem Windelwechsel wurde Vaseline aufgetragen), urinierte er leichter. Gelegentlich zitterte er am ganzen Körper, wenn er die Blase entleerte. Sein Stuhl war lose, wurde rasch ausgestoßen und roch viel merkwürdiger als Marks Stühle gerochen hatten.

Das kann ganz normal sein, da viele Milchzubereitungen breiige Stühle verursachen. Der Stuhl wird fester, wenn man den Zuckergehalt der Milchzusammensetzung vermindert. Am Anfang kann dem Stuhl auch Schleim beigemischt sein, aber wenn das öfter vorkommt, sollte man den Arzt zu Rate ziehen. Vier bis fünf Darmentleerungen pro Tag sind nichts Ungewöhnliches, und bei Flaschenkindern kann der Geruch ziemlich penetrant sein. Die Anstrengung und das Mißbehagen, die jede Darm- oder Blasenentleerung begleiten, waren nur ein weiteres Zeichen dafür, wie empfindlich Daniel auf jeden Reiz reagierte.

Der Stumpf der Nabelschnur blieb drei Wochen lang fest an seinem Platz.

Wenn der Nabelschnurstumpf nicht nach Fäulnis riecht oder entzündet ist, dann ist es ganz ungefährlich, wenn er längere Zeit nicht abfällt. Das Desinfektionsmittel, mit dem er in der Klinik bepinselt wird, tötet nicht nur schädliche Keime ab, sondern ist so wirksam, daß es auch die normalen Bakterien eliminiert, die dafür sorgen sollten, daß der Stumpf eintrocknet und schneller abfällt.

Frau Kay betupfte die Umgebung des Stumpfes jeden Tag mit Alkohol und rieb das Baby nur mit dem Schwamm ab. Die tägliche Reinigung regte Daniel so auf, daß er kaum zu bändigen war. Charakteristischerweise reagierte er auf das Nacktsein genauso übermäßig wie auf andere Reize. Wenn Frau Kay eine Windel um seine Arme wickelte, beruhigte er sich. Dasselbe machte sie mit den Beinen, wenn sie seinen Oberkörper wusch.

Daniel machte weiter gute Fortschritte. Er trank gierig und nahm innerhalb von 15 Minuten 150 bis 175 ml zu sich. Seine Mutter war sich der Bedeutung durchaus bewußt, die die Zeit des Saugens an der Flasche für ihn hatte.

Übersensible Babies brauchen manchmal eine Hilfe, wie zum Beispiel eine längere Zeit zum Saugen, als Babies, die ein ausgeglichenes Temperament aus eigenen Kräften entwickeln.

Sie sah sich gezwungen, einen neuen Sauger zu kaufen, der noch nicht durchlocht war, und diesem mit einer ausgeglühten Nadel ein kleineres Loch, als es in dem bereits fertiggestellten Sauger war, zu punktieren, um zu erreichen, daß er bei jeder Mahlzeit mindestens 20 Minuten lang saugte. Wenn er zu hastig schluckte, dann brachte er stets einen Teil der Milch wieder hoch. Oft erbrach er während einer unruhigen Periode ein paar Schlucke von der letzten Mahlzeit. Aber trotzdem nahm er gut zu und sah rosig und gesund aus. Seine Mutter versuchte, einen Fahrplan für die Mahlzeiten aufzustellen, aber er wachte so unregelmäßig auf und benötigte so unterschiedliche Mengen, daß sie es für richtiger hielt, die Mahlzeiten bis zu einem gewissen Grad auf seine Wünsche abzustimmen. Wenn sie versuchte, ihn zu füttern und er noch keine Lust hatte, trank er entweder nur wenig oder war überhaupt nicht zum Trinken zu bewegen, und das nächstemal wachte er dann vorzeitig auf und hatte Hunger. Wenn sie aber abwartete, bis er sich meldete – durch unruhige Bewegungen, Saugen an der Hand und schließlich durch Geschrei und Suchen nach dem Sauger –, trank er gut und war zufrieden. Tagsüber verlangte er alle zweieinhalb bis drei Stunden nach dem Fläschchen, aber nachts hielt er es vier bis fünf Stunden aus.

Die nächsten drei Wochen

Die drei Wochen seit der Heimkehr aus der Klinik waren lang und anstrengend gewesen. Mit leiser Sehnsucht erinnerten die Eltern sich daran, wie es bei Mark gewesen war. Damals war es viel ruhiger zugegangen, aber das lag zum Teil sicher daran, daß Frau Kay ihn praktisch der netten älteren Babysitterin übergeben hatte. Jetzt, mit dem zweiten Kind, war sie längst nicht mehr so ängstlich, und sie war fest entschlossen, sich nicht die Gelegenheit entgehen zu lassen, es selbst zu bemuttern. Sie erkannte klar, daß damals ihre Erleichterung, Mark von der erfahrenen Frau versorgt zu wissen, mit etwas Eifersucht vermischt gewesen war. Frau Kay war nicht nur ehrlich, sondern auch intelligent. Schließlich war sie ja auch in der Klinik mit den Schwierigkeiten fertig geworden, die Daniel bei den Mahlzeiten machte, und hatte die richtige Einstellung zu seinen Schreiattacken gefunden, und zwar mit bewundernswerter Objektivität und zu einem Zeitpunkt, als ihre körperlichen und seelischen Reserven auf einem Tiefpunkt waren. Diese Überlegungen bestärkten ihren Entschluß, sich dem Baby noch etwas länger zu widmen, ehe sie ihren Beruf wieder aufnahm. Daniel war zwar ein anstrengendes und lebhaftes Baby, aber seine Reaktionsfähigkeit konnte auch faszinierend und überaus erfreulich sein.

Der zweite Monat IV

Das durchschnittliche Baby

Im zweiten Monat normalisierte sich das häusliche Leben. Tommy war jetzt ein Familienmitglied und nicht mehr ein neues Spielzeug. Frau Moore fühlte sich allmählich wieder wie ein Mensch. Nach einer ruhigen Nacht, oder wenn Tommy lange geschlafen hatte, fühlte sie sich sogar erholt und ausgeglichen. Aber diese Momente waren nur kurz, denn die übrige Familie nahm sie ständig in Anspruch. Sobald sie sich einmal hinsetzte, wollte eines der älteren Kinder etwas von ihr. Trotzdem war die Zeit der Aufregungen vorbei. Herr Moore konnte sich wieder seiner Arbeit widmen, ohne ständig das Gefühl zu haben, er müsse nach Hause eilen, um die Wogen zu glätten und seine Familie wieder unter einen Hut zu bringen. Die fünfjährige Martha half ihrer Mutter, das Baby zu versorgen und genoß diese Rolle sehr. Ihr Bruder Sam war nach wie vor das Ziel ihrer Neckereien. Jeden Tag sträubte sie sich aufs neue, wenn sie in den Kindergarten gehen mußte. Es paßte ihr nicht, »von allen weg zu sein«, und sie war ganz offen auf Sam eifersüchtig, der bei der Mutter und dem Baby bleiben durfte.
Sam blühte auf, wenn Martha weg war; mal brüstete er sich mit seiner Selbständigkeit, mal versuchte er, sich zum Mittelpunkt der Aufmerksamkeit seiner Mutter zu machen. Nur selten ging er aus ihrer Nähe. Wenn er einmal verschwand, fand Frau Moore ihn in Tommys Zimmer, damit beschäftigt, das Baby aus dem Bettchen zu heben oder es mit einem Spielzeug zu stupsen, als ob er herausfinden wollte, was das Baby zum Schreien bringen könnte. Anfangs reagierte Frau Moore auf diesen Forscherdrang, als ob Sam dem Baby etwas Böses antun wollte. Sie schrie Sam zornig an, der das Baby fallen ließ, und dann brachen beide in Tränen aus. Danach wurde ihr klar, daß das bestimmt nicht die ideale Methode war, um Sam bei der Anpassung an das Baby zu helfen.

Ein Interesse, wie Sam es zeigt, ist durchaus nichts Schlimmes; man kann diese einfachen »Angriffe« auf das Baby auch als Untersuchungen erklären, als einen Versuch, herauszufinden, auf was das Baby reagiert. Ein neues Baby wird erst dann für ein älteres Kind zur Zielscheibe der Eifersucht, wenn die Mutter es allzu sehr beschützt. Wenn die Mutter

aus der Klinik nach Hause kommt, ist das ältere Kind meist niedergeschlagen und verstört, weil die Mutter es »verlassen« hatte. Aber für gewöhnlich richtet sich sein Zorn erst dann gegen das Baby, wenn es erkennt, daß die Mutter es wegen des Babys verlassen hatte. Und wenn sie es dem älteren Kind zu deutlich zeigt, wie sehr sie sich über die Untersuchungen aufregt, die es an dem Baby durchführt, dann lenkt sie dadurch nur seine Aufmerksamkeit auf das Baby und zeigt ihm einen Weg, wie es sich »an ihr rächen« kann. Jetzt kann das ältere Kind seinen Geschwisterneid dadurch demonstrieren, indem es mit einer einzigen Handlung die Mutter gleichzeitig auf sich aufmerksam macht und sich an ihr rächt – nämlich durch Angriffe gegen das Baby.
Es besteht gar keine Frage, daß die Mutter aufpassen sollte, was das ältere Kind mit dem Baby treibt, aber das kann ganz unauffällig geschehen. Wenn sie, wie vorhin geschildert, übertrieben reagiert, wird die Bedeutung des Vorfalls hochgespielt. Das ältere Kind fühlt sich dann eher versucht, das Baby erneut zu quälen. Ein Kind in Sams Alter darf nicht unbeaufsichtigt mit einem Baby spielen. Es würde sich zu sehr erschrecken, wenn es dem Baby wirklich weh tut.

Frau Moore ließ Sam an ihren Spielen mit dem Baby teilnehmen. Sie zeigte ihm, wie man mit einer Rassel umgeht und machte ihn darauf aufmerksam, wie Tommy ihn ansah und lächelte, wenn er sprach. Sam sagte: »Ich will, daß er mit mir spielt.« Sie begriff, daß Sam erwartet hatte, das Baby würde ihm gleich ebenbürtig sein, und daß er nicht damit gerechnet hatte, der neue Bruder könne etwas anderes sein als ein Spielgefährte. Jetzt begann Sam Tommy »mein Baby« zu nennen.
Wenn das Baby gefüttert wurde, konnte Sam allerdings immer noch sehr böse werden. Immer wieder dachte er sich neue Ideen aus, um seine Mutter von dem Baby abzulenken, wenn es friedlich trank. Da sie beim Stillen eine Hand frei hatte, bemühte sie sich, mit Hilfe dieser Hand Sams Interesse zu fesseln. Sie konnte zum Beispiel mit der linken Hand eine Lokomotive auf seine Schiefertafel zeichnen oder den Arm um ihn legen und ihm vorlesen oder ihn an einem Keks abbeißen lassen, während das Baby trank.
Das alles war aber so umständlich, daß sie sich überlegte, ob sie das Baby nicht besser entwöhnen sollte. Sie überlegte, daß sie dann mehr Zeit für Sam haben würde. Und angesichts von Sams Eifersuchtsanfällen bei den Mahlzeiten, meinte sie, daß es für ihn vielleicht besser wäre, wenn sie Tommy mit der Flasche fütterte. Ihr kam sogar der Gedanke, ob es nicht auch für den armen Tommy ein Vorteil wäre, wenn er in aller Ruhe sein Fläschchen allein trinken könnte.

Ein älteres Kind wird sich immer ausgeschlossen fühlen, gleichgültig auf welche Weise die Mutter das Baby füttert. Solange sie mit dem Baby beschäftigt ist, fühlt es sich einfach »ausgeschlossen«. Aber das gehört unbedingt zu seiner Anpassung an die neue Situation, und wenn man sich bemüht, diesen Konflikt zu vermeiden, wird dadurch niemandem geholfen. Unter Umständen kann die Entwicklung des Babys sogar ernsthaft gestört werden, wenn man es mit einer mehr oder minder geschickt zurechtgelegten Flasche allein läßt, denn dadurch wird es all der Wärme beraubt, die die Mutter beim einfachen Fütterungsvorgang ausstrahlt. Dieses »Flaschenlegen«, wie man es nennt, ist eine sehr »unpersönliche« Art für das Baby, ein so wichtiges Ereignis in seinem Tagesablauf, wie es eine Mahlzeit darstellt, zu erleben. Das Baby wäre dadurch bei den Mahlzeiten nur auf sich selbst angewiesen, und das verlängert und verstärkt wiederum seine Anhänglichkeit an das Fläschchen, da es bei dem wichtigsten Ereignis des Tages die einzige Quelle des Wohlbehagens darstellt.

Tommy mußte lernen, mit Sam zusammenzuleben. Die Mutter erkannte, daß Sams Zudringlichkeit das Baby längst nicht so sehr störte wie sie selbst. Das Gefühl des Friedens, das sie nach dem Stillen durchströmte, empfand sie jedoch als größte Bereicherung. Sie fühlte, daß sie Tommy damit wirklich einen Teil ihrer selbst gab, daß sie wirklich für kurze Zeit auf seiner eigenen Ebene mit ihm Kontakt hatte und sich nicht schuldbewußt zu fühlen brauchte, wenn sie ihn dann ein paar Stunden allein ließ, um sich um Sam und ihre anderen Pflichten zu kümmern. Das war der hauptsächliche Beweggrund dafür, daß sie beschloß, Tommy weiter zu stillen.
Allmählich verliefen die Mahlzeiten immer angenehmer. Sie ließ ihn an jeder Brust 15 bis 20 Minuten liegen, denn das gab ihm außer der Milch, die er brauchte, zusätzliche Zeit zum Saugen.

Obwohl ein Baby schon innerhalb von fünf Minuten zumindest die Hälfte der benötigten Milchmenge trinkt, saugt es aus zwei Gründen weiter, einmal, um weiter Milch aufzunehmen, und dann, weil ihm das Saugen Genuß bereitet.

Als er drei Wochen alt war, begann Tommy nach den Mahlzeiten an den Mittelfingern beider Hände zu saugen. Seine Mutter machte sich Sorgen, ob die Saugzeit an der Brust genügend lang war, denn sie hatte gelesen, daß ein Baby, das an seinen Fingern lutscht, nicht ausreichend Gelegenheit zum Saugen hat.

Dieses Fingerlutschen bei Babies, die eine gute Mahlzeit hinter sich haben, ist sehr häufig und keineswegs ein Zeichen dafür, daß es ihnen

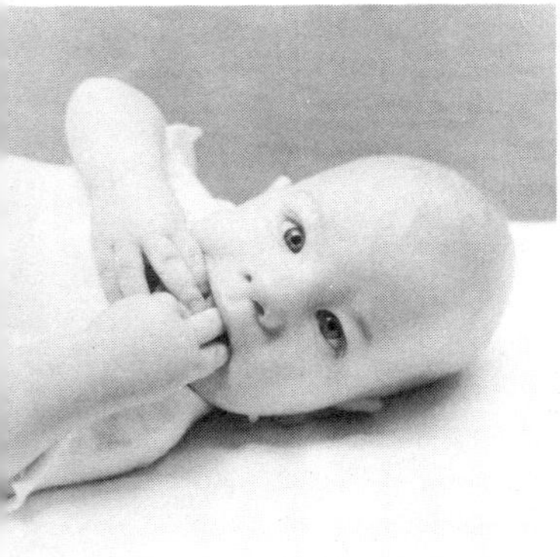

an irgend etwas gefehlt hat. Gerade die zufriedensten Babies saugen oft am meisten: Anscheinend versucht das Baby, das erfreuliche Ereignis zu reproduzieren. Das Saugen scheint ein Symbol für das gehabte Vergnügen zu sein, und das Baby lernt es bald, diesen wichtigen und angenehmen Teil der Nahrungsaufnahme ganz allein zu reproduzieren. Wenn das Fingerlutschen mit der Erinnerung an eine gute Mahlzeit, an den Kontakt mit der Mutter und an die Befriedigung des Saugbedürfnisses gekoppelt ist, kann es für das Baby ein wichtiger Entwicklungsfaktor sein.

Frau Moore beobachtete, daß Tommy sogar nach einer friedlichen und ungestörten Mahlzeit an den Fingern saugte, als ob er sich dadurch einen Ersatz für den Verlust der Mutter schuf. Dieses erste Anzeichen der Selbständigkeit machte sie etwas eifersüchtig, aber gleichzeitig war sie von seiner Fähigkeit, seine Bedürfnisse selbst befriedigen zu können, beeindruckt.

Tommy meldete seine Wünsche in regelmäßigen Abständen an. Er verlangte, alle vier Stunden gefüttert zu werden. Frau Moore hatte befürchtet, daß sie über den anderen Kindern vergessen könnte, ihn pünktlich zu füttern. Aber das ließ Tommy gar nicht zu. Dreieinhalb Stunden nach der letzten Mahlzeit begann er unruhig zu werden und jammerte ab und zu leise, bis er sich pünktlich nach vier Stunden in ein energisches Geschrei hineingesteigert hatte, das in der ganzen Wohnung zu hören war und seine Wirkung auf niemanden verfehlte: Aus Frau Moores Brüsten tröpfelte Milch, Sam wurde ungezogen, und Martha rannte zu Tommy, um ihn zu trösten. Wenn Herr Moore um diese Zeit zu Hause war, ließ auch er sich von der allgemeinen Unruhe anstecken und brauchte einen Drink.

Nach der letzten Mahlzeit streckte Tommy sich aus und schlief ein, und in der fünften Woche schlief er jede Nacht bereits bis zu sieben Stunden durch. Für Frau Moore waren diese sieben Stunden ein Geschenk des Himmels.

Die meisten Babies überschlafen die zweite Nachtmahlzeit, wenn sie etwa zehn Pfund wiegen, manche etwas eher, andere später. Breifütterung kann dabei behilflich sein, ebenso ein leichter erzieherischer Druck durch die Mutter, indem sie diese Nachtflasche nicht gleich beim ersten Quäken anbietet, sondern versucht, die Fütterung hinauszuschieben.

Am Tag blieb Tommy nach den Mahlzeiten gern wach. Satt und an den Fingern saugend, lag er lange auf dem Fußboden oder in sein Babystühlchen gelehnt da. Wenn Sam oder Martha in die Nähe kamen, unterbrach er sein Saugen und sah sie mit großen Augen an, wobei er die Finger aus dem Mund nahm. Mit offenem Mündchen und weit offenen Augen betrachtete er ihre Gesichter, und sein Blick folgte ihren Bewegungen. Er konnte sie bereits über eine Distanz von mehreren Metern mit den Augen verfolgen.

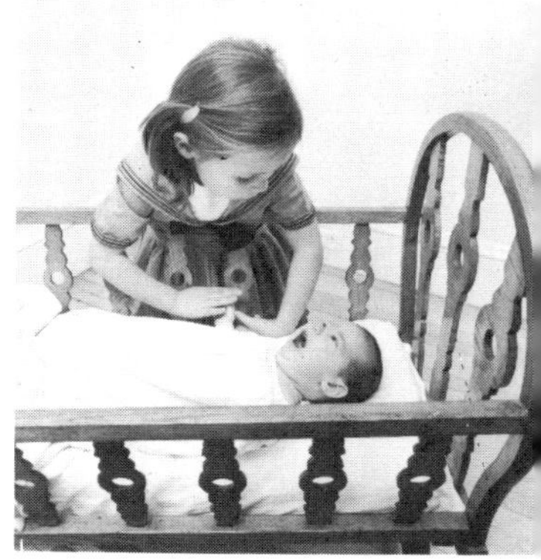

Untersuchungen über die Sehfähigkeit von Neugeborenen deuten zwar darauf hin, daß ein Baby in diesem Alter noch nicht einen sich bewegenden Gegenstand, der zwei oder drei Meter entfernt ist, mit den Augen verfolgen kann, aber Tommy demonstriert, daß diese Untersuchungsergebnisse falsch sind. Wenn der Gegenstand so viel psychische Anziehungskraft auf das Baby ausübt, wie es seine älteren Geschwister tun, dann wird es seine ganze Sehfähigkeit mobilisieren, auf jedes Zeichen achten, den Kopf drehen und sich mit aller Kraft konzentrieren, um ihn nicht aus dem Auge zu verlieren. Ein Testobjekt in der sterilen Umgebung eines Laboratoriums wird das Baby kaum in diesem Maße interessieren – daher die falschen Untersuchungsergebnisse.

Blieben die Geschwister in der Nähe, begann Tommy allmählich mit den Händchen zu wedeln und sogar zu lächeln, wenn sie besonders ruhig und sanft mit ihm umgingen. Martha hatte schnell gelernt, daß er länger reagierte, wenn sie jede Hast vermied, und sie brachte es fertig, daß er bis zu 20 Minuten ansprechbar war, bevor er müde wurde. Sam duldete es natürlich nicht allzu oft, daß Martha und das Baby miteinander spielten, und unterbrach sie, indem er mit lautem Bumsen auf und ab sprang oder dazwischenschrie.

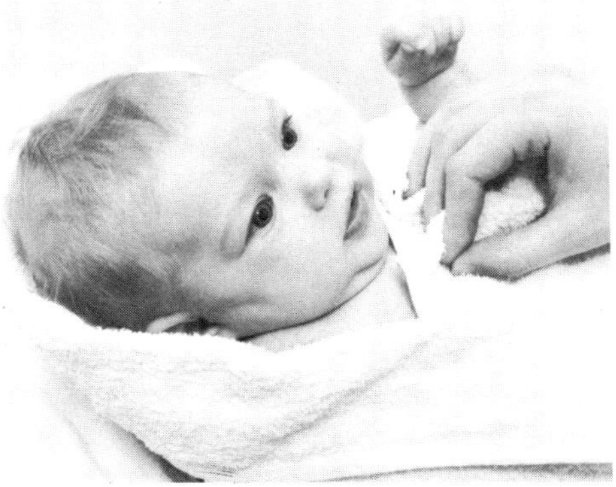

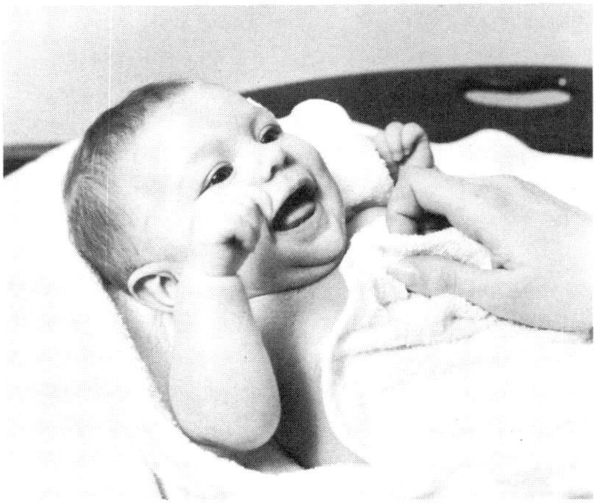

Das mittlere Kind scheint genauso aus dem Gleichgewicht zu geraten, wenn das ältere sich mit dem Baby beschäftigt, als wenn die Mutter es tut. Dieses zusätzliche »Im-Stich-gelassen-werden« ist für sie der Tropfen, der das Faß zum Überlaufen bringt.

Wenn Tommy allein im Bettchen lag oder in der Sofaecke lehnte, blieb er bis zu eineinhalb Stunden wach. Er blickte im Zimmer herum, saugte an den Fingern und reagierte auf viele Dinge. Er betrachtete die Deckenlampe oder das offene Fenster und besonders gern einen Vorhang, der sich im Luftzug bewegte, sowie das Mobile aus bunten Schmetterlingen, das der Vater für ihn gebastelt hatte. Wenn er eine Stimme hörte, wandte er rasch den Kopf. Er schien die Stimme der Mutter besonders gut erkennen zu können, und selbst wenn im Zimmer viel Lärm war, runzelte er die Stirn, wenn er sie sprechen hörte, und wandte sich langsam in die Richtung, aus der ihre Stimme kam. Trotz seiner Vorliebe für die Stimme der Mutter konnte Herr Moore ihn leichter zum Lächeln bringen, als es der Mutter gelang. Das legte er als Vorliebe für sich aus und war insgeheim stolz darauf.

Viel wahrscheinlicher beruht das auf der frühen Assoziierung von Zeichen, die eine Art Unterscheidungsfähigkeit bewirken kann: Vater heißt Spiel, aber Mutter heißt wichtiges Geschäft (trinken). In diesem Alter haben alle Begleitumstände der Nahrungsaufnahme – also die Stimme der Mutter, ihr Geruch und sogar ihre bloße Gegenwart – eine größere Bedeutung angenommen. Genauso wie ein Brustkind jetzt von der Mutter nicht das Fläschchen annimmt, weil es ihre Milch riecht und die Mutter mit einer anderen Art der Fütterung assoziiert, wird mir von Vätern berichtet, daß es ihnen nur dann gelingt, dem Baby die Flasche zu geben, wenn die Mutter nicht im Zimmer ist.

Martha und Sam hatten viel Spaß daran, Tommy dazu zu bringen, daß er sich in den ersten Turnübungen versuchte. Martha zog ihn an beiden Händen zum Sitzen hoch und amüsierte sich dabei köstlich über seine Versuche, den wackeligen Kopf geradezuhalten. Oft lächelte er, wenn sie ihn hochzog, und das entzückte sie so sehr, daß sie lachte und zurücklächelte.

Die positive Verstärkung der Bereitschaft zu lächeln, welche das Baby durch die älteren Geschwister erfährt, erklärt, weshalb jüngere Geschwister meistens fröhlicher sind als das erste Kind. Obwohl die Eltern über das Lächeln des Babys genauso entzückt sind, sind ihre Reaktionen nicht so ungezwungen und spontan wie die von Kindern. Hier haben wir wieder ein gutes Beispiel dafür, wieviel dem Baby von seinen älteren Geschwistern gegeben wird!

Sam hielt dem Baby seinen Finger hin, und Tommy hängte sich mit einem festen Klammergriff an beide Zeigefinger. Bevor Frau Moore sich einschalten konnte, zog Sam das Baby zum Sitzen hoch. Tommys Griff war fest genug, um sein Körpergewicht beim Sitzen aufzufangen.

Frau Moore tat recht daran, Tommy zu beschützen. Wenn man das Baby langsam und stetig hochzieht, schadet ihm die Wackelbewegung des Halses nicht. Zieht man es aber zu plötzlich hoch, kann es sich eventuell ein Schulter- oder Ellbogengelenk ausrenken. Möglich, daß auch der Kopf zu rasch nach vorn überkippt. Ich habe zwar noch nie gehört, daß ein Baby sich auf diese Weise einen Wirbel verrenkt oder irgendwie »die Wirbelsäule verletzt« hat, aber ich bezweifle nicht, daß es passieren könnte. Ein so kleines Kind wie Sam könnte ganz plötzlich dieses Spiels überdrüssig werden und das Baby einfach mit dem Kopf voraus auf das Bett fallen lassen. Das würde ihm zwar kaum schaden, aber für die Mutter wäre es ein großer Schreck.

Wenn die Kinder ihn auf den Bauch drehten, hob Tommy sofort wie eine Schildkröte sein Köpfchen und sah sich nach den Geschwistern um. Martha entdeckte, daß er, wenn sie ihre Hände gegen seine Fußsohlen legte, hart gegen ihre Hände trat und sich vorwärtsschob, als ob er zu kriechen versuchte.

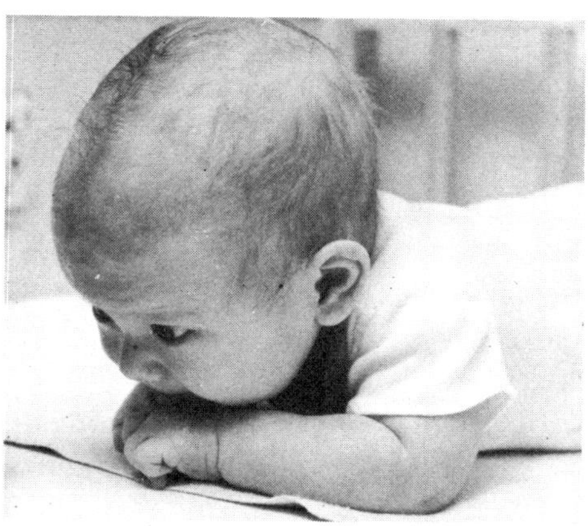

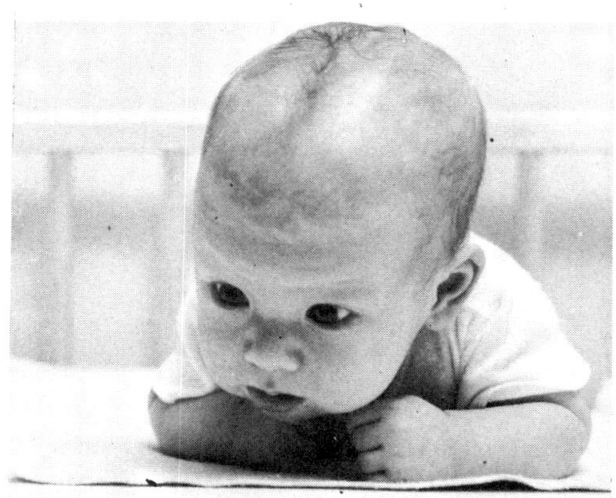

Es handelt sich um einen angeborenen Kriechreflex, der kaum bedeutet, daß das Baby sich bewußt vorwärtsbewegt. Letzteres ist eine auf Erfahrung beruhende Entwicklung des angeborenen Reflexes, die erst viel später einsetzt.

Seine Bewegungen wurden jeden Tag kontrollierter. Sehr bald verrieten sie kaum noch etwas von der früheren ruck- und stoßweisen Art. Aber wenn er durch irgend etwas verstört oder hungrig war, wurden seine Bewegungen sofort wieder abgerissen und ruckartig, wie sie es früher gewesen waren. Wenn Sam durch das Zimmer sprang, Martha ankreischte oder eine Tür zuwarf, reagierte Tommy am ganzen Körper. Der Moro-Reflex, den er in den ersten Wochen so häufig demonstriert hatte, war plötzlich wieder da, und er streckte heftig die Arme aus, wölbte den Rücken und begann zu schreien.
Er schrie immer noch jeden Tag in regelmäßigen Abständen. Am Abend pflegte er ungefähr eine Stunde lang, mit gelegentlichen Pausen, unruhig zu sein. Am Ende des zweiten Monats war er bis zu zehn Stunden jeden Tag wach. Manchmal konnten ihn seine Geschwister ablenken, wenn er unruhig wurde, und es gab ein paar Tage, die ohne Störung verliefen, aber am dritten oder vierten Tag schrie er dann fast ununterbrochen, als ob er die friedlichen Tage wieder aufholen wollte. Während der unruhigen Perioden zitterte sein Kinn immer noch, und seine Arme und Beine zuckten. Wenn er so schrie, hätte Frau Moore ihn gern herumgetragen oder mit ihm gespielt, um ihn zu beruhigen, aber so viel Zeit konnte sie am Abend, wenn die ganze übrige Familie auch quengelig war, nicht für ihn abzweigen. Aber dann stellte sie fest, daß er, wenn man sich nicht um ihn kümmerte, während er seine Lautstärke steigerte, selbst Mittel und Wege fand, um sich zu beruhigen; er saugte an den Fingern, drehte sich auf die Seite oder heftete seinen Blick auf das Mobile. Manchmal wurde er ruhig, wenn eines der Kinder ihn schaukelte oder im Kinderwagen herumschob. Wenn er schrie, kam sein Gesichtsausschlag stärker hervor. War ihm zu heiß, bekam er Pickel, die wieder verschwanden, sobald er sich abgekühlt hatte.

Im Alter von vier bis zehn Wochen haben Babies einen Ausschlag im Gesicht und am Hals, der spontan kommt und geht. Man nimmt an, daß dieser Ausschlag mit den Veränderungen im Hormonhaushalt zusammenhängt, die dadurch verursacht werden, daß die mütterlichen Hormone aus dem kindlichen Organismus verschwinden. Der Ausschlag ist eine rote, erhabene und an mehreren Stellen auftretende »Akne«-Erscheinung in Form von Pickeln mit weißlichen Zentren. Es handelt sich dabei um Talg- und Schweißdrüsen, die ihre Funktion aufzunehmen beginnen. Sobald sie richtig arbeiten, stoßen sie die weißlichen Mittelpunkte ab und verschwinden. Aber dann kommen andere Pickel heraus, und der Ausschlag ändert sich von Tag zu Tag, wie es für diesen Zustand charakteristisch ist. Er wird schlimmer, wenn das

Baby zu warm eingepackt ist oder wenn es schreit. Durch das Auftragen von Öl wird der Ausschlag nur stärker. Am besten macht man gar nichts. Er verschwindet in der achten bis zehnten Woche von selbst, sobald die Hautdrüsen ihre Arbeit aufgenommen haben.

Es war für die ganze Familie eine Erleichterung, als Tommys zappeliges Wesen sich am Ende des zweiten Monats in Umgänglichkeit zu verwandeln begann. Dieser Wechsel vollzog sich fast unmerklich, und Herr und Frau Moore konnten nur rückblickend feststellen, daß die Veränderung in seinem Verhalten vor der achten Woche begonnen hatte. Aber noch lange warteten sie jeden Abend nervös darauf, daß er wieder unruhig wurde – doch diese Zeit war vorbei.

Am Ende des zweiten Monats wog Tommy 10 Pfund und 175 Gramm, seine Körperlänge betrug 58 cm. Er war ein hübsches und vitales Baby.

Das ruhige Baby

Laura verfolgte nach wie vor einen steten, unabhängigen Kurs. Sie trank gut, schlief viel und war ruhig, wenn sie wach war. Es gab kaum etwas, worüber eine Mutter hätte klagen können. Aber Herr und Frau King wollten, daß sie »aufwachte«. Sie dachten immer noch, daß das Baby ruhiger sei, als sie es sich gewünscht hatten. Herr King kam rein verstandesmäßig zu der Ansicht, daß sie nicht so war, wie er es erwartet hatte, weil sie eben ein Mädchen war.

Eine solche ruhige, aufmerksame Inaktivität mag zwar eher auf ein weibliches als auf ein männliches Baby zutreffen, muß aber durchaus nicht vom Geschlecht abhängig sein. Ich habe auch viele männliche Babies mit einem derartigen Verhalten gesehen, die dann im Laufe der Zeit zu robusten kleinen Jungen heranwuchsen.

Frau King gab sich die Schuld an Lauras Ruhe. Sie fühlte sich oft deprimiert und müde. Sie dachte, daß das Baby nicht so große Fortschritte machte, wie es eigentlich sollte, weil sie keine Lust hatte, mit ihm zu spielen. Wenn ihre Freundinnen erzählten, wie ihre Babies lächelten oder schrien oder ihren Wünschen Ausdruck gaben, stieg Neid in ihr auf. Gleichzeitig fühlte sie sich schuldbewußt, aber auch dieser Neid konnte sie nicht dazu bewegen, sich mehr mit Laura zu beschäftigen. Und wenn sie es doch einmal tat, dann wurde sie von Lauras ruhigen, langsamen Reaktionen entmutigt, und sie ertappte sich dabei, daß sie es vermied, mit Laura zu spielen.

Sie braucht jemanden, der ihr sagt, daß derartige Gefühle gar nicht so selten sind. Man nennt das eine schlechte »Rückkoppelung« vom Baby zur Mutter. Da die Mutter instinktiv vom Säugling eine befriedigende Reaktion erwartet, wird die Kommunikation unterbrochen, wenn sie keine bekommt. Ein ruhiges Baby wie Laura erfüllt die Erwartungen der Mutter weniger und weniger. Wenn die Mutter dann auch noch Vergleiche zwischen ihrem und anderen Babies in ihrem Bekanntenkreis anstellt, wird die Situation noch schwieriger, weil sie dann an ihrer eigenen Zulänglichkeit und an der ihres Babys zu zweifeln beginnt.

Noch dramatischer macht sich eine derartige unzureichende Rückkoppelung bemerkbar, wenn das Baby geschädigt ist, also wenn neurologische Defekte, Taubheit oder Blindheit vorliegen. Ein solcher Art geschädigtes Baby reagiert zwar auf die mütterliche Fürsorge, doch muß die Mutter es speziell stimulieren, wenn sie einen Kontakt herstellen will. Falls sie nicht die Kraft hat, es immer wieder zu versuchen, verliert sie den Mut, und dann bleibt das Kind abgekapselt. Gelingt der Mutter jedoch die Kontaktaufnahme, wird das Baby sich allmählich herausmachen, und dann wird die wechselseitige Kommunikation für beide Beteiligten immer befriedigender.

Viele von Lauras Verhaltensweisen prägten sich immer stärker aus. Sie zog die linke Brust vor, und oft zappelte oder weinte sie, wenn sie an die rechte gelegt wurde. An der linken Brust saugte sie, ohne Schwierigkeiten zu machen. An der rechten kaute sie fünf Minuten lang herum und wandte sich dann ab, als ob sie keinen Geschmack daran fand. Frau King stellte fest, daß ihre rechte Brust besser geleert werden müsse, denn die linke wurde einseitig immer schwerer. Sie beschloß, genauso hartnäckig zu sein wie Laura, und legte sie zuerst rechts an. Als das nicht so recht klappte, sann sie sich andere Mittel und Wege aus, um Laura zum Trinken an der rechten Brust zu bewegen. Manchmal saugte Laura besser an beiden Brüsten, wenn die Mutter sich hinlegte, manchmal war das Baby eher geneigt, auch an der rechten Brust zu trinken, wenn die Mutter diese mehr aufgerichtet hielt.

Derartige Vorlieben kommen manchmal vor. Die Vorliebe für eine bestimmte Brustseite hat vielleicht etwas mit einer angeborenen stärkeren Ausprägung einer Gehirnseite oder mit einer starken Vorliebe für eine bestimmte Kopflage zu tun, die den Wunsch des Babys reflektiert, den Kopf nach der einen oder anderen Seite zu halten. Ein Baby, das die linke Brust vorzieht, hält wahrscheinlich seinen Kopf lieber nach rechts. Das kann sowohl auf eine Rechtsdominanz hinweisen als auch lediglich die Position des Babys im Uterus reflektieren, in der es sich daran gewöhnt hat, den Kopf nach rechts gedreht zu halten. Ist letzteres der Fall, wächst sich diese Angewohnheit aus.

Diese Vorliebe für eine Kopf-nach-rechts-Position war bei Laura zu beobachten. Offensichtlich hielt sie ihren Kopf lieber nach rechts gedreht. Sie saugte an ihrer rechten Faust und pflegte ihren Blick nach rechts zu wenden, wenn sie im Bettchen lag. Auch im Babystuhl drehte sie den Kopf nach rechts. In der sechsten Woche begann sich ihr Schädel rechts hinten abzuflachen, und jetzt griff der Kinderarzt ein. Er stellte fest, daß es weder ein Muskel- noch ein Nervendefekt sein konnte, wie zum Beispiel ein verkürzter, verhärteter Halsmuskel oder eine Schädigung der Halsnerven, und gab Frau King einige Anweisungen. Er sagte ihr, die abgeplattete Stelle rührte nur daher, daß Laura eine Rechtslage bevorzuge. Er riet ihr, das Bett so zu stellen, daß Laura nach links ins

Zimmer sehen müßte, um zu erkennen, wer sich ihr näherte. Er schlug vor, Spielzeug etwas links über dem Bett anzubringen, so daß sie den Kopf drehen müßte, um es zu betrachten. Ferner empfahl er, die Matratze an einer Ecke um ein paar Zentimeter anzuheben, so daß Lauras Kopf etwas tiefer lag und die Schwerkraft ihr half, ihn nach links zu drehen. Auf diese Weise konnte Frau King verhindern, daß sich eine Abflachung bildete, wie sie entstehen könnte, wenn man nichts gegen Lauras ständige rechte Kopflage tat.

Ein flachgedrückter Babykopf ist nicht sonderlich attraktiv; in den meisten Fällen kann die Abplattung jedoch verhindert werden. Die Mutter braucht auch keine Angst zu haben, daß die Abflachung von Dauer ist. Der Kopf des Babys rundet sich in den ersten eineinhalb Jahren des Wachstums. Wenn das Baby dann sitzen kann, ist der Druck auf die flache Seite nicht mehr so konstant, und dadurch kann der Kopf sich runden.

Eine gleichstarke Vorliebe hatte Laura für eine bestimmte Lage beim Schlafen. Sie bevorzugte die Bauchlage, und wenn sie auf dem Rücken lag, konnte sie den ganzen Tag wachbleiben, es sei denn, daß sie auf den Bauch gedreht wurde. Da sie nur selten Zeichen von Unruhe zeigte, wurde diese ihre Vorliebe erst dann erkannt, als sie nicht einschlafen wollte, solange sie auf dem Rücken lag.

Die meisten Babies haben eine ausgesprochene Vorliebe für eine bestimmte Lage beim Schlafen, und oft kann man das schon bei der Geburt beobachten. Oftmals versucht die Mutter dann, diese Angewohnheit zu ändern; sie dreht das Baby in eine andere Position, weil sie gelesen hat, daß die eine Lage nicht sicher ist, während die andere seinen Beinen oder Füßen schaden könnte. Da die einschlägige Literatur voll von Ratschlägen über Schlafpositionen ist, will ich auch noch etwas darüber sagen. Meiner Ansicht nach ist es viel wichtiger, dem natürlichen Verlangen des Babys nachzugeben, immer wieder beim Schlafen die Lage einzunehmen, die ihm am angenehmsten ist, als sich über das Für und Wider Sorgen zu machen, das für jede Schlafposition vorgebracht wird.

Es passiert nie, daß das Baby, wenn es auf dem Rücken liegt, nicht richtig atmet und einen Erstickungsanfall bekommt, es sei denn, es ist krank. Es wird den Kopf aber auch nicht im Bettbezug vergraben, wenn es auf dem Bauch liegt, falls die Mutter nicht zu viele Decken in das Bett stopft. (Man kann darauf verzichten, das Baby dick zuzudecken, wenn man stattdessen einen molligen Schlafanzug oder einen Schlafsack verwendet.) Die Sorgen der Orthopäden über schlechte Fußstel-

lungen als Folge bestimmter Schlafpositionen sind meiner Meinung nach übertrieben. Die meisten Schäden dieser Art haben andere Ursachen und können durch irgendeine Lage beim Schlafen kaum verschlimmert werden. Einer solchen Entwicklung kann durch geeignete Maßnahmen Einhalt geboten werden, wie zum Beispiel durch Fuß- und Beinübungen aus dem Hüftgelenk heraus und, falls erforderlich, durch eine frühzeitige Behandlung, wenn es sich um schwerere Defekte handelt. In solchen Fällen pflegt man einen Gipsverband anzulegen, und zwar zu einem Zeitpunkt, wenn das Wachstum dadurch noch nicht behindert werden kann.

Laura weigerte sich, irgendeine Flaschennahrung anzunehmen. Als die Mutter ihr einmal Zuckerwasser geben wollte, würgte das Baby, bekam keine Luft mehr und verfärbte sich blaurot. Frau King dachte, daß der Sauger nicht in Ordnung sei und versuchte es mit einem anderen.

Laura demonstriert eine Fähigkeit der Geschmacksunterscheidung, die bei vielen Brustkindern stark ausgeprägt ist. Schon frühzeitig sollte man das Baby ab und zu mit einer Flasche füttern, so daß es sich damit vertraut machen kann. Andernfalls ergibt sich vielleicht die Schwierigkeit, daß das Baby eine Ergänzungsmahlzeit ablehnt. Trotzdem scheinen die meisten Babies, die sich sonst weigern, aus der Flasche zu trinken, es zu spüren, wenn eine echte Dringlichkeit dafür besteht, und sie akzeptieren die Flasche, wenn die Mutter krank ist oder keine Milch mehr hat.

Als die Mutter ihr eine Flasche Milch anbot, benahm Laura sich ausgesprochen beleidigt. Sie trank einen Schluck, würgte und spuckte den Sauger aus. Sie runzelte die Stirn und biß die Kiefer fest zusammen. Dann wandte sie sich von der Flasche ab und suchte nach der Mutterbrust. Herr King konnte sie mit der Flasche füttern, wenn seine Frau nicht in der Nähe war. Einmal trank sie ganz brav, als Frau King aus der Küche etwas rief. Laura hörte ihre Stimme, stellte das Saugen ein, verzog das Gesicht, drehte den Kopf in die Richtung, aus der die Stimme kam und weigerte sich, weiter aus der Flasche zu trinken. Das bewies, wie stark sie nach allen Anhaltspunkten, die sie an die »Gestalt« der Fütterung erinnerten, orientiert war. (Damit ist die Atmosphäre gemeint, in der die Fütterung für gewöhnlich stattfindet, und dazu gehören auch alle Begleitreize.)
Als Frau King einmal wegging und Laura in Obhut einer Babysitterin ließ, zappelte Laura herum und war untröstlich. Die ganzen drei Stunden bis zur Rückkehr der Mutter war sie so aufgeregt wie nie zuvor. Die Babysitterin versuchte alles, um sie zu beruhigen. Aber je mehr

sie das Baby schaukelte und rüttelte, desto mehr regte es sich auf. Es verweigerte das Fläschchen, das ihr angeboten wurde. Erst als die Mutter zurückkehrte und es stillte, beruhigte es sich. Es kuschelte sich zufrieden in die Arme der Mutter und war still. Zum ersten Mal fühlte Frau King, daß Laura sie brauchte. Aber gleichzeitig kam sie sich wie eine Gefangene vor.

Das hätte sie wirklich nicht zu denken brauchen. Diese starke Reaktion auf eine Veränderung in der Versorgung hängt von der Empfindlichkeit des Babys auf alle Reize in seiner Umgebung ab. Wenn ein Baby so sensibel ist wie Laura, sollte man es nur von jemanden betreuen lassen, der es versteht (und mag) und so zart mit ihm umgeht, wie es ihm aufgrund seiner Veranlagung zusagt.

Lauras Mahlzeiten begannen länger als eine Stunde zu dauern. Sie schmiegte sich an die Mutter an und saugte manchmal 45 Minuten lang, bis die Mutter sie von der Brust nahm. Da die Mutter aufgrund dieser Stimulation überreichlich Milch hatte, geschah es oft, daß Laura während der langen Saugzeit auch zuviel trank. Meist spuckte sie beim Aufstoßen nach der Mahlzeit auch Milch aus, manchmal noch ein paarmal zwischen den Mahlzeiten. Was immer Frau King auch unternahm – wie zum Beispiel Laura nach dem Trinken aufsetzen oder sie beim Saugen ab und zu pausieren zu lassen –, nichts schien dieses Muster durchbrechen zu können.

Viele Babies spucken einen Teil der Mahlzeit wieder aus, bis sie länger sitzen können, das heißt bis sie zwischen sieben und neun Monate alt sind. Solange sie die Milch nicht in einem Schwall ausstoßen und gut zunehmen, braucht man das nicht unbedingt für krankhaft zu halten. Es kann daher kommen, daß das Baby zuviel oder zu hastig trinkt. Es kann auch ein Hinweis dafür sein, daß der Schließmuskel am Mageneingang nicht richtig funktioniert und Milch zurückfließen läßt. Was immer auch der Grund sein mag, manche Babies sind eben »Spucker«, und es gibt keine Erklärung dafür. Sie spucken weiter, gleichgültig was man dagegen unternimmt, und entwickeln sich trotzdem gut. Spätestens im Alter von neun Monaten hören sie ganz von selbst damit auf. Da erbrochene Brustmilch nicht riecht, ist sie leichter zu ertragen als erbrochene Kuhmilch.

Laura trank weiterhin alle vier Stunden, Tag und Nacht. Sie nahm rasch zu und wog, als sie mit zwei Monaten untersucht wurde, elf Pfund und 400 Gramm. Aber sie hatte den nächtlichen Vier-Stunden-Turnus noch nicht aufgegeben. Da sie immer so ruhig und brav war, wurde sie nicht müde genug, um sich einen längeren Nachtschlaf anzugewöhnen. Die Mutter überlegte, ob sie das Baby nicht abends eine Weile reizen sollte, damit es schreien würde. Eine ihrer Bekannten hatte ihr Baby jeden Abend ausgezogen und es zum Zappeln gebracht. Nach einer solchen aktiven Periode schlief es nachts besser. Frau King fragte sich, ob sie Laura auch so weit treiben sollte. Sie versuchte, Laura abends mit festen Nahrungsmitteln zu füttern, in der Hoffnung, das würde ihren Magen füllen und eine Weile länger vorhalten. Aber Laura lehnte Mahlzeiten dieser Art genauso entschieden ab wie das Fläschchen. Sie kostete ein paar Löffel voll, preßte die Lippen zusammen, runzelte die Stirn und wandte sich ab. Keines dieser Manöver vermochte Lauras festes Muster, Tag und Nacht alle vier Stunden zu trinken, zu ändern.

Bei den meisten Babies ist es nicht so schwierig, die Nachtgewohnheiten zu ändern. Ich könnte mir kaum einen Grund denken, der – zumindest vom Standpunkt des Babys aus gesehen – einen bewußten Versuch, es zum Schreien zu bringen, rechtfertigen würde. Falls die Mutter allerdings ihre Nachtruhe dringend braucht, muß vielleicht doch ein energischer Versuch gemacht werden, um eine kulturelle Anpassung zu erreichen.

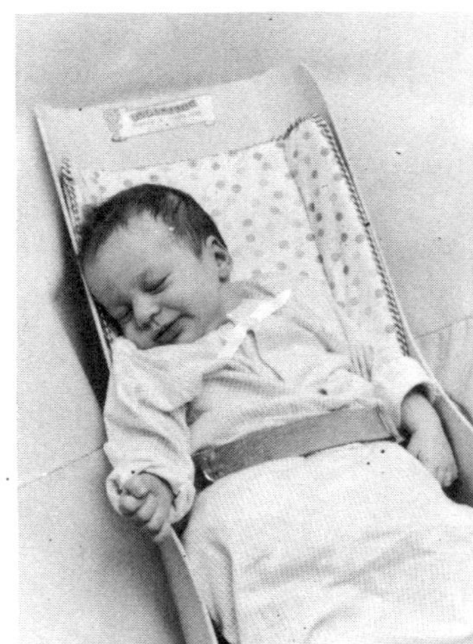

Wenn man Laura in den Armen hielt oder sie in ihr Stühlchen setzte, begann sie zu lächeln. Beim ersten Mal war es ein richtiges »Überraschungslächeln« aus heiterem Himmel, und Herr und Frau King reagierten so aufgeregt, daß sie versuchten, Laura noch mehr zu ermuntern. Lauras Reaktion darauf bestand darin, daß sie die Stirn runzelte und ernst wurde. Wenn die Eltern versuchten, ihr ein Lächeln zu entlocken, wandte sie sich ab und betrachtete das Mobile oder eines ihrer Händchen. Die Eltern fühlten sich durch diese Reaktion ausgeschlossen. Als Frau King das ihrer Mutter erzählte, die Laura ja als Neugeborenes gekannt hatte, meinte diese, daß Laura vielleicht von so viel Stimulation überwältigt wurde und daß eine sanftere Annäherung besser wäre. Der Vorschlag, sie auf ruhigere Art und Weise zu stimulieren, erwies sich als richtig, denn ganz offensichtlich genoß sie sanfte Reize. Als Frau King das merkte, gelang es ihr viel besser, Laura zu Antwortreaktionen zu bewegen. Sie und ihr Mann begannen zu fühlen, daß sie Laura verstanden. Sie begannen, sich wie Eltern zu fühlen!

Laura schrie nur bei zwei Anlässen. Den einen bildeten kurze und plötzliche Ausbrüche von Aktivität, und die zweite Sorte Geschrei kündigte an, daß eine Darmentleerung bevorstand. Die Anfälle von Lebhaftigkeit waren nicht mit irgendeiner innerlichen oder äußerlichen

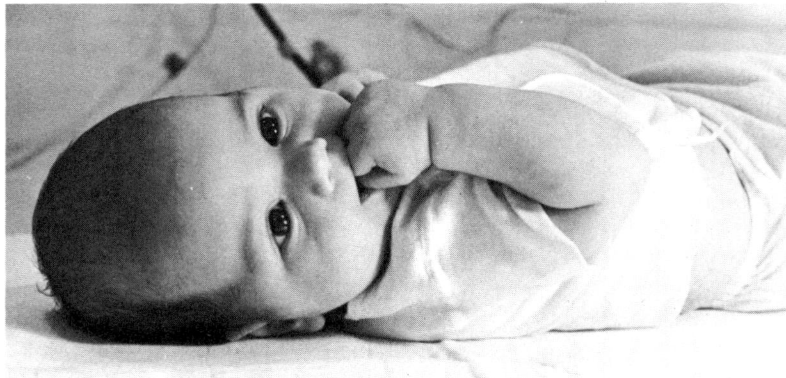

Reizquelle assoziiert und schienen hauptsächlich durch Müdigkeit oder nach langen Perioden des Wachliegens oder Umhersehens ausgelöst zu werden. Sie wurde dann sehr aktiv und wedelte heftig und ruckweise mit Armen und Beinen herum. Im Alter von acht oder neun Wochen war ihre motorische Entwicklung noch nicht so fortgeschritten wie die der beiden anderen Babies. Gewöhnlich lag sie in einer froschähnlichen Haltung da, mit flach abgespreizten Armen und Beinen. Wenn sie aktiv wurde, vollführte sie mit allen vier Extremitäten kreisförmige Bewegungen in alle Richtungen. Ihr Kinn bebte, und sie gähnte häufig. Wenn sie in Fahrt kam, zitterte sie am ganzen Körper und nieste, als ob sie ihre Nase freimachen wollte. Nahm die Mutter sie in die Arme, beruhigte sie sich sofort und richtete ihren Blick aufmerksam auf das Gesicht der Mutter. In solchen Momenten war ihre Muskelspannung besser, und die Mutter reagierte darauf dankbar, indem sie das Baby immer öfter in die Arme nahm.

Wenn Frau King sie im Kinderwagen ausfuhr, demonstrierte Laura die gewohnte Empfindlichkeit auf Reize. Die Fahrbewegung gefiel ihr sehr, und sie lag still da, blickte um sich und betrachtete alles, was in ihren Blickwinkel geriet. Blieb die Mutter stehen und sprach mit jemandem, verzog sie unwillig das Gesicht. Beugte der Betreffende sich über den Wagen, um zu ihr zu reden, runzelte sie die Stirn und drehte den Kopf nach der Wagenseite. Angesichts dieser negativen Reaktion auf Fremde machte es Frau King keinen Spaß, Laura während der Ausfahrten bewundern zu lassen, und sie genoß die Spaziergänge nicht mehr so sehr.

Ich bin schon oft von Müttern gefragt worden, ob es unbedingt nötig sei, das ganz junge Baby auszufahren. Ich pflege darauf zu antworten,

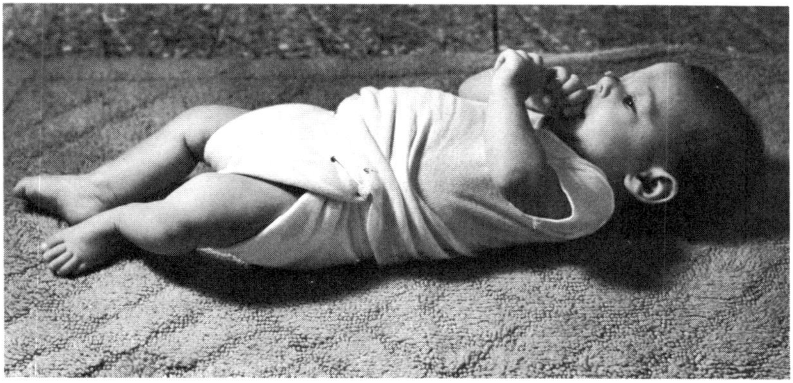

daß ein Spaziergang für die Mutter empfehlenswert sei, aber ich bezweifle, daß es das auch für das Baby ist. Bestenfalls wird dadurch sein Kreislauf »angeregt«, aber das wird auch erreicht, wenn man ein Fenster öffnet, so daß die Zimmertemperatur sich ändert. Vom Standpunkt des Babys aus gesehen, kann ich keinen Grund nennen, weshalb ein Spaziergang in den ersten Lebenswochen wichtig sein sollte.

In den ersten Tagen nach der Entlassung aus der Klinik hatte Laura oft Stuhlgang (sechs- bis achtmal am Tag). In der fünften Woche merkte Frau King erst nach drei Tagen, daß sie keine verschmutzte Windel mehr gesehen hatte. Sie führte ein Thermometer rektal ein, und Laura produzierte einen normalen losen Stuhl.

Viele Brustkinder haben tagelang keinen Stuhlgang. Ich kenne drei Babies, denen es acht Wochen lang gar nichts ausmachte, nur an jedem neunten Tag Stuhlgang zu haben, und dazwischen nichts! Das kann bei einem Brustkind völlig normal sein. Wenn der Stuhl nicht hart wird, braucht man es nicht als Verstopfung zu behandeln. Gegen die Anstrengung und das Pressen des Babys bei diesen flüssigen Stuhlgängen kann man weder durch mechanische Maßnahmen noch durch Abführmittel etwas tun. Ich bin überzeugt, daß schon viele normale Verdauungswege ruiniert worden sind, weil die Mutter zuviel des Guten tat.

Laura schien manchmal kurzatmig zu sein und nieste, als ob sie ihre Nase freimachen wollte.

Eine Verstopfung oder Verschleimung der Nase und der oberen Atemwege kann durch zu trockene Luft, Staub oder Wollfasern von flau-

schigen Decken verursacht sein. Diese Reizung wird schlimmer, wenn das Baby spuckt, weil dadurch im hinteren Teil der Nasenlöcher Milchreste steckenbleiben können, die das Baby stören und die es durch Husten oder Niesen zu beseitigen versucht. Hier kann ein Verdunster im Zimmer helfen. Das ist im Winter besonders wichtig, wenn die Zimmerluft trocken und warm, die Außenluft kalt ist und zu stark reizt. Obwohl es durch den Schleim und die Milchreste in der Nasenhöhle zu geräuschvoller Atmung und einem »Rasseln« bei jedem Atemzug kommen kann, das sich durch die ganze Brust fortsetzt, besteht kein Anlaß zur Besorgnis. Das Baby erstickt nicht an dem Schleim. Da ein Säugling normalerweise nur bei akuter Atemnot durch den Mund atmet, kann es vorkommen, daß er längere Zeit still daliegt und durch die Nase schnauft. Man kann ihm helfen, die Absonderungen hinunterzuschlucken, indem man das Kopfende des Bettes ein paar Zentimeter anhebt. Man kann dem Baby auch Zuckerwasser geben, denn beim Schlucken zieht es den Nasenschleim hoch und in die Speiseröhre. Zum Auswaschen der Nase kann man eine Lösung aus Kochsalz (einen viertel Teelöffel voll) und sterilem Wasser (230 ml beziehungsweise ein Glas voll) herstellen, drei Minuten lang abkochen und dann in die Nase träufeln.

Die Druckstellen von der Zangengeburt waren noch nicht ganz verschwunden. Unter den verfärbten Hautstellen schien sich derbes Narbengewebe gebildet zu haben.

Unter diesen Druckstellen bilden sich oft erbsgroße Knötchen im Fettgewebe. Sowohl die Hautverfärbung als auch das darunter liegende Narbengewebe verschwinden im Laufe der Zeit, ohne eine Spur zu hinterlassen.

»Wann kann ich endlich mit ihr spielen?« fragte Frau King den Kinderarzt fast naiv. Hätte er nicht die ängstliche Besorgnis herausgespürt, die sich hinter ihrer Bitte um Hilfe verbarg, würde er vielleicht über sie gelacht haben. Statt dessen antwortete er: »Sie gehört ja Ihnen, spielen Sie mit ihr, wann immer Sie Lust dazu haben.« Aber er hätte ihr mehr Unterstützung geben sollen. Frau King brauchte Richtlinien und jemanden, der sie antrieb, mit dem Baby zu spielen, um die ruhige Isolierung, mit der Laura sich umgab, zu durchbrechen. Bei ihren verzögerten, langsamen Reaktionen auf Reize zeigte Laura eine Empfindlichkeit, welche nach einer ganz bestimmten Art von Stimulation und einem begrenzten Auswahlbereich dieser Reize verlangte. Auf Reize außerhalb dieses Bereiches reagierte sie entweder gar nicht oder

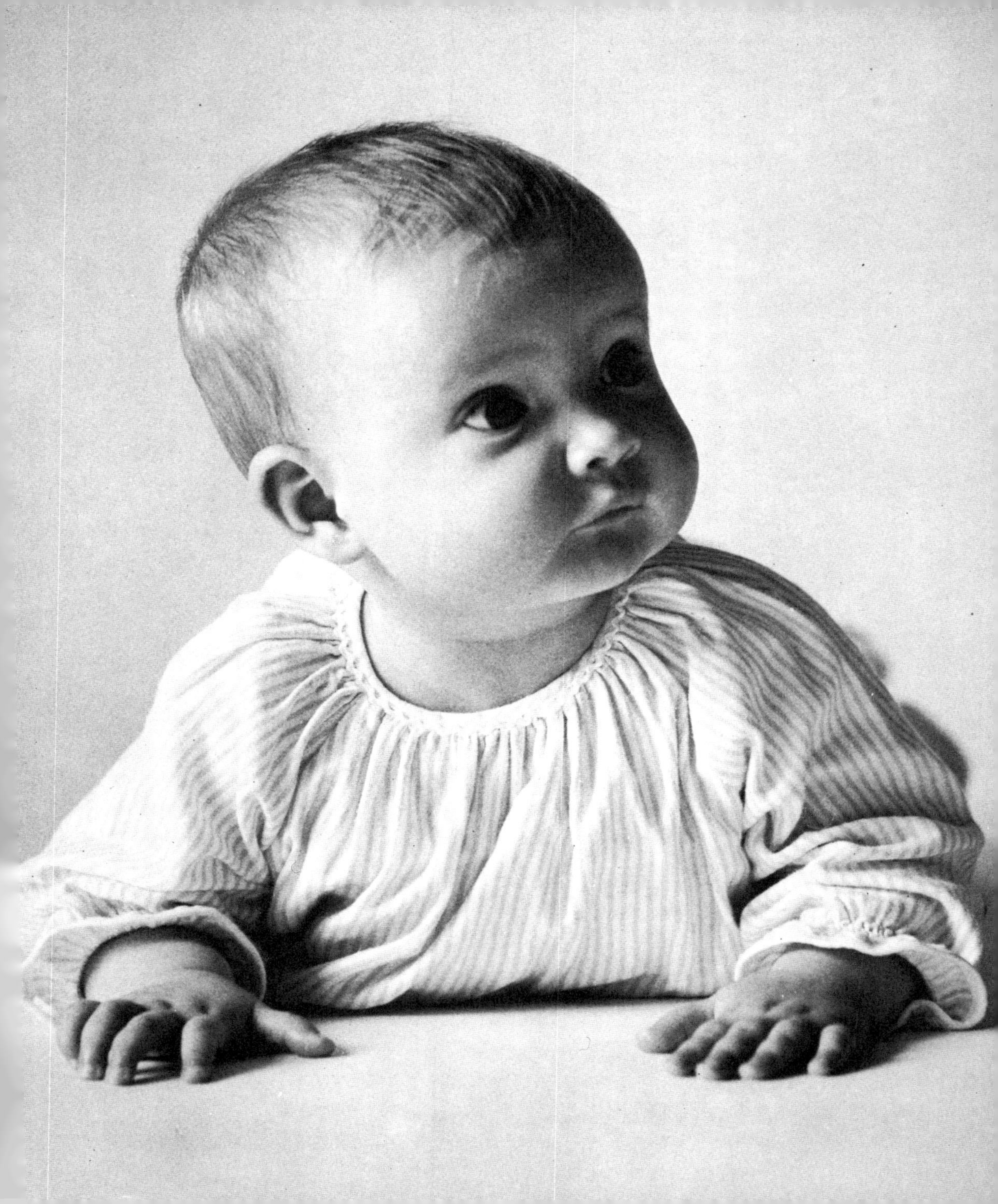

wandte sich ab, und das wirkte auf die kontakthungrigen Eltern jedesmal wie eine Zurückweisung. Die Tatsache, daß Frau King fähig war, ihre Depression abzuschütteln und um Rat zu fragen, was sie tun könnte, um Laura näher zu kommen, bewies ihren Wunsch, eine gute Mutter zu sein. Laura war wirklich kein einfaches Erstgeborenes, und die Eltern hatten zu diesem Zeitpunkt noch nicht den Eindruck, daß es ihnen gelungen war, bei Laura voranzukommen.

Das lebhafte Baby

Daniels Leistungsrepertoire wuchs mit jedem Tag. Seinen Eltern kam es vor, als ob sie alle auf einem Bobschlitten säßen, den Daniel steuerte und in voller Fahrt bergab sausen ließ, während die übrige Familie sich verzweifelt festzuhalten versuchte. Bis zu zehn Stunden pro Tag war er von nicht erlahmender Aktivität, und seine Eltern wunderten sich, wie wenig er schlief. Frau Kay und Mark wurden nicht müde, ihn zu beobachten und sich über ihn zu amüsieren. Herr Kay sah ihn nur abends, wenn er am anstrengendsten war, denn dann wurde er unruhig. Daher war es für ihn schwierig, die Begeisterung seiner Frau und Marks über Daniels Fortschritte zu teilen.
Legte sie Daniel auf dem Rücken ins Bettchen, begann er gleich eine quirlige motorische Aktivität zu entwickeln. Seine Arme kreisten wie Windmühlenflügel in weiten Bogen um seinen Kopf. Er schlug sich mit den Armen kräftig über das Gesicht, zerkratzte sich, und manchmal erwischte er dabei sogar die Augen. Die Mutter schnitt ihm zwar häufig die Fingernägel (immer wenn er schlief!), aber das nützte nicht viel. Gelegentlich hinterließen seine Fingernägel im Weißen der Augen winzige rote und blutende Stellen. Frau Kay überlegte, ob sie ihm Fäustlinge oder Socken über die Hände ziehen sollte, um sein Gesicht zu schützen.

Derartige Kratzer heilen rasch gut ab. Es kommt so selten vor, daß ein Baby seine eigenen Augen verletzt, daß man sich deswegen keine Sorgen zu machen braucht. Wird die Bindehaut von einem Fremdkörper zerkratzt, zum Beispiel vom Fingernagel der Mutter, kann es Komplikationen geben, aber wenn das Baby sich selbst kratzt, gibt es keine Infektion, weil das anscheinend von der körpereigenen Abwehr verhindert wird. Die Kratzwunde verheilt rasch, ohne eine Narbe zu

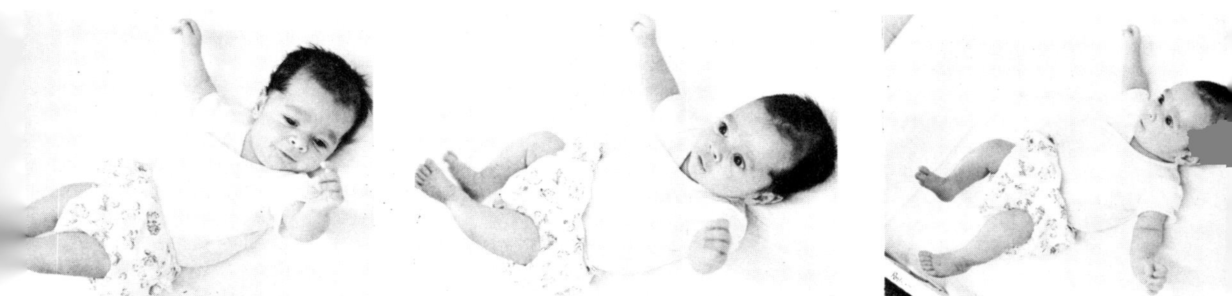

hinterlassen. Das ist ein wahres Glück, denn Babies kratzen sich ziemlich oft. Es ist besser, man findet sich mit der Möglichkeit ab, daß das Baby sich eine Kratzwunde zufügt, und läßt ihm dadurch die volle Bewegungsfreiheit der Hände. Wenn die Hände des Babys bedeckt sind, wird ein großer Sektor seiner Erlebensfähigkeit ausgeschaltet. Es muß seine Welt mit Hilfe der Finger erforschen, seine Hände beobachten und betrachten können und mit ihnen auch sein Gesicht und seinen Mund explorieren. Tierversuche haben gezeigt, daß ein Tierjunges, das nicht beobachten kann, wie seine Glieder sich bewegen, in seiner motorischen Entwicklung schwer geschädigt wird. Dasselbe gilt zweifellos auch für menschliche Babies.

Frau Kay beschloß, Daniels Aktivität nicht einzuengen, da sie der Meinung war, daß diese Lebhaftigkeit ein Bestandteil seines Charakters war. Nach einer Weile zielten seine herumkreisenden Hände auf den Mund, und er stieß ein paarmal nach, bis er endlich am Ziel seiner Wünsche war – nämlich am Daumen zu saugen. Als der Kontakt hergestellt war, saugte er den Daumen mit so viel Kraft an, daß die Mutter im Nebenzimmer ein leises »plopp« hören konnte. Sie konnte sich nur wundern, daß er nicht an seinem Daumen erstickte. Während Daniel sich im Zimmer umsah, lutschte er energisch weiter. Sein ganzer Körper war nach dem Lutschen orientiert und vor Eifer gespannt. Durch das Saugen war er fähig, seine motorische Unruhe zu kontrollieren, und es war klar, daß dies eine wichtige Episode in seinem Tagesablauf war. In dieser Periode der relativen Ruhe konnte Daniel sich ungehindert im Zimmer umsehen und die gleiche Art visueller Erfahrung aufnehmen, wie es Laura und Tommy taten, die dafür allerdings mehr Zeit aufwenden konnten, weil sie nicht durch lange, unruhige Perioden davon abgehalten wurden. Wenn er die ziemlich hektische Aktivität, die seine ganze Energie in Anspruch nahm, nicht selbst hätte abbremsen können, wäre Daniel vielleicht nicht fähig gewesen, seinen wichtigen visuellen Erfahrungsschatz zu erweitern. Bei derartig aktiven, ruhelosen Babies fühlt man sich versucht, ihnen eine Methode zur Entspannung »beizubringen«.
In dem Maße, wie er das Interesse an seinem Daumen verlor, oder wenn ihm der Daumen bei einer Schreckreaktion auf ein fremdes Geräusch wegrutschte, begann er wieder unruhig zu werden. Er stieß mit den Beinen wie ein Radfahrer, während die Arme um den Kopf kreisten. Er wand seinen Körper von einer Seite auf die andere und rollte dabei oft auf den Bauch. Dann war er jedesmal überrascht und verstört und schrie, bis die Mutter kam und ihn wieder umdrehte. Er schob sich bis ans Kopfende des Bettes vor. Dort angekommen, lag er

einen Augenblick still, dann begann er wieder zu turnen. Nachdem er ein paar Minuten in der Ecke des Bettes eingekeilt gewesen war, schrie er zornig und hilflos, und wieder mußte seine Mutter ihm zu Hilfe kommen. Sie zog ihn in die Mitte des Bettes, und dann fing alles wieder von vorn an.

Manche Babies suchen nach einer Ecke oder der Kopflehne des Bettchens und geben erst Ruhe, wenn sie mit dem Kopf einen festen Widerstand finden. Verhaltensforscher haben das als einen Versuch der Rückkehr in den Uterus ausgelegt, und zwar in eine Lage, bei der der Kopf im Becken steht. Man kann das mit dem Versuch vergleichen, beim Schlafen eine fetale Lage einzunehmen. Aber ein so aktives Baby wie Daniel ist nicht leicht zu trösten, und eine so einfache Stütze wie zum Beispiel eine Schlafposition kann seine Unruhe nicht wirksam dämpfen.

Am Ende des zweiten Monats hatte Daniel gelernt, daß seine Mutter erschien, sobald sein Geschrei eine bestimmte Tonlage annahm. Allmählich wurde ihr klar, daß er sie nur »ausprobieren« wollte, denn wenn sie ans Bett trat, entspannte er sich und lächelte. Sie fühlte sich von ihm ausgenutzt, aber sein Lächeln war so entzückend, daß sie jedesmal wieder weich wurde. Frau Kay freute sich an Daniels Energie. Wäre das nicht der Fall gewesen, hätte es sich für beide Seiten katastrophal auswirken können. Wenn sie über seine ziemlich derbe Art, sie herbeizurufen, verärgert gewesen wäre, dann hätte sie vielleicht auch seine Hilfeschreie ignoriert. Daniel brauchte sie, damit sie ihn aus der Klemme erlöste, in die er sich hineinmanövriert hatte — genauso wie er sie brauchte, damit sie ihn aus der Ecke herauszog. Indem sie auf dieses Bedürfnis reagierte, erreichte sie zweierlei: 1. Sie förderte sein und ihr Vergnügen an seiner motorischen Aktivität; 2. sie zeigte ihm, wie er sich selbst aus schwierigen Situationen heraushelfen konnte.

Wenn sie Zeit hatte, an seinem Bett zu stehen und ihn zu beobachten, reagierte er darauf, indem er eine Vorstellung für sie gab. Er wölbte den Rücken, wand und drehte sich, stieß mit den Beinen und steigerte sich zu einem solchen Höhepunkt, daß sogar Frau Kay sich erschöpft fühlte.

Er lernte, mit ihr zu »sprechen«. Wenn sie oder Mark ihn beobachteten, breitete sich langsam ein Lächeln auf seinem Gesicht aus, und er machte gurgelnde Geräusche. Das Lächeln schien erst seine Glieder und dann seinen Rumpf zu aktivieren, und dann sah es aus, als ob sein ganzer Körper sie »anlächelte«. Wenn sie sich über ihn beugte, dann gurgelte und krähte er. Aber wenn diese Episode zu lange dauerte,

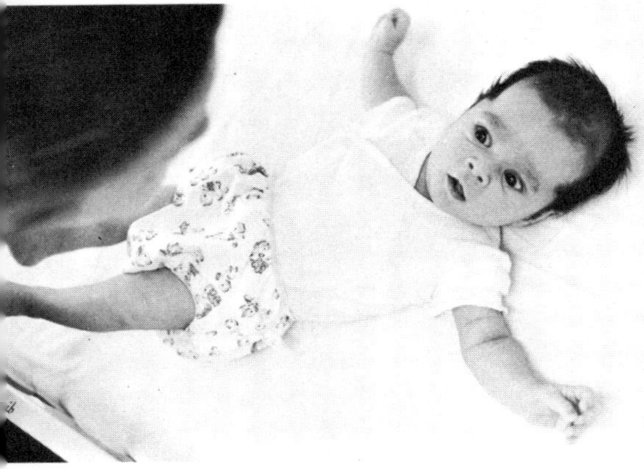 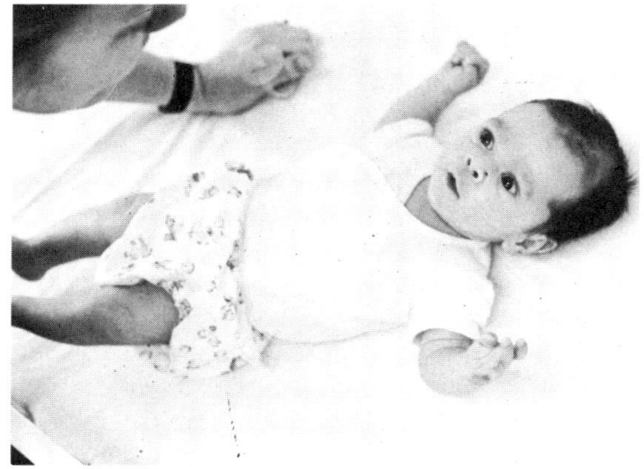

wurde er nervös, und das Lächeln verwandelte sich mit blitzartiger Geschwindigkeit in ein enttäuschtes Geschrei.
Der Vater zog eine Schnur, auf der Garnrollen aufgereiht waren, über das Bett, damit er etwas zum Spielen hatte. Er hatte schnell gelernt, mit der Hand danach zu schlagen. Anfangs schlug er vorbei, aber allmählich traf er sie besser, und dann gab es ein klapperndes Geräusch. Als er merkte, daß er dieses Klappern selbst hervorbrachte, ging er konzentriert an die Arbeit. Er aktivierte seinen ganzen Körper, so daß er die Spulen mit den Unterarmen treffen konnte.

Die Notwendigkeit, den ganzen Körper in Bewegung zu setzen, um nur mit den Händen oder Füßen eine Teilhandlung auszuführen, ist für den Lernprozeß in diesem Alter charakteristisch. Sie stellt einen der entzückendsten Aspekte des Säuglingsalters dar. Wenn das Baby dann älter wird und fähig ist, eine bestimmte Bewegung von dieser Totalreaktion zu isolieren, verliert es etwas von seiner Drolligkeit. Sich darüber bewußt zu sein, wie ein bestimmtes Geräusch entsteht und so folgerichtig zu handeln, in dem man immer wieder ausholt und auf etwas einschlägt, sind Fähigkeiten, die aber wenige Kinder schon im zweiten Monat beherrschen.

Wenn er am Tag oder abends zum Schlafen hingelegt wurde, brach ein Aufruhr aus. Daniel war wütend, wenn er auf den Bauch gelegt wurde. Da das die einzige Position war, in der er einschlief, wußte seine Mutter, daß die Bauchlage für ihn gleichbedeutend mit der Aufforderung war, jetzt zu schlafen. Er hob den Kopf steil nach oben und sah sich nach Hilfe um. Er brüllte zornig. Er stemmte die Arme gegen die Matratze und bog den Körper nach oben. Die Beine vollführten kräftige Stoß- und Kriechbewegungen. Er schob sich mit aller Kraft vorwärts. Da er das auch nachts regelmäßig tat, war es für Frau Kay ein hoffnungsloses Unterfangen, ihn zugedeckt zu halten.

Die Mutter eines so aktiven Babys kann unter zwei Möglichkeiten wählen: 1. Sie kann es fest anschnallen; 2. sie steckt es in einen Schlafsack, der seine Arme frei läßt, und in dem es sich ungehindert bewegen kann, ohne daß eine extra Zudecke erforderlich ist.

Frau Kay und ihr Mann entschieden sich für die letztere Möglichkeit. Sie waren der Auffassung, daß die körperliche Aktivität für Daniel ein wichtiges Ventil war, und daß er schließlich mindestens 12 von 24 Stunden in der Schlafposition zubrachte. Sie hielten es nicht für richtig, seine Aktivität dadurch einzudämmen, indem sie ihn anbanden – sogar nachts.
Daniel hatte einen leichten Schlaf. Die ganze Nacht durch wimmerte er immer wieder leise. Er wachte regelmäßig alle drei Stunden auf. Dann schrie er einmal kurz, hob den Kopf, jammerte leise, schob sich an das Kopfende des Bettes, brachte die Finger an den Mund und schlief wieder ein. Seine Eltern, bei denen er anfangs schlief, wachten jedesmal auf. Schließlich kamen sie zu der Ansicht, daß es sowohl für ihn als auch für sie selbst besser sei, wenn er ein Zimmer für sich hätte. Er spürte in diesen halbwachen Perioden ihre Anwesenheit, reagierte darauf, indem er ganz aufwachte und schrie nach ihnen. Sobald er ein eigenes Zimmer hatte, schlief er ungestörter.
Am Tag dauerten seine Nickerchen zwischen einer und zwei Stunden. Im Laufe des Tages pflegte er dreimal einen solchen Zustand der Erschöpfung zu erreichen, daß er vor Müdigkeit zu schreien anfing. Wenn seine Mutter merkte, daß er müde war, drehte sie ihn auf den Bauch, und dann schlief er allmählich ein.

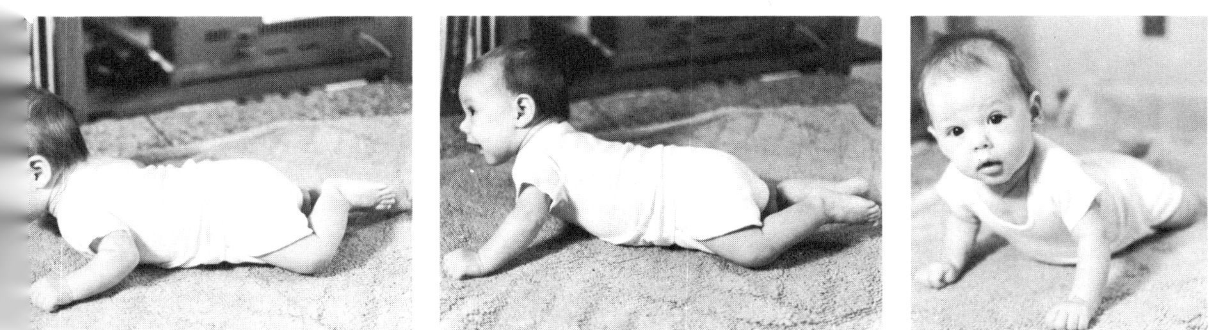

Frau Kay hätte sich auch gern ausgeruht, während Daniel schlief. Sie fühlte sich meist angespannt und erschöpft. Sie hatte an all seinen Aktivitäten viel Spaß, spielte gern mit ihm und fand es aufregend, ihn zu beobachten; aber es war nicht leicht mit ihm.

Er haßte das Babystühlchen, weil es die Bewegungsfreiheit von Armen und Beinen einschränkte, und er zappelte so lange, bis er sich mit durchgedrücktem Rückgrat herausgekämpft hatte. Eines Tages hatte Frau Kay ihn im Stühlchen auf einen Tisch in der Küche gestellt, während sie arbeitete. Sie hörte ein Geräusch, drehte sich um und sah gerade noch, wie er mit dem Babystühlchen umkippte und über die Tischkante herunterfiel. Er schlug mit dem Gesicht auf dem Fußboden auf und begann sofort zu schreien.

Zum Glück schlug er nicht so hart auf, daß er bewußtlos wurde. Als sie ihn erreichte, zappelte er schon heftig mit Armen und Beinen. Sie tastete ihn ab, entdeckte aber keine druckempfindlichen Stellen. Der Arzt sagte ihr, worauf sie achten solle, um sicherzugehen, daß keine Gehirnerschütterung vorlag.

Perioden der Teilnahmslosigkeit, auf Lichteinfall nicht reagierende Pupillen sowie wiederholtes Erbrechen können Hinweise für eine Gehirnerschütterung sein. Die meisten Babies fallen irgendwann einmal auf den Kopf, und so gut wie alle überleben es. Wenn das Baby bewußtlos ist oder eines der oben erwähnten Symptome zeigt, sollte es vom Arzt auf eine Gehirnerschütterung untersucht werden.

Frau Kay machte sich schwere Vorwürfe und war ganz durcheinander, aber Daniel schien es gutzugehen. Sie stellte ihn nie wieder im Stühlchen auf einen Tisch.

Ein Baby kann plötzliche Reflexe haben und in seinem Stühlchen oder auf einem Tisch umkippen oder sich herumschnellen. Jede Mutter sollte es sich zur Gewohnheit machen, das Baby mit einer Hand festzuhalten, wenn es auf einem Tisch oder Bett liegt und sie es einen Moment lang nicht im Auge behalten kann. Ich habe erlebt, daß ein vier Wochen altes Baby sich vom Tisch herunterschnellte, als die Mutter ihm den Rücken kehrte, und sich einen Schädelbruch holte. Wenn sie das Baby mit einer Hand festgehalten hätte, wäre das nicht passiert.

Daniel hatte immer noch eine Abneigung gegen das Baden. Wenn er ausgezogen wurde, zappelte er und wehrte sich mit aller Kraft. Er schlug mit Armen und Beinen um sich, er zuckte zusammen, begann zu jammern und steigerte sich schließlich in ein solches Geschrei hinein, daß seine Mutter sich jedesmal vor dieser Plackerei fürchtete. Es kam soweit, daß sie ihn erst nur noch jeden zweiten Tag, dann bloß zweimal in der Woche badete und sich dabei so beeilte, daß der Schmutz in den Hautfalten kleben blieb.

Man muß wirklich nicht jeden Tag baden. Kinder mit empfindlicher oder trockener Haut dürfen höchstens einmal die Woche baden – und überleben auch. Bei einigen Völkern, zum Beispiel bei den Eskimos und indischen Gebirgsbewohnern, baden sich weder die Kinder noch die Erwachsenen jemals ganz. Wenn beim Windelwechsel das Gesäß und die Genitalregion gesäubert werden, braucht man solche überaktiven Babies nicht jeden Tag zu baden.

Daniels allabendliches Geschrei steigerte sich rasch zu einem ununterbrochenen, fordernden und durchdringenden Geheul. Dabei versteifte er sich, hörte zu zappeln auf und schien seine ganze Energie darauf zu richten, daß er genug Luft bekam, um möglichst lange und hohe Jammerlaute produzieren zu können. Seine Haut verfärbte sich blaurot. Manchmal strengte er sich so an, daß er nicht mehr atmen konnte. Nach einer solchen Periode des zeitweisen Atemstillstands (Apnoe) wurde er ruhig. Dann gähnte er und begann aufs neue zu schreien. Der Vater oder die Mutter nahm ihn auf und versuchte, ihn auf der Schulter herumzutragen. In steifer Haltung thronte er hoch oben und machte keinen Versuch, seinen Sitz bequem anzupassen. Er zappelte störrisch, wenn man ihn in die Arme nahm. Anscheinend mochte er nicht gehalten werden. Wenn man ihn kräftig schaukelte oder rasch herumging, während er auf der Schulter saß, wurde er für eine kurze Weile ruhig, aber den Eltern kam es vor, als ob es ihm kein sonderliches Vergnügen machte, auf der Schulter zu reiten. Sobald sie ihre Bemühungen, ihn zu trösten, einstellten, nahm er einen neuen Anlauf und schrie.
Sie versuchten es mit einem Schnuller. Frau Kay hatte es immer geschaudert, wenn sie Babies mit »Stöpseln« im Mund sah, wie sie es nannte. Sie hatte sich geschworen, ihren eigenen Kindern niemals einen Schnuller zu geben. Aber in den wenigen Wochen seines Lebens war es Daniel gelungen, viele ihrer vorgefaßten Meinungen darüber, wie man ein Kind aufziehen soll, umzustoßen. Zuerst nahm er den Schnuller an, kaute darauf herum, saugte kurz daran, und dann spuckte er ihn entschlossen aus. In den Perioden friedlicher Aktivität konnte Frau Kay ihn dazu bringen, daß er manchmal 15 Minuten lang am Schnuller saugte. Aber eigentlich hatte sie den Eindruck, daß er den Schnuller gar nicht brauchte, wenn er friedlich war. Aber wenn er abends unruhig wurde, war er nicht zu bändigen und lehnte dieses Hilfsmittel mit charakteristischer und energischer Entschlossenheit ab.

Viele Mütter sind sich nicht ganz im klaren, ob die Verwendung eines Schnullers sinnvoll ist. Ich persönlich bin der Meinung, daß es nicht darauf ankommt, welches Hilfsmittel die Mutter dem Baby anbietet, sondern wie sie es tut. Fast jedes Baby hat das Bedürfnis, auch zwischen den Mahlzeiten zu saugen. Läßt man ihm freie Hand, findet es von allein einen Weg, diesen Wunsch zu befriedigen, indem es am Daumen oder an den Fingern saugt, und bei diesem Vorgang ist es von seiner Umgebung unabhängig. Der Schnuller ersetzt das Interesse an seinen eigenen Fingern, ist jedoch kein selbständig gewähltes Hilfsmittel. Daher wird er dem Baby manchmal angeboten, wenn es ihn gar nicht braucht. Viele Mütter machen viel zuviel Gebrauch vom Schnuller und verwenden ihn wirklich schon beim sehr kleinen Baby wie einen »Stöpsel«. Man braucht sich nicht zu wundern, wenn ein Baby, dem ständig dieses Hilfsmittel aufgedrängt wird, im Alter von zwei Jahren träge und dick ist und immer etwas im Mund haben muß, um glücklich zu sein. In solchen Fällen ist es eher die Mutter, die Hilfe nötig hätte, und nicht das Baby.

Frau Kay besprach mit dem Arzt Daniels Magenfahrplan, um herauszufinden, ob er vielleicht vor Hunger so regelmäßig schrie. Tagsüber trank er gut. Er schluckte seine Mahlzeiten mit dem gleichen Eifer hinunter, den er auch auf anderen Gebieten zeigte. Anfangs spuckte er eine ziemliche Menge wieder aus, aber dann lernte Frau Kay, den Sauger so zu präparieren, daß er mindestens 15 bis 20 Minuten Saugzeit hatte. Er schien nach jedem Fläschchen zufrieden zu sein und hatte sich tagsüber ein regelmäßiges Vier-Stunden-Schema angewöhnt. Abends, wenn er unruhig wurde, konnte man ihn zwar dazu bringen, daß er 30 oder 60 ml trank, aber er zeigte dabei das gleiche Desinteresse wie für den Schnuller. Stieg seine Unruhe, kam die ganze Milch wieder hoch. Wenn er sich wieder beruhigt hatte, trank er mit dem üblichen Appetit 180 bis 210 ml und schlief dann acht Stunden. Also konnte seine Unruhe kaum auf Hunger zurückzuführen sein.
Frau Kay versuchte, Daniel abends mit Reisflocken zu füttern; vielleicht würde ihn das beruhigen. Er nahm sie wie einen dünnen Brei mit einem Teelöffel. Die ersten paar Tage schien er sogar Geschmack daran zu finden, und Frau Kay hoffte schon, eine Lösung des Problems gefunden zu haben. Er aß bis zu zwei Eßlöffel voll von den in Milch aufgeweichten Flocken. Aber auch das konnte sein Geschrei nicht abstellen. Nach den ersten paar Tagen begann Daniel zu würgen, wenn die Mutter ihn mit Reisflocken fütterte. Zuerst schluckte er zwar, dann spuckte er, würgte, hörte auf zu atmen und zappelte im Babystühlchen herum. Offenbar mochte er die Flocken nicht mehr. Wenn er dann

endlich den Daumen an den Mund gebracht hatte und daran saugte, rutschten auch die Reisflocken besser hinunter, und danach schien ihm der Brei mehr zu behagen. Einmal versuchte Frau Kay, seine Hände festzuhalten, damit er sich nicht so beschmierte, aber da weigerte sich Daniel kategorisch, weiterzuessen. Er verdrehte den Kopf, preßte die Kiefer zusammen und begann zu schreien. Als sie seine Hände losließ, akzeptierte er den angebotenen Löffel wieder, nahm einen Mund voll und half sich beim Schlucken, indem er an den Fingern saugte. Obwohl er jeden Abend die Reisflocken annahm, schrie er genauso wie vorher, und jetzt stand fest, daß ihn nicht der Hunger dazu trieb.

Der Arzt, dem er mit zwei Monaten vorgestellt wurde, war mit seiner Entwicklung zufrieden. Daniel war vier Zentimeter gewachsen und hatte trotz seiner Lebhaftigkeit 675 Gramm zugenommen. Frau Kay sprach mit dem Arzt über zwei »Defekte«, die sie und ihren Mann beunruhigten. Bei dem ersten handelte es sich um eine Ungleichheit der Augenform. Daniels linkes Auge sah kleiner aus als das rechte. Der Arzt erklärte Frau Kay, daß das auf seiner Vorreife und einer altersbedingten Ungleichheit der Muskelspannung der Augenlider beruhte und im Laufe der Zeit fast ganz verschwinden würde. Die zweite Sorge waren Daniels O-Beine; die Kays machten sich Gedanken darüber, ob das wohl normal sei. Da die Fußgelenke gut biegsam und die Hüftgelenke in Ordnung waren, konnte der Arzt Frau Kay versichern, daß die Krümmung der Unterschenkel eine ganz normale Folge der Lage im Uterus sei, als die Beine sich um den Körper geschlungen hatten. Das würde sich später durch die Gewichtsbelastung beim Stehen geben, sofern das Baby immer ausreichend Vitamine zur Rachitisvorbeugung erhielt.

Dann sprachen sie über Daniels unbändige Aktivität und seinen anstrengenden Tageslauf. Als Frau Kay darüber berichtete, machte sie die Entdeckung, daß der Stolz und die Freude, die seine Entwicklung ihr bereiteten, ihre Klagen überwogen. Der Arzt war genauso begeistert wie sie über Daniels Drang, motorische Leistungen zu vollbringen, wie er sich durch das zielbewußte Schlagen nach bestimmten Gegenständen, durch sein Lächeln und die Stimmübungen, durch die Fähigkeit, sich selbständig umdrehen zu können, durch die Kriechbewegungen im Bett und durch die Fähigkeit, einen in seine Hand gelegten Gegenstand längere Zeit festhalten zu können, manifestierte. Der Arzt nannte ihn einen Frühentwickler und sagte, daß er seinem Alter wohl um einen Monat voraus sei.

Er bestätigte Frau Kays Annahme, daß die Unruheperiode mit dem starken Drang nach körperlicher Aktivität vergesellschaftet sei – ein unvermeidlicher Zusammenbruch am Ende des Tages. Er warnte sie, daß es keine Zauberformel gäbe, durch welche diese Unruheperiode beeinflußt werden könnte. Nur die Zeit und die fortschreitende Reife könnten Abhilfe schaffen, und wenn Daniel erst einmal ein Vierteljahr alt sein würde, dann würde er andere Ventile für seine Energie finden. Er riet ihr, mit Daniel so oft wie möglich zu spielen und sich an ihm zu erfreuen, und tat sein Bestes, um ihr auszureden, daß sie ihm nicht gewachsen sei, wenn er seine abendlichen Anfälle von Verzweiflung hatte.

Der dritte Monat V

Das durchschnittliche Baby

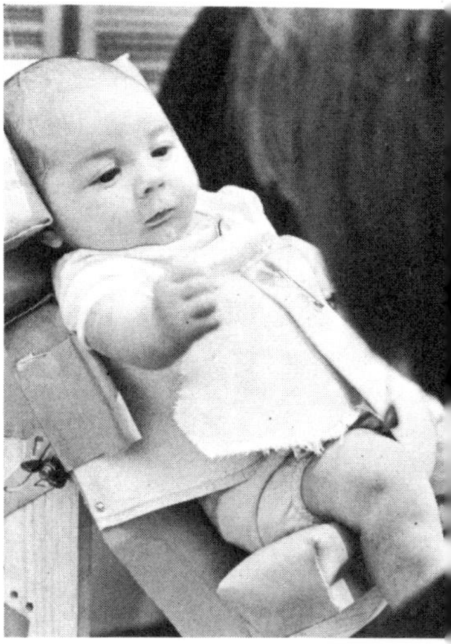

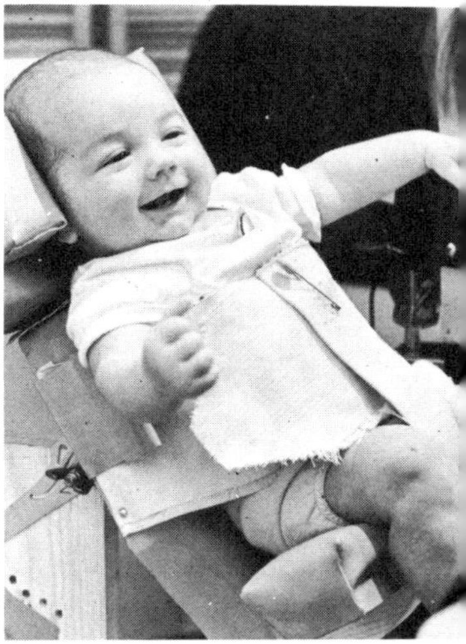

Der dritte Lebensmonat brachte die Belohnung für die beiden vorangegangenen Monate. Als diese Periode zu Ende ging, war so viel passiert, war das Leben so viel leichter und lohnender geworden, daß Herr und Frau Moore fast euphorisch waren. Tommy hatte sich bereits zu einem interessanten und zugänglichen Menschlein entwickelt. Seine Reaktionen schienen in keinem Verhältnis zu den ihm gebotenen Anregungen zu stehen, und er war so entzückend, daß die Eltern das Gefühl hatten, daß sie es eigentlich nicht verdienten, so ein Baby zu haben. Wenn Frau Moore sein rundes Gesichtchen und seinen wohlgenährten Körper betrachtete und er mit einem Lächeln und kleinen Krählauten darauf reagierte, dann verspürte sie den Wunsch, noch viel mehr Babies zu bekommen.
Herr Moore erfand Kosenamen für ihn und spielte jetzt mit ihm, so oft er konnte, schmuste mit ihm und drückte ihn an sich. Tommy quittierte all diese Aufmerksamkeiten mit wonnevollen Glucksern. Herr Moore hatte sich oft gefragt, wann er für Tommy wohl das gleiche Gefühl verspüren würde, das die beiden älteren Kinder damals in ihm erweckt hatten. Er hatte sich insgeheim Vorwürfe gemacht, weil er für das neue Baby so wenig Gefühl aufbringen konnte. Wenn er jetzt zu Tommy ging, dann wandte das Baby sich sofort dem Gesicht des Vaters zu. Nach einem kurzen forschenden Blick konzentrierte er sich auf die Augen und den Mund des Vaters und wurde aktiv. Dann lächelte er spontan, strampelte mit den Beinen, wackelte mit dem ganzen Körper und streckte beide Arme aus.

Das gleichzeitige Ausstrecken der Arme nach beiden Seiten ist die Vorstufe zum bewußten Greifen nach einem Gegenstand. Es bedeutet gleichzeitig den teilweisen Einbau des Moro-Reflexes in eine bewußtere Handlung, wie es zum Beispiel das Ausstrecken des Armes, um nach einem Gegenstand zu langen, darstellt.

Sein ganzer Körper geriet in eine freudvolle Bewegung, wenn er ein lächelndes Gesicht sah. Dabei kicherte und quiekte er. Er zog eine runde Schnute und gluckste tief in der Kehle. Bei jedem neuen Laut, den er produzierte, hielt er überrascht inne und begann von neuem.

All das entzückte den Vater so sehr, daß er sich viel Zeit für Tommy nahm, sich über ihn beugte, seinen Kopf auf und ab bewegte, das Baby anlächelte und die Laute, die es von sich gab, imitierte. Manchmal wurde Tommy ganz still, beobachtete seinen Vater und versuchte dann, ein langsames Gurgeln zu produzieren. Ging der Vater endlich weg, jammerte Tommy enttäuscht. Das lockte Martha und Sam an, die das Spielchen mit dem Baby fortsetzten. Dieser wechselseitige Kontakt dauerte manchmal einen guten Teil des Nachmittags und Abends.

Mütter, die noch ein älteres Kind haben, sind oft betrübt und schuldbewußt, weil sie für das neue Baby nicht genug Zeit erübrigen können. Sie haben das Gefühl, daß es im Vergleich zum ersten Kind, für das sie so viel Zeit hatten, zu kurz kommt. Zum Beweis, daß diese Sorge überflüssig ist, braucht man beispielsweise nur einem Austausch von Reaktionen, wie er zwischen Martha und Sam einerseits und dem Baby andererseits stattfindet, zuzuschauen und zu beobachten, wie oft die älteren Kinder das Baby ermuntern, wie viele unterschiedliche Reize sie ihm offerieren und wie gern das Baby seine älteren Geschwister beobachtet und mit ihnen spielt.
Babies haben anscheinend eine Vorliebe für andere Babies und Kinder. Wenn sie es sich aussuchen können, dann wählen sie oft lieber ein Kind als Beobachtungsobjekt als einen Erwachsenen. Das ist erstaunlich, denn schließlich produzieren Kinder oder Babies immer wieder überraschende Geräusche und Laute und wechseln abrupt von einer Aktivität zur anderen über. Aber ein Baby scheint lieber mit jemandem Kontakt aufzunehmen, der ihm im Alter nahesteht. Drückt das eine angeborene Neigung aus, sich mit dem Verhalten der jüngeren Person zu identifizieren? Irgendwie muß es die Ähnlichkeit des Kindes mit sich selbst spüren. Auf jeden Fall lernt ein Kleinkind viel von den älteren Geschwistern, und es scheint ihm auch leichter zu fallen. Vielleicht sind die Anregungen von Kind zu Kind geeigneter als die Art, in der ein Erwachsener versucht, einem Kind etwas »beizubringen«.

Schließlich kam der Moment, in dem Tommy förmlich in Stücke zu gehen schien, das Gesicht abwandte und schrie oder an den Fingern saugte. Jetzt konnte die Mutter ihn ins Bettchen legen. Er zappelte und krabbelte, als ob er sich erst ein Nest bauen wollte, steckte die Finger in den Mund, beruhigte sich und schlief ein.

Er hat damit auch sein Einschlafmuster demonstriert. Die Vorliebe für die Bauchlage war wahrscheinlich schon bei der Geburt vorhanden, aber jetzt ist sie wichtig für die Entspannung vor dem Einschlafen. Die Suche nach einem komfortablen Platz und das Hineinbringen der Fin-

ger in den Mund sind die Vorbereitungen für die Bereitschaft zum Einschlafen. Manche Babies müssen sich in den Schlaf weinen; für sie ist das Weinen der letzte notwendige Ausdruck der Erschöpfung, bevor sie einschlafen können. Diese Verhaltensmuster sind sehr wichtig; man kann das gleiche Verhalten beobachten, wenn das Baby nachts halbwach wird und sich wieder in einen tieferen Schlaf bringen will.

Als Tommy drei Monate alt war, hatten seine Schreiperioden aufgehört, und auch die Eltern dachten nicht mehr daran.

Ungefähr gegen Ende des dritten Lebensmonats hören die Schreiepisoden wie mit einem Zauberschlag auf. Das Bedürfnis zu schreien wird durch etwas anderes ersetzt, das wohl mit der wachsenden Fähigkeit in Zusammenhang steht, den Kontakt mit der Umwelt herzustellen und sich auf andere Art und Weise an ihr zu beteiligen, zum Beispiel durch Glucks- und Gurgellaute, Betrachten der Hände und durch das Hochlangen nach einem Gegenstand.

Am Vormittag pflegte Tommy zwei Stunden zu schlafen, am Nachmittag eineinhalb Stunden. Am Ende des dritten Monats hatte sich sein Nachtschlaf auf eine Zehn- oder sogar Elfstundenperiode ausgedehnt. Das war Frau Moores Verdienst. Dadurch, daß sie ihn in den ersten Wochen tagsüber immer zu den Mahlzeiten weckte, hatte sie ihn dazu erzogen, daß er dann länger schlief, wenn er nicht gestört wurde, also in der Nacht.

Wenn die Mutter sich mit den Fütterungszeiten ausschließlich nach den Wünschen des Babys richtet, dann überläßt sie ihm die Wahl, welchen Teil des 24-Stunden-Zyklus es sich zum Schlafen aussucht. In meinen Augen ist das eine ganz unnötige Selbstquälerei. Nur selten ist ein Baby nicht bereit, sich anzupassen und mit einer langen Schlafzeit in der Nacht zufrieden zu sein, was gleichzeitig ein Segen für die ganze Familie ist. Aber natürlich muß die Mutter einige Anstrengungen machen, um das zu erreichen.

Tommys Mahlzeiten verliefen ebenfalls reibungslos nach einem bestimmten Muster. Er stieß jetzt ganz charakteristische Jammerlaute aus, wenn er hungrig war. Hörte er dann Frau Moores Fußschritte näherkommen, wartete er auf sie. Während sie sich vorbereitete und den Schaukelstuhl zurechtrückte, lag er erwartungsvoll im Bett. Wenn sie ihn dann aus dem Bett nahm, um ihn vor der Fütterung frisch zu wickeln, sah er ernsthaft und aufmerksam drein, schrie aber nicht; mußte sie jedoch noch einmal weggehen und ließ ihn auf dem Wickeltisch angeschnallt liegen, konnte er sich nicht mehr zurückhalten und begann zu jammern.

Die Fähigkeit, auf eine erwartete Belohnung, also zum Beispiel auf eine Mahlzeit warten zu können, ist ein großer Fortschritt und demonstriert, daß das Baby viel von seiner Umwelt gelernt und zu ihr Vertrauen hat. Vergleichen wir das einmal mit der Tierwelt. Nur wenige Tiere können es lernen, vertrauensvoll auf eine Fütterung zu warten, die noch in Vorbereitung ist. Tommy zeigt aber auch, wie leicht diese neu gewonnene Erkenntnis zu erschüttern ist, wenn die Mutter noch einmal weggeht, nachdem er gewartet hat. Dann verliert er die Zuversicht und ist verzweifelt.

Meiner Ansicht nach beweist das, wie sehr ein Baby es lernt, sich darauf zu verlassen, daß es stets nach einem bestimmten Muster versorgt wird. Wenn die Mutter zu oft von dem Muster abweicht, an das sie das Baby gewöhnt hat, wird seine Fähigkeit, diese Art von Vertrauen zu seiner Umwelt zu entwickeln, gestört.

Tommy pflegte den ersten Teil der Mahlzeit rasch hinunterzuschlucken, dann hörte er mittendrin auf, sah sich um, lächelte die Mutter an oder betrachtete seine Händchen. Wenn sie seinen Kopf sacht schüttelte, aß er weiter, aber er spielte bei jeder Mahlzeit. Kam eines der anderen Kinder ins Zimmer, hörte er für einen Moment zu trinken auf und machte dann weiter.

Das Spielen während der Mahlzeit ist für eine Mutter, die es eilig hat, eine ziemliche Belastung, aber für das Baby sind diese Unterbrechungen von unschätzbarem Wert. Jetzt ist es am aufnahmefähigsten. Seine physiologischen Bedürfnisse werden erfüllt. Es ist zufrieden und aufnahmebereit, und jede Erfahrung, die es während dieser Zeit macht, bekommt eine größere Bedeutung. Ein Baby, das diese Momente genießt, ist in der gleichen Stimmung wie ein Erwachsener, der eine köstliche Mahlzeit mit einer guten Zigarre beschließt.

Am Ende des dritten Monats genügte ihm die Muttermilch nicht mehr, und er pflegte nach der Mahlzeit umherzublicken, als ob er noch etwas erwartete. Die Mutter hielt den Zeitpunkt für gekommen, die Mahlzeiten mit festen Nahrungsmitteln zu bereichern.

Nicht jedes Baby zeigt so deutlich, daß es soweit ist. Manchmal sieht es ein paar Tage lang so aus, als ob der Zeitpunkt gekommen ist, und wenn man ihm dann ein paarmal feste Nahrungsmittel gegeben hat, ißt es plötzlich kaum noch etwas. Beim Baby verlaufen Hunger und Eßlust schubweise. Manchmal kann es tagelang kaum genug zu essen kriegen. Dann fällt die Hungerkurve wieder ab, und das Baby mag nicht mehr so viel, wie es vorher verlangt hat. Seine physiologischen Bedürfnisse sind nicht so organisiert, daß sie eine stetig ansteigende

Kurve ergeben, sondern vielmehr eine gezackte Linie mit Spitzen und Tiefen.

Frau Moore rief sich ins Gedächtnis zurück, was der Kinderarzt über feste Nahrungsmittel gesagt hatte. Er war nicht dafür gewesen, damit schon früh anzufangen, und zwar aus folgenden Gründen: 1. Er war der Meinung, daß sie sich auf die Brustmahlzeiten nachteilig auswirken könnten, weil sie den Magen des Babys zu sehr füllen und es dadurch nicht mehr so interessiert daran ist, an der Brust zu trinken. 2. Seiner Ansicht nach konnte ein Baby in den ersten Monaten die komplexen Molekülverbindungen in festen Nahrungsmitteln noch nicht verdauen. Er hatte erzählt, daß man in Stuhlproben von sehr jungen Babies großenteils unverdaute Partikel von komplexen Kohlehydratverbindungen, Fetten und Eiweiß gefunden hatte, die von festen Nahrungsmitteln stammten. 3. Er glaubte, daß einiges für die Vermutung sprach, daß es in den ersten Lebensmonaten viel leichter zu Nahrungsmittelallergien kommen kann, ohne daß der sensibilisierende Effekt äußerlich sichtbar wird, und daß das Baby mit zunehmender Funktionsreife der Verdauungswege besser verdauen und auf allergische Substanzen reagieren kann. Daher beschloß Frau Moore, Tommy zuerst ein unvermischtes Präparat zu geben, nämlich Reisflocken.

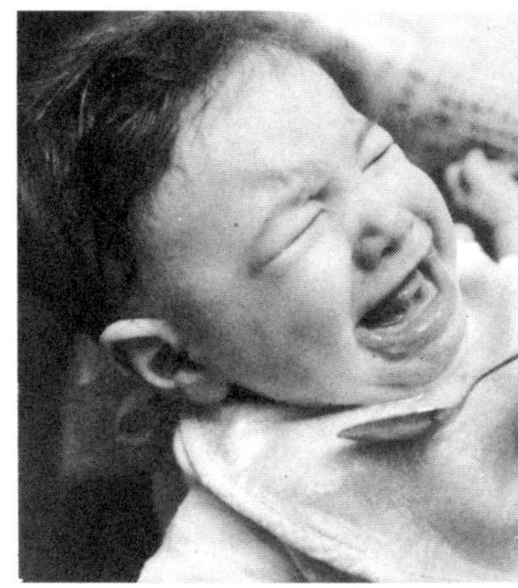

Auf diese Weise brauchen die Verdauungsorgane nur auf ein einziges Nahrungsmittel zu reagieren. Kommt es zu einer allergischen Reaktion, weiß die Mutter sofort mit Sicherheit, wodurch sie ausgelöst wurde. Bietet sie dem Baby eine Mischung von neuen Nahrungsmitteln an, kann sie nicht mit Bestimmtheit sagen, welches für die eventuell auftretenden Störungen verantwortlich ist. Eine Überempfindlichkeit auf neue Nahrungsmittel kann sich auf verschiedene Art bemerkbar machen. Bei Orangensaft kommt es häufig zu einer Spontanreaktion: Das Kind erbricht den Saft jedesmal. Noch am gleichen oder am nächsten Tag hat es häufige und breiige Stühle. Eventuell ist es auch ein paar Stunden lang unruhig und gebläht. Eine mehr verzögerte Reaktion auf feste Nahrungsmittel manifestiert sich durch einen allergischen Hautausschlag. Er ist trocken, schuppig und rot (meist im Gesicht, gelegentlich aber auch am Körper) und erscheint manchmal erst nach einer Woche.

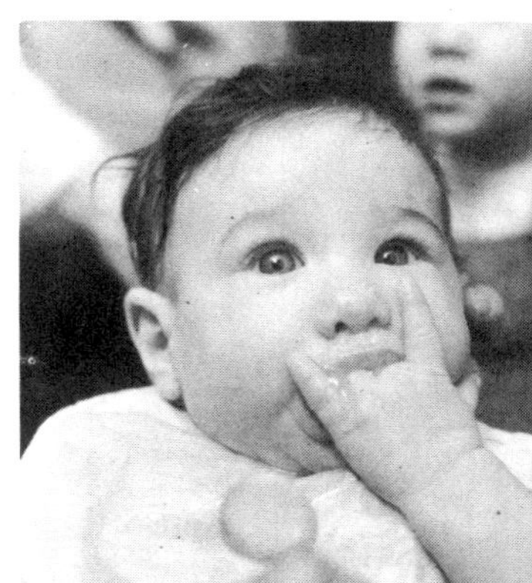

Da Tommy sich anfangs weigerte und beim Essen würgte, versuchte sie es mit etwas Süßerem, mit Apfelmus. Er weigerte sich auch jetzt und schien den neuen Geschmack abzulehnen. Diesen Widerstand hatte sie auch bei den beiden älteren Kindern erlebt, und so plagte sie sich unbeirrt eine Woche lang ab. Wie sie erwartet hatte, begann er nach dieser Zeit, die Löffelmahlzeiten zu akzeptieren.

Die anfängliche Weigerung und das allmähliche Aufhören des Widerstandes beruhen meiner Meinung nach nicht so sehr auf dem Geschmack als auf der Neuartigkeit der ganzen Situation – auf der neuen Fütterungsart, der ungewohnten Beschaffenheit der Nahrung und ihrem Geschmack, auf der Notwendigkeit, die Nahrung hinunterzuschlucken statt hinunterzusaugen. Bis zum Alter von zehn oder zwölf Wochen ist das Schlucken überwiegend ein Melk- und Saugvorgang, an dem der ganze Mund, die Speiseröhre und die oberen Verdauungswege beteiligt sind. Nach drei Monaten ist es dem Kind möglich, bewußter zu schlucken. Wie es oft beim Übergang von einer Reflexhandlung zu einer bewußten Handlung vorkommt, kann es eine Weile dauern, bis das Baby die bewußte Handlung beherrscht. Das Baby zeigt seine Vorliebe für die bisherige Form des Schluckens oder Saugens, indem es nach jedem Löffel fester Nahrung seine Hand an den Mund hebt und daran saugt. Wenn man es daran hindert, weigert es sich vielleicht, die Beikost anzunehmen.

Frau Moore wartete jeweils eine Woche ab, bevor sie ein weiteres neues Nahrungsmittel einführte, damit eine eventuelle allergische Reaktion Zeit hatte, sich zu entwickeln. Martha hatte als Baby Ekzeme gehabt, und Frau Moore wollte es nicht noch einmal so weit kommen lassen.

Ich bin überzeugt, daß durch eine so vorsichtige Einführung neuer und möglicherweise allergieauslösender Nahrungsmittel viele Säuglingsallergien verhütet werden könnten. Wenn der allergische Reaktionsmechanismus nicht aktiviert wird, steigt der Schwellenwert mit jedem Monat an, und es kommt nicht mehr so leicht zu einer allergischen Reaktion. Viele Babies sind bis zum Alter von sechs Monaten empfindlich gegen Eier, nachher nicht mehr. Es wäre wirklich klüger, einer allergischen Reaktion vorzubeugen, als es erst dazu kommen zu lassen und dann zu versuchen, die Allergie zu heilen.

Als Tommy besser essen konnte, schlang er die feste Beikost förmlich hinunter. Er aß, so viel er kriegen konnte, aber wenn er viel gegessen hatte, wollte er nicht mehr trinken. Frau Moore begann also auf Anzeichen zu achten, die ihr sagten, wann er genug hatte. Spuckte er mehr aus, als sie mit dem letzten Löffelvoll gegeben hatte, wußte sie, daß er nicht mehr richtig schluckte, und daß es Zeit war, die Fütterung zu beenden. Wenn sie ihm von jeder Breinahrung nur zwei Eßlöffelvoll gab, konnte sie ihm anschließend noch die Brust geben.

Für Babies in diesem Alter ist Milch viel wichtiger als feste Kost. Babies lassen es nicht immer erkennen, wenn sie genug feste Nahrung gegessen haben. Manche essen so viel man ihnen gibt, und dann wollen sie nicht mehr trinken. Es ist also besser, die Menge der Beikost zu beschränken, damit das Baby besser und mehr trinkt.

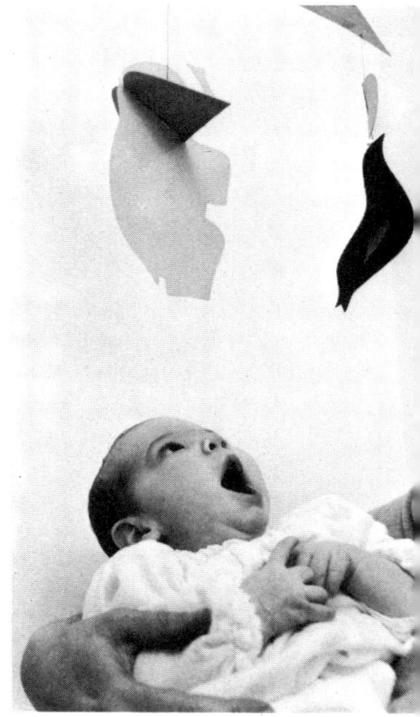

Als Tommy drei Monate alt war, gab es kaum noch Schwierigkeiten, und er machte allen viel Freude. Er lag lange Zeit auf dem Rücken da, spielte mit den Händen oder betrachtete das Mobile oder seine Finger. Er entdeckte, daß er eine Hand mit der anderen greifen und mit den Fingern der Greifhand auf der anderen Hand spielen konnte, als ob sie ein bewegliches Spielzeug wären. Und dann bemerkte er, daß sich das Mobile bewegte, wenn er die Arme herumwirbelte. Von da an wurden seine Bemühungen, mit den Armen zu wirbeln und dadurch die Schmetterlinge in Bewegung zu setzen, zielbewußter. Ein andermal entdeckte er seine Füße, und von dem Moment an konnte er sich längere Zeit damit beschäftigen, sie aufmerksam zu betrachten, während er sie vor seinen Augen herumkreisen ließ. Die Eltern waren sehr erstaunt darüber, daß er fähig war zu erkennen, auf welche Weise er das Mobile in Bewegung setzen konnte, und daß er schon die Beine hochstrecken konnte, um seine Füße zu beobachten. Sie konnten sich nicht erinnern, daß die anderen Babies so früh damit angefangen hatten wie Tommy.

Er demonstrierte wirklich eine eindrucksvolle Kette von Gedankenverbindungen. Die Tatsache, daß er seine Handlung mit dem Resultat dieser Gedankenassoziation in Verbindung bringen kann, stellt einen großen Fortschritt im Lernprozeß dar. Eins der ersten Beispiele für das

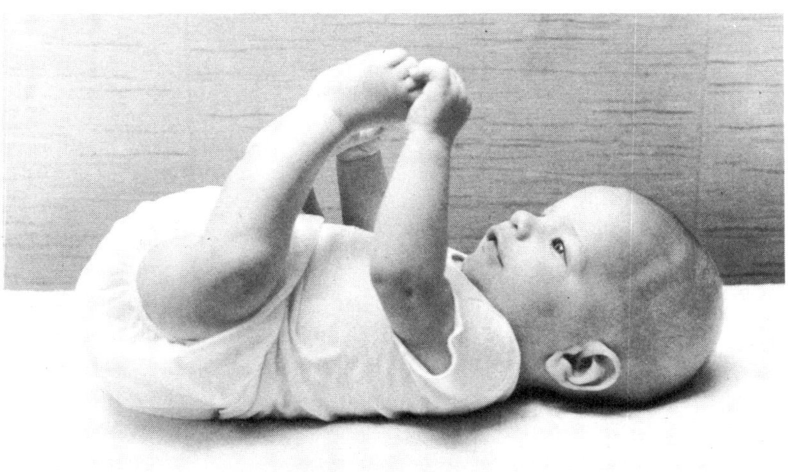

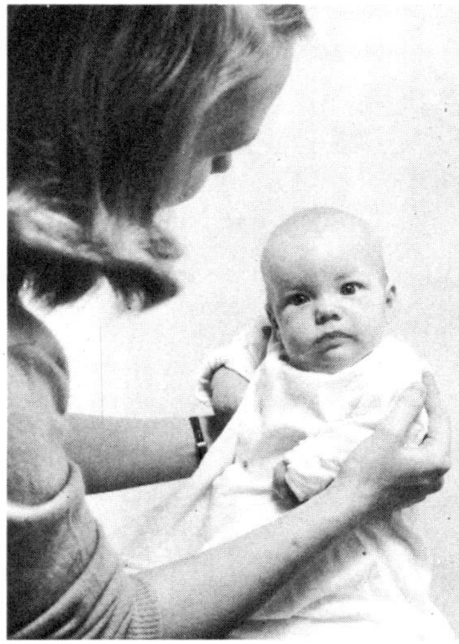

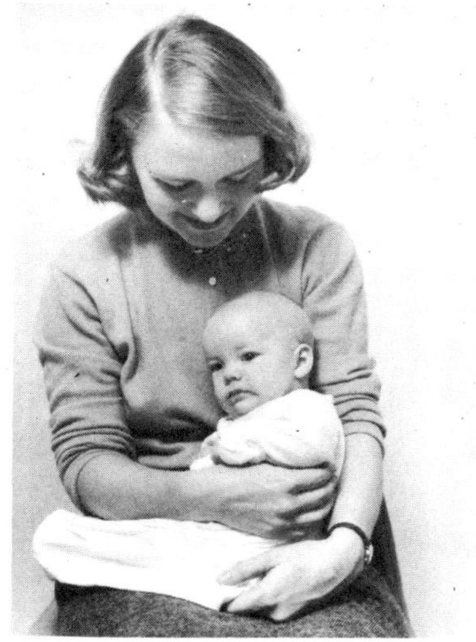

Lernen des Babys ist die bereits besprochene Fähigkeit, die Hand an den Mund zu führen. Wenn das Baby diese Handlung zu Ende geführt hat, beginnt es den angenehmen Reiz zu verspüren, den der Anfang und das Ende dieser Handlung spendet — also Hand und Mund. Dann streckt es die Hand aus und erweitert die Handlung um eine optische Erfahrung, wenn es die Hand als eine Verlängerung seiner selbst erkennt, also als ein handelndes Instrument. Wenn das Baby dann fähig ist, auch die Füße und ein Mobile, das in einiger Entfernung angebracht ist, in seinen Handlungsbereich einzubeziehen, dann demonstriert es damit ein Bewußtsein seiner selbst, das bereits ein höheres Niveau erreicht hat. Es erlernt also nicht nur, wie es durch Handlungen die Verbindung mit der Umwelt herstellen kann und welche unbeschränkten Möglichkeiten sich dabei bieten, sondern es erwirbt gleichzeitig auch einen ersten Eindruck von seinen eigenen Grenzen. All das ist ein Teil des Frühstadiums der Entwicklung der Persönlichkeitsstruktur.

Hob man ihn hoch, reagierte er, indem sein ganzer Körper die Aufwärtsbewegung mitmachte. Beim Sitzen konnte er den Kopf schon hochhalten und wackelte nur noch ganz wenig damit. Er saß wie eine kompakte Puppe auf Marthas Schoß und konnte schon selbst mithelfen, sich aufrecht zu halten. Am liebsten saß er auf dem Schoß seiner Mutter und sah zu, wie die anderen Kinder spielten. Wenn sie dann immer lauter wurden und er immer müder, schrak er viel leichter zu-

sammen und begann zu weinen. Dann brachte die Mutter ihn in sein Zimmer und legte ihn ins Bett, so daß er schlafen konnte.
Frau Moore hatte das Gefühl, daß sie an keinem der anderen Kinder so viel Freude gehabt hatte. Tommy bot kaum einen Anlaß zur Sorge, und sie erfreute sich an seiner Entwicklung mehr, als sie es bei den beiden älteren Kindern gekonnt hatte. Immer wieder ermunterte sie ihre Freundinnen, sich ein drittes Baby anzuschaffen.

So denken viele Mütter. Beim ersten Baby ist die Mutter noch so unsicher und unerfahren, daß sie kaum in der Lage ist, sich unbelastet an ihm zu erfreuen. Später fragt sie sich dann, wie ein erstes Baby diese überängstliche Behandlung überleben kann. Aber auf lange Sicht gesehen, bringt die Stellung des Erstgeborenen nicht nur Nachteile, sondern auch Vorteile mit sich. Ich bin überzeugt, daß der Prozentsatz von Erstgeborenen, die im späteren Leben Erfolg haben, nicht nur rein zufällig so hoch ist. Sicherlich muß das erste Kind es lernen, mit den Konfliktsituationen fertig zu werden, die sich aus der Unsicherheit der Eltern ergeben, aber es genießt auch mehr Aufmerksamkeit von den Eltern als die später geborenen Kinder. Das zweite oder mittlere Kind wird viel mehr »übergangen«, während die Familie sich noch von den Strapazen des ersten Babys erholt. Aber das dritte Kind ist eine reine Freude, die man unbelastet genießen kann.

Das ruhige Baby

Laura blieb ein ruhiges Baby, das in einer eigenen Welt zu leben schien. Sie war vollauf zufrieden damit, den größten Teil des Tages in ihrem Bettchen zu liegen, und stellte nur selten Ansprüche an ihre Eltern. Sie wurde von Tag zu Tag ruhiger, aber auch aufmerksamer.

Der Kontrast zwischen dem Bild, das wir von Laura haben, und dem, das die zwei Jungen bieten, ist manchmal so kraß, daß der Leser sich fragen könnte, ob sie überhaupt normal ist. Sie ist ganz anders veranlagt – die geringe motorische Aktivität, die sichtbare Befriedigung, die sie aus dem Gebrauch ihres Sinnenapparats zieht, gekoppelt mit einer starken Empfindungsfähigkeit für die Umwelt, deuten auf ein anderes Entwicklungsmuster hin. Sie ist ein durchaus normales Baby.

Ihr Gleichmut konnte anscheinend durch nichts erschüttert werden. Frau King ertappte sich öfters dabei, daß sie vergessen hatte, Laura nach Ablauf von vier Stunden wieder zu füttern. Laura machte das gar nichts aus. Wenn die Mutter dann zu ihr kam, wandte Laura sich zu ihr um, strahlte und lächelte, als ob sie zwar glücklich sei, die Mutter zu sehen, sie aber nicht wirklich erwartet hatte. Das verdroß Frau King, und wieder verspürte sie das nagende Gefühl, daß Laura sie nicht sonderlich brauchte.

Das kann die schwierigste Seite eines so zurückhaltenden Kindes sein. In einer Zeit, in der die Mutter dem neuen Baby so viel von sich selbst geben muß, erwartet sie als Belohnung das Gefühl, daß das Baby von ihr abhängig ist und ihre Liebe braucht. Eine »Unabhängigkeit« des Babys kann wie eine gläserne Wand zwischen Mutter und Kind wirken.

Mitten in der Nacht pflegte Laura sich wimmernd zu melden, weil sie Hunger hatte. Sie schlief jetzt zwar von 22 Uhr bis 4 Uhr, aber um diese Zeit verlangte sie dann regelmäßig nach einer Mahlzeit. Wenn die Mutter dann zu ihr kam, war Laura schon wach und freute sich, sie zu sehen. Ihr Mund verzog sich zu einem entzückenden Lächeln, an dem sich ihr ganzes Gesicht zu beteiligen schien. Eine solche spontane Lächelreaktion kam so selten bei ihr vor, daß Frau King sich reichlich für das Aufstehenmüssen um diese Zeit entschädigt fühlte. Nach der Mahlzeit fühlte sie sich mit Laura viel inniger verbunden, und ihre Zärtlichkeit und ihr leises Gemurmel ließen Laura munter werden. Sie zeigte ihr Entzücken über diese frühmorgendliche Spielzeit mit der Mutter, indem sie lächelte und gurgelte und mit den Schultern zappelte. Auch die Mutter genoß diese Minuten sehr. Sie machte sich

Vorwürfe, weil die Tagesmahlzeiten nicht auch in dieser Form verliefen.
Wenn Laura am Tag wach war, lag sie mit angewinkelten und froschartig gespreizten Beinen in ihrem Bett und hatte die Hände zu beiden Seiten des Gesichts. Sie betrachtete das Mobile, lauschte auf jedes Geräusch und verfolgte die Mutter mit den Augen durch das ganze Zimmer. Wenn sie die Mutter aus der Sicht verlor, hob sie die Hände vor das Gesicht und begann ein langes Spielchen, wobei sie beobachtete, wie ihre Finger sich langsam vor und zurück bewegten und Schatten warfen. Es schien ihr einen besonderen Genuß zu bereiten, das Gefühl, wie ihre Finger sich bewegten, mit der gleichzeitigen Beobachtung dieser Bewegung zu verbinden. Oder sie betrachtete eine Hand und brachte sie zum Gesicht hoch, ohne sie dabei aus den Augen zu lassen. Mit immer größer werdenden Augen betrachtete sie die näherkommende Hand, als ob es sich um einen seltsamen fremden Gegenstand handelte. Wenn die Hand dann so dicht heran war, daß sie sie nicht mehr beobachten konnte, streckte sie mit einem Ruck den Arm aus und begann von neuem. Oft brachte sie die Hand ganz dicht heran, berührte damit vorsichtig ihr Gesicht und betastete die Augen und den Mund. Wenn die Finger den Mund erreichten, fuhren sie zuerst sacht um ihn herum, dann schoben sie sich langsam in den Mund, und schließlich begann Laura, daran zu lutschen. All das schien eine Erforschung der vielen Aspekte von Bewegung und Schauen zu sein, wobei die Bedeutung des Mundes dadurch erhellt wurde, daß er das letzte

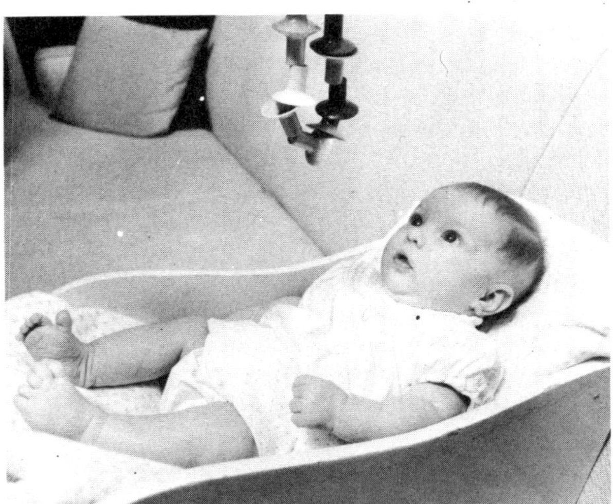

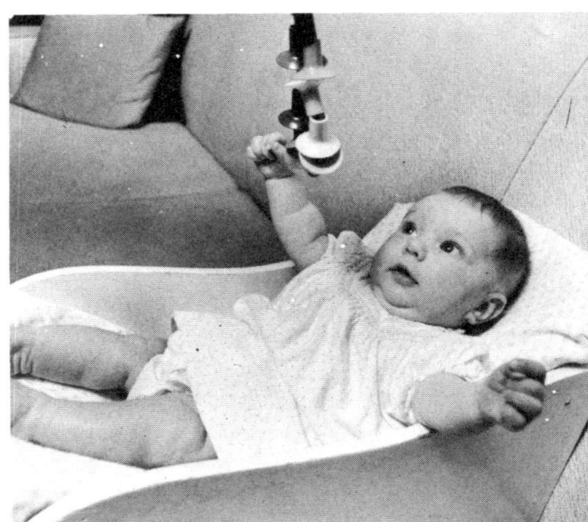

Ziel der Untersuchungen darstellte. Auf diese Weise demonstrierte sie, wie das Baby etwas über sich selbst in Erfahrung bringt, und sie ging dabei viel gründlicher vor als Tommy.

Wenn sie dann an den Fingern lutschte, konnte sie ihre volle Aufmerksamkeit wieder dem Zimmer zuwenden. Sie erforschte jede Lichtquelle mit großer Sorgfalt. Wenn die Fußschritte der Mutter aus einem anderen Zimmer herüberklangen, lauschte sie aufmerksam und hörte dabei zu lutschen auf. Sobald ihr die Geräusche bekannt vorkamen, saugte sie friedlich weiter.

Sie konnte die Mutter bereits von weitem an den Geräuschen, die sie verursachte, erkennen. Sie betrachtete das Mobile jedesmal so, als ob sie es zum ersten Mal sähe. Während sie ihre Aufmerksamkeit von einem Teil des Mobiles zum nächsten verlagerte, lutschte sie langsamer. Sie schien jede Fläche, jede Farbveränderung und jede neue Form des Mobiles zu studieren, während es sich bewegte. Ihre Augen wanderten mal langsamer, mal schneller mit, je nachdem, wie rasch das Mobile sich drehte.

Es mag übertrieben klingen, ihr schon einen so ausgereiften Sinn für das Erfassen kleinster Details zuzutrauen. Aber diese Art der Erforschung mit den Augen ist schon im dritten Monat möglich.

Als die Mutter merkte, wieviel Aufmerksamkeit Laura ihren eigenen Händen und dem Mobile entgegenbrachte, war sie ein bißchen eifersüchtig. Sie versuchte, Laura zum Antworten zu bringen, indem sie zärtlich mit ihr sprach und sie anlächelte. Laura sah sie ernsthaft an, lutschte an den Fingern und ließ ihren Blick forschend über das Gesicht der Mutter wandern. Einmal, als Frau King sich damit nicht begnügen wollte, zog sie Laura die Finger aus dem Mund und hoffte, Laura auf diese gewaltsame Art zu einer Reaktion bewegen zu können. Laura runzelte die Stirn und wurde noch ernster. Dann verwandelte sich ihr Gesichtsausdruck von Neugierde in schlaffe Interesselosigkeit. Lauras motorische Reaktionen auf Reize waren außerordentlich ausdrucksvoll. Das Erschlaffen der Muskeln, als die Mutter ihren Seh- und Sauggenuß unterbrach, war eine genauso aktive Reaktion wie Daniels steigende Aufregung, wenn er einen Reiz ablehnte, den er nicht mochte. Es ist genauso ausdrucksvoll. Zum Pech für Laura und ihre Mutter fühlte Frau King sich dadurch zurückgestoßen und konnte Lauras Reaktion nicht verstehen. Als sie Laura unter die Schultern faßte und hochhob, glaubte sie einen Sack Mehl in den Händen zu haben. Lauras Kopf fiel nach hinten, Arme und Beine pendelten lose. Frau Kings Bemühungen, Laura zum Antworten zu bringen, waren so wenig erfolgreich, daß sie das Baby am liebsten wieder ins Bett gelegt und allein gelassen hätte. Aber sie versuchte es immer wieder, weil ihr die Warnung des Kinderarztes noch im Ohr klang. Er hatte ihr dringend geraten, mit ihrem Baby zu spielen, und ihr von Untersuchungen erzählt, die gezeigt hatten, daß man an Säuglingen, die in Heimen untergebracht sind, und die nur während der Mahlzeiten Anregungen empfingen, schon mit zwei Monaten Zeichen für eine Reflexverarmung beobachten konnte. Zu Hause brauchte man das nicht so sehr zu befürchten.

Frau King hatte Angst, daß Lauras ruhige Selbstgenügsamkeit ein Zeichen dafür war, daß sie sich von der Mutter zurückzog. Sie übersah das intensive ruhige Interesse, das Laura aufbringen konnte, wenn man ihre eine Anregung anbot, die ihr behagte.

Wenn Frau King mit dem Baby spielte, zog sie Laura in eine sitzende Position hoch und stützte sie ungeschickt ab. Laura ließ all das Gestoße und Geschiebe über sich ergehen, als sei sie eine Stoffpuppe. Wurde Sie auf den Bauch gelegt, hob sie den Kopf und sah ihre Mutter an, als ob sie fragen wollte, was man denn nun von ihr erwartete. Wenn Frau King auf ihrem eigenen Bett mit Laura spielte, konnte sie ihr ein paar Reaktionen entlocken. Legte sie einen hellen Gegenstand in Lauras Reichweite, langte Laura langsam und folgsam danach. Wenn dieses wenig anregende Spiel sich ein paar Minuten lang wiederholt hatte, steckte Laura den linken Daumen in den Mund, legte die rechte Wange aufs Bett und sackte zu einem schlaffen Häufchen zusammen. Frau King hatte das Gefühl, daß sie nur wenig bei Laura vorankam. So übertrug sie die Aufgabe, »Laura zu ermuntern«, auf ihren Mann. Als er sie auf den Rücken drehte und sie beobachtete, während sie ihre Umwelt erforschte, wurde ihm klarer als seiner Frau bewußt, wieviel Wachheit und Gründlichkeit in Lauras Umheräugen und Lauschen und in ihren langsamen Bewegungen steckte. Er gab ihr ein Spielzeug in die Hand. Zuerst umklammerte sie es automatisch, aber dann hielt sie es bewußt fest. Sie lernte rasch, es in wellenförmigen Bewegungen hin und her zu schwingen und es dabei zu beobachten. Sie drehte es in verschiedene Richtungen und betrachtete jeden neuen Aspekt, den es bot. Schließlich brachte sie es an ihr Gesicht, streichelte damit ihre Wange und schob es an den Mund, um es näher zu untersuchen. Der Vater war über diese Vorstellung entzückt und begann überall zu prahlen, wie überlegt und feinempfindend seine Tochter sei.

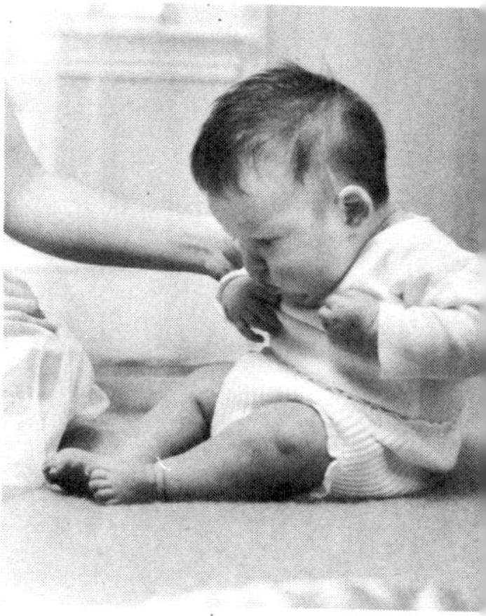

Sein lebhaftes, neu erwachtes Interesse war für Frau King nur eine weitere Entmutigung bei ihren Versuchen, Laura eine gute Mutter zu sein. Sie fühlte sich wie ein Versager. Sie rief ihre Mutter an, erzählte ihr alles und schloß mit den Worten: »Alles, was ich mit Laura mache, ist bloß ein Experiment, aber was sie mit mir macht, ist keins.«

Das lebhafte Baby

In der Familie Kay herrschte eine gespannte Stimmung. Frau Kays Nerven waren fast den ganzen Tag zum Zerreißen gespannt. Mark wurde viel aktiver und anspruchsvoller, als er es früher jemals gewesen war; es hatte fast den Anschein, als ob Daniels Lebhaftigkeit in ihm ein Echo hervorrief. Herr Kay begann freiwillig in der Schule Überstunden zu machen und sich für das Wochenende Besorgungen vorzunehmen, die er außer Haus erledigen konnte.

Jetzt ist es an der Zeit, sich nach jemandem umzusehen, der ab und zu die Kinder hütet. Die Mutter muß auch einmal aus dem Haus kommen, und beide Eltern müssen sich wieder bewußt werden, daß sie zusammengehören. In diesem Stadium verspüren viele Väter den Wunsch, sich öfters aus dem Staub zu machen. Sie haben es satt, daß ihre Frau von dem Baby und den häuslichen Pflichten so stark in Anspruch genommen ist. Beide Eltern können neue Kraft schöpfen, indem sie sich hin und wieder ein gemeinsames Vergnügen leisten, und das wäre auch für die Anpassung an ihre neuen Rollen wichtig.

Daniel war nach wie vor sehr aktiv und erweiterte sein Repertoire täglich. Er lag im Laufställchen auf dem Rücken, strampelte mit den Beinen, ruderte mit den Armen und verdrehte Kopf und Körper. Er hatte gelernt, sich im Kreis herumzudrehen, indem er mit den Füßchen kräftig auf den Fußboden stampfte und sich mit dem Gesäß abwippte. Beine und Arme bewegten sich im gleichen Takt.

Die gleichförmigen, auf jeder Seite abwechselnd durchgeführten Bewegungen, die das Baby in den ersten Wochen vollführt, werden jetzt durch die Fähigkeit, beide Körperseiten symmetrisch gebrauchen zu können, ersetzt; als Folge davon dreht das Baby sich nicht mehr so oft um. In diesem Stadium rollt es sich nur selten auf die Seite. Der tonische Halsreflex (siehe Kapitel II) verliert allmählich seine Steuergewalt über die Körperlage.

Er hämmerte mit beiden Fäusten gegen das Spielzeuggestell und genoß die Geräusche, die er produzierte. Als er zum ersten Mal entdeckte, daß er ein Geräusch fabrizieren konnte, indem er gegen die am Laufställchen aufgereihten Spielzeuge schlug, war er erst verblüfft, dann konzentrierte er sich und schlug vorsichtig noch einmal dagegen. Er erinnerte sich jedesmal daran, wenn er ins Laufställchen gelegt wurde, und versuchte es immer wieder.

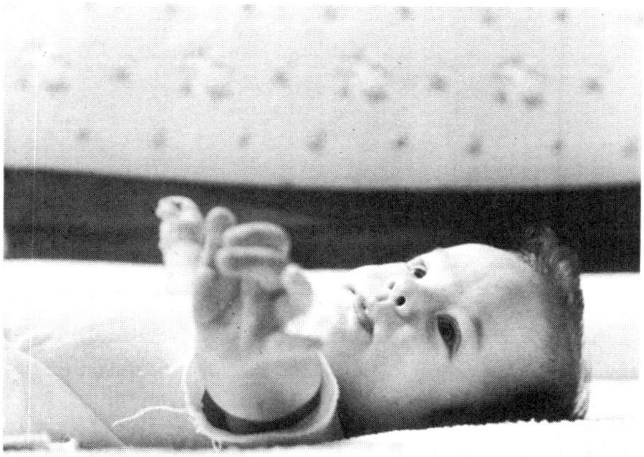

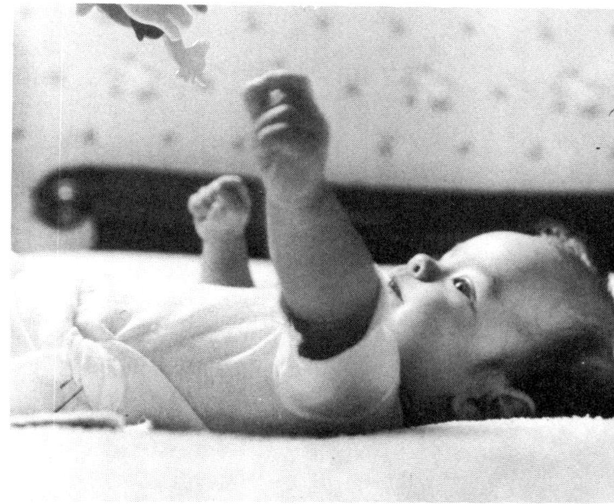

Die zielbewußte Wiederholung einer Handlung beschleunigt den Lernprozeß. Die Erinnerung, die das Baby von einem Tag in den nächsten hinübernimmt, macht es unnötig, daß es jeden Tag dasselbe neu lernen muß. Es kann die Erinnerung an einen Vorgang mit jeder Wiederholung etwas erweitern und dadurch die Entwicklung beschleunigen.

Mark brachte eine Rassel und legte sie in Daniels Hand, die sich sofort darum schloß. Dann wedelte Daniel mit der Rassel herum. Das Geräusch erschreckte ihn, und er ließ die Rassel fallen. Die Mutter beteiligte sich an dem Spiel und legte die Rassel wieder in Daniels Hand. Als er mit beiden Armen gleichzeitig ruderte, ertönte das Geräusch wieder. Allmählich begriff er, daß er dieses Geräusch zustande brachte, und schwenkte sie heftiger herum. Wenn ihm das Spielzeug aus der Hand fiel, blinzelte er, sein Gesicht wurde ernst, und er wartete darauf, daß die Mutter ihm die Rassel wieder in die Hand gab.

Das Warten, daß die Mutter ihm hilft, die Handlung zu wiederholen, demonstriert eine neue Erfahrung. Das Baby beginnt zu begreifen, daß seine eigene Fähigkeit, die Handlung zu wiederholen, begrenzt ist. Dafür wird ihm aber bewußt, welche Rolle die Mutter spielt, um dieses Unvermögen auszugleichen. Das beweist eine Frühreife der Fähigkeit, Gedankenverbindungen herzustellen.

Mitten in diesem Spiel versuchte Frau Kay, ihn aufzusetzen. Daniel bog den Rücken durch und weigerte sich, aufgesetzt zu werden. Es war für die Mutter sehr schwierig, diese langen Spielperioden zu unterbrechen. Oft begann er ein Protestgeschrei, wenn sie das Spiel abbrach.

Sie überlegte, wie sie ihm den Übergang zu einem anderen Spiel ermöglichen könnte. Sie konnte ihn zum Beispiel ablenken, indem sie ein Spielzeug über den Stubenwagen hielt. Bewegte sie es langsam hin und her, verfolgte er immer wieder den 180-Grad-Bogen, den es von einer Seite zur anderen machte. In dem Maße, wie sie seine Aufmerksamkeit von der motorischen Aktivität auf das Spielzeug ablenkte, war er eher bereit, auf ein neues Spiel überzugehen oder sich frisch wickeln zu lassen und so weiter.

An einem Baby, das sich so hart und lange bemüht, bis es eine bestimmte Handlung beherrscht, kann man eine gewisse Unbeugsamkeit beobachten. Sie spiegelt das Ausmaß der Konzentration wider, die das Baby für diese Handlung aufwenden muß, und macht es gegen Ablenkungen, die von außen kommen, relativ unempfindlich. Das kann ganz wesentlich dazu beitragen, daß das frühe Lernstadium schneller verläuft.

In Bauchlage konnte Daniel jetzt den Kopf längere Zeit hochhalten. Er konzentrierte seine Aufmerksamkeit auf ein Bild am Rand des Stubenwagens oder auf ein Spielzeug, das etwas weiter von ihm entfernt war. Mit den Beinen vollführte er symmetrische Kriechbewegungen und schob sich über die Matratze.

Manchmal reagierte er auf die Nähe seiner Mutter und seines Bruders so freundlich, daß es entzückend anzusehen war. Er fixierte den Blick auf die Gesichter über ihm, zappelte etwas und beruhigte sich rasch wieder, um sie weiter betrachten zu können. Die Konzentration, mit der er ihre Gesichter studierte, war genauso intensiv, wie es seine motorische Aktivität gewesen war. Er schien seinen Kopf etwas anzuheben, als ob er sie mit den Augen erreichen wollte. Sein Mund formte sich zu einem O, während er sie unverwandt anblickte.

Er entdeckte, daß er Töne produzieren konnte, und übte sich immer wieder. Er verzog das Gesicht, zappelte mit Armen und Beinen, und der ganze Körper war an der Anstrengung beteiligt. Wurde die motorische Aktivität zu heftig, brachen die Stimmübungen ab. Er konnte nicht beides zugleich in diesem Tempo durchhalten, und die motorische Aktivität behielt die Oberhand. Das Gezappel steigerte sich bis zu einem solchen Höhepunkt, daß er anschließend ganz verstört und erschöpft war. Dann mußte Frau Kay helfend eingreifen, ihn hochnehmen und durch Schmusen oder Schaukeln trösten. Er entspannte sich, wenn sie ihn in den Armen hielt, und sah zu ihr auf. Diese Kontrollfunktion war Frau Kays wichtigste elterliche Aufgabe.

Sowohl Daniel als auch die Mutter fürchteten sich noch immer vor dem Baden. Wenn es wirklich wieder erforderlich war, mobilisierte sie ihre ganze Erfindungskraft, um ihm das Ausziehen zu erleichtern. Aber meistens schrie er schließlich doch. Sie fand schließlich als Notlösung heraus, daß sie ihn ganz gut waschen konnte, wenn sie ihn mit sich in die große Badewanne nahm und ihn dabei auf dem Arm hielt. Die Haarwäsche war für beide unangenehm, denn er hatte genau auf der weichen Stelle etwas Milchschorf. Ihr kam diese weiche Stelle (Fontanelle) so verwundbar vor, daß sie es kaum wagte, mit dem Schwamm darüber zu streichen.

Die Mahlzeiten waren vergnüglicher. Er wurde ins Babystühlchen gesetzt, und zuerst bekam er die feste Beikost. Er hatte seit zwei Wochen Getreideflocken bekommen und sich an den Geschmack und das Schlucken gewöhnt. Als ihm die Mutter dann zum ersten Mal Obst anbot und er es kostete, wurden seine Augen immer größer. Er schmatzte und grinste begeistert. Dann beugte er sich vor, und sein ganzes Gesicht war an der Anstrengung beteiligt, an das Obst heranzukommen. Er war so gierig, daß Frau Kay kaum mit dem Füttern nachkam. Einfach in ihn hineinschütten sollte man es, dachte sie.

Die Pioniere der Kolonialzeit verwandten für flüssige Nahrungsmittel eine Art Schnabeltasse. Vielleicht ist das praktischer als der Löffel, aber meiner Meinung nach ist es angebracht, wenn das Baby in diesem Alter lernt, mit dem Löffel zu essen. Es gibt Mütter, die breiige Nahrung mit der Flasche geben und in den Sauger ein großes Loch machen. Dann kann das Baby die Mahlzeit hinuntersaugen. Anscheinend wollen sie sich damit die Mühe ersparen, die sie aufwenden müßten, um dem Baby das Schlucken »beizubringen«.

Als er alles aufgegessen hatte und es nichts mehr gab, stieß er ein entrüstetes Quäken aus. Dann klemmte er sich den rechten Daumen in den Mund und begann heftig daran zu lutschen.

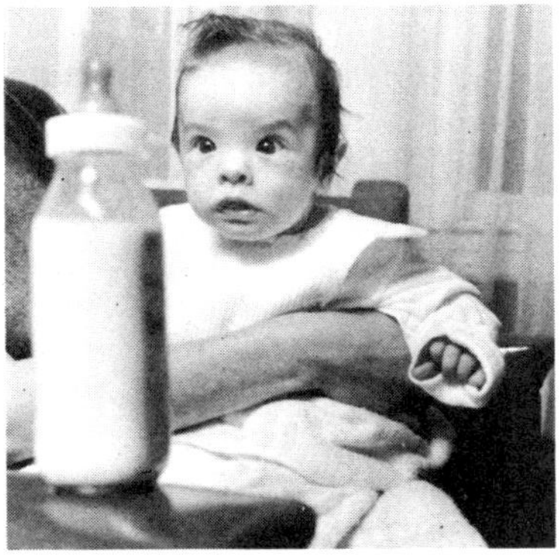

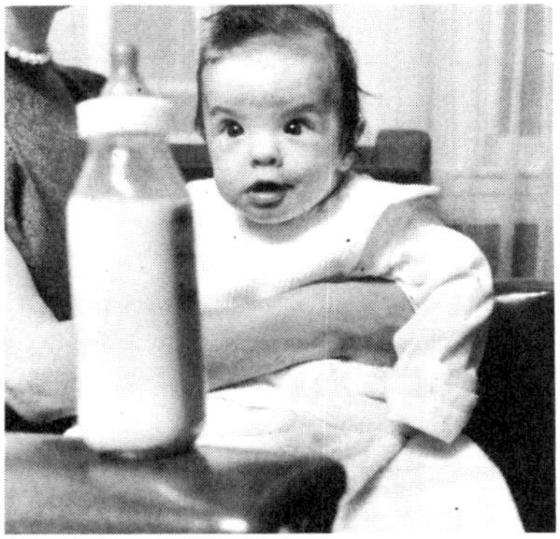

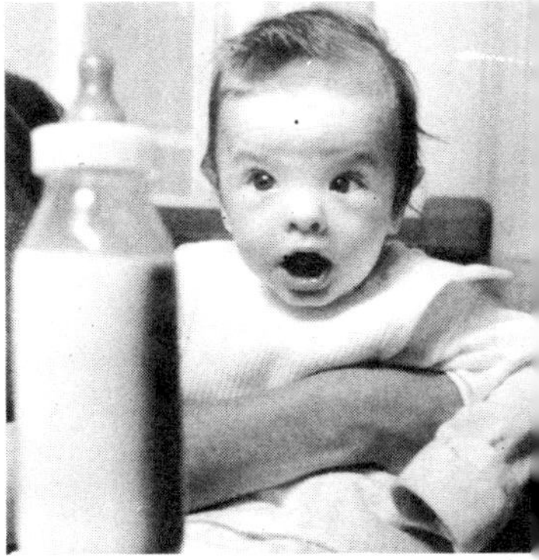

Die Mutter kehrte mit der Flasche zurück. Daniel blickte auf, strahlte, streckte den Kopf vor, machte Augen und Mund auf und winkte mit den Händen, als ob er die Flasche wiedererkannte. Zuerst trank er hastig, aber als er die Flasche zur Hälfte geleert hatte, entspannte er sich in den Armen der Mutter. Sie konnte ihn nach der ersten Hälfte kaum lange genug zum Aufhören bringen, damit er aufstieß. Das hatte zur Folge, daß er am Ende der Mahlzeit einen enormen Rülpser machte, mit dem meist Milch hochkam.

Mit jedem Schluck Milch gelangt Luft in den Magen, und je geräuschvoller und gieriger das Baby trinkt, desto mehr Luft sammelt sich in seinem Magen an.

Es gab immer noch Schwierigkeiten, wenn sie ihn abends ins Bett legte, aber als er drei Monate alt war, schlief er jede Nacht zehn Stunden.

Kürzlich durchgeführte Untersuchungen über den Schlaf haben gezeigt, daß Babies regelmäßige und charakteristische Schlafzyklen haben. Ein so aktives und geräuschvolles Baby ist meist auch im Schlaf aktiv und geräuschvoll. Der Nachtschlaf besteht für gewöhnlich aus mehreren Drei- bis Vierstundenzyklen. Jeder Zyklus hat ein bestimmtes Muster. In der Mitte eines jeden Zyklus sind ungefähr 60 Minuten Tiefschlaf. In der Zeit vor und nach dem Tiefschlaf schläft das Baby leichter und träumt, und in diesem Zustand bewegt es sich und wird ab und zu aktiv (oder träumt). Während der Nacht erreicht das Baby in regelmäßigen Abständen einen halbwachen Zustand. In dieser Periode lutscht es an den Fingern, schreit, wendet den Kopf hin und her oder stößt ihn gegen irgend etwas, bewegt sich im Bett herum, übt neu gelernte Tricks, zappelt oder spricht mit sich selbst, bis es wieder die gewohnte Schlafposition einnimmt und einschläft. Wenn die Eltern in der Nähe sind und auf die Schreie und die Aktivität reagieren, so werden sie für das Baby sehr schnell zu einem unentbehrlichen Bestandteil seines Wiedereinschlafmusters. Es gehört zu den wichtigsten Aufgaben der Eltern, das Baby so früh wie möglich so zu »konditionieren«, das heißt sein Verhalten so zu trainieren, daß es sich daran gewöhnt, sich selbst auf das Einschlafen vorzubereiten, sobald es im Bett liegt. Das ist ein wichtiger Teil der kulturellen Anpassung.

Frau Kay bemühte sich, ihren Mann dazu zu bringen, daß er abends vor dem Schlafengehen mit Daniel spielte. Als Daniels Schreiperioden aufhörten und er abends umgänglicher wurde, war sein Vater eher geneigt, sich mit ihm zu beschäftigen. Er und Mark saßen nebeneinander auf der Couch und ermunterten Daniel zu dem geselligen Verhalten, das er so rasch lernte. Wenn Frau Kay ihre drei Männer so beieinander sah, wurde ihr warm ums Herz, und sie blickte guten Mutes in die Zukunft.

In unserer Gesellschaft, in der die Männer so unter Druck stehen, lange und hart zu arbeiten, wird der Vater zu einem seltenen Besuch für die Familie, wenn die Mutter nicht dafür sorgt, daß er dazugehört. Vielleicht muß sie ihm seine Rolle erst klarmachen, die Kinder dazu bringen, daß sie von seiner Heimkehr mehr Notiz nehmen, und außerdem muß sie als Puffer für die Beziehungen zwischen den einzelnen Familienmitgliedern dienen. Wenn sie das schafft, kann sich eine dauerhafte Partnerschaft entwickeln, die allen Beteiligten Freude macht. Unternimmt sie keine diesbezüglichen Anstrengungen, dann haben die Kinder weniger vom Vater als sie brauchen. Je mehr er sich von ihnen entfernt, desto schuldbewußter fühlt er sich, aber dieses Gefühl treibt ihn nur noch weiter weg. Die Kinder hingegen haben Sehnsucht nach ihm und nach dem, was er ihnen bieten kann, aber sie wissen nicht mehr, wie sie ihn erreichen können. In unserer Zeit gehört es zur Rolle der Mutter als emotionales Familienoberhaupt, für die Partnerschaft zwischen den Familienmitgliedern ein solides Fundament zu schaffen.

VI Der vierte Monat

Das durchschnittliche Baby

Tommy war jetzt ein richtiges Postkarten-Baby. Sein Körper war wohlgerundet, an Ellbogen und Knien hatte er Grübchen. Seine Haut war samtweich und ohne Flecken. Das Wollhaar auf Ohrmuscheln und Rücken war verschwunden, und Hautausschläge klangen rasch wieder ab. Wenn man ihn hochnahm und handhabte, blieb sein kräftiger Körper wie aus einem Guß. Obwohl er gut gepolstert war, wirkte er nicht fett und fühlte sich fest an. Es machte Spaß, ihn in den Armen zu halten und mit ihm zu spielen. Die Ellbogen- und Kniegelenke knackten, wenn er sie beugte.

Dieses Knacken ist lediglich ein Zeichen dafür, wie lose die größeren Gelenke in diesem Stadium zusammengehalten werden. Wenn die Muskeln kräftiger werden, verschwindet das Knacken.

Die beiden älteren Kinder waren eine gute Hilfe. Der dreijährige Sam brachte die Windeln oder die Mahlzeiten für das Baby, und er durfte Tommy auch manchmal halten, und zwar bis ihm das Baby zu schwer wurde oder Tommy zu zappeln oder zu strampeln begann. Aber es gab ihm das Gefühl, daß Tommy auch ihm gehörte, und daß Tommy eines Tages groß genug sein würde, um mit ihm zu spielen. Dadurch, daß er mit herangezogen wurde, um bei der Versorgung von Tommy zu helfen, war sein Rivalitätsgefühl zwar nicht verschwunden, hielt sich aber in vernünftigen Grenzen.

Die fünfjährige Martha war ihrer Mutter oft eine echte Hilfe. Sie fütterte Tommy, half sogar manchmal ihn zu baden und lernte, ihn frisch zu wickeln. Wenn sie selbst in der Badewanne saß, gab Frau Moore ihr oft das Baby, das sie dann vor sich auf und nieder hüpfen ließ. Marthas Interesse an seinem Penis wurde immer lebhafter und war Anlaß zu vielen Fragen. Als Marthas Neugierde über den Penis einen Höhepunkt erreichte, wußte Frau Moore sich nicht mehr zu helfen und sprach mit ihrem Arzt darüber. Martha fragte: »Wo ist denn meiner geblieben?« »Habe ich auch einen gehabt?« »Wozu hat man denn sowas?« »Warum haben wir beide denn keinen?«, bis Frau Moore völlig erschöpft war. Aber nachdem die Mutter alle ihre Fragen offen und verständlich beantwortet hatte, schien ihre Neugier befriedigt zu sein.

Bei Mädchen in diesem Alter ist es üblich, daß sie sich Gedanken machen, ob sie ihren Penis vielleicht verloren haben, oder warum sie keinen haben, aber mit einem neuen kleinen Bruder in der Familie wird dieses Interesse viel eher laut. Das ist ein sehr wichtiger Zeitpunkt, um die Basis für ein gutes zukünftiges Vertrauensverhältnis zu schaffen. Wenn die Mutter jetzt nicht offen und ehrlich ist, verliert sie vielleicht eine gute Gelegenheit. Alle diese Fragen und Besorgnisse erfordern eine Antwort, und das Kind muß das Gefühl haben, daß die Mutter diese Antwort liefert.

Auch Herr Moore konnte jetzt dazu gebracht werden, daß er Tommy fütterte und mit ihm spielte. Seine Aufgabe war es, ihn abends zu füttern. Da Tommy nach jedem Häppchen an den Fingern lutschte und dann mit den Händen des Vaters spielte, während dieser ihn fütterte, war das eine reichlich klebrige Angelegenheit. Aber Herr Moore redete mit Tommy während der Mahlzeit und war entzückt über Tommys antwortendes Gurgeln. Tommy konnte jetzt schon ein paar Laute nachahmen, und zwar »ooh« und »ah«, und er konnte sogar schon selbst eine Anstrengung machen, um die Unterhaltung zu eröffnen, indem er hustete. Die Mahlzeit pflegte eine halbe Stunde oder länger zu dauern, so ausgiebig spielten er und sein Vater miteinander.
Tommy hatte viel Spaß an seiner Rolle als Mittelpunkt der Familie, um den sich alles drehte. Er aß gut und viel. Bei jeder Mahlzeit schlang er bis zu einem halben Glas von zwei verschiedenen Sorten Babynahrung hinunter und hatte dann noch Appetit auf die Muttermilch. Er saugte in kurzen Zügen und wandte immer wieder den Kopf, um zu sehen, was die übrige Familie tat. Oft hörte er auf und gluckste und krähte, während er seine Mutter ansah und ihm die Milch über die Backen hinunterrann. Wenn sie dann ihrerseits mit ihm reden konnte und wollte, dauerte es manchmal eine halbe Stunde, bis er zu Ende trank. Oft kaute er auf einer Faust herum, als ob er schon zahnte.

Die Mutter glaubt dann oft, die Unterbrechungen bei der Mahlzeit seien auf Zahnungsschmerzen zurückzuführen. Meiner Ansicht nach ist der Grund für diese Pausen viel öfter in dem Interesse des Babys an seiner Umgebung zu suchen. Wenn man die Mahlzeit abkürzen muß oder es auf andere Weise sonst nicht genug ißt, kann man mit gutem Erfolg in einem verdunkelten, ruhigen Zimmer füttern.

Da sie in der Hetze des Tages kaum Zeit für eine friedliche Fütterung hatte, weckte sie ihn immer noch für eine Spätmahlzeit auf, nachdem die beiden älteren Kinder im Bett waren. Das war für sie ihre eigene »Spielzeit mit Tommy«, und sie hatte genausoviel Spaß daran wie er.

Sie hatte das Gefühl, daß sie das Baby dann wirklich für sich selbst hatte. Er wurde immer noch viermal am Tag gestillt, obwohl die Mutter glaubte, daß er ohne große Schwierigkeiten auf die vierte Brustmahlzeit verzichten würde.

Um das Baby an drei feste Mahlzeiten und drei Brustmahlzeiten zu gewöhnen, kann die Mutter ihm den Übergang durch einen Zeitplan erleichtern, der etwa so aussieht:
7 Uhr morgens – Brustmahlzeit
8.30 bis 9 Uhr – (nachdem die anderen gefrühstückt haben) – Brei und Obst
12 bis 13 Uhr – Brustmilch, Fleisch und Gemüse
17 Uhr – Brei und Obst
18.30 Uhr – die dritte Brustmahlzeit.
Wenn man die erste Mahlzeit vorverlegt und die letzte später ansetzt, kann man ein Baby »lehren«, die Pausen zwischen zwei Mahlzeiten, die länger als vier Stunden dauern, zu überbrücken. Sobald es sich daran gewöhnt hat, kann man die erste und die letzte Mahlzeit zu normalen Zeiten geben.

Tommy begann jetzt zu speicheln, und sein Gesicht und sein Hals waren immer feucht. Wenn Frau Moore nicht sein Gesicht durch Vaseline schützte und die Halsfalten mit Weizenstärke puderte, bekam er Ausschlag. Einmal bekam er von der Kunststoffkante des Lätzchens am Hals einen heftigen Ausschlag, der erst abklang, als sie auf Lätzchen aus Frotteestoff überwechselte.

Lätzchen aus Kunststoff, Seife mit Detergentien (stark wirksame Entfettungsmittel) und Wolle sind häufig die auslösenden Faktoren einer allergischen Reaktion. Übrigens ist Weizenstärke ein praktischer und billiger Ersatz für Babypuder.

Das Speicheln war von häufigem und ausgiebigem Lutschen an den Fingern begleitet, und außerdem untersuchte er die Mundhöhle mit den Händen. Er hatte einen großen Teil des Tages seine Hände am und im Mund.

Eine Untersuchung über das Fingerlutschen außerhalb der Mahlzeiten, die mit Hilfe von Zeittabellen, welche von Müttern aufgestellt wurden, durchgeführt wurde, hat ergeben, daß manchmal bis zu vier Stunden pro Tag mit dieser Tätigkeit verbracht werden.

Frau Moore fragte sich, ob das gleichzeitige Auftreten von Speichelfluß, vermehrtem Fingerlutschen und kürzerem Interesse an der Brustmahlzeit vielleicht die ersten Anzeichen des Zahnens seien.

Natürlich kann es sich um Zahnungsbeschwerden handeln, aber all diese Vorgänge treten im vierten Monat sowieso auf. Der geschicktere Gebrauch der Hände und das wachsende Interesse an der Umwelt sind mitwirkende Faktoren bei all diesen Untersuchungen, die dazu beitragen, daß das Baby nicht mehr so viel und mit Unterbrechungen ißt. Die unteren Schneidezähne kommen zuerst. Ein Zahn hat beim Durchbruch die Wirkung eines Fremdkörpers (zum Beispiel eines Splitters) und verursacht eine Schwellung und Reizung des benachbarten Zahnfleisches. Wenn man die Schwellung mit einem sauberen Finger oder mit einem in ein Taschentuch gewickelten Eisstückchen massiert, kann man sie zum Abklingen bringen und die Schmerzen für einige Zeit lindern. Beim Saugen steigt die Blutzufuhr zum Zahnfleisch rasch an. Durch dieses zusätzliche Blut kommt es zu einer Rötung in der schon vorhandenen Schwellung. Das geschwollene Zahnfleisch schmerzt beim Saugen noch mehr. Das Baby reibt an seinem Zahnfleisch herum, als ob es dadurch den Schmerz lindern will. Wenn es merkt, daß Kauen und Herumreiben am Zahnfleisch schmerzlindernd wirken, reibt es weiter am Zahnfleisch und im Gesicht. Äste der Nerven, die zu den Zähnen führen, versorgen auch das Gesicht, die Wangen und das äußere Ohr. Das Baby entdeckt, daß die Schmerzen leichter werden, wenn es sich im Gesicht reibt. Ein zahnendes Baby kann sich gleichzeitig den Kiefer reiben und an seinem Ohr zupfen, als ob es Ohrenschmerzen hätte. Daher fällt es der Mutter manchmal schwer zu unterscheiden, ob es Zahnweh oder Ohrenschmerzen hat. Sie kann natürlich mit dem Finger das Zahnfleisch des Babys reiben und auf diese Weise feststellen, ob es geschwollen ist. Wenn man bei einem zahnenden Baby das Zahnfleisch reibt, stößt es einen Klageschrei aus, der deutlich beweist, daß das Zahnfleisch die Schmerzquelle ist. Massiert man dann weiter, beruhigt sich das Baby wieder. Auch schmerzlindernde Mittel, wie z. B. eine Aspirintablette oder Kampfertinktur, die man auf das Zahnfleisch aufträgt, können vorübergehend Erleichterung bringen.

Manchmal beschäftigte sich Tommy eine Dreiviertelstunde lang mit sich selbst, wenn er in seinem Bettchen lag. Er beobachtete seine Hände, hob beide hoch, machte Fingerspiele und beäugte interessiert jede Hand einzeln. Er sah von der einen Hand zur anderen, brachte sie zusammen, wobei er lächelte, und grinste dann fröhlich, als er die eine Hand mit der anderen packte. Er hielt eine Hand mit der anderen fest, spreizte die Arme ab und schnappte die Hände auseinander, wobei er kicherte.

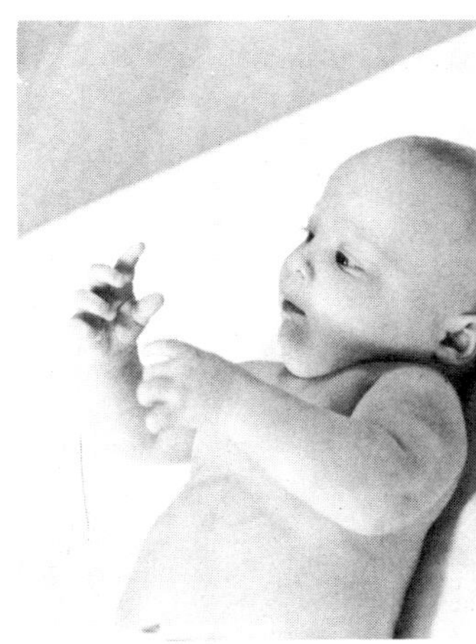

Immer wieder griff er nach den Spielzeugen auf dem Rand des Bettchens, grabschte sich eins, zog es näher heran und ließ es dann los, so daß es zurückschnellte. Das konnte er mit jeder Hand vollbringen, und am Ende des vierten Monats schien es ihm Spaß zu machen, im Turnus erst mit der einen, dann mit der anderen Hand zuzugreifen. Die Mutter hatte den Eindruck, daß er zwischen seinen Händen unterscheiden konnte.

Damit beginnt das Baby, zwei getrennte Körperteile bewußt zu erkennen. Für sein wachsendes Bewußtsein räumlicher Beziehungen ist die Erkenntnis, daß die Hände sich voneinander unterscheiden, wichtig.

Tommy hatte es gern, wenn man ihn hochhob oder anfaßte und mit ihm spielte. Zog man ihn zum Sitzen hoch, gluckste er vor Vergnügen. Er konnte jetzt beim Sitzen den Kopf geradehalten und sich umsehen, wenn man ihn im Rücken abstützte. Er konnte seinen Kopf im Sitzen drehen und in alle Richtungen geradeaus sehen.

Schon vorher war er in einer zurückgelehnten Position und mit einer Stütze im Rücken fähig gewesen, im Zimmer umherzuschauen, aber jetzt gelang es ihm, sich außerdem zu bemühen, die Wirbelsäule durchzudrücken, den Kopf zu drehen und so geradeaus zu sehen, daß die Augenlinie parallel zu der Ebene verlief, auf der er saß. In dem Maße, wie er neue Erkenntnisse erwirbt, kann er diese Leistungen sukzessive kombinieren. Jetzt verfügt er über eine dreidimensionale Beziehung zur Umwelt, welche er nach Belieben herstellen und wieder aufgeben kann.

Wenn er sehr lange gespielt hatte, wurde er schneller müde, ein Zeichen dafür, wie sehr er sich angestrengt hatte.
In Bauchlage vollführte er mit Armen und Beinen Schwimmbewegungen. Wenn er eine Weile »geschwommen« war, versteifte er sich vor Enttäuschung und schlug mit ausgestreckten Armen auf das Bett.

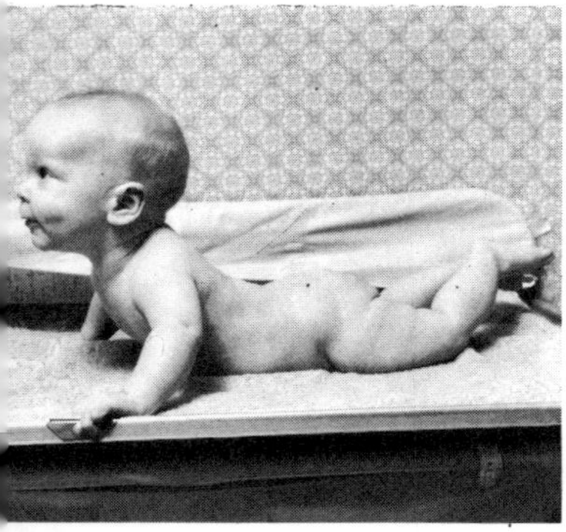

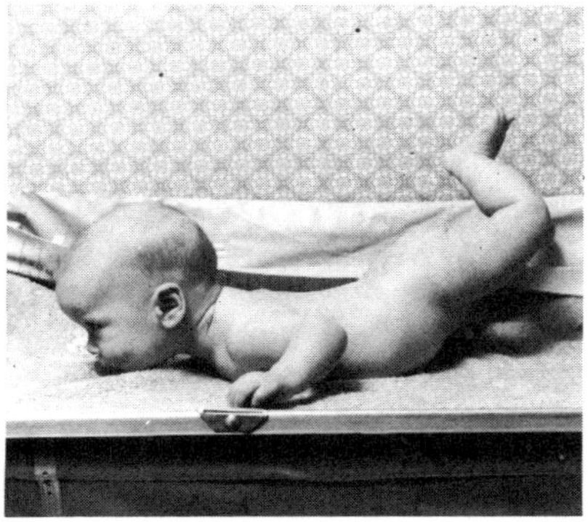

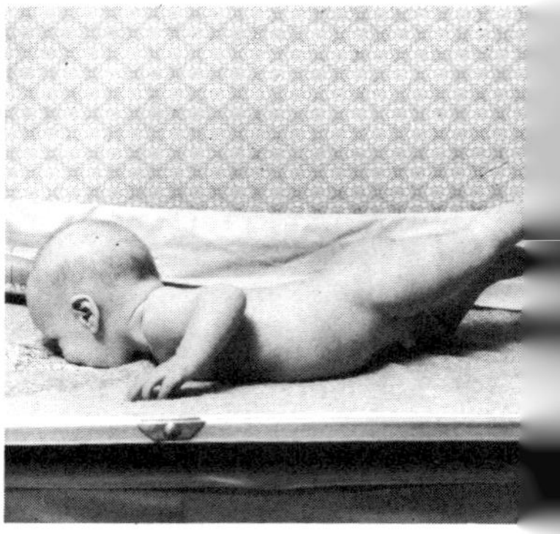

Dieses Schwimmen ist eine Reflexhandlung, die wir von unseren Vorfahren im Meer geerbt haben.

Wenn er Arme und Beine steif ausgestreckt hatte, begann er auf und ab zu schaukeln wie eine Wippe. Dieses Schaukeln wurde zu einem neuen Spiel, und so wippte er fröhlich glucksend auf und nieder. Aber nach einer Weile wurde er es müde und wollte wieder auf dem Rücken liegen. Wenn eins der älteren Geschwister zu ihm ins Laufställchen kam und mit ihm auf seiner Ebene spielte, war er manchmal doppelt so lange zum Spielen aufgelegt.

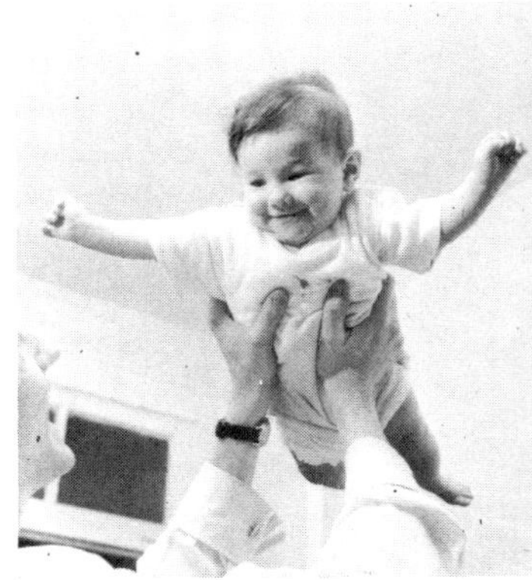

Das ist ein Hinweis dafür, wie variabel der Aufwand an Energie ist, den das Baby in eine Spielperiode investieren kann.

Als Tommy dreieinhalb Monate alt war, konnte Frau Moore mit Sicherheit sagen, daß er gelernt hatte, wie er sie dazu bringen konnte, auf seine Wünsche zu reagieren, sobald sie in Sicht war. Wollte er aufgenommen werden, bog er den Rücken durch und sah sie an. Sie beobachtete, daß er suchend durch das Zimmer blickte, wenn sie ruhig am anderen Ende des Zimmers saß und nähte. Hatten seine Augen sie gefunden, dann krähte und gluckste er, bis sie zu ihm hinsah. Dann begann er zu zappeln, um sie zum Herkommen zu bewegen. Manchmal saß er gerade guter Dinge auf dem Schoß seines Vaters, wenn sie ins Zimmer kam; trotzdem fuhr er auf, blickte verdutzt drein, sein Körper versteifte sich, und dann begann er leise zu jammern, weil er zu ihr wollte. Dann entspannte er sich wieder, begann zu lächeln, kniff die Augen etwas zusammen und verzog schließlich das Gesicht zu einem werbenden Grinsen. Das Lächeln, mit dem er seinen Vater und seine Geschwister bedachte, war anders – nicht so bittend, und sein Körper war längst nicht so entspannt dabei. Er konnte bereits zwischen ihnen unterscheiden und schien zu spüren, welches Verhalten auf die einzelnen Familienmitglieder am besten und anziehendsten wirkte.

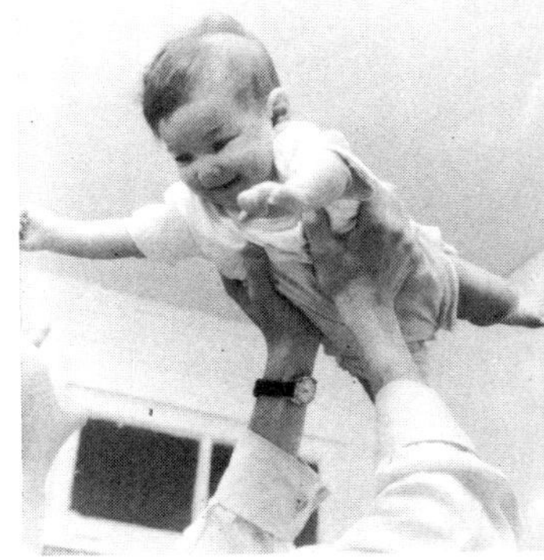

Das ruhige Baby

Für Laura öffnete sich die Welt langsamer. Sie schien die Umwelt auf ihre eigene langsame und bestimmte Art an sich herankommen zu lassen. Am glücklichsten war sie, wenn sie auf dem Rücken im Bettchen oder auf dem Fußboden lag, und von diesem sicheren Beobachtungspunkt aus erforschte sie weiterhin das Zimmer oder ihre Hände. Sie spielte immer noch mit den Händen, und manchmal schlang sie ihre Finger umeinander. Wenn die Mutter ein Spielzeug über ihr Gesicht hielt, wedelten ihre Arme seitlich im Kreis, sobald sie es sah. Dann versuchte sie, die Arme gleichzeitig nach oben in Richtung auf das Spielzeug zu strecken, es zu greifen und festzuhalten. Sie umklammerte es fest mit beiden Händen und ließ es auf und ab hopsen, bis sie es schließlich verlor. Wenn das geschah, war sie jedesmal leicht verdutzt. Sie untersuchte jedes der Spielzeuge, die quer über ihrem Bett aufgereiht waren, und schien für eins davon eine ausgesprochene Vorliebe zu entwickeln. Mit hartnäckiger Entschlossenheit wand und drehte sie sich so lange, bis sie den weichen roten Ball leichter erreichen und damit spielen konnte. Das glänzende gelbe Klötzchen, der grüne Ring, den man so leicht festhalten konnte, und das braune Plüschtier blieben unbeachtet: Laura kehrte immer wieder zu dem bevorzugten roten Ball zurück.

Diese frühe Anhänglichkeit an einen ganz bestimmten von mehreren Gegenständen ist ein Beweis für ein feines Unterscheidungsvermögen. In diesem Alter pflegen die meisten Babies noch kein Spielzeug einem anderen vorzuziehen. Es ist außerdem ein Zeichen dafür, daß das Baby beginnt, ein echtes Interesse für etwas außerhalb von sich selbst zu empfinden. Das ist sehr gut und ein Beweis dafür, daß es sich in emotionaler Hinsicht normal entwickelt. Ein autistisches (krankhaft auf sich selbst bezogenes) Kind entwickelt selten so früh eine Zuneigung für ein Fremdobjekt. Ich bin immer froh, wenn Kinder eine Zuneigung für bestimmte Gegenstände zeigen — selbst wenn dieser Gegenstand dann ein »Liebele« wird und offenbar ein Ersatz für die Mutter sein soll. Das verschafft ihnen einen weiteren Vorteil bei der Bewältigung der Härten des Älterwerdens, das so viele Enttäuschungen und zwangsweise Trennungen von der Mutter mit sich bringt.

Beim Spielen fing Laura jetzt an, vor sich hin zu gurren. Sie gurgelte und übte Vokale, und der Umfang ihrer Stimme wuchs ständig. Sie schien sich selbst zuzuhören, während sie übte. Standen die Eltern neben ihr, hörte sie allmählich zu singen auf.

Das ist nicht die übliche Reaktion. Für gewöhnlich steigert das Baby sowohl die Zahl als auch die Stärke seiner Reaktionen.

Mit der ihr eigenen Aufmerksamkeit betrachtete sie die Gesichter der Eltern und schien durch ihr Erscheinen zum Schweigen gebracht zu werden. Sie schien jeden einzelnen Gesichtszug zu studieren und jedes Verziehen der Miene zu beobachten. Die Eltern versuchten sie zu einer Antwort zu bewegen, indem sie zärtlich mit ihr sprachen. Aber erst gegen Ende des vierten Monats begann Laura ruhig und vorsichtig »zu antworten«, wenn die Mutter liebevoll zu ihr redete. Endlich schien sie fähig zu sein, es hinzunehmen, wenn die Mutter oder der Vater neben ihr auftauchte. Vielleicht lag das daran, daß sie jetzt die verschiedenen gleichzeitigen und wichtigen Reize, welche das Bild der Mutter oder des Vaters ausmachen, besser aufnehmen und verarbeiten konnte. Statt daß sie diese Reize nacheinander aufnahm und jeden für sich genoß, begann sie alle zusammen zu erfassen. Dadurch konnte sie die Reize schneller als eine ganze Gestalt absorbieren.
Frau King stellte sich mit ihr vor einen Spiegel, so daß sie sich selbst sehen konnte. Laura studierte die Gesichter, die der Spiegel zeigte. Ihr eigenes Spiegelbild schien sie sehr zu interessieren. Schließlich lächelte sie ihrem Gesicht zu. Als das wiederum zurücklächelte, wurde sie aktiv und gluckste, während sie lächelte. Dieses Spiel trieb sie ein paar Minuten lang. Dann betrachtete sie angestrengt das Spiegelbild der Mutter und sah dann zu ihrer Mutter zurück, als ob sie über diese Verdoppelung bestürzt sei. Als sie wieder auf das Gesicht im Spiegel blickte, sprach Frau King leise mit ihr. Laura fuhr zusammen, sie sah erschreckt und besorgt drein und wandte sich rasch zum richtigen Gesicht der Mutter um. Sie schien über die zwei Gesichter der Mutter verwirrt zu sein.

Diese Verwirrung demonstriert die Tatsache, daß sie schon ein feines Gefühl für Ähnlichkeiten hat. Ein Kind, welches das Gesicht seiner Mutter so gut kennt, kann nicht zwei solche Gesichter akzeptieren, die sich »fast« gleich sind. Die Stimme, die plötzlich von hinten ertönt, macht die Verwirrung noch größer. Diese Bevorzugung der »lebendigen« Mutter vor dem Spiegelbild zeigt ein scharfes Unterscheidungsvermögen.

Laura hatte viel Spaß an allem, was mit dem Baden zusammenhing. Sie genoß es jetzt, entkleidet zu werden, und wurde viel lebhafter. Auch Frau King machte es Spaß. Sie pflegte Laura nach dem Frühstück zu baden, denn anscheinend hatte das Baby nach dem Essen viel mehr Vergnügen daran.

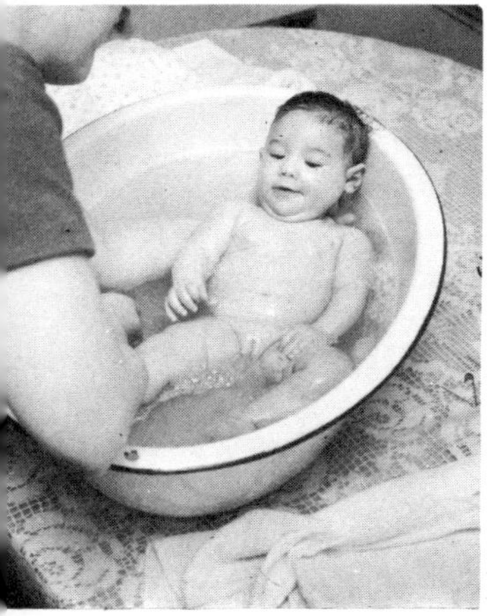 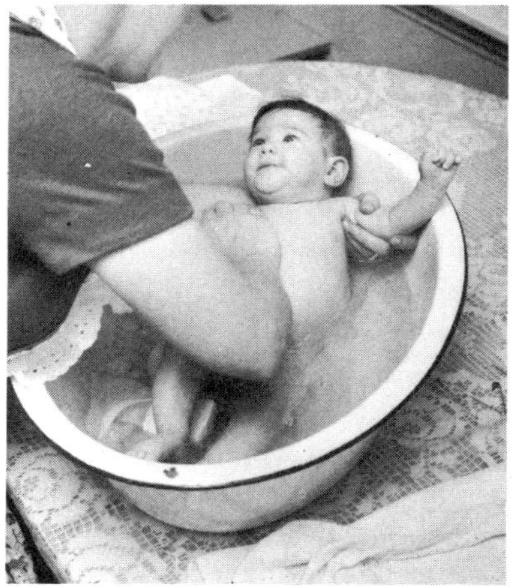 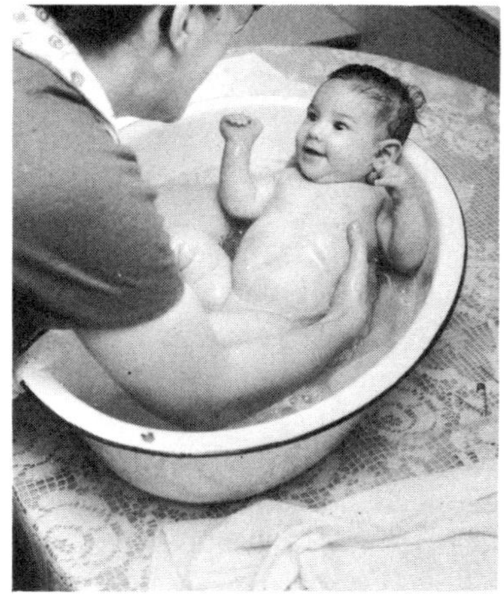

Ich sehe keinen Grund für das alte Gebot, daß »das Baby niemals nach dem Essen gebadet werden darf«. Das so oft vorgebrachte Argument, daß dadurch dem Magen Blut entzogen wird, ist absurd. Das Baby hat genug Blut für den ganzen Körper, und soviel ich weiß, hat bisher noch kein Baby Krämpfe bekommen, weil es nach dem Essen gebadet worden ist. Das einzige Gegenargument, das man vorbringen könnte, ist, daß es mehr von der Mahlzeit wieder hochbringt, wenn es nach dem Essen zuviel bewegt wird. Dieses Risiko muß man einbeziehen, denn das kann passieren. Aber es gibt so viele Babies, die es genießen, nach dem Essen gebadet zu werden, und die sich vor dem Essen so heftig dagegen sträuben, daß deren beste Zeit für das Bad offensichtlich nach der Mahlzeit ist.

Sie setzte Laura in ihre große Wanne, deren Boden mit fünf Zentimeter Wasser bedeckt war, stützte mit einer Hand ihren Kopf und wusch und spülte sie mit der anderen. Laura gurgelte, lachte laut auf, strampelte mit den Beinen und streckte die Arme seitlich weg. Das Wasser spritzte in alle Richtungen. Wenn ein paar Spritzer ihr Gesicht trafen, hörte sie vor Überraschung zu strampeln auf. Sie verzog das Gesicht, spuckte, quäkte und zwinkerte, um das Wasser aus den Augen zu bekommen. Dann sah sie das lächelnde Gesicht der Mutter über sich, vergaß die ganze Aufregung und begann wieder zu planschen.
Laura war aktiver, wenn sie auf dem Rücken lag. Sie haßte es, auf dem Bauch zu liegen und zeigte ihr Mißvergnügen, indem sie jedesmal, wenn sie umgedreht wurde, ihr Gesicht im Bett vergrub. So lag sie

dann regungslos da und lutschte an den Fingern, bis sie wieder auf den Rücken gedreht wurde.

Viele Babies zeigen ein derartiges Mißvergnügen, wenn man sie auf den Bauch legt und sie noch spielen wollen. Das habe ich bei Babies beobachtet, die daran gewöhnt sind, auf dem Rücken liegend zu spielen, oder in meiner Praxis, wenn sie sehen wollen, was um sie herum vorgeht – mich sozusagen »im Auge behalten« wollen.

In der Bauchlage wurde Laura selten aktiv, selbst wenn die Eltern mit ihr spielten.

Um ein Baby dazu zu erziehen, daß es gern auf dem Bauch liegt, muß man sich mit ihm auf eine Ebene stellen und mit ihm spielen. Vielleicht fängt es dann allmählich an, eine Weile auf dem Bauch liegend zu spielen. Bisher hatte man es überwiegend daran gewöhnt, daß es in der Rückenlage zum Spielen bereit war, und es ist kein Wunder, daß viele Babies sich weigern, auf dem Bauch liegen zu bleiben.

Wenn sie zum Sitzen aufgezogen wurde, widersetzte sie sich, indem sie den Rücken durchbog und den Kopf zurückwarf. Saß sie dann, starrte sie denjenigen, der sie zum Sitzen hochgezogen hatte, so mürrisch an, daß der Betreffende sich höchst unbehaglich fühlte. Laura hatte es sehr gründlich gelernt, mit Hilfe ihres ausdrucksvollen Gesichts den Eltern ordentlich eins auszuwischen.
Die Mahlzeiten verliefen für beide Seiten immer vergnüglicher. Frau King genoß das Stillen. Es erfüllte ihre Sehnsucht, von Laura gebraucht zu werden, und Laura arbeitete ihrerseits gut mit und trank eifrig. Laura hatte das Verlangen nach einer Nachtmahlzeit von selbst aufgegeben, und Frau King glaubte, daß auch die 22-Uhr-Mahlzeit wegfallen könnte. Aber sie genoß die Gelegenheit zu einem engen Kontakt mit Laura und freute sich den ganzen Abend darauf. Herr King pflegte an diesem reizenden »Familientreffen« teilzunehmen. Er beobachtete die beiden, wie sie sich miteinander unterhielten. Das machte ihn manchmal eifersüchtig, und dann fragte er seine Frau, ob sie »genug Milch habe«, »wann sie damit aufhören wollte«, oder »ob dadurch nicht Lauras ruhige Selbstversunkenheit gefördert würde«.

Ein derartiges Gefühl verspüren die meisten Väter in diesem Stadium, insbesondere wenn die Mutter das Baby stillt. Sie sind eifersüchtig auf ihre Frau, eifersüchtig auf das Baby und fühlen sich aus der Einheit, die Mutter und Baby bilden, ausgeschlossen. Viele junge Väter gewöhnen es sich an, sich einen kleinen Imbiß zu machen, während das Baby gestillt wird. Andere schmieden Pläne, ihre Frau dem Baby für

ein Wochenende zu entführen. Wahrscheinlich steckt hinter all dem keine bewußte Absicht, aber diese Gefühle sind doch offensichtlich darauf gerichtet, diese enge Verbindung zu lockern.
Aber auch die Bekannten und Freundinnen der stillenden jungen Mutter versetzen ihr ab und zu unbewußt einen Hieb: »Stillen Sie das Kind denn immer noch?« »Das Baby ist zu fett« oder »zu dünn«. »Geben Sie ihm denn noch keine feste Nahrung?« Alle diese Bemerkungen spiegeln ihre Rivalitätsgefühle wider. Sogar eine andere junge Mutter oder eine Großmutter, die ihre eigenen Babies voller Freude selbst gestillt hat, kann auf diese wunderbare Zweisamkeit eifersüchtig sein. Die stillende Mutter sollte sich bewußt sein, daß die Triebfeder für diese bohrenden Bemerkungen ein Neidgefühl ist.

Abends pflegte Herr King Laura die feste Mahlzeit zu geben. Wenn er vor dem Beginn der Fütterung den Löffel gegen das Glas mit der Babynahrung klirren ließ, entlockte er ihr jedesmal ein entzücktes Quieksen. Er behauptete felsenfest, daß sie die Gläser mit der Babynahrung von anderen Gläsern gleicher Größe unterscheiden konnte, und zeigte ihr immer das Baby auf dem Etikett, bevor er anfing, sie zu füttern. Sie aß jetzt in einem Zug und leckte sich ab und zu die Lippen und die Finger. Nach jedem Happen steckte sie sich die ganze Faust in den Mund und beschmierte sich dann mit der bekleisterten Hand das ganze Gesicht. Herr King amüsierte sich über diese Vorstellungen köstlich und meinte, Laura schaufele das Essen in sich hinein wie eine dicke alte Dame der elisabethanischen Ära. Da sie sich auch das Haar verschmierte, mußte es jeden Abend gewaschen werden. Frau King machte sich wegen der häufigen Haarwäschen Sorgen, denn Lauras Haar fiel jetzt rasch aus.

Die Haare fallen jetzt sowieso aus und wachsen dichter wieder nach, gleichgültig, was die Mutter tut. Meistens beginnt das Ausfallen der ersten Haare früher und dauert bis zum fünften oder sechsten Monat. Da aber gleichzeitig das zweite Haar nachwächst, fällt der Übergang manchmal gar nicht auf. Bei diesem Vorgang kann sich die Haarfarbe radikal ändern. Es ist daher eine unsichere Sache, aufgrund der Haarfarbe bei der Geburt die zukünftige Haarfarbe voraussagen zu wollen. Die Hautfarbe ist schon ein besserer Indikator, aber den weitaus besten Hinweis bietet das Kolorit der Eltern. Wenn das Baby »Mongolenflecken« hat, kann man auf einen brünetten Typ schließen. Es handelt sich dabei um dunkle, nicht erhabene Flecken in der Kreuzbeingegend. Man nennt diese Pigmentanhäufungen »Mongolenflecken«, weil sie bei Mongolen und Negern typisch sind. Aber auch bei kaukasischen

Babies, die später ein dunkles Kolorit haben, sind diese Flecken bei der Geburt vorhanden. Im Laufe der Zeit lösen sich die Pigmentanhäufungen auf, und die »Flecken« verschwinden. Diese Hauterscheinung ist völlig bedeutungslos.*
Auch die Augenfarbe ist für die Eltern ein interessantes Thema. Für gewöhnlich hat das Baby bei der Geburt blaue Augen, aber ich habe auch schon braunäugige Neugeborene gesehen. Bei dunkelbrünetten Typen zieht sich in den ersten Wochen ein etwas bräunlicher Schleier über das Blau, manchmal auch erst etwas später, aber immer innerhalb des ersten Jahres. Für gewöhnlich kann man nach sechs Monaten sagen, daß die Augen braun werden, falls das Blau stumpfer geworden ist. Blaue Augen bleiben in den ersten sechs Monaten porzellanblau.

Nach den Mahlzeiten machte Laura in ihrem Babystühlchen ein Nikkerchen, den Kopf nach einer Seite geneigt, und ihr Bauch wölbte sich wie eine weiche Kugel. Wenn man sie im Bett auf diesen dicken Bauch legte, neigte sie den Kopf gegen die rechte Schulter, lutschte am linken Daumen und schlief ein. Nach einem solchen traulichen und friedlichen Beisammensein waren beide Kings erstaunt über das Gefühl des Friedens und der Zufriedenheit, das sie verspürten.

---

* kaukasisch = weiße Rasse

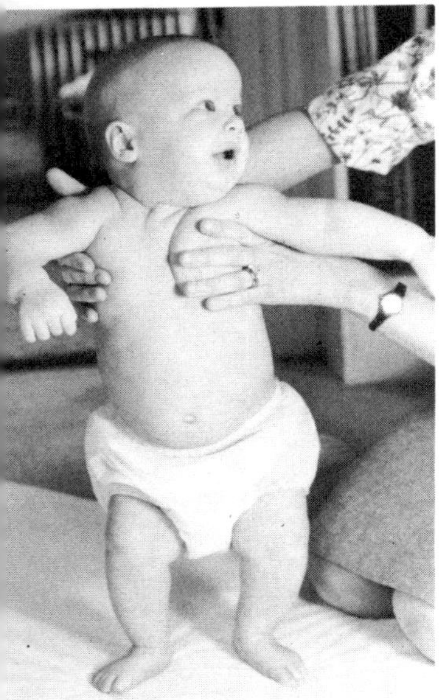

Das lebhafte Baby

Daniels Energie verteilte sich gleichmäßig auf die motorische Aktivität und auf die Aufrechterhaltung des Kontakts mit der Umwelt. Es kam oft vor, daß ihn mitten in einer körperlichen Übung Unentschlossenheit überfiel, wenn das Gesicht des Vaters über dem Laufställchen erschien. Er hörte zu strampeln auf, sah seinen Vater an, lächelte strahlend und gurgelte. Dann wechselte er zwischen Strampeln und Sprechen ab. Sowohl das Herumzappeln als auch die Stimmübungen wurden immer hektischer, während er sein Publikum unterhielt. Der Vater nannte ihn einen »Komödianten«. Wenn man ihn nicht hochhob, dauerte diese Aktivität so lange, wie der Zuschauer es ertragen konnte. Nur selten gab Daniel als erster auf. Kam es doch einmal soweit, dann flehte er wimmernd nach einem Tempowechsel, den er anscheinend nicht selbst einleiten konnte. Er wußte bereits, daß er allein nicht so gut sein Tempo zu ändern vermochte, als wenn ihm jemand half.
Er mochte es sehr gern, wenn er zum Stehen hochgezogen wurde, und gluckste beglückt, während er sich, an zwei Fingern der väterlichen Hand hängend, aufrichtete. Er konnte sein Gewicht für kurze Zeit tragen und sah auf die Hände des Vaters hinunter, die ihn stützten. Wenn man ihn zum Sitzen hochzog, lernte er sehr schnell, wie er diese Position überspringen und gleich auf die Füße kommen konnte. Wenn man ihn zum Sitzen bringen wollte, mußte man seinen Oberkörper nach vorn abbiegen.

Das ist für dieses Alter etwas weit voraus. Es läßt auf den Wunsch schließen, etwas zu vollbringen und »weiterzukommen«. In diesem Alter ist das Stehen lediglich eine reflektorische Anspannung des Körpers, aber wenn das Baby erst einmal gelernt hat, daß es das tun kann, bereitet es ihm so viel Vergnügen, daß es diesen Vorgang immer wieder übt. Die Frage, welche Beweggründe das Baby antreiben, aufrecht zu stehen, konnte noch nicht zufriedenstellend beantwortet werden. Auf jeden Fall haben alle Babies es sehr eilig damit, und das Vergnügen, welches ihm dieses einfache reflektorische Stehen bereitet, beweist seinen Drang, diese Körperhaltung zu erreichen.

Wenn er auf dem Bauch lag, stützte er sich mit ausgestreckten Armen ab, hob den Kopf im rechten Winkel zur Wirbelsäule und sah sich in alle Richtungen um. In dieser Haltung konnte er Mark eine ganze Weile vom Laufställchen aus zusehen. Wurde er müde, ließ er sich auf die Unterlage zurückfallen, bog den Rücken durch, breitete die Arme wie ein Flieger aus und wippte auf und ab. Dann zog er die

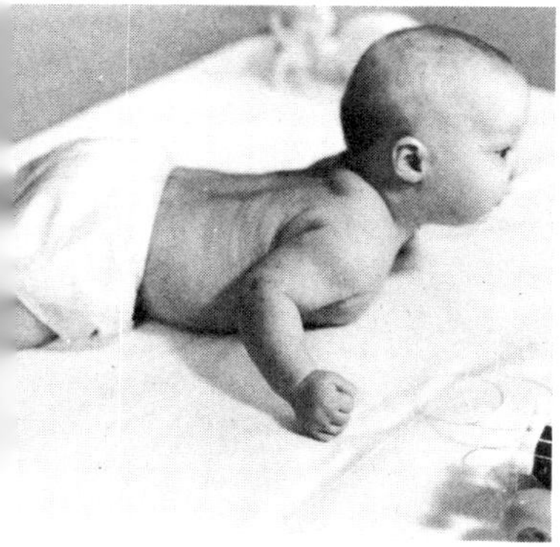 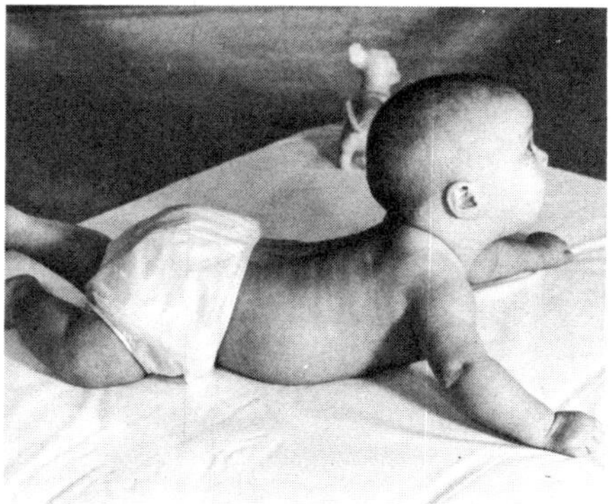 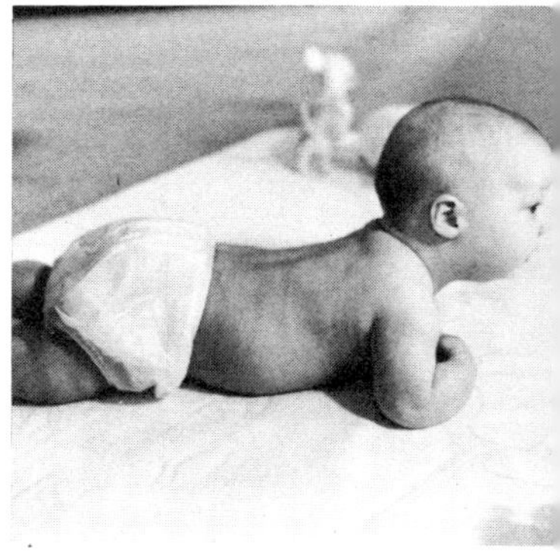

Hände zum Gesicht vor und kratzte auf dem Liegepolster herum. Er kicherte entzückt über das laute Kratzgeräusch, und allem Anschein nach war ihm klar, daß er es produzierte. Dieses Geräusch brachte die Mutter jedesmal rasch zur Stelle, selbst wenn sie sich in einem anderen Raum aufgehalten hatte: es ging ihr nämlich auf die Nerven. Sobald sie erschien, quiekte er.

Daniel zeigt in jeder Position viel mehr Findigkeit als die beiden anderen Babies. Diese Findigkeit beweist eine ausgezeichnete motorische Geschicklichkeit, sowie sein Vergnügen daran, eine einfache motorische Leistung mit neuen Entdeckungen zu kombinieren.

Als die Mutter ihn hochhob, lachte Daniel laut auf und bog sich in ihren Armen nach hinten, um ihr Gesicht sehen zu können. Sie hätte ihn beinahe fallen lassen, als er sich so plötzlich aufbäumte. Dann zappelte er, sprach mit ihr, sah sie an und kroch in seinem Eifer praktisch an ihrer Brust hoch. Wenn man versuchte ihn festzuhalten, so pflegte sie zu sagen, ist das genauso, als ob man ein Bündel Aale in den Armen hält.
Die Eltern nahmen Daniel zu einem Besuch bei den Großeltern mit, die über seine fröhliche Reaktionsfähigkeit und seine Lebhaftigkeit hell begeistert waren. Der Großvater spielte den ganzen Tag mit ihm. Der zweijährige Mark hockte auf dem Schoß seiner Mutter und sah neidgeplagt zu. Frau Kay tat ihr Bestes, um Mark zu trösten und ihn zu entschädigen, aber Daniel brachte es fertig, stundenlang im Mittelpunkt der Aufmerksamkeit zu stehen. Abgesehen von einem kurzen Nickerchen am Nachmittag war er während des ganzen siebenstündigen Besuchs gleichbleibend aktiv und kontaktbereit und reagierte auf das neue Publikum und auf die gebotene Anregung.

Aber auf dem Nachhauseweg machten sich bei ihm Zeichen der Erschöpfung bemerkbar, und die Mutter mußte ihn in den Armen halten. Er schrie während der ganzen Abendmahlzeit, wollte keine feste Nahrung annehmen und trank sein Fläschchen nur zur Hälfte aus.

Anna Freud spricht von der »Desintegration« des Egos, das heißt der Struktur der Persönlichkeit eines Babys oder Kindes, die am Ende des Tages stattfindet. Hier haben wir ein Beispiel dafür. Ich möchte meinen, daß am Ende eines langen Tages auch das Ego der Mutter gleichzeitig mit dem des Babys desintegriert.

Als sie ihn ins Bett legte, schrie er noch einmal kurz, und dann schlief er sofort ein. Nach zwei Stunden war er schon wieder wach und jammerte. Der Vater ging zu ihm und sah, daß Daniel sich auf den Rücken gedreht hatte und strampelte und weinte. Kein beruhigendes Streicheln konnte ihn wieder zum Einschlafen bringen. Schließlich trug Herr Kay ihn ins Wohnzimmer, legte ihn in den großen Schaukelstuhl und schaukelte ihn. Sofort war er wieder gut gelaunt und umgänglich. Nach einer halben Stunde wollte Frau Kay ihm den Rest des Fläschchens geben, um ihn zur Ruhe zu bringen. Er weigerte sich zu trinken. Sie brachte ihn wieder ins Bett und machte das Licht aus. Noch dreimal vor Mitternacht mußten die Kays Daniel wieder auf den Bauch legen, damit er schlief. Jedesmal wurde er munter, wenn sie ins Zimmer kamen, und jedesmal mußte er sich in den Schlaf weinen, wenn sie wieder weggegangen waren. Um Mitternacht gingen auch die Eltern zu Bett und beglückwünschten sich, das Problem endlich doch bereinigt zu haben. Aber um zwei und um vier Uhr wachte er wieder auf die gleiche Art auf. Jedesmal wurde er auf den Bauch gedreht und weinte, bis er wieder einschlief. Um sechs Uhr morgens war Herr Kay so wütend, daß Frau Kay endgültig aufstand und bei Daniel blieb. An den folgenden drei Tagen war er tagsüber quengelig und unruhig, und nachts wachte er immer wieder auf.

Daniel ist ein sehr sensibles, ja sogar zartes Baby, das diesen Besuch bei den Großeltern jetzt noch derartig aufregen kann. Aber ich höre, daß ähnliche Schwierigkeiten auch bei robusteren Babies vorkommen können. Ich vermute, daß die Nervosität der Eltern eine einfache Aufregung noch verstärkt und dadurch wechselseitig nervöse Störungen auslöst, die ein paar Tage lang hin- und hergehen.

Frau Kay war von seinen ständigen Wünschen und Forderungen wie durchgedreht. Wenn sie zu ihm kam, strahlte er, und es entging ihr nicht, daß er jetzt wußte: Ich habe sie. So beschloß sie, ihn tagsüber mehr schreien zu lassen und wappnete sich dagegen. Mark wurde nervös, als Daniel schrie, und so waren es gleich zwei, mit denen sie es aufnehmen mußte. Aber nachdem sie Daniel einen Tag lang bewußt vernachlässigt hatte, fand er wieder sein gewohntes Verhalten zurück. Die Kays fragten sich, ob sie es jemals wieder wagen würden, mit Daniel einen Besuch zu machen.

Gegen eine so hochgradige Empfindlichkeit auf Aufregungen und neue Reizquellen kann man kaum etwas unternehmen. Vielleicht hilft es, wenn man das Baby allmählicher an fremde Menschen gewöhnt. Wenn das Baby nicht genug andere Gesichter zu sehen bekommt, kann es die neuen Erfahrungen nicht verarbeiten, ohne daß die Anspannung zu groß wird und sich anstaut.

Daniels Reaktion beruhte sicherlich auf seiner ausgeprägten Fähigkeit, alle Reize aus seiner Umgebung aufzunehmen und zu beantworten, und dieser Empfindlichkeit fügte er eine weitere Dimension hinzu – er vergrößerte diese Reize und setzte sie alle noch mehr in Aufregung und Aktivität um. Die Kays konnten gar nicht anders als sich unnachgiebig zeigen, sonst hätte Daniel sich ganz offensichtlich nicht aus dem Wirbelsturm, den er entfesselt hatte, herausziehen und zu seinem normalen Tagesablauf zurückkehren können.

Beim Baden gab es kaum noch Schwierigkeiten. Frau Kay verfiel auf die Idee, ihn mit Mark zusammen in der Wanne zu baden. Er genoß die Gesellschaft seines älteren Bruders so sehr, daß er sich mit einem Vergnügen ausziehen ließ, als ob er sich auf das Bad freue. In der Wanne planschte er herum, und Mark tat desgleichen. Mark schöpfte Wasser auf Daniel und bespritzte sein Gesicht. Daniel jauchzte. Wenn sie fertig gebadet hatten, war das Badezimmer überschwemmt, aber das war Frau Kay lieber als Daniels Protestgeschrei in früheren Zeiten.

Beim Arzt führte Daniel sich genauso auf wie bei seinen Großeltern. Er lag auf dem Tisch und lachte und krähte, während er untersucht wurde. Er ergriff das Stethoskop mit beiden Händen und hielt es fest. Als er auf den Bauch gedreht wurde, hob er den Kopf und rollte sich dann auf die Seite, um den Arzt zu beobachten. Auf der Waage strampelte er so kräftig, daß es doppelt so lange wie normal dauerte, bis die Waage genau eingestellt war. Als er eine Injektion bekam, zog er eine überraschte Miene, machte eine Schnute und sah sich nach dem Arzt um, der ihm gerade die Spritze gegeben hatte. Er traf seinen Blick, lächelte und begann wieder mit der Vorstellung. Der Arzt seufzte und sagte: »Dieses Baby ist so mit seinen eigenen Ideen beschäftigt, daß es sich nicht einmal durch einen Schmerz stören läßt.«

VII Der fünfte Monat

Das durchschnittliche Baby

Tommys Alltag war mit Experimentieren ausgefüllt. Da er jetzt schon für längere Zeit in einem Wippstühlchen sitzen konnte, gab es für ihn nun eine dreidimensionale Welt zu erforschen.

In diesem Stadium reicht der Babystuhl nicht mehr aus, weil lebhafte Kinder zu oft aus ihm herausklettern. Der nächste Schritt kann entweder ein Wippstühlchen oder eine Hopserschaukel sein, in der man das Baby viele Stunden lang lassen kann. Man sollte aber unbedingt darauf achten, daß die Lehne immer eine Schrägneigung hat. Das Baby bleibt zwar nicht lange in der Schräglage, aber wenn es sich vorbeugt, wird die untere Rückenhälfte durch den Winkel der Sitzfläche gestützt.

Lernen faszinierte ihn. Die Zeitspanne, in der er sich auf ein bestimmtes Objekt konzentrieren konnte, war länger geworden, und mit etwas Unterstützung von seinen Eltern und Geschwistern konnte er eineinhalb bis zwei Stunden spielen, während er auf dem Rücken lag oder in seinem Stühlchen saß. Mit einem Mobile oder einem Spielzeuggestell am Bettrand, das er nicht mit der Hand erreichen konnte, war er nicht mehr zufrieden. Er wollte es so dicht bei sich haben, daß er es befühlen und untersuchen konnte. Er wollte jedes Spielzeug anfassen,

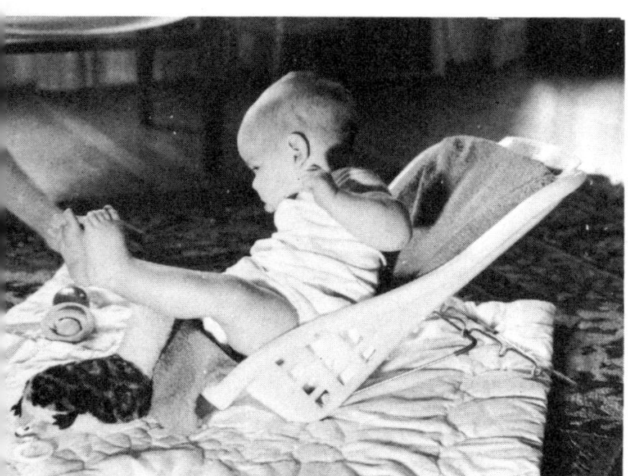

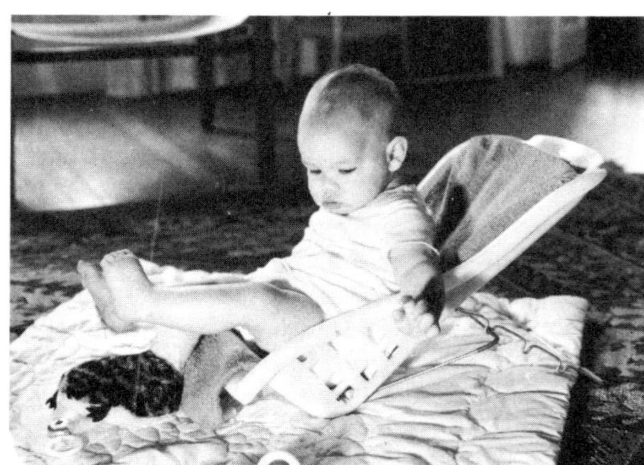

halten, herumdrehen, untersuchen, rasseln und darauf herumkauen. Es genügte ihm nicht mehr, nur zu beobachten – also eine zweidimensionale Annäherung an ein Spielzeug. Seine Vorstellungen waren jetzt dreidimensional, und er brüllte vor Enttäuschung, wenn er einen Gegenstand nicht mit einer Hand erreichen konnte. Augen, Finger und Mund wirkten jetzt beim Lernen zusammen.

Bei einem Baby dieses Alters kann man die Triebkraft, welche diese Integration bewirkt, zum Vorschein bringen, indem man ihm ein Spielzeug gibt, das es nicht in den Mund schieben kann. Es hat also nur die Augen und die Finger zur Verfügung. Auf diese Weise spielt es eine Weile und ist zufrieden. Dann, als ob ihm plötzlich klar wird, daß das nicht genügt, wird es immer frustrierter, während es sich bemüht, das Spielzeug in den Mund zu schieben. Schließlich schreit es zornig, wenn es ihm nicht gelingt, das Spielzeug nicht nur mit den Händen und Augen, sondern auch mit dem Mund gründlich zu untersuchen.

Tommy war an allem rege interessiert. Obgleich er seit einem Monat die ganze Nacht durchgeschlafen hatte, wachte er jetzt schon sehr früh auf, um »anfangen« zu können.

Aufgrund der Vier-Stunden-Zyklen beim Nachtschlaf, die in dem Abschnitt über Daniels dritten Monat besprochen wurden, kommt es gegen sechs Uhr morgens zu einer Phase des Halbwachwerdens. Um diese Zeit hat das Baby genug geschlafen, wacht ganz auf und beginnt auffordernde Geräusche von sich zu geben. In ruhigeren Entwicklungsperioden bringt das Baby sich nicht so schnell zum Aufwachen wie mit vier bis fünf Monaten. Dieses Bedürfnis, »anzufangen«, reflektiert die Steigerung von Bewußtheit und Frustration, die einem neuen Schritt in der motorischen Entwicklung vorausgehen.

Statt daß er sich damit begnügte, ruhig dazuliegen und an seiner Faust zu lutschen, wurde Tommy rasch wach und begann kräftig seine Muskeln zu üben. Das kann man mit Daniels Verhalten in den ersten Monaten vergleichen; jetzt demonstriert Tommy das gleiche Bedürfnis für eine körperliche Aktivität. Tommys Drang kam und ging schubweise; bei Daniel handelte es sich um eine konstante und inhärente angeborene Verhaltenskomponente seines Charakters.
Tommy breitete die Arme aus, wippte, und nach hartnäckigen Versuchen drehte er sich schließlich selbst herum. Wenn er dann auf dem Rücken lag, konnte er sich ein Weilchen mit anderen Dingen vergnügen. Aber das frühe Morgenlicht erinnerte ihn wieder daran, daß er endlich »mit der Tagesarbeit« anfangen sollte. Er begann laut zu

quieken und nach seinen Eltern zu rufen. Das brachte die älteren Kinder auf den Plan, und bald war das ganze Haus in Aufruhr. Nach sechs Uhr durfte niemand mehr schlafen.

Keines der Manöver, das die Eltern sich ausdenken, scheint dieses Verhalten durchbrechen zu können. Wenn man das Baby abends länger wachhält, ist es frühmorgens keineswegs müde. Auch eine Nachtmahlzeit hilft nichts. Das Licht mit Hilfe von Rollos fernzuhalten, ist einen Versuch wert. Ganz Verzweifelte suchen vielleicht das Problem zu lösen, indem sie das Baby im Bett festschnallen. Das funktioniert wahrscheinlich, aber ich persönlich bin gegen die Anwendung von Brachialgewalt. All die Übungen und das Herummanövrieren des Babys sind in ihrer Eigenschaft als wesentliche Bestandteile dieses Entwicklungsschubs viel zu wichtig. Was geschieht, wenn man das dadurch unterdrückt, indem man die Energien eines Babys, das einen so starken Lerneifer hat wie Tommy, gewaltsam zügelt? Dieses frühe Aufwachen liegt nicht einfach am hellen Morgenlicht oder am Zahnen oder am Hunger – es ist ein echter Drang, etwas Neues zu lernen. Was können die Eltern tun, wenn sie das zwar einsehen, aber trotzdem verhindern wollen, daß sich frühmorgens der ganze Haushalt diesem Drang unterordnen muß? Ich halte es für die beste Lösung, das Baby möglichst weit weg von den anderen Familienmitgliedern schlafen zu lassen, so daß es länger braucht, um munter zu werden, und die Familie nicht gleich beim ersten Schrei aufwacht. Auf diese Weise können die anderen länger schlafen, während es selbst gezwungen ist, sich länger seiner eigenen Hilfsquellen zu bedienen. Dieses Verfahren ist meines Erachtens für das Lernen und die Entwicklung förderlicher, als wenn man durch die Verwendung von Sicherheitsgurten seine motorischen Fertigkeiten aktiv unterdrückt.

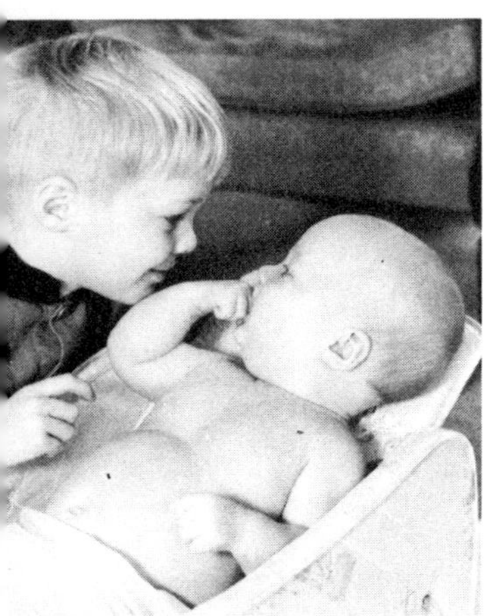

Tommy konnte sich lange mit jedem, der in seine Nähe kam, beschäftigen. Wenn man mit ihm sprach, beobachtete er Mund und Gesicht. Dann versuchte er, die gehörten Laute nachzuahmen. Er konnte jetzt schon ein paar Konsonanten formen, zum Beispiel »l« und »b«, und begann, sie mit Vokalen zu kombinieren. »Dada« rief den Vater an seine Seite, »Baba« entlockte Martha ein entzücktes Kreischen. Tommy fing an zu spüren, daß sie auf sein Geplapper reagierten.

Das nennt man eine »positive« Verstärkung, das heißt eine belohnende Reaktion der Umgebung, welche wiederholt auf eine Handlung folgt, die ursprünglich nur ein isolierter und zielloser Versuch gewesen war. Wenn sich die Belohnung ein paarmal wiederholt hat, beginnt das Baby die Handlung mit dem Ergebnis in Verbindung zu bringen. Es

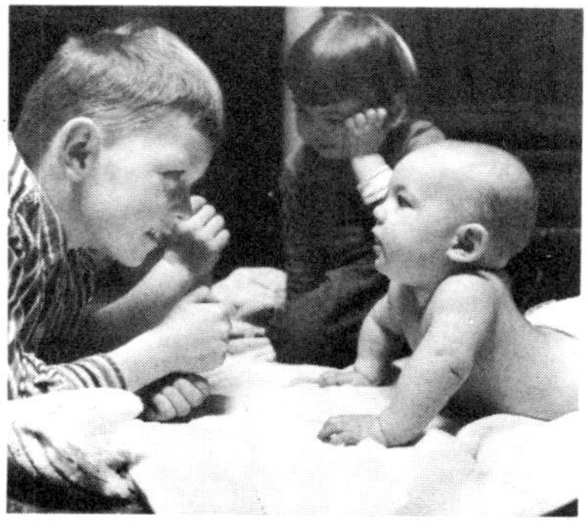

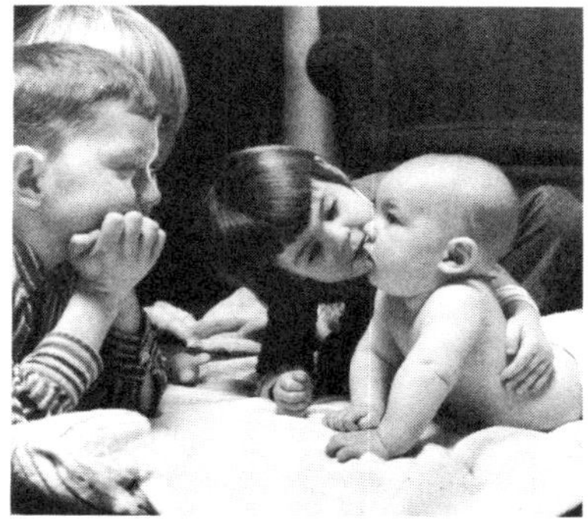

lernt, die Handlung immer wieder zu wiederholen, um die erwartete Reaktion auszulösen. Es kann allerdings noch nicht den spezifischen Laut mit seiner Bedeutung assoziieren.

Die Kinder ahmten die Laute nach, die Tommy bei seinen Stimmübungen hervorbrachte.

Diese Rückkoppelung der eigenen Laute ist vielleicht eines der wichtigsten Hilfsmittel im Frühstadium des Sprechenlernens. Ich habe solche Stimmübungen bei einem Baby im gleichen Alter beobachtet, dessen Eltern taub waren, aber schon nach einem Monat hatte ihre Intensität nachgelassen. Ohne eine entsprechende Ermutigung schien das Baby das Interesse an den Stimmübungen zu verlieren. Ein paar Monate später nahm es einen neuen Anlauf, und jetzt imitierte es die monotonen Nasallaute, in denen die tauben Eltern sprachen. Unter normalen Bedingungen imitieren die Eltern das Baby, das Baby merkt es, ahmt sich selbst nach, die Wiederholung macht ihm Spaß, und der Lernkreis verstärkt sich.

Wenn man Tommy nachahmte, strahlte er. Schon nach kurzer Zeit versuchte er, die Modulation zu imitieren. Das Muster hatte sich eingespielt. Wenn er einen Laut produzierte, gaben ihn Martha und Sam wieder. Dann grinste er und versuchte es abermals, und so ging es manchmal ein paar Minuten lang. Wenn sie ihm etwas Neues vorsagten, sah er überrascht aus, als ob er den Unterschied gehört hätte. Meistens erschöpfte ihn die Anstrengung, mit der er diese Beschäftigung betrieb, so sehr, daß er plötzlich heftig zu strampeln oder zu schreien anfing. Sam konnte das nicht verstehen, aber Martha merkte es bald, wenn Tommy »zu müde war und nicht mehr reden« konnte. Auf die gleiche Weise versuchte Tommy, die Gesichtsbewegungen seiner Mutter nachzuahmen. Er beobachtete aufmerksam, wie sie ihr Gesicht verzog und mit den Lippen schnalzte. Wenn sie sich mitten im Gespräch mit ihm abwandte und mit jemand anders weitersprach, schrie er oder versuchte auf irgendeine Weise, sie zurückzurufen. Wenn Frau Moore Besuch hatte und ihn während der Unterhaltung auf ihrem Schoß hielt, fing Tommy an, lauter zu sprechen. Zuerst lächelte er und stieß ein paar Laute in Richtung auf den Besuch aus. Wenn das nichts nützte, wand er sich so lange, bis er seiner Mutter ins Gesicht sehen konnte, und versuchte, ihre Aufmerksamkeit auf sich abzulenken. Half auch das nichts, begann er immer lauter zu krähen. Oft mußte Frau Moore ihn in sein Stühlchen setzen oder gar in ein anderes Zimmer bringen, damit sie sich ungestört unterhalten konnte.

Das ist eine interessante Anwendung der soeben entdeckten Kunst, die Stimme zu gebrauchen: mit ihrer Hilfe zu versuchen, sich in die Unterhaltung, welche die Mutter mit jemand anders führt, hineinzudrängen und dadurch ihre Aufmerksamkeit auf sich selbst zu lenken.

Die steigenden Ansprüche, die er an sie stellte, spielten möglicherweise bei Frau Moores Entschluß, Tommy abzustillen, eine Rolle. Sie fühlte sich von Tag zu Tag unausgeschlafener, wenn er sie frühmorgens weckte, und den ganzen Tag plagte er sie mit seinen Stimmübungen und mit seinen Forderungen, auf den Arm genommen zu werden.

Zu den Methoden, deren sich das Baby bedient, um mit der Frustration fertigzuwerden, welche bei solchen Entwicklungsschüben unvermeidlich ist, gehört, daß es seine Enttäuschung an seiner Umgebung »ausläßt«. Viele Babies sind nur dann glücklich und zufrieden, wenn sie in Bewegung sind, das heißt wenn man sie herumträgt oder aktiv mit ihnen spielt.

Wenn die Mutter erschien, streckte Tommy die Arme nach ihr aus. Aber selbst wenn sie sein Verlangen ignorierte, fühlte sie sich erschöpft und gleichzeitig schuldbewußt. Das war ganz unnötig. Die Frustration, die er empfand, wenn sie nicht reagierte, war für ihn vielleicht ein sehr wichtiges Antriebsmittel, damit er lernte, wie er sich selbst helfen könnte.
Sie konnte viele Argumente — alle durchaus berechtigt — vorbringen, weshalb sie Tommy abstillen wollte.

Nach der anfänglichen Brusternährung, die das Baby in der ersten Lebenszeit vor Infektionen schützt und ihm eine vollverdauliche, nichtallergische Nahrung bietet, besteht aus der Sicht des Babys gesehen immer weniger Grund dafür, daß die Mutter es weiterhin stillt. Natür-

lich bietet die Stillzeit dem Baby zusätzlich wertvolle Abwehrstoffe und eine ideale Milchquelle, aber in unserer Zivilisation braucht es das nicht, um überleben zu können. Bei vielen primitiven Völkern werden die Kinder jahrelang gestillt, damit ihnen die zusätzlichen Immunstoffe, Kalzium, Eiweiß und Vitamine zugeführt werden, die sie nicht auf andere Weise bekommen können. In Mexiko habe ich eine Mutter gesehen, die, während sie ihr Baby an einer Brust stillte, zwei ältere Kinder (zwei und vier Jahre alt) herbeirief und sie kurz an der anderen Brust saugen ließ. Auf diese Art schützt sie die Kinder, so gut sie kann, vor der hohen Kindersterblichkeit (40 Prozent), wie sie bei einigen unterernährten primitiven Volksstämmen vorkommt. Das lange Stillen ist offensichtlich ein Zeichen für die Stärke des mütterlichen Instinkts und auch dafür, daß die Mutter sich bewußt ist, daß durch die Brustmilch die Überlebenschance ihrer Kinder steigt.

Frau Moore konnte Tommy jetzt unvermischte, ungesüßte Milch geben, die nicht mehr sterilisiert werden mußte. Sie entschloß sich für Kondensmilch aus der Dose, die sie im Kühlschrank zugedeckt aufbewahren konnte. Wenn sie für Tommy eine Flasche brauchte, verdünnte sie die Milch mit heißem Wasser, und durch das Mischen wurde gleichzeitig die Flasche aufgewärmt. Auch ich bin der Meinung, daß warme Milch um etwa 35 bis 37 Grad natürlicher ist als die Fütterung einer Flasche, die nur Zimmertemperatur hat, wie es jetzt manchmal diskutiert wird.

Die Natur versorgt das Baby mit warmer Milch – und solange man die Natur nicht verbessern kann, sollte man ihrem Beispiel folgen. Es ist doch so leicht, für das Baby die Milch warm zuzubereiten. Kalte Milch ist für mich genau das, wonach es klingt – »kalt«.

Dosenmilch bietet vor der üblichen Flaschenmilch den Vorteil, daß die Mutter immer einen Vorrat halten kann. Die Frischmilch wird von den älteren Kindern oder von den Erwachsenen weggetrunken, die Dosenmilch kann man aufheben. Dosenmilch ist genauso nahrhaft wie Frischmilch, da wir von den Vitaminen, die ja beim Erhitzen zerstört werden, nicht abhängig sind. Tommy aß jetzt so viel feste Kost, daß er sowieso nur noch dreimal am Tag gestillt werden mußte, und wenn er die Milch aus der Flasche trank, konnte auch jemand anders ihn füttern, wenn sie selbst einmal viel zu tun hatte. Außerdem, so dachte sie ganz richtig, würde sie sich vielleicht auch nicht mehr so müde fühlen, wenn sie die zusätzliche körperliche Belastung des Stillens aufgab.

Erstaunlicherweise kann das Stillen die Mutter manchmal oft zusätzlich schwächen und zu körperlicher Erschöpfung führen.

Sie entwöhnte Tommy ganz allmählich; zuerst ließ sie die Mittagsmahlzeit wegfallen, dann die Abendmahlzeit und zuletzt die Frühmahlzeit. Letzteres fiel ihr am schwersten. Sie hatte Tommy frühmorgens immer zu sich ins Bett geholt, ihn gestillt und gehätschelt und anschließend nochmals für eine Stunde oder länger wieder in sein Bettchen gelegt. Auf diese Weise verschaffte sie sich noch eine Stunde kostbaren Schlaf. Als sie die Brustmahlzeiten einschränkte, ging auch die Milchproduktion zurück, und sie hätte Tommy innerhalb von einer Woche abstillen können. Aber sie behielt die Fütterung am frühen Morgen für zwei weitere Wochen bei, weil das für sie sozusagen die letzte direkte Bindung zwischen ihr und Tommy darstellte.

Vielen Müttern fällt das Abstillen schwerer, als sie es sich vorgestellt hatten. Damit wird ein wichtiges Band für immer zerrissen, und oft kommt es beim Abstillen zu einer leichten Form der Depression, wie sie nach der Geburt auftreten kann. Genau wie die Depression nach der Geburt wird auch diese Störung der Stimmungslage von einer physiologischen Anpassung begleitet, welche durch die Veränderungen im Hormonhaushalt bedingt ist. Allerdings ist dieses Gefühl der Niedergeschlagenheit nicht so stark und langanhaltend wie die depressive Stimmung nach der Geburt. Ein langsames Abstillen bietet sowohl der Mutter als auch dem Baby die Gelegenheit, sich ganz allmählich neu anzupassen.

Während der Abstillperiode bekam Tommy Verstopfung. Er hatte nicht mehr so häufig Stuhlgang, der Stuhl war hart, ein paarmal war etwas hellrotes Blut darauf.

Hellrotes Blut, das mit einem harten Stuhl abgeht, stammt — im Gegensatz zu dem dunkleren, verdauten Blut, das aus dem oberen Verdauungstrakt kommen könnte(und ein Zeichen für eine Störung ist) — meistens von einem Einriß im After (Analfissur). Um die Fissur zum Abheilen zu bringen, sollte die Mutter 1. dafür sorgen, daß der Stuhl weicher wird, indem sie dem Baby den Saft von eingeweichten Backpflaumen oder einen braunen Zucker, zum Beispiel Malzzucker, oder eine abführend wirkende Kost, wie zum Beispiel Pflaumen, gibt und 2. zwei- bis dreimal am Tag Vaseline um den After herum aufträgt und dadurch die Fissur schützt. Falls die Fissur nicht rasch verheilt, kann man den After mit dem kleinen Finger ausweiten und stets gut eingefettet halten. Ist die Schrunde nach ein paar Tagen noch offen, sollte man den Arzt fragen.

Als Tommy abgestillt war, gewöhnte er sich an die neue Milch und schien ganz zufrieden zu sein. Er lutschte jetzt mehr an den Fingern, und Frau Moore verwendete Sauger mit kleineren Löchern, damit er mindestens 20 Minuten an der Flasche saugte. Jedesmal, wenn sie sah, wie er an den Fingern lutschte, fühlte sie sich schuldbewußt, weil sie jetzt ja nicht mehr »alles für ihn tat, was in ihren Kräften stand«. Dieser Gedankengang spiegelte ihre eigenen zwiespältigen Gefühle über das Abstillen wider. Vielleicht hatte ihn das Abstillen wirklich etwas durcheinandergebracht, und das zeigte er, indem er mehr an den Fingern lutschte, aber vielleicht hätte er um diese Zeit sowieso mehr an den Fingern gelutscht. Sein Saugbedürfnis steigt jetzt nämlich als Ausdruck des inneren Aufruhrs und der Frustration, welche der soeben stattfindende Schub in der motorischen Entwicklung mit sich bringt.

Das ruhige Baby

Laura war nach wie vor ruhig und zufrieden, im Gegensatz zu der ge steigerten Aktivität von Tommy. Sie reagierte auf die Entwicklung ihres Bewußtseins ganz anders. Während sie im Bett lag und mit großen, verständigen Augen umherschaute, lutschte sie mit wachsender Intensität an ihren Fingern und an Spielzeugen. Sie hatte gelernt, ihre Füße an den Mund zu bringen, und lutschte sogar an den Zehen. Wenn sie am Daumen lutschte, kaute sie gleichzeitig darauf herum. Auch an den Spielzeugen bekaute sie jede Ecke, die sie erreichen konnte, und jede neue Stelle schien ihr großen Genuß zu bereiten. Jetzt war der weiche rote Ball nicht mehr das Lieblingsspielzeug. Sie bevorzugte härtere Objekte mit Ecken, die an ihrem Zahnfleisch kühlend wirkten.

Der Kontakt solcher Objekte mit dem geschwollenen Zahnfleisch fördert auch das Interesse, sie genauer zu untersuchen. Das Kauen auf einem kalten Gegenstand wirkt entschwellend, also genauso wie eine Zahnfleischmassage. Die Erleichterung, die das Baby sich durch das Kauen verschafft, erhöht gleichzeitig sein Interesse daran, Gegenstände in den Mund hineinzubringen.

Sie konnte ohne Schwierigkeiten ein Spielzeug von einer Hand in die andere geben und schien daran Spaß zu haben. Zuerst nahm sie das Spielzeug in die rechte Hand und wedelte damit herum. Dann brachte sie es zur linken Hand und wedelte wieder; und so ging es ständig hin und her – die eine Hand imitierte die Bewegungen der anderen.

Möglicherweise erfaßt sie bewußt, daß sie mit jedem Arm das gleiche tun kann. Vielleicht ist es aber auch die gleiche Freude am Nachahmen, die Tommy beim Spielen mit seinen älteren Geschwistern zeigt. Für Laura hatte das vielleicht eine noch größere Bedeutung, da sie eine eigene Handlung nachahmt.

Wenn sie ein Spielzeug zum Mund brachte, steckte sie zuerst den Daumen in den Mund, dann wechselte sie den Daumen gegen das Spielzeug aus, und so ging es hin und her, als ob sie die jeweiligen Vorzüge von Spielzeug und Daumen eingehend prüfte.

Hier zeigt sich, daß sie einen Teil von sich selbst mit einem Objekt vergleicht. Diese Form des Vergleichens wird zu einem Bestandteil des Differenzierungsprozesses der eigenen Person von der Umwelt.

Sie schenkte den Geräuschen, die sie beim Spielen produzierte, mehr Aufmerksamkeit. Sie ließ ein Spielzeugglöckchen immer wieder läuten und nahm bewußt den Klang auf. Sie lernte sogar, es herumzudrehen um dadurch einen anderen Klang zustande zu bringen. Die Klangvariationen eines Musikautomaten interessierten sie nicht so sehr wie die geringfügigen Veränderungen, die sie selbst produzieren konnte. Sie schien sich vor den in die Länge gezogenen Tönen des Musikautomaten zurückzuziehen und erleichtert zu sein, wenn die Musik aufhörte. Das war ein Beweis für Lauras charakteristische Empfindlichkeit auf sehr geringfügige Veränderungen. Sie verarbeitete und erforschte Geräusche. Der Musikautomat wirkte auf sie wie ein tätlicher Angriff und störte sie dabei, von sich aus auf die Musik zu hören, was ihr angenehmer war, weil sie dabei nach Belieben verfahren konnte. Sie kombinierte ihre Hörübungen mit der bewußten Ausübung ihrer eigenen Fähigkeit, Töne zu produzieren.

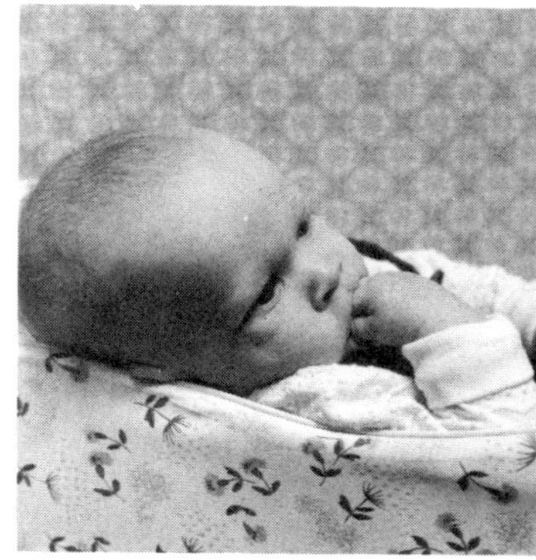

Die Beherrschung dieser beiden Fähigkeiten bietet sowohl einen Anreiz als auch die Möglichkeit, selbst produktiv zu sein. Das gleiche Zusammenwirken spielt bei den Proben der Musiker eine große Rolle. Diese Kombination macht es für sie erträglich, ein und dieselbe Phrase immer wieder zu üben, bis sie sitzt. Ein passiver Zuhörer dagegen hat das Gefühl, daß er wahnsinnig wird.

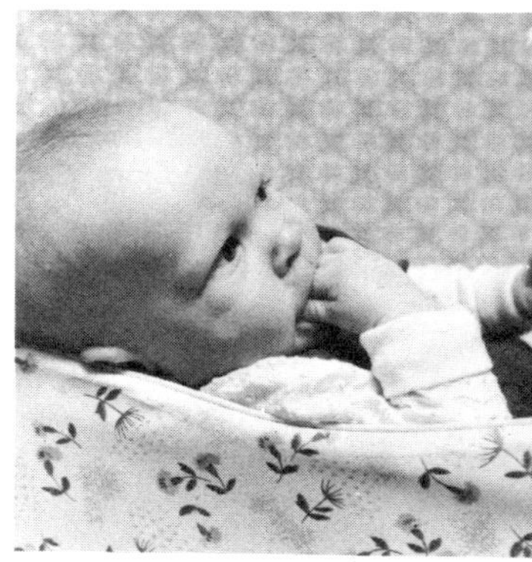

Die Stimmübungen verliefen nach einem ähnlichen Muster. Sie konnte sich lange damit beschäftigen, sich selbst oder ihrer Mutter etwas vorzuträllern. Konsonanten gebrauchte sie selten, ausgenommen »l«, was sie zu »lee« oder »lie« kombinierte. Sie konnte mit einer wunderschönen melodischen Stimme die Tonleiter hinauf und hinunter singen. Wenn die Mutter Lauras Töne nachsang, lauschte das Baby und versuchte, sie zu imitieren. Dieses Spiel machte beiden viel Spaß, aber Frau King hielt es nicht lange durch. Sie versuchte immer, Lauras Repertoire um einen »neuen« Konsonanten oder um einen »neuen« Ton zu erweitern. Sobald sie das jedoch tat, brach das Spiel abrupt ab, als ob sie das Baby angeschrien hätte. Laura stellte ihre Bemühungen ein, ihr Blick wurde starr, ihre Augen verschleierten sich, während sie den Mund zumachte. Es war fast so, als ob sich ihre Augen in negativer Reaktion auf diesen unerwarteten neuen Reiz von der Mutter mit einer Nickhaut überzogen, wie man es bei Katzen sieht. Frau King begriff nicht, wie sehr ihre »Lehrbemühungen« Lauras Empfindlichkeit und ihr Verlangen, selbst zu lernen, verletzten.

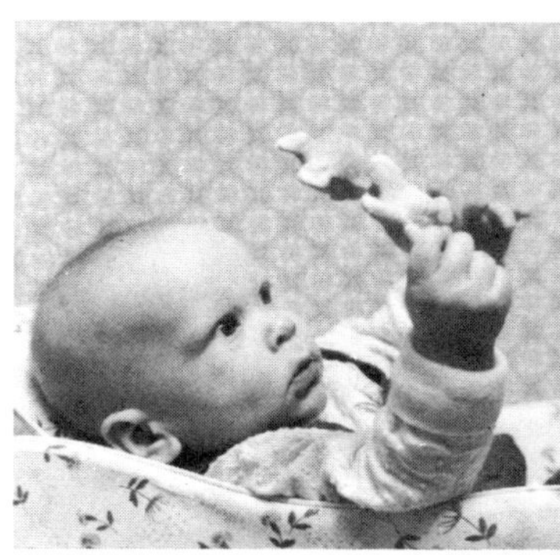

Laura schmatzte mit den Lippen, schnalzte mit der Zunge und übte sich immer wieder im Husten. Sie lernte sogar, daß die Mutter oder

der Vater zu ihr gerannt kamen, wenn sie ein paarmal hintereinander hustete.

Das Husten wird anfangs vielleicht durch die erhöhte Speichelabsonderung beim Zahnen ausgelöst. Sowie das Baby das Husten gelernt hat, hustet es oft und viel. Der Husten ist trocken und abgehackt und klingt wie Raucherhusten. Er unterscheidet sich von einem katarrhalischen Husten dadurch, daß er nach Belieben produziert werden kann.

Die Brustmahlzeiten dauerten jetzt nicht mehr so lange. Laura nahm sich schon in den ersten fünf Minuten, was sie brauchte. Danach zog sie es vor, mit ihrer Mutter zu reden oder mit ihrer Kleidung, ihrem Haar und ihrem Gesicht zu spielen.

Ich bin immer wieder erstaunt über die Fähigkeit, innerhalb von fünf Minuten 120 bis 180 ml aus der Brust zu saugen. Aus einer Flasche oder Tasse wäre das kaum möglich. Auch das spricht für den praktischen Wert des Stillens. Die Gefahr dabei ist natürlich, daß die Stimulierung der Brüste sich abrupt verringert, wenn das Baby die Trinkzeit verkürzt. Es ist möglich, daß dadurch die Milchproduktion plötzlich zurückgeht. Tritt dieser Fall ein, kann man die Milchproduktion durch häufigeres Anlegen wieder steigern. Ein anderer Trick, um die Stimulierung und die Produktion zu erhöhen, ist, das Baby morgens und abends in einem dunklen Zimmer zu stillen, das keine Ablenkung bietet. Dann saugt das Baby normal lange, und die Muttermilch kommt wieder zurück.

Herr und Frau King nahmen Laura jetzt öfters mit, wenn sie einen Besuch machten. Sie nahmen sie zu den Großeltern und auch zu abendlichen Einladungen mit. Bei einem bekannten Ehepaar stellten sie Laura einfach im Schlafzimmer ab und spielten ungestört im Wohnzimmer Bridge.

In diesem Stadium kann man auf eine Babysitterin verzichten. Niemals wieder wird die Mutter so leicht ausgehen können. Bis das Baby immer den gleichen Schlafplatz verlangt, wäre es ungeschickt, seine Anspruchslosigkeit nicht auszunützen.

Frau King dachte, daß solche Ausflüge für Laura wichtig seien, um ihre Empfindlichkeit auf fremde Menschen und Plätze etwas zu dämpfen.

Das ist absolut richtig; vielleicht ist das einer der Vorteile, den das Ausfahren im Kinderwagen bietet, nämlich daß das Baby Kontakt mit der Umwelt bekommt und sich daran gewöhnt.

Lauras Fähigkeit, ihre Eltern von anderen Menschen unterscheiden zu können, wurde immer ausgeprägter. Sie erkannte ihren Vater, auch wenn noch andere Männer im Zimmer waren, und zappelte und krähte, wenn sie sein Gesicht gefunden hatte. Gegen fremde Frauen zeigte sie eine wachsende Empfindlichkeit. Wenn sie im Kinderwagen lag und eine Fremde mit ihr schäkerte oder versuchte, sie hochzuheben, fing sie zu schreien an. So ähnlich war es früher mit der Babysitterin gewesen. Aber jetzt konnte schon die leiseste Annäherung einer Fremden eine Reaktion auslösen.

Diese Abneigung gegen fremde Frauen, die oft stärker ist als die gegen fremde Männer, ist meiner Ansicht nach mit der relativen Bedeutung der Mutter und den von ihr ausgehenden Reizen vergesellschaftet. Ein Mann vermag nicht die gleiche Gedankenverbindung zu erwecken wie eine Frau — insbesondere keine von der Art, die das Baby an die Mutter erinnert.

Laura kannte jetzt ihren Namen. Wenn der Vater zum Beispiel ihren Namen im Laufe einer Unterhaltung erwähnte, wurde sie aufmerksam und wandte den Kopf, sobald sie ihn hörte und erkannte.
Spiegel bereiteten ihr immer noch Vergnügen. Sie hörte zu weinen auf, wenn sie ihr Spiegelbild sah. Sie konnte über diesem Spiel sogar ihren Hunger vergessen, so intensiv war der Genuß, den es ihr bereitete.

Erschließt sich dadurch für Laura eine neue Dimension beim Lernen über sich selbst und über ihre Bewegungen? Die Vorliebe für das eigene Gesicht ist für ein so an sich selbst interessiertes Baby charakteristisch, doch zeigen alle Babies das gleiche Interesse für ihr Spiegelbild. Manche Eltern machen sich Sorgen, daß das auf eine spätere Ichbezogenheit zusammenhängen mag, aber sie brauchen sich deswegen keine Gedanken zu machen, denn das Selbstinteresse eines Babys muß nicht unbedingt mit einer späteren Ichbezogenheit korreliert sein. Im Gegenteil, einiges spricht sogar dafür, daß ein Baby, das sich selbst schon frühzeitig erforscht und versteht, später besser fähig ist, für andere Menschen Interesse zu zeigen.

Herr und Frau King hatten keinen Grund mehr für die Befürchtung, daß Laura eine zu schwache Persönlichkeit sei. Selbst bei Daniel verbarg sich vielleicht hinter all seiner lebhaften äußeren Aktivität eine schwächere Persönlichkeitsstruktur.

Das lebhafte Baby

Für Daniel war der Tag nie lang genug. Er hatte es immer eilig. Er konnte seine Aktivität am besten entfalten, wenn er auf dem Rücken lag. Er rollte und rollte und drehte dabei den Unterkörper zuerst vor, um so den Oberkörper nachziehen zu können. Er rollte sich auf den Bauch und sah sich mit aufgestützten Armen um. Während er in dieser Stellung umherblickte, schien ihm bewußt zu werden, was er gerade gemacht hatte, und kurzentschlossen rollte er sich wieder zurück. Dann beugte er sich nach vorn, als ob er sich aufsetzen wollte. Diese ununterbrochene Aktivität verschlang den größten Teil von Daniels Tageslauf. Aber auch nachts hörte er nicht auf. Sobald er halbwach wurde, rollte er sich im Bett herum. Das machte ihn ganz wach, und er versuchte sich zu beruhigen, indem er seine Aktivität steigerte.

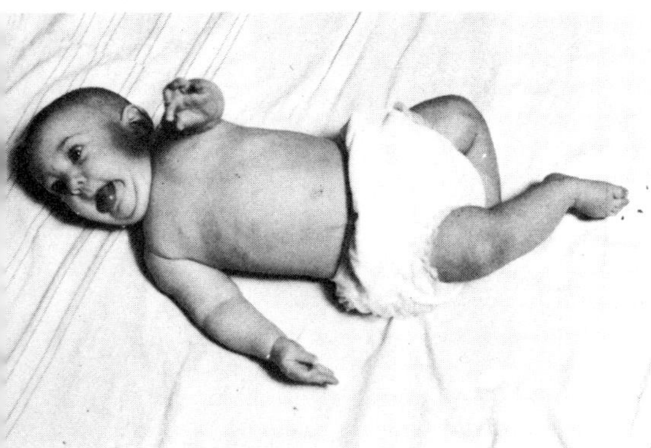

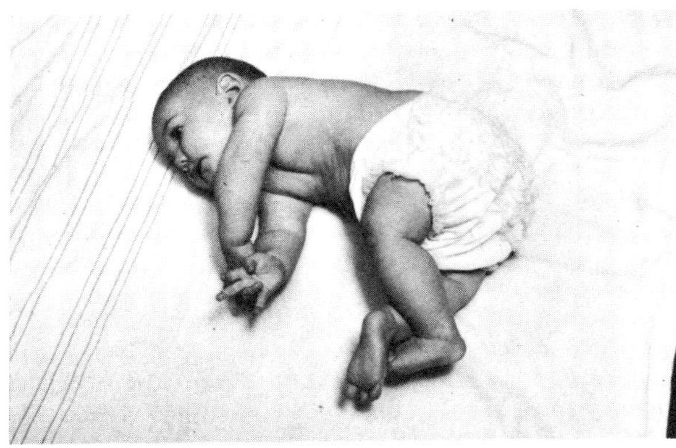

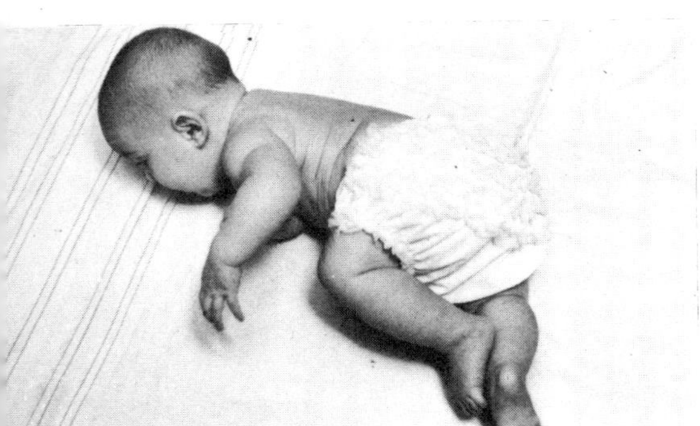

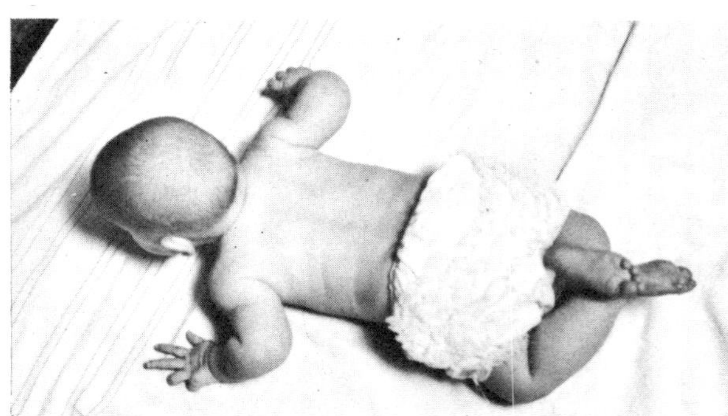

Da die körperliche Aktivität für sein Gemüt ein so wichtiges emotionales Ventil war, versuchte er sich ihrer als Hilfsmittel zu bedienen – wie Laura es durch Umherschauen tat oder Tommy es durch Lutschen an den Fingern tut –, um wieder einschlafen zu können. Doch leider steigerte sich seine Aktivität zu einem solchen Höhepunkt, daß er sich nicht mehr zu beruhigen vermochte. Als Folge davon wachte er jede Nacht ein paarmal auf. Wenn die Mutter dann zu ihm kam, lag er immer auf dem Rücken, und sie dachte, daß er durch das Herumdrehen aufgewacht war. Wie bereits früher erwähnt, konnte er sich schon seit ein paar Wochen selbständig herumdrehen. Der Grund für sein Wachwerden waren die steigende Aufregung, in die er geriet, und der Umstand, daß er frustriert war, weil er sich nicht selbst zu beruhigen vermochte. Sie versuchte, die Bettdecke mit einem fest darübergespannten Laken zu verankern und stellte seine Matratze auf einer Seite mit Hilfe einer zusammengerollten Decke hoch, die sie darunterschob. Bergaufwärts konnte er sich nicht rollen; das verdroß ihn, und so zappelte er noch heftiger, wenn er aufwachte.

Schließlich verfiel die Mutter auf eine Idee, wie sie ihm helfen könnte. Sie weckte ihn um 22 Uhr auf, fütterte ihn und spielte ein Weilchen mit ihm. Dadurch hatte er eine Gelegenheit, etwas von seiner Unruhe loszuwerden. Nachdem sie diese Routine eingeführt hatte, schlief er anschließend durch. Zwei Wochen später konnte sie die nächtliche Spielzeit aufgeben, ohne daß er wieder aufwachte. Ein anderes Mittel, durch das sie ihm half, einen Teil seiner Frustration abzureagieren, war, daß sie am Tag mit ihm Gymnastik machte. Sie zeigte ihm, wie er sich nach beiden Seiten hin und zurück rollen konnte. Sie sorgte energisch dafür, daß er wieder zur Ruhe kam, wenn sein Herumrollen zu hektisch wurde. Sie legte ihn in Schlafposition flach auf den Bauch und brachte seinen Daumen an den Mund. Dann hielt sie ihn in dieser Stellung fest. Anfangs war er zornig, wenn sie sich am Tag aktiv einmischte, aber dann verhielt er sich ruhiger, als ob er allmählich lernte, was sie damit bezweckte.

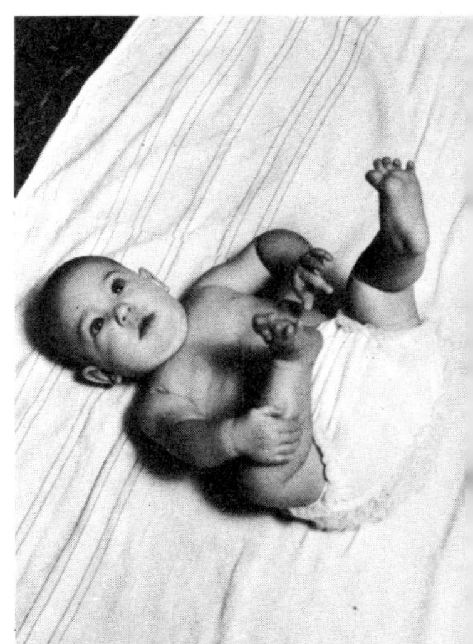

Er hatte gelernt, in Rückenlage wie ein Motorboot zu stampfen und schlug in schnellem Takt mit den Füßen auf die Unterlage des Laufställchens. Dabei schob er sich quer über das Polster in eine Ecke, bis er sich verklemmt hatte. Er machte zwar ein bekümmertes Gesicht, schien aber sein »Festsitzen« mit einem gewissen Humor hinzunehmen – und strampelte weiter. Bald war er müde und verlangte nach Hilfe. Auf dem Bauch konnte er sich weiterschieben, indem er mit Armen und Beinen scharrte und kratzte und dabei mit durchgebogenem Rücken auf dem Bauch wippte. Auch das brachte ihn quer über das Polster.

Er konnte husten und lernte durch ständiges Üben gellend zu schreien und zu kreischen; seine Stimmübungen verliefen ungefähr nach dem gleichen Muster wie Lauras.

Der Unterschied in den Stimmexperimenten der beiden ist offensichtlich. Ein Baby wie Daniel übt sich lediglich deshalb im Schreien, weil es ihm Vergnügen macht, seinen Stimmapparat explosiv zu gebrauchen. Diese lauten Geräusche haben keine Ähnlichkeit mit dem Tonleitersingen, dem Geträller und den ruhigen Lallmonologen, die wir bei Laura gesehen haben.

Bei den Mahlzeiten entwickelte er sich zu einem wahren Schrecken. Er streckte beide Hände hoch und versuchte, die Flasche selbst festzuhalten. Manchmal riß er sie seiner Mutter buchstäblich aus den Händen. Er konnte mit einem Ruck den Sauger abziehen, und dann blickte er grinsend zu seiner Mutter auf. Als er soweit war, neigte sie dazu, ihn mit der Flasche allein zu lassen. Sie glaubte, daß er besser und schneller trinken würde, wenn er kein Publikum hätte.

Das ist wahrscheinlich richtig. Aber dieser Typ Baby braucht den besänftigenden Einfluß der Mutter, die es soweit beruhigen kann, daß es die wichtigen und angenehmen Begleitumstände einer Mahlzeit auch verspürt und genießt. Natürlich kann man es schon leicht an eine gewisse Selbständigkeit gewöhnen – aber das wäre eine sehr hohle Selbständigkeit, die nichts einbringt. Ein solches Baby braucht seine Mutter viel mehr als zum Beispiel Tommy, denn seine Art des Lernens kann leicht zu einer Frühreife führen, an der dann weitere Anregungen aus der Umwelt abprallen.

Wenn sie ihm feste Kost gab, grabschte er sich den Löffel und verkleckerte das Essen in der Gegend. Der Vater pflegte sich zum Füttern einen Regenmantel anzuziehen. Dann bot man ihm zum ersten Mal die Milch in der Tasse an, und das machte ihm einen Riesenspaß. Er machte förmlich einen Startsprung hinein. Er quetschte das ganze Gesicht in die Tasse und würgte, weil er Milch in die Nase einatmete. Aber das konnte ihn nicht entmutigen, für ihn war die Tasse ein neues Abenteuer, und er grunzte vor Vergnügen, wenn er sie sah, und weinte, wenn sie ihm weggenommen wurde.

In diesem Stadium kann man dem Baby in die eine Hand einen Löffel oder eine Tasse geben, in die andere ein Beißkeks oder eine Brotrinde zum Beißen; auf diese Weise hält es in jeder Hand einen Gegenstand, der mit dem Essen in Zusammenhang steht. Es kommt sehr selten vor, daß es diese Sachen fallen läßt und nach dem Löffel greift, mit dem es

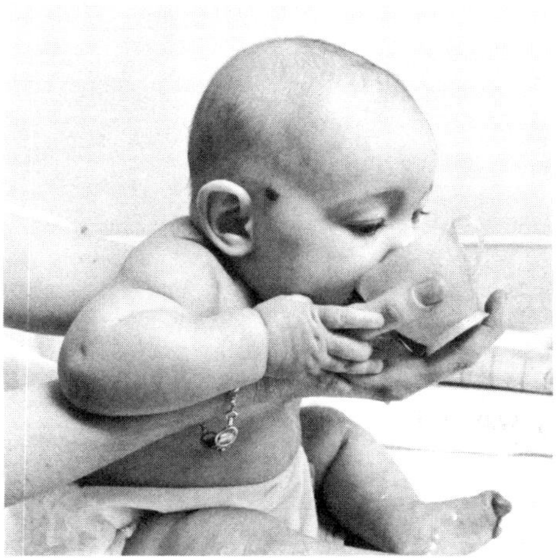

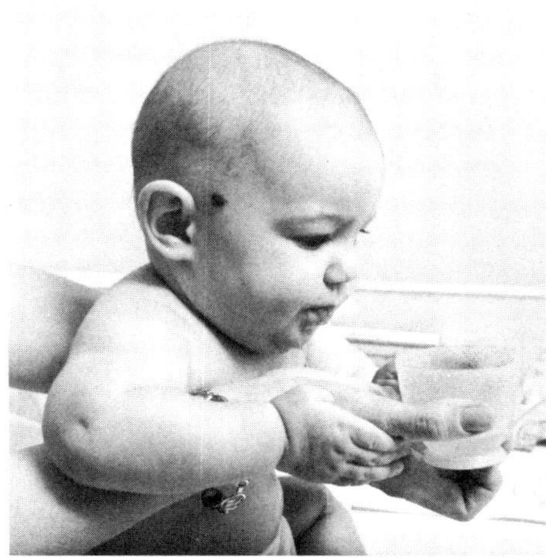

gefüttert wird. Früher oder später wird es vielleicht sogar versuchen, mit seinem eigenen Löffel nachzuahmen, wie die Mutter es füttert.

Er saß in seinem Stühlchen, blubberte das Karottengemüse zu Blasen und prustete den Spinat gegen die Wände. Wenn er die Mutter necken wollte, behielt er den letzten Happen lange im Mund. Es war ziemlich wenig, was tatsächlich in seinen Magen gelangte. Für ihn war es wichtiger geworden, mit dem Essen zu spielen als es hinunterzuschlucken. Die Folge davon war, daß er schlecht zunahm. Frau Kay machte sich Sorgen, weil die Energiezufuhr im Verhältnis zum Energieverbrauch so gering war.

Ein Baby kann sich mit einer erstaunlich niedrigen Kalorienzufuhr erhalten. Da wir Erwachsenen in der Regel überernährt sind, meinen wir, daß auch ein Baby viel essen muß. Ein Kind im Entwicklungsalter hat Zeiten, in denen es plötzlich nicht mehr zunimmt. Eine Entwicklungsphase – sei sie auf dem körperlichen, geistigen oder emotionalen Sektor – verläuft nur selten in einer stetig ansteigenden Linie. Sie besteht vielmehr aus Schüben, zwischen denen dann mehr gleichmäßig verlaufende Perioden liegen. Manchmal scheint die Entwicklung sogar rückläufig zu sein, bevor sie Kräfte für einen neuen Schub sammelt. Meiner Ansicht nach könnte man solche Perioden, wie Daniel sie durchmacht, mit einer Art Spargang auf einem bestimmten Sektor vergleichen, die das Wachstum auf einem anderen Sektor um so besser ermöglicht. So hatte er das Körperlängenwachstum fast völlig einge-

stellt, um seine ganze Energie für einen motorischen Schub freizumachen, nämlich um sitzen und kriechen zu lernen.
Eine ähnliche Sparschaltung der Energie kann man auch bei anderen Gelegenheiten beobachten. Wenn ein Kind zum Beispiel krank ist und seine Kraftreserven für die körperliche Genesung mobilisiert, kann man deutlich feststellen, daß es für eine komplizierte emotionale Anpassung nicht genug Energie aufbringen kann. Es wäre falsch, ein krankes Kind zu geistigen Fortschritten anzutreiben, weil der Zeitpunkt dafür ungeeignet ist. Man könnte sagen, daß das Kind auf anderen Gebieten seine Kräfte schont, um für die körperliche Erholung zusätzliche Energie zur Verfügung zu haben.

In Daniels Fall reichte die Energiezufuhr für das normale Wachstum vielleicht völlig aus, aber er belastete seinen Kalorienhaushalt zusätzlich durch die intensive Aktivität, mit der er seine Tage (und Nächte) erfüllte.

Ob ein Kind zunimmt oder nicht, ist meist relativ unwichtig — ausgenommen für die Mutter.

Daniel war ständig damit beschäftigt, sich selbst zu erforschen. Er betastete Ohren und Nase, und wenn er nackt war, fand seine Hand rasch zum Penis. Er spielte damit und zog daran, bis es zu einer Erektion kam. Das brachte seine Mutter aus der Fassung.

Dabei ist das das übliche Ergebnis des Forschungstriebes, der bei Jungen aufzutreten pflegt, wenn sie ihren Körper entdecken. Der Genuß, den ein Junge verspürt, wenn er zum ersten Mal seinen Penis findet, weist auf die Tatsache hin, daß es sich um eine Körperregion handelt, die für Reize empfindlich ist. Obwohl die Genitalregion vielleicht schon von Natur aus eine »besondere Zone« für angenehme Empfindungen ist, werden diese durch unser Verhalten noch verstärkt. Wir halten diese Region immer bedeckt, so daß sie der Erforschung entzogen ist. Wenn ein Junge zum Beispiel seine Ohren entdeckt hat, kann er sie so lange untersuchen, bis er befriedigt ist. Und das tut er auch. Aber er hat kaum Gelegenheit, etwas über seine Geschlechtsorgane herauszufinden. Sobald er sie zu untersuchen beginnt, stößt man seine Hand weg, lenkt ihn ab oder bedeckt ihn mit einer Windel. Als Folge davon entwickelt er erst recht ein Interesse an dieser seinem Forschungstrieb entzogenen Körperregion. Da in dieser Gegend die Haut weniger an Reize gewöhnt ist, kann sie möglicherweise leichter stimuliert werden. Der übrige Teil des Körpers ist Temperaturveränderungen, Druck und dem leichten Reiben der Kleidung stärker ausgesetzt. Die Genitalregion wird von den Windeln so gut geschützt, daß

außer beim Wasserlassen und beim Stuhlgang kaum eine derartige Konditionierung (= Gewöhnung) erfolgen kann. Diese Region muß also zu dem Zeitpunkt, wenn das Baby fähig ist, sich selbst zu erforschen, anders reagieren als der übrige Körper.
Ich kenne eine Mutter, die über die zielstrebigen und energischen Manipulationen, die ihr Baby mitten in der Nacht mit seinem Penis betrieb, so entsetzt war, daß sie mich sofort anrief und fragte, ob es sich vielleicht verletzen oder »sich das abreißen« könnte. Ich versicherte ihr, daß kleine Jungen schon immer am Penis gezogen und die Hoden abgetastet haben, und daß sich bisher noch keiner etwas abgerissen hätte. Das ist bei Kindern aller Altersstufen eine normale und wichtige Form der Erforschung des eigenen Körpers. Aufgrund ihrer eigenen Hemmungen neigen nur Erwachsene dazu, den Kindern einzureden, es sei etwas »Böses«.

Nach dieser Periode entwickelte sich an der Spitze von Daniels Penis ein Geschwür, und er schrie jedesmal, wenn er Wasser ließ. Frau Kay führte das auf seine Spielereien zurück.

Sie hat unrecht. Diese Entzündungen an der Spitze des Penis sind die Folge einer Alkalischädigung der Haut durch feuchte Windeln und vielleicht das einzige Zeichen einer sogenannten Windeldermatitis (Hautentzündung). Die Behandlung sollte danach ausgerichtet sein und sehr gründlich durchgeführt werden. Das Geschwür kann nämlich in die Harnröhre eindringen und – sofern es einige Wochen lang besteht – nach dem Abheilen Narbengewebe hinterlassen. Dieses Narbengewebe kann zu einer Verengung der Austrittsöffnung der Harnröhrenöffnung führen, so daß der Junge später Schwierigkeiten beim Wasserlassen hat. Dadurch kann es bei der Entwicklung des Urogenitaltrakts (Harn- und Geschlechtsorgane) zu Komplikationen kommen, und die Mutter sollte daher mit allen Mitteln zu verhindern suchen, daß Narben zurückbleiben. Durch folgende Maßnahmen wird die Heilung unterstützt: häufiges Wechseln der Windeln, auch um Mitternacht, keine Gummihöschen, keine Weichmacher zum Windelwaschen nehmen, einen Puder aufstreuen (zum Beispiel Weizenstärke), der das Ammoniak absorbiert, die Windeln nach dem Waschen in einer antiammoniakalischen Lösung spülen, den entzündeten Penis der Luft und dem Sonnenschein aussetzen und öfters eine Schutzsalbe (zum Beispiel Vaseline) auftragen. Durch die Anwendung der Salbe werden die geschädigten Hautstellen geschützt, ehe sie beim nächsten Wasserlassen wieder gereizt werden. Falls das Geschwür länger anhält, sollte man stets den Arzt um Rat bitten.

Aber das war nicht die erste Tragödie, die Frau Kay mit Daniel durchmachte. Eines Tages, als sie ihn in seinem Stühlchen an den Tisch gesetzt hatte, streckte er einen Arm aus und grabschte sich ihre Tasse mit brühheißem Kaffee. Er schüttete sich den Kaffee über die Kleidung und schrie. Sie hatte die Geistesgegenwart, ihm die heißen feuchten Sachen sofort auszuziehen.

Die Kleidung speichert die Hitze und läßt die Flüssigkeit nicht abfließen, so daß die Hitze weiter auf die Haut einwirken kann.

Sie behandelte die gerötete Hautstelle mit kaltem Wasser und keimfreier Vaseline. Da die betroffene Hautfläche relativ klein war (7,5 mal 5 Zentimeter), fettete sie die Stelle nur öfters ein und rief den Arzt erst gar nicht an. Dieses Vorkommnis bewog sie, auf andere gefährliche Situationen zu achten, in die Daniel geraten könnte. Sie rückte sein Stühlchen von der Schnur des Toasters weg; sie brachte am Sportwagen einen Sicherheitsgurt an und begann das ganze Haus babysicher zu machen.

Bei einem Baby, das so aktiv und unternehmungslustig ist wie Daniel, ist das keineswegs zu früh. Es wird sich sowieso Dinge ausdenken, auf die eine Mutter nie kommen würde. Aber sie kann auf jeden Fall jetzt eine Broschüre über erste Hilfe bei Vergiftungen besorgen und dem Baby im Fall einer Vergiftung reichlich Wasser und viel Kochsalz geben, bis es anfängt zu erbrechen.

Der sechste Monat VIII

Das durchschnittliche Baby

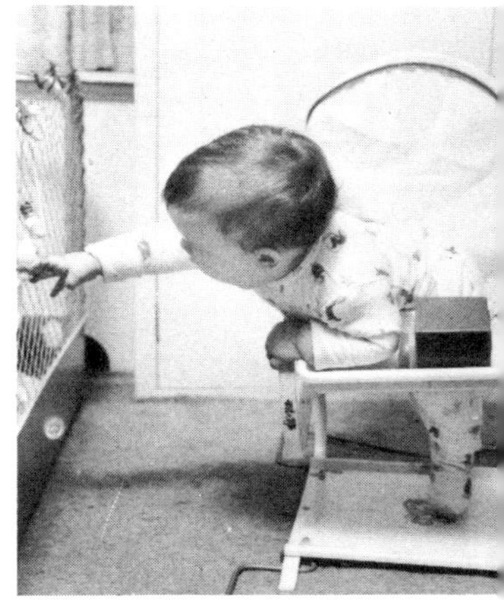

Tommy hatte für sein neues Wippstühlchen viele Gebrauchsmöglichkeiten gefunden. Er konnte schon so gut sitzen, daß der Vater es aufstellte, und von jetzt an verbrachte Tommy den größten Teil des Vormittags in diesem Stühlchen. Er beschäftigte sich mit den Spielsachen, die am Brett angebunden waren. Wenn er nicht mehr spielen mochte, warf er sie auf die andere Seite. Sobald er das getan hatte, schrie er nach Sam oder nach der Mutter, die ihm die Spielsachen wieder in die Hand gaben. Dieses Spielchen wiederholte sich jeden Tag ein paarmal, bis die Mutter ihm auf die Schliche kam oder Sam die Lust verlor. Er lehnte sich über das Brett, um seine Füße anzufassen, und er beugte sich seitlich hinaus, um den Fußboden um das Stühlchen herum zu erforschen.

Man sollte das Stühlchen beschweren, damit es nicht bei jeder Bewegung wackelt. Denn ein schweres Baby kann das Stühlchen zum Umkippen bringen, wenn der Untersatz nicht beschwert ist.

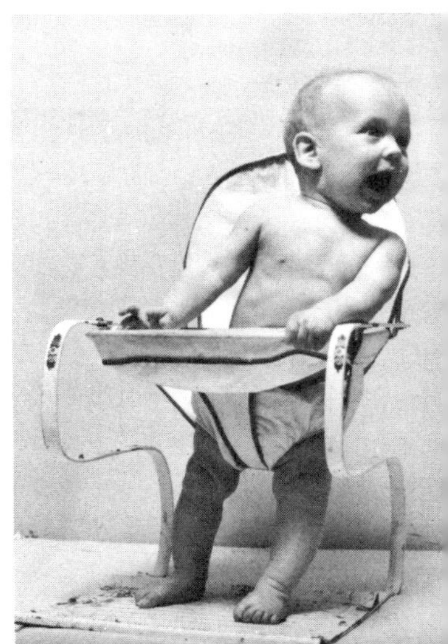

Er konnte darin auf und nieder wippen und sich damit zu einem in der Nähe stehenden Tisch hinarbeiten. Er langte nach allem, was er sah. Tommy wurde auch in dem Stühlchen gefüttert, was gerade in diesem Stadium sehr praktisch war, da das Brett als Ablage für den Löffel und die Tasse, mit denen er spielen durfte, diente und die Mutter dicht neben ihm sitzen und ihn zwischen zwei Hopsern füttern konnte. Das Wippstühlchen war beweglich und konnte zu den Mahlzeiten in die Küche geschoben werden. Mehr als einmal schob Frau Moore es ins Badezimmer, damit sie das verkleckerte Essen leichter aufwischen konnte.

Im Stühlchen lernte er mit sehr wenig Unterstützung zu stehen. Zuerst hielt er sich beim Üben am Brett fest. Als er geschickter wurde, stützte er sich nur noch mit einer Hand ab. Während er stand, hielt er die andere Hand hoch und schnatterte, als ob er eine Rede hielte.

Nahm man ihn aus dem Stühlchen heraus und stellte ihn frei hin, sah er sich nach der gewohnten Stütze um, machte ein ängstliches Gesicht und ließ sich zum Sitzen fallen.

Das ist ein Beispiel dafür, welche Bedeutung diese Hilfsmittel auch als psychologische »Stütze« erlangen.

Manchmal brachte Frau Moore etwas Abwechslung in seine Vormittagsbeschäftigung, indem sie ihn auf den Fußboden oder ins Laufställchen setzte. Aber Sam war immer eine Gefahr für Tommy, wenn niemand aufpaßte. Im Laufställchen war Tommy relativ sicher – ausgenommen vor herumfliegenden Gegenständen, oder wenn Sam zu ihm hereinkletterte. Stellte man das Stühlchen in die Mitte des Laufställchens, war er sicherer aufgehoben und unterhielt sich auch besser. Außerdem konnte Frau Moore dann rechtzeitig bei ihm sein, wenn sie hörte, daß Sam über das Gitter kletterte.

Wenn er ein paarmal mit der Mutter oder dem Vater geübt hatte, sammelte Tommy den nötigen Mut und zog sich zum Stehen hoch, ohne daß er von den Eltern nennenswert unterstützt wurde. Hatte er es geschafft, gluckste und kreischte er entzückt. Seine Begeisterung über diese neue Fähigkeit war so groß, daß er sogar mitten im Weinen aufhörte, wenn man ihn dabei auf die Füße stellte.

Das beweist, wieviel es für ein Baby bedeutet, aufrecht stehen zu können. Wie kommt es, daß es schon so früh empfindet, wie wichtig das ist? Legt das Baby so viel Wert darauf, weil es die Menschen in seiner Umgebung nachahmen möchte, oder handelt es sich um einen angeborenen Trieb, der es dazu bewegt? Wenn es schon in den ersten Lebensmonaten so begierig ist, auf die Füße gestellt zu werden, muß wohl ein angeborener Trieb vorhanden sein, der durch die aufrechte Stellung befriedigt wird.

Wenn er nicht ausgefahren wurde, spielte er den größten Teil des Nachmittags mit Martha und Sam auf dem Fußboden. Martha war eine zusätzliche Sicherung gegen Sams ungestümen Umgang mit dem Baby, denn sie beschützte Tommy und lenkte Sam ab. Für sie war Tommy wie eine Stoffpuppe, mit der man in der Wohnung herumtollen konnte. Martha konnte ihn auf der Hüfte tragen. Er war jetzt voll und ganz fähig, seine Körperhaltung zu beherrschen. Frau Moore dachte ganz richtig, daß das Spielen mit den älteren Geschwistern und das, was es nicht nur für ihn, sondern auch für die beiden anderen im Hinblick auf die Entwicklung ihrer Beziehungen zueinander bedeutete, das geringe Risiko, daß er sich dabei wehtun könnte, wert war. Martha hatte inzwischen gelernt, womit und wie er sich wehtun könnte und ging sehr geschickt und vorsichtig mit ihm um. Das behagte ihm, und man konnte damit rechnen, daß der Friede während der ganzen Zeit, die er mit ihr spielte – manchmal zwei Stunden lang

— erhalten blieb. Die Kinder spielten »Familie«; Martha war die Mutter, sie überredete Sam zu der Rolle des Vaters, und Tommy war das Baby. Wie eine Puppe wurde er auf die Füße gestellt, ins Bett gelegt und gefüttert und frisch gewickelt. Wenn er sich beim Stehen oder Sitzen willig zeigte und sie fröhlich angluckste, belohnten sie ihn, indem sie ihn noch mehr anfeuerten. Gelegentlich fiel er von einem Stuhl herunter oder schlug sich den Kopf an, aber das kam selten vor, und das Zusammengehörigkeitsgefühl, das durch dieses Spiel erweckt wurde, glich es mehr als reichlich wieder aus.

Tommy lernte natürlich dabei viel mehr, als man abschätzen konnte. Er hatte viel Gelegenheit zum Beobachten und zum Nachahmen und wurde ständig ermutigt und unterstützt.

Sam hatte eine neue Methode gelernt, wie er seiner Mutter auf die Nerven fallen konnte. Statt daß er die Mutter plagte, während sie Tommy fütterte, konzentrierte er sich darauf, das Baby vom Essen abzulenken. Während die Mutter versuchte, Tommy mit Brei zu füttern oder ihm die Flasche zu geben, sprang Sam auf und nieder, rannte an Tommy vorbei, um zu erreichen, daß er sich nach dem Bruder umsah, oder er nahm die Spielsachen an sich, mit denen Tommy sich beim Essen zu beschäftigen pflegte. Er wußte, wie leicht man Tommy vom Essen ablenken konnte und wie nervös es seine Mutter machte, wenn er Tommy solcherart beeinflußte.

Tommy anzuziehen glich einem Ringkampf. Frau Moore gab ihm ein Spielzeug nach dem anderen, um ihn zu beschäftigen. Das half jedesmal für eine kurze Weile, aber er war viel zu interessiert an allem, was um ihn herum vorging. Er langweilte sich, wenn er zum Windeln wechseln festgehalten wurde. Er drehte und wand sich in alle Richtungen. Er wölbte gar zu gern den Rücken, sah über die Stirn hinweg nach rückwärts und somit verkehrt herum auf alle Objekte, die sich hinter ihm befanden. Tatsächlich konnte die Mutter ihn beschäftigen, indem sie am Ende des Wickeltisches ein paar Bilder verkehrt herum aufstellte, die er dann betrachtete.

Das Interesse daran, Gegenstände verkehrt herum zu betrachten, zieht sich bis in das Stadium hinüber, in dem das Baby schon laufen kann und anfängt, zwischen den Beinen hindurch nach rückwärts zu sehen. Das erweckt in ihm die Erinnerung daran, wie es früher seine Umgebung beobachtet hatte, nämlich aus der Rückenlage und rückwärts über den eigenen Kopf hinweg. Außerdem kann es auf diese Weise die Welt, wie es sie bis jetzt mit den Augen erfaßt, aus eigener Kraft verändern, und dadurch bietet sich ihm gleichzeitig eine Methode zur Prüfung und Erforschung der Grenzen dieser Welt.

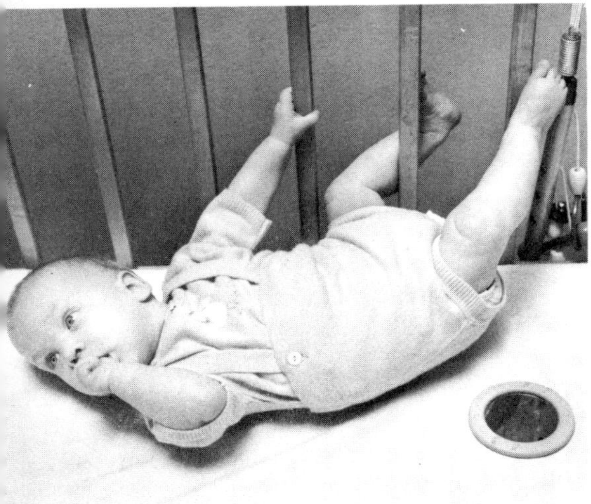

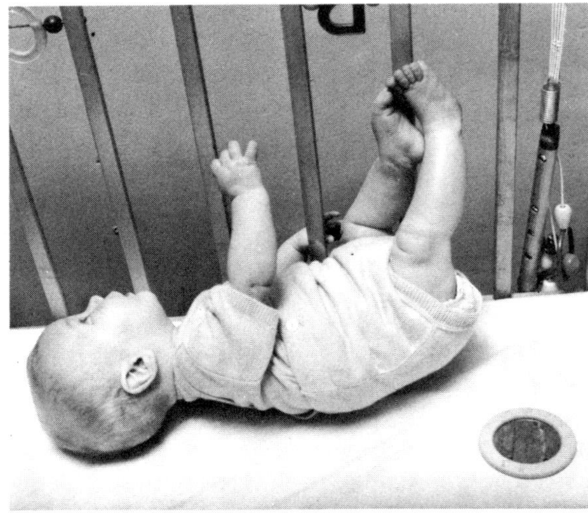

Am besten aber konnten die Geschwister ihn ablenken, wenn er frisch gewickelt wurde. Wenn sie ihn mit allen möglichen Kapriolen unterhielten, während die Mutter die Windeln wechselte, dauerte es nur halb so lange.

Er war ständig in Bewegung, gleichgültig, ob er auf dem Fußboden oder in seinem Bettchen lag. Er konnte sich jetzt sowohl vorwärts als auch rückwärts bewegen. Wenn er allerdings zu einem Spielzeug gelangen wollte, das vor ihm lag, war er durchaus nicht sicher, welche Richtung er einschlug. Er bewegte sich viel öfter rückwärts als vorwärts, und es dauerte eine ganze Weile, bis er fähig war, sich vorwärtszuschieben, ohne erst die gleiche Anzahl Rückwärtsbewegungen zu machen. Der Weg zu dem begehrten Spielzeug war so lang und hart, daß Tommy vor Anstrengung keuchte. Manchmal schob er sich direkt über das Spielzeug, so daß er es vollständig mit seinem Bauch bedeckte. Dann sah er sich verdutzt um, weil das Objekt seiner Bemühungen verschwunden war.

Er war fähig, sich so zu winden, daß er sich ganz herumrollen konnte. Auf diese Weise vermochte er sich von einem Ende des Zimmers zum anderen zu bewegen. Da er sich unterwegs immer wieder unter Möbelstücken verkeilte, mußte man ständig hinter ihm herlaufen, um ihn zu befreien. Beim Herumrollen bugsierte er sich manchmal, wenn er auf der Seite lag, in eine fast sitzende Position. Obwohl er noch nicht zu sitzen versuchte, übte er diese Bewegung immer wieder.

Lange bevor das Baby eine bestimmte Handlung vollständig beherrscht, übt es jede dazugehörige Bewegung einzeln, und wenn der richtige Zeitpunkt gekommen ist, werden all diese separaten Bewegungsabläufe zu einem perfekten Ganzen zusammengefügt.

Wenn er mit solchen motorischen Aufgaben beschäftigt war, wurden die Stimmübungen seltener und bestanden meist nur aus Grunz- oder Klagelauten, wenn er sich in eine schwierige Lage manövriert hatte, aber er schien bestimmte Wörter mit ihrer Bedeutung in Verbindung bringen zu können. Er konnte jetzt »da-da« sagen, und sein Vater reagierte jedesmal darauf. Wenn er irgendwelche Schwierigkeiten hatte, rief er »mamamama« und verband die Vokale mit einem klagenden langen »m«. Die Mutter reagierte pflichtbewußt, und damit wurde der Kreis der Gedankenverbindung von »mama« mit der Person der Mutter in Gang gebracht.

Es ist kein Wunder, daß diese Lautbildungen die Bedeutung erlangen, die sie haben. »Da-da« ist eine der ersten Lautkombinationen, die das Baby bilden kann, und die es sehr bald mit Spiel und vergnüglichem Lernen in Verbindung bringt. Hingegen ist »mama« anfänglich ein Ausdruck der Klage. Da es die Mutter ist, die den Grund der Klage beseitigt, kann man leicht verstehen, wie es dazu kommt, daß ihr dieser Name bleibt.

Tommy hatte es rasch gelernt, die Mutter aus einem anderen Zimmer herbeizurufen. Dann ging sie jedesmal eilig zu ihm, weil sie dachte, daß er Hilfe brauchte. Stattdessen lag er oftmals ganz friedlich da und freute sich darüber, daß sie auf seinen Ruf hin gekommen war.

Es ist recht beachtlich für ein Baby in diesem Alter, eine bestimmte Handlung mit ihrem Ergebnis in Verbindung zu bringen. Das zeigt bereits einen gewissen Sinn für Humor – über den zum Glück auch die Mutter manchmal verfügt.

Das ruhige Baby

Von Tommys lebhafter motorischer Entwicklung war bei Laura wenig zu merken. Wenn man sie hochhob, fühlte ihr Körper sich schlaff an. Ihre Muskeln spannten sich erst, wenn man sie im Arm hatte. Dann kuschelte sie sich zufrieden an, als ob sie jetzt hatte, was sie wollte. Wenn man sie aufsetzte, sackte sie nach vornüber, bis ihr Kinn den Fußboden berührte. Sie schien sich kaum zu bemühen, den Kopf oder den Körper aufrecht zu halten. Sie hielt die Beine steif ausgestreckt und machte keine Anstrengung, sie zur Stützung des Gleichgewichts beim Sitzen in Form eines Dreiecks abzubiegen. Hielt man sie unter den Armen hoch, lehnte sie sich gegen die stützenden Hände.

Das ist mehr als nur ein Mangel an Übung: es zeigt einen aktiven Widerstand. Es ist nicht ungewöhnlich, daß Babies mit Lauras Veranlagung sich nicht zu irgendeiner Leistung drängen lassen, und sogar das Aufsetzen empfinden sie als eine Form des Angetriebenwerdens. Sie vollbringen die betreffende Leistung erst dann, wenn sie dazu bereit sind, und nicht eine Stunde eher. Diese hartnäckige Bestimmtheit beweist auch eine gewisse Stärke.

Als der Vater versuchte, sie zum Stehen hochzuziehen, ließ sie sich zwischen seinen Händen zusammensacken und weigerte sich, die Beine und den Rumpf anzuspannen. Wenn er sie unter die Schultern faßte und hochhielt, winkelte sie die Beine in der Hüfte ab, so daß sie nach vorn ausgestreckt waren. Sie mußte dafür genausoviel Anstrengung aufwenden, wie es das Stehen erfordert hätte – aber es war eine negierende Anstrengung für eine Verweigerung, wie es für Laura typisch war. Setzte man sie ins Wippstühlchen, ließ sie sich nach der einen oder anderen Seite hängen. War sie jedoch an einem neuen Spielzeug oder an ihrer Tasse interessiert, konnte sie sehr gut sitzen und damit spielen. Sie konnte sich intensiv mit einem Spielzeug befassen und es immer wieder hin und her drehen, wobei sie es zwischen den Daumen und mehreren Fingern festhielt. Sie nahm zwei gleichartige Klötzchen, in jede Hand eins, verglich sie miteinander und hielt sie nebeneinander, als ob ihr das half, die Ähnlichkeit zu erkennen, dann vertauschte sie die Klötzchen, als ob sie sich vergewissern wollte, daß sie sich durch diese einfache Handlung nicht veränderten.

Für ein Baby in Lauras Alter ist diese Form des Vergleichens eine komplexe Handlung und vielleicht ein weiterer Beweis für die Fähigkeit, sowohl Ähnlichkeiten als auch Unterschiede erkennen zu können. Das komplizierte Manöver, jedes Klötzchen einmal in der rechten und einmal in der linken Hand zu prüfen, zeigt, daß das Baby beginnt, sich bewußt zu werden, daß es zwei verschiedene Körperseiten hat.

Zwischen den Mahlzeiten gab die Mutter ihr einen Beißkeks, und Laura spielte damit, sah ihn sich genau an und drehte ihn immer wieder herum. Endlich, nach langen Minuten des Hinauszögerns und der Vorfreude auf den Genuß, brachte sie den Keks an den Mund. Sie leckte ihn rundherum ab, bevor sie darauf zu kauen begann. Wenn sie ihn aufgegessen hatte, leckte sie sich bedachtsam die Finger ab.
Besonders gern spielte sie mit einem Stück Papier. Sie hielt es hoch, betrachtete es langsam von einer Ecke zur anderen, wedelte es herum, so daß es raschelte, bog eine Hälfte um und bewegte sie hin und her, damit das Papier knisterte, rollte es schließlich zusammen und kaute darauf. Sie zerkaute es zu köstlichen pappigen Klümpchen, die sie dann hinunterschluckte. Ab und zu blieb ihr ein Klümpchen in der Kehle stecken, und dann mußte die Mutter es herausfischen.

Es gibt zwei Methoden, wie man einen steckengebliebenen Fremdkörper aus dem Hals des Babys herausholen kann: entweder hält man es mit dem Kopf nach unten und schlägt es auf den Rücken, oder man holt den Gegenstand mit dem Finger heraus. Natürlich besteht die Möglichkeit, daß man es dadurch noch tiefer hinunterschiebt, aber die Verzweiflung rechtfertigt die Methoden. Papier ist keine sonderlich geeignete Nahrung, und Zeitungspapier in größeren Mengen schon gar nicht; kleinere Papierfetzchen können eventuell in die Luftröhre eingeatmet werden. Wenn das Baby auf dem Rücken liegt, darf man ihm nichts geben, was es zerbeißen kann. Nur wenn es sitzt, darf es Kekse essen, aber auch dann nur eine Sorte, die sich im Mund rasch auflöst, und außerdem sollte dann stets ein Erwachsener in der Nähe sein, der notfalls helfend eingreifen kann.

Laura hörte jetzt gern Musik. Nachdem sie selbst gelernt hatte, verschiedene Töne zu produzieren, schien sie eine Vorliebe für Musik zu entwickeln. In ihrem Stühlchen wippte oder wiegte sie sich sacht im Takt mit der Radiomusik. Manchmal summte sie dabei auch vor sich hin. Ihre Stimmführung schien einem Rhythmus zu folgen, wenn auch nicht unbedingt dem Rhythmus der Musik. Wenn die Mutter das Radio ausschaltete oder zu laut aufdrehte, drückte sie ihr Mißbehagen aus, indem sie zappelte. Es hatte den Anschein, als ob sie die Musik damit assoziierte, daß ihre Mutter zu einem bestimmten Platz hinging und dort die Töne produzierte oder veränderte. Sie konnte auch den Klang mit dem Platz, von dem er kam, in Verbindung bringen. Einmal war im Radio Babygeschrei zu hören. Zur Überraschung der Mutter verzog Laura das Gesicht und begann ebenfalls zu jammern. Das gleiche war schon einmal passiert, als sie bei Bekannten zu Besuch waren. Laura, die auf die Stimmungen anderer Babies sehr empfindlich reagierte, hatte damals sowohl das Lachen als auch das Jammern des anderen Babys nachgeahmt.

Ich erlebe es manchmal in meiner Praxis, daß ein Baby in das Geschrei eines anderen einstimmt, und dieses Geschrei verbreitete sich dann im Wartezimmer wie eine ansteckende Krankheit.

Laura verfügte jetzt über viele Ausdrucksmöglichkeiten. Sie benützte ihre Stimme, um ihr Vergnügen zu zeigen, und gurgelte dann sehr melodisch. Mißfiel ihr etwas, dann knurrte und zappelte sie und richtete ebenso lange wie unverständliche Tiraden gegen die Mutter, wenn diese nicht auf Befehl erschien. Kam der Vater abends nach Hause, hämmerte sie mit einem »ah-ah-ah« in wechselnder Tonlage und mit steigender Lautstärke und Penetranz auf ihn ein, bis er zu ihr kam.
Dann spielten sie eine Art Verstecken miteinander. Er verbarg das Gesicht hinter den Händen. Nahm er die Hände wieder weg, jauchzte sie vor Vergnügen. Versteckte er sich zu lange, streckte sie die Arme aus und versuchte, ihm die Hände vom Gesicht wegzuziehen. Wenn er die Hände ganz plötzlich wegnahm, fuhr sie zusammen, so vertieft war sie in das Spiel. Nach etlichen Wiederholungen stieg ihre Aufregung immer mehr, sie kreischte, lachte laut und wippte in ihrem Stühlchen auf und ab. Das war eines der ersten Gebiete, auf dem Laura lebhaft reagiert hatte.
Wenn sie auf dem Bauch lag, schlug sie mit den Armen auf den Fußboden. Sie machte keinen Versuch, sich fortzubewegen. Frau King stellte Vergleiche zwischen ihr und anderen gleichaltrigen Babies an

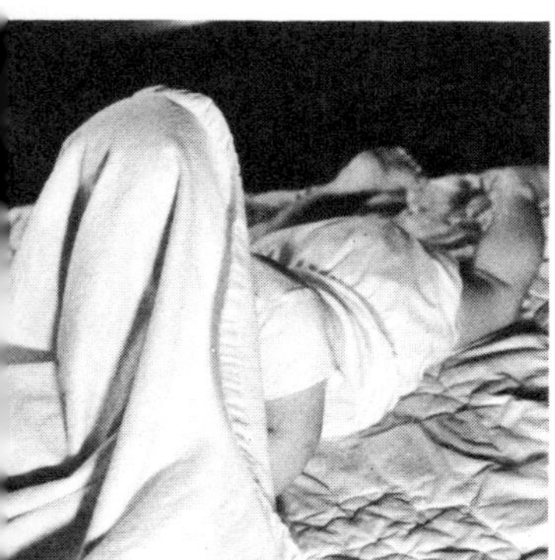

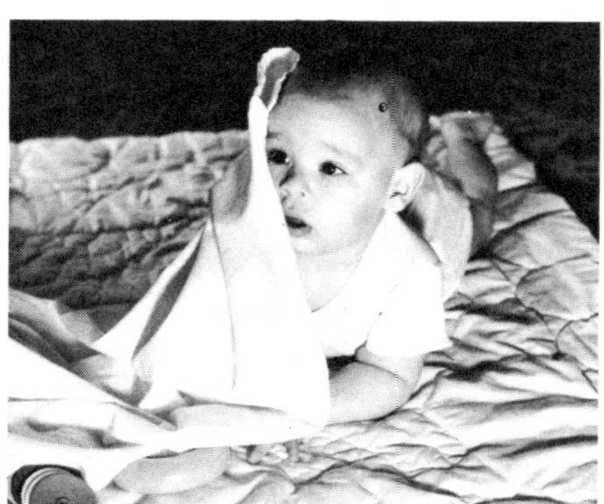

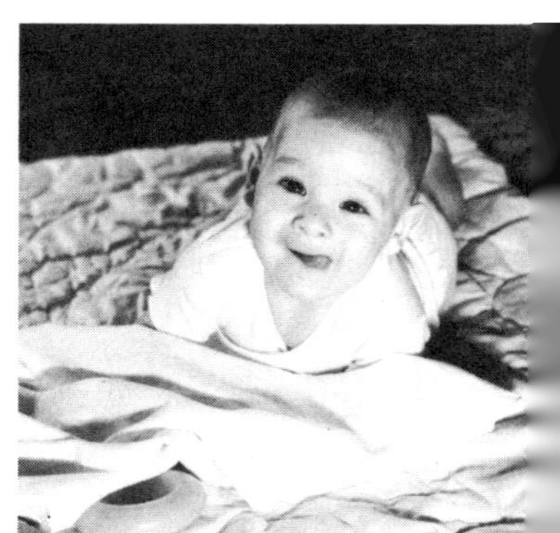

und fand immer noch, daß sie zurückgeblieben war. Jedenfalls zeigte sie kein Interesse für die Art von Aktivität, mit der sich Tommy und Daniel bereits beschäftigten.

Man pflegt den Fortschritt in der Entwicklung eines Babys meistens an auffallenden motorischen Leistungen zu messen, und aus dieser Sicht beurteilt, mag einem ein Baby wie Laura träge vorkommen, obwohl sie in Wirklichkeit viel kompliziertere Handlungen zu meistern imstande ist.

Frau King führte diese Trägheit auf Lauras Gewicht zurück. Mit sechs Monaten wog sie 17½ Pfund und war ziemlich groß.

Bei großen und schweren Babies können sich tatsächlich Probleme ergeben. Das Gewicht macht sie unbeweglich. Dadurch gebrauchen sie ihre Muskeln weniger. Diese Inaktivität führt dazu, daß sich noch mehr Fett ansammelt. In dem Maße, wie die Unfähigkeit, sich zu bewegen, sie nervös macht, essen sie mehr oder müssen öfters gefüttert werden, um sie zu beruhigen. Außerdem verwenden viele Mütter ganz bewußt Beißkekse und Plätzchen als Stopfmittel für das Protestgeschrei ihrer Babies, statt ihnen mehr personale Zuwendung zu geben.

Laura wurde zwar nicht auf diese Weise »zum Schweigen« gebracht, aber vielleicht gab Frau King ihr deshalb so viel zu essen, weil sie selbst darüber unglücklich war, daß sie Laura nicht so anregen konnte, daß sie »mit dem Baby von nebenan Schritt hält«. Aber Lauras Babyspeck würde sich in festes Fleisch verwandeln, sobald sie selbst aktiver wurde.
Für die Ausfahrten im Kinderwagen zog die Mutter Laura besonders niedlich an. Sie kaufte ihr teure Schuhe, weil sie glaubte, daß Lauras Füße einen besseren Halt hätten, »falls sie stehen oder zu laufen anfangen« wollte.

Das ist ein trauriges Beispiel dafür, wozu es führen kann, wenn die Mutter sich wegen der motorischen Entwicklung ihres Babys zu viele Sorgen macht. Natürlich ist es noch viel zu früh für teure Schuhe. Den einzigen Zweck, den Schuhe in diesem Stadium erfüllen können, ist der, daß sie die Füße des Babys bedecken, und dafür sind auch die billigsten Schuhe gut genug.

Frau King schien der Welt damit beweisen zu wollen, daß Laura schon Schuhe brauchte, und daß sie bereit war, ihrem Kind alles zu geben, was es benötigte. Insgeheim dachte sie allerdings das Gegenteil, das heißt sie schien zu befürchten, daß Laura die Schuhe vielleicht niemals zum Laufen benützen würde. Sie war über Lauras mangelndes Inter-

esse an motorischer Aktivität zutiefst bekümmert, und die Schuhe waren für diese Sorge symbolisch.
In bezug auf das Essen hatte Laura einen schwierigen Geschmack. Die Mutter stillte sie immer noch, obwohl Laura sie schon ein paarmal in die Brust gebissen hatte. Sie gab sich wirklich die größte Mühe mit Laura — viel zuviel sogar.

Es gibt keinen Grund, weshalb eine Mutter sich damit abfinden soll, gebissen zu werden. Natürlich beißt jedes Baby in diesem Alter, teils weil es auf diese Weise die Umwelt erforscht, teils weil es das Beißen lernen und üben muß, aber niemand mag es, an einer so empfindlichen Stelle gebissen zu werden, und keine Mutter braucht sich das gefallen zu lassen. Bei primitiven Völkern, wo die Kinder lange gestillt werden müssen, reagieren die Mütter darauf, indem sie die Brust wegziehen oder mit tadelnder Stimme zu dem Baby sprechen und ihm einen Finger zum Hineinbeißen hinhalten, oder indem sie deutlich zu verstehen geben, daß es so nicht geht. Aber auch bei uns haben die Frauen keinen Grund, dieses ausprobierende Beißen hinzunehmen — außer daß wir vor unseren Kindern »Angst« haben. Wir haben die Auffassung, daß wir ihre Reaktionen fördern müssen — selbst unter Nichtbeachtung der eigenen. Aber vielleicht würden wir ihnen durch eindeutige Reaktionen besser helfen, die Wirklichkeit zu erkennen. Eine Mutter, die das Beißen zuläßt, beweist damit vielleicht eine Zwiespältigkeit in ihren Gefühlen.

Laura hatte sehr ausgeprägte Vorlieben und Abneigungen. Sie lehnte Spinat ab. Sie liebte Obst und Süßigkeiten. Sie mochte keinen Gelatinepudding, wohl aber süßen Milchpudding. Der Geschmack von Fleisch aus dem Glas behagte ihr nicht, und sie mochte es lieber, wenn das Fleisch mit anderen Nahrungsmitteln vermischt war.

Manche Kinder ziehen das mit dem Gemüse durchgedrehte Fleisch, wie es als Fertigmenü im Glas angeboten wird, vor, aber ich gebe Folgendes zur Überlegung: 1. Der Fleischanteil ist oft nicht ausreichend, und gerade Fleisch enthält ja die Eisenverbindungen und Proteine, die für das heranwachsende Kind immer wichtiger werden. 2. Diese Fertigmenüs enthalten manchmal zu viele verschiedene Nahrungsmittel — alles potentielle Allergene; wenn das Kind eine Allergie bekommt, ist es sehr schwierig festzustellen, von welchem Nahrungsmittel sie ausgelöst wurde. 3. Die Fertigmenüs können mit billigen Getreideflocken aufgefüllt sein, die dem wertvolleren Fleisch und Gemüse den Platz wegnehmen, und das heißt, daß man für sein Geld zu wenig echte Nährstoffe bekommt.

Das lebhafte Baby

Als Daniel entdeckte, daß er allein vom Fußboden hochkommen konnte, machte er stundenlang Stemmübungen. Mit ausgestreckten Armen und Beinen stemmte er den Körper hoch. In den ersten Wochen verharrte er auf wackligen Armen und Beinen in dieser Haltung. Dann merkte er, daß sein Rumpf sich mitbewegte, wenn er einen Arm oder ein Bein ein kleines Stückchen zur Seite schob. Äußerst vorsichtig bewegte er ein Bein etwas nach außen. Versuchte er es noch weiter zu schieben, dann passierte es ihm anfangs, daß er das Gleichgewicht verlor und auf die Seite rollte, was ihn sehr ärgerte. Aber Daniel lernte jetzt, mit seinen Enttäuschungen allein fertig zu werden, und so rollte er sich wieder auf den Bauch, stemmte sich hoch und versuchte es von neuem. Nachdem er es noch ein paarmal versucht hatte, lernte er, daß er nach einem Ruck mit dem Bein auch einen Arm seitlich wegschieben und dadurch besser das Gleichgewicht bewahren konnte. Während er sich immer wieder übte, die Bewegungen von Arm und Bein auf einer Seite abzustimmen, fand er endlich heraus, daß er Arm und Bein auf der anderen Seite entsprechend mitverschieben mußte. Aber bevor er auf diese Idee kam, war er unzählige Male mit dem Gesicht auf dem Fußboden aufgeschlagen.

Man muß sich wundern, daß diese komplizierte Erkenntnis so rasch verstandesmäßig verarbeitet wird. Angesichts der Vielzahl der Versuche ist es zwar kein Wunder, daß das Baby früher oder später auf diese Idee kommt, aber das Erstaunliche daran ist, daß es sofort erkennt, daß sie in der Praxis funktioniert. Seine Fähigkeit, diese Erkenntnis zur Wiederholung im Gedächtnis zu speichern, ist ein weiterer interessanter Aspekt. Ich bin überzeugt davon, daß das Baby die angeborene Fähigkeit hat, zwischen motorischen Handlungen, die es rein zufällig bei seinen Übungen und Untersuchungen macht und die ihm instinktiv »richtig« vorkommen, eine Verbindung herzustellen. Wenn es diese Einzelhandlungen dann in einen geschlossenen Bewegungsablauf eingliedern kann, empfängt es ein belohnendes Signal. Das hilft dem Baby, diesen Teil seiner experimentellen Versuche auszusondern und ihm beim nächsten Versuch Vorrang zu geben. Die Übungen pflegten jeweils eine Stunde zu dauern.

Wenn die Mutter versuchte, sie zu unterbrechen, zeigte Daniel deutlich und bestimmt, daß er weitermachen wollte. Er strampelte und protestierte so lange, bis sie ihn wieder bäuchlings auf den Fußboden legte, so daß er seine Übungen fortsetzen konnte.

Die starke Orientierung auf ein bestimmtes Ziel ist für das Lernvermögen des Kindes ein wesentlicher Vorteil, genauso wie zum Beispiel für einen Sportler, der zielbewußt und ohne sich ablenken zu lassen eine bestimmte Bewegung immer wieder übt. Ein Erwachsener könnte den Aufwand an Energie, der für so viele Übungsstunden, wie Daniel sie absolviert, erforderlich ist, wohl kaum aufbringen. Ein berühmter Leichtathlet soll einmal versucht haben, jede Bewegung, die ein Baby im Laufe des Tages macht, nachzuahmen. Nach vier Stunden gab er erschöpft auf. Das Baby hingegen hielt es acht Stunden oder sogar länger durch.

Daniel konnte schon kriechen, indem er sich mit den Füßen abstieß und sich mit Hilfe der ausgestreckten Arme steuerte.

Das Kriechen unterscheidet sich vom Krabbeln dadurch, daß der Bauch des Babys auf dem Boden schleift. Das Baby krabbelt, wenn es sich auf Ellbogen und Knie stützt.

Genau wie Tommy hatte auch Daniel zuerst gelernt, sich rückwärts zu bewegen – er sah wie ein Krebs aus, wenn er rückwärts unter einem Tisch verschwand. Daniel begann jetzt mit den ersten Versuchen, einem Verfolger zu entfliehen, und er fand rasch heraus, daß er sich nach vorwärts viel kräftiger abstoßen und dadurch schneller entkommen konnte, als wenn er sich wie ein Krebs nach rückwärts schob.

Ich glaube, daß die Fähigkeit, die Vorteile bzw. Nachteile einer Vorwärts- oder Rückwärtsbewegung voneinander unterscheiden zu können, nicht nur auf einer derartigen Erfahrung beruht. Wahrscheinlich befriedigt es unser inhärentes angeborenes Wertsystem mehr, wenn wir uns vorwärts bewegen. Bei dem neuentdeckten Spiel, vor jemanden

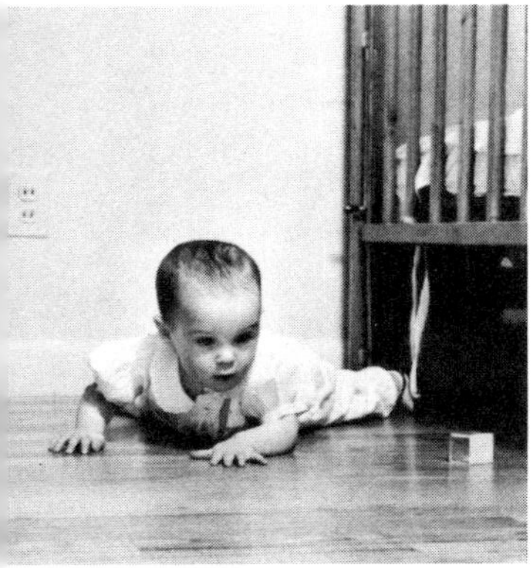
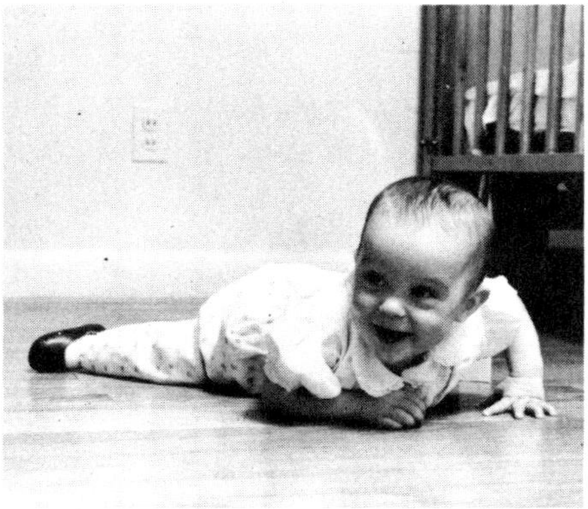
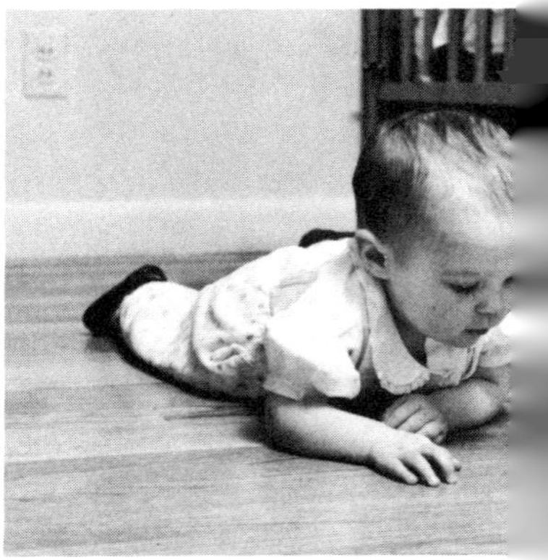

davonzulaufen, ist es natürlich vorteilhafter, dem Verfolger den Rücken zu kehren und zu machen, daß man wegkommt. Wenn man den Verfolger ständig vor Augen hat, neigt man viel eher dazu aufzugeben – insbesondere wenn der Verfolger die eigene Mutter ist. In diesem Stadium ist die Stoßkraft der Beine größer als die Ziehkraft. Die Arme können besser zum Steuern und zum Ziehen gebraucht werden, was das Baby schon sehr frühzeitig begreift, obwohl es alle Chancen gegen sich hat; denn die Natur hat es so eingerichtet, daß es sich für gewöhnlich zuerst nach rückwärts bewegt. Hier haben wir wieder ein Beispiel für Daniels Fähigkeit, vergleichen, auswerten und auswählen zu können.

Am liebsten spielte er »Komm und fang mich«. Jedesmal, wenn er die Mutter oder den Vater auf sich zukommen sah, jauchzte er, scharrte mit Händen und Füßen und begann sich so schnell wie möglich davonzumachen, indem er sich mit den Füßen abstieß. Mit diesem Spiel konnte er sich für lange Zeit vergnügen. Wenn die Mutter ihn schon nach dem ersten Spurt zum Essen wegholte oder ihn frisch wickelte, war er zornig. Nach zwei oder drei Wiederholungen des Spiels war er viel eher bereit, sich mit seinem Schicksal abzufinden.
Auf dem Wickeltisch pflegte er sich wie ein tanzender Derwisch aufzuführen. Frau Kay war schon seit geraumer Zeit dazu übergegangen, ihn auf dem Tisch festzubinden. Schon zu oft wäre er fast über die Kante gerollt. Als Mark noch ein Baby war, hatte sie es sich angewöhnt, sich niemals abzuwenden, ohne ihn mit einer Hand festzuhalten. Aber Daniel verstand es, unter ihrer Hand wegzurutschen. Sie hatte herausgefunden, daß sie ihn am besten auf dem Tisch festhalten konnte, indem sie ihn bäuchlings hinlegte und anschnallte. Aber selbst dann wackelte er so heftig mit dem Gesäß, daß es ihr vorkam, als würde sie versuchen, einen zappelnden Fisch zu wickeln. Wenn sie ihn wirklich einen Moment allein lassen mußte, war der Fußboden ein viel sicherer Platz als die Tischplatte oder das Bett.
Er konnte schon für eine halbe Stunde allein sitzen. Er hielt den Rücken gerade und konnte die Hände frei bewegen. Er brachte sich zum Sitzen, indem er die Beine wie zum Krabbeln unter sich zog. In dieser Stellung konnte er ungehindert seine Umwelt betrachten.

Wenn das Baby zu sitzen anfängt, benützt es die Arme und Hände, um das Gleichgewicht zu bewahren. Selbst wenn das Baby schon allein zu sitzen vermag, kann man leicht abschätzen, ob es schon Übung darin hat oder nicht, indem man seine Hände beobachtet. Wenn es sie nicht mehr abstützbereit hält, sondern sie zum Spielen frei hat, dann fühlt es sich beim Sitzen sicher.

Bereits seit einem Monat hatte er eine Tasse festhalten und sie zum Mund bringen können, wenn er in seinem Stühlchen saß. Aber jetzt brauchte er das Stühlchen nicht mehr als Stütze. Auf dem Fußboden sitzend, konnte er mit einer Hand die Tasse hochheben, sie dann mit beiden Händen festhalten und zum Mund bringen.

Das ist eine recht ansehnliche Kombination vieler Fertigkeiten: sitzen, das Gleichgewicht bewahren, eine Hand ausstrecken und sie mit Geschick gebrauchen, dann beide Hände zusammen einsetzen und schließlich eine komplizierte Handlung vollbringen, in diesem Fall die Tasse an den Mund heben.

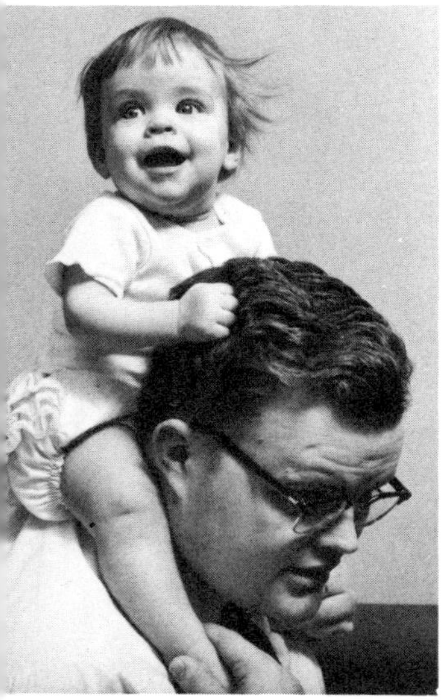

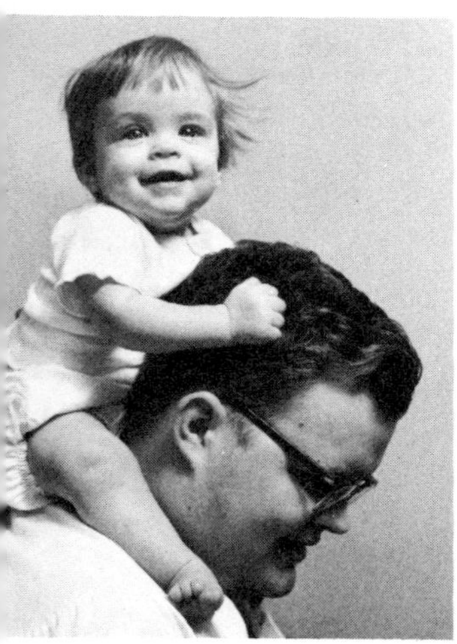

Wenn der Vater ihn auf die Schultern setzte, hielt Daniel sich im Gleichgewicht und genoß es, durchgeschüttelt zu werden. Um sein Gleichgewicht leichter bewahren zu können, hatte Daniel es gelernt, sich am Haar des Vaters festzuhalten. Er hatte einen so sicheren Sitz, daß Herr Kay ihn kaum an den Beinen festzuhalten brauchte. Außerdem lernte Daniel, auf den Schultern des Vaters auf und ab zu wippen, wie er es in seinem Stühlchen gemacht hatte. Dieses Spiel behagte ihm sehr.

Babies in diesem Alter haben noch keine Höhenangst, und dieses Balancieren ist ein Bestandteil der Gleichgewichtsübungen, die das Baby auch auf dem Fußboden zu meistern lernen muß. Aber das Haar des Vaters dient als bequemer Sattelgriff.

Er liebte es, wenn man ihn auf die Füße stellte. Genau wie Tommy konnte man auch ihn auf diese Weise beruhigen, wenn er weinte. Aber Daniel genügte es nicht mehr, an einem Platz stehenzubleiben. Er grunzte so lange »uh, uh, uh«, bis er – an den nach oben gestreckten Armen festgehalten – einen Spaziergang machen durfte. Steifbeinig stelzte er erst den einen Fuß vor, dann den anderen. Der übrige Körper war ganz starr, während Daniel seine volle Energie auf diese neue Aktivität konzentrierte, und sein Gesicht verzog sich vor Anstrengung. Er konnte das so lange durchhalten, wie er gestützt wurde. Wenn sein Begleiter müde wurde, gab er seine Tätigkeit nur widerstrebend auf. Daniel gab nie gern auf – insbesondere dann nicht, wenn er eine aufregende neue Fertigkeit lernte.

Die Mahlzeiten verliefen jetzt ungestörter. Er wollte zwar nach wie vor selbst die Flasche halten, aber er hatte sich damit abgefunden, daß die Mutter ihn dabei auf dem Arm hatte. Das schien er jetzt sogar zu wünschen. Frau Kay hatte ihn einige Male während der Mahlzeit in sein Stühlchen gesetzt, weil sie nach Mark sehen mußte, und bei ihrer Rückkehr hatte sie jedesmal festgestellt, daß er zwar die Flasche mit beiden Händen noch am Mund hielt, aber nicht mehr trank und offensichtlich auf sie wartete. Sobald sie ihn wieder hochnahm, begann er zu saugen, und seine Augen strahlten sie vergnügt an: Er fing an, die Atmosphäre der Behaglichkeit und Wärme, die zum Essen gehört, zu genießen.

Frau Kay hatte schon überlegt, ob Daniel jetzt soweit sei, daß sie die Flaschenmahlzeiten einstellen könnte, aber als sie merkte, wie sehr er es genoß, von ihr im Arm gehalten zu werden, kam sie zu der Überzeugung, daß er die Flasche noch ein Weilchen länger brauchte.

Dieser Meinung bin ich auch. Obwohl ein so frühreifes Baby wie Daniel augenscheinlich auch schon aus der Tasse trinken kann und das in bestimmten Stadien seiner Entwicklung vielleicht sogar vorzieht, braucht es eine Möglichkeit, um sich ab und zu in ein geruhsameres – sozusagen »infantiles« – Stadium zurückziehen zu können, als er es aus eigener Kraft zu finden vermag. Wahrscheinlich sollte man ein solches Baby eher etwas zurückhalten als sich seinem überaus raschen Entwicklungstempo anzupassen.

Er hatte es gelernt, den Spiellöffel und die Tasse hinunterzuwerfen, wenn die Mutter ihn mit Beikost fütterte. Er beugte sich vor, wobei er den ihm hingehaltenen Löffel umging, und sah den beiden Sachen nach. Hatte Frau Kay erst einmal angefangen, Löffel und Tasse aufzuheben, entwickelte sich daraus ein sich ständig wiederholendes Spiel.

Er zeigte jetzt mehr Interesse für Beißkekse, und die Mutter beobachtete auch, daß er verkleckerte Speisereste vom Abstellbrett auflas. Zuerst besah er sich die Bröckchen ganz genau, langte mit einer Hand zu ihnen hin, umschloß sie mit der ganzen Handfläche, hob die Hand zum Gesicht und versuchte, sich alle Bröckchen in den Mund zu stopfen. Die Mutter fand es ganz praktisch, ihm kleine Stücke Toast oder Banane zu geben, so daß seine Hände Beschäftigung hatten, während sie ihm die Löffelmahlzeit fütterte. Während er seine Aufmerksamkeit auf die Toast- oder Bananenstückchen richtete, konnte sie ihn ungestört füttern. Das neue Interesse an seinen Händen zeigte, daß er anfing, die kleinen Körpermuskeln zu beherrschen. Bei Daniel setzte diese Entwicklung erst ein, nachdem er die großen Bewegungsabläufe gemeistert hatte (im Gegensatz zu Laura, bei der sich zuerst die Fähigkeit für feine Bewegungen und dann erst für die großen motorischen Bewegungsabläufe entwickelte). Schon jetzt war sein Interesse am Experimentieren groß genug, um ihn von seiner Abneigung gegen das Gefüttertwerden abzulenken. Daniel machte es viel Spaß, mit Mark herumzualbern. Er und sein Bruder saßen sich auf dem Fußboden oder am Tisch gegenüber und schnitten Grimassen, wobei derjenige, der gerade eine Fratze machte, kicherte. Daniel gab erst sein eigenes Repertoire zum besten, und dann versuchte er, die neuen Grimassen, die sein Bruder darbot, nachzuahmen. Das Spiel endete regelmäßig damit, daß sie mit dem Essen herumprusteten oder mit Spucke sprudelten. Frau Kay pflegte dann zwar seufzend einzugreifen, aber andererseits war sie froh darüber, daß die Brüder miteinander spielten. Daniel war an Mark viel weniger interessiert als Tommy an seinen älteren Geschwistern.

Das mag an der unterschiedlichen Art und Weise liegen, wie sie lernen. Bei Daniel ist der Lernprozeß darauf ausgerichtet, sich selbst anzuregen und auf seine eigene Art das Ziel seiner Bemühungen zu erreichen. Ein Baby wie Tommy dagegen lernt dadurch, daß es beobachtet, das Beobachtete verarbeitet und schließlich nachahmt. Diese Art des Lernens führt zu einer Handlungsweise, die mehr Ausbaumöglichkeiten und Auswahl bietet und vielschichtiger ist. Daniels Lernen verläuft dagegen gleichmäßig und bringt vielleicht als Endresultat ein Verhalten, das eher einförmiger, stereotyper aussieht.

Aufgrund von Daniels schwachen Kontakt mit Mark hatte sich noch keine so harmonische Beziehung zwischen ihnen entwickeln können wie zwischen Tommy und seinen Geschwistern.
Frau Kay spielte jetzt mit dem Gedanken, ihre Tätigkeit als Lehrerin wieder aufzunehmen. In den ersten fünf Monaten hatte sie das Gefühl gehabt, daß Daniel sie brauchte, aber jetzt kam es ihr allmählich so vor, als ob er sie langsam von sich wegschob.

Viele Mütter haben mir gegenüber ein solches Gefühl ausgedrückt, wenn das Baby gerade in diesem Alter war. Vielleicht sehen sie das Ende ihres Gebrauchtwerdens als Mutter in dem Maße näher heranrücken, wie die Forderungen des Babys steigen und seine motorische Selbständigkeit deutlicher wird. Obwohl sie wissen, daß dieses Ende noch in weiter Ferne liegt, beginnen sie, sich jetzt schon auf den Verlust der bisherigen so rührenden Zweisamkeit vorzubereiten, durch die sie sich gleichzeitig belohnt fühlten. Es ist leicht für eine Mutter, in diesem Stadium den Kopf zu verlieren und ihr Baby zu sehr zur Selbständigkeit anzutreiben, zum Beispiel durch Flaschenlegen, abstillen, es öfters allein lassen, oder indem sie wieder in ihren Beruf zurückkehrt, wie es zum Beispiel bei Frau Kay der Fall ist.

Die alte Unzufriedenheit, »nur« Mutter zu sein, den ganzen Tag nur die Kinder zur Unterhaltung zu haben, Arbeiten zu verrichten, die genausogut von jemand anders getan werden könnten, in ihrer Rolle als Mutter nicht die Erfüllung zu finden, von der viele ihrer Freundinnen immer wieder erzählten – all diese Gedanken kreisten ihr pausenlos durch den Kopf.

Frauen wie Frau Kay haben zu viele andere Interessen, als daß sie diese Rolle vollständig ausfüllen könnte. Sie können die Ansprüche, die sie an sich selbst stellen, und ihre intellektuellen Bedürfnisse nur dann befriedigen, wenn sowohl die Leistung als auch der Erfolg rascher und deutlicher sichtbar werden, als es bei der Erziehung der Kinder allein möglich ist. Selbst wenn sie ein so faszinierendes Kind haben, wie Daniel es ist (und das es in einem besonders kritischen Zeitpunkt vielleicht fertigbringen würde, die Mutter noch schneller auf ihre eigenen Interessen zurückzudrängen), verspüren sie den inneren Drang, den Raum der Familie zu verlassen und etwas für sich selbst zu tun. Obwohl eine Frau dieser Art oft Schuldgefühle hat, weil sie unfähig ist, ihre Befriedigung innerhalb der Familie zu finden, weiß sie sehr genau, daß es letzten Endes zum Wohle aller Familienmitglieder wäre, wenn sie ihre persönlichen Bedürfnisse respektieren würden. Das ist sicherlich wahr. Obgleich ich persönlich zu der Ansicht neige, daß eine Frau in ihrer Eigenschaft als Mutter von kleinen Kindern ihre wichtigste Rolle spielt, habe ich doch gelernt, daß es manchmal richtiger ist, den persönlichen Bedürfnissen einer Mutter nachzugeben. In einer solchen Situation ist es besser, ihr nahezulegen, sich nach einer geeigneten »Ersatz-Mutter« umzusehen, als sie über ihr Leistungsvermögen hinaus zu bedrängen, sich nur auf ihre mütterlichen Pflichten zu beschränken. Vielleicht gelingt ihr die Anpassung am besten, wenn sie ihre intellektuellen Bedürfnisse in einer Form befriedigen kann, die sie besser befähigt, zumindest am Ende des Tages ganz für die Kinder da zu sein. Falls sie tatsächlich eine Betreuerin in die Familie bringen will, die sie ersetzen soll, muß sie die Kinder schon vorher mit ihr bekanntmachen, damit sie Zeit haben, sich an sie zu gewöhnen. Wie wir in den folgenden Kapiteln sehen werden, ist das wichtigste dabei natürlich, daß dieser Mutterersatz, ob es sich dabei nun um eine Babysitterin, Großmutter, Kinderschwester oder um ein Hausmädchen handelt, den Kindern mit Wärme und Verständnis entgegenkommt und mit ihnen umgehen kann. Diese Entscheidung über die Rückkehr ins Berufsleben muß also davon abhängig gemacht werden, ob eine solche qualifizierte Person zur Verfügung steht.

Eine der großen Gefahren, welche diese Doppelexistenz mit sich bringt, ist, daß die Frau sich bei diesem Arrangement selbst nicht wohlfühlt. Wenn meine eigene kritische Einstellung als Kinderarzt ihre geheimen Schuldgefühle noch verstärkt, kann sie sich nicht an mich wenden und um Hilfe bei ihren Anpassungsproblemen bitten. Kommt sie je-

doch weiterhin zu mir, kann ich die Schwierigkeiten erkennen, die sich aus ihren schuldbewußten Reaktionen den Kindern gegenüber ergeben, und ich kann ihr helfen, damit fertigzuwerden, indem ich sie darauf aufmerksam mache. Das Beste, was ich tun kann (und was oft auch für die anderen Menschen in ihrer Umgebung das klügste wäre), ist, ihr zu helfen, das Gleichgewicht zwischen ihren Bedürfnissen und ihren Mutterpflichten so herzustellen, wie sie es von ihrem Standpunkt aus für wünschenswert hält, und nicht wie ich es nur vom Standpunkt der Kinder aus gesehen wünschen würde.

Es würde nicht viel nützen, wenn ich die Schuldgefühle einer Mutter in Frau Kays Situation mit dem Hinweis zu beschwichtigen versuchte, daß ja schließlich die meisten Frauen — sofern sie dazu in der Lage sind — irgendeine Beschäftigung finden, die sie unter Menschen bringt, und durch die sie sich eine Abwechslung von dem ewigen Einerlei der Hausarbeit und der Versorgung der Kinder verschaffen. Dann gibt es Frauen, die sich der Vereinsarbeit oder sozialen Fragen widmen. Andere wiederum ziehen sich stundenlang in eine eigene Traumwelt zurück oder sitzen vor dem Fernsehapparat. Man könnte wirklich nicht behaupten, daß dies eine selbstlosere Einstellung zur Kindererziehung ist als Frau Kays ehrliche Entscheidung. Ich kann mich nicht des Gefühls erwehren, daß sie auch als Mutter das Recht hat, bis zu einem gewissen Grad ihre persönlichen Interessen zu verfolgen.

Ich möchte jeder Mutter, die vor einer solchen Entscheidung steht, dringend empfehlen, die Befriedigung ihrer eigenen Bedürfnisse und das Abhängigkeitsbedürfnis des Babys von einer gleichbleibend verläßlichen Muttergestalt genau gegeneinander abzuwägen. In den ersten kritischen Lebensjahren sind zwei Mütter nicht so gut wie eine einzige. Für das Baby ist es besser, nur eine Person um sich zu haben, zu der es eine Beziehung herstellt, die es versteht und an die es gewöhnt ist, während es selbst vollauf damit beschäftigt ist, seine Reaktionen auf die Umwelt zu ordnen. Wenn es älter und selbständiger wird, ist es sicherlich fähiger, mit einer Vielzahl von Anregungen aus seiner Umgebung fertig zu werden: Mit sechs Monaten ist ein Baby noch nicht reif genug, um einen solchen Bruch in seinem Leben zu verkraften, auch wenn es vielleicht diesen Eindruck macht. Aber man muß dem gegenüber immer wieder auch das seelische Gleichgewicht der Mutter berücksichtigen.

Einer Frau wie Frau Kay steht auch dann eine angemessene intellektuelle Befriedigung zu, wenn sie ein Baby zu versorgen hat. Wenn sie allerdings die Bedeutung ihrer Rolle als Mutter begreift und sich bewußt wird, wie stark ihr Einfluß auf die Familie ist, hilft ihr das vielleicht, diese Aufgabe als ein Ziel zu betrachten, das alles übersteigt,

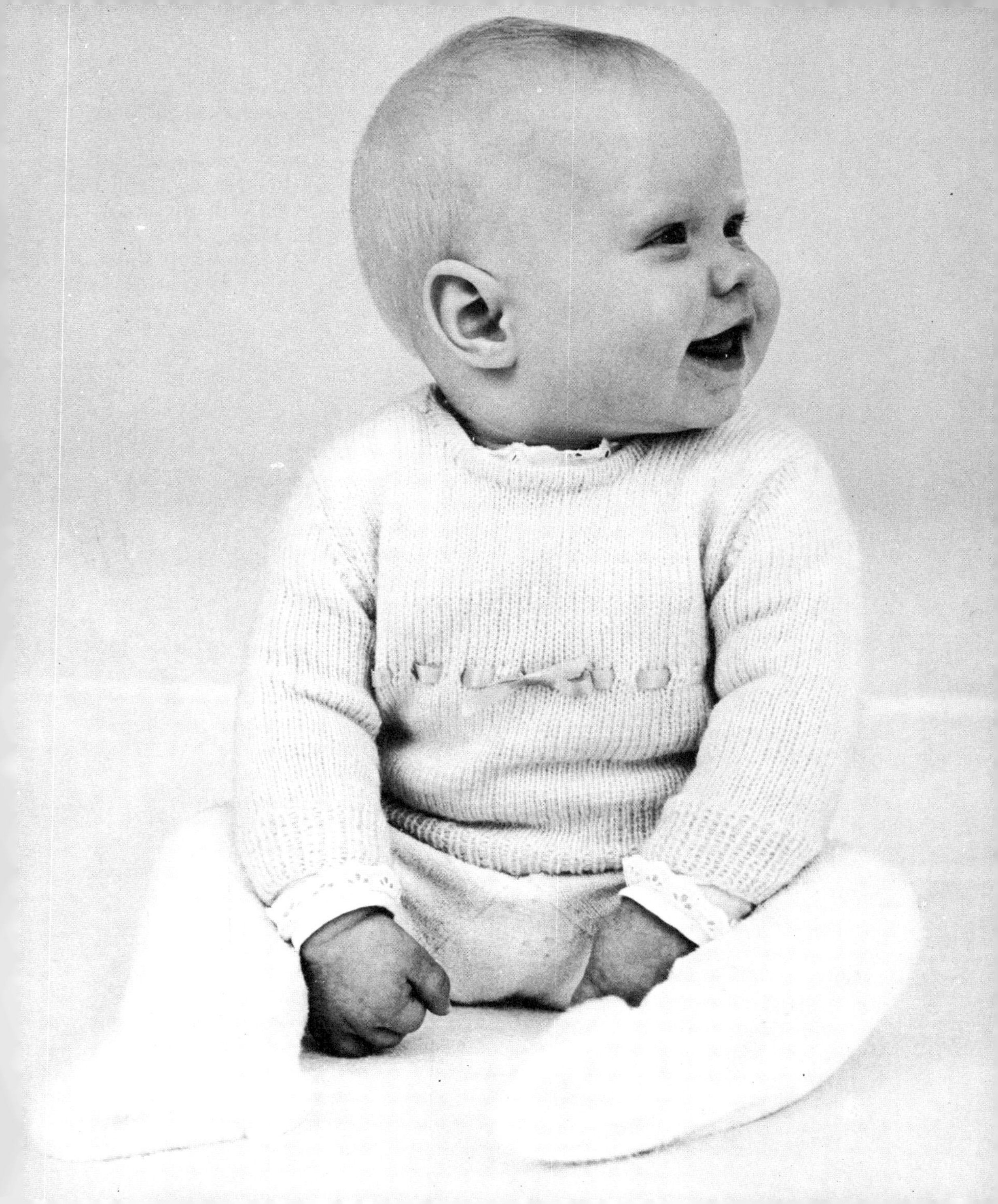

was sie als berufstätige Frau erreichen kann. Die zukünftige Erziehung der Frauen sollte auf dieses Ziel ausgerichtet sein. Andererseits wollen viele Frauen durch die Rückkehr ins Berufsleben Probleme lösen, die viel tiefer liegen als ein intellektueller Hunger. Das Aufziehen eines Kindes erweckt in ihr Erinnerungen an die Erfahrungen, die sie selbst einmal gemacht hat, und erfordert eine ständige Anpassung an die Konfliktsituationen, welche durch diese Erinnerungen ausgelöst werden. Die Mutterrolle ist wahrscheinlich die schwerste Aufgabe, die einer Frau auferlegt werden kann, ausgenommen die Situation, wenn sie diese Rolle wieder aufgeben muß.

Der siebente Monat IX

Das durchschnittliche Baby

Da Tommy jetzt mühelos sitzen konnte, hatte er die Hände frei und entdeckte viele neue Möglichkeiten für ihre Verwendung. Die neue Fähigkeit des Sitzens vergrößerte seine Welt; er konnte jetzt im Zimmer herumrollen, sich hinunterbeugen, um etwas aufzuheben oder Gegenstände zurückholen, die er selbst hatte fallen lassen. Er genoß es, diese selbständigen Handlungen seinem Repertoire einzuverleiben.

Oft verliert die Fähigkeit, selbständig sitzen zu können, etwas von ihrer Neuheit, weil man daran gewöhnt war, daß das Baby schon lange vorher von seinem Stühlchen aus die Umwelt betrachtete; allerdings erreichte es die sitzende Position dadurch, daß sein Rücken von der Lehne des Stühlchens gestützt wurde.

Tommy gebrauchte seine Hände unabhängig voneinander und schien keine besonders zu bevorzugen.

Obgleich die meisten Babies während des ersten Lebensjahres abwechselnd ein- und beidhändig sind, zeigen manche, wie es zum Beispiel bei Laura der Fall ist, eine Dominanz einer Körperseite. Aber in diesem Stadium werden meist beide Hände gleichmäßig stark gebraucht.

Er hielt in jeder Hand ein Spielzeug und schlug sie jauchzend gegeneinander. Anschließend warf er erst das eine Spielzeug mit Wucht auf den Fußboden, dann das andere.

Das erinnert an die abwechselnde spiegelbildliche Aktivität des Neugeborenen, wenn es erst auf der einen, dann auf der anderen Seite mit Armen und Beinen Kreisbewegungen macht. In Tommys Alter dient diese Bewegungsform dazu, um ausprobieren zu können, welche Möglichkeiten jede Seite bietet. Auf diese Weise übt das Baby, wie jede Hand zu gebrauchen ist.

Er hob mit der rechten Hand ein großes Klötzchen auf, mit der linken ein kleines, verglich sie miteinander und legte sie nebeneinander auf den Abstelltisch zurück. Er schien den Größenunterschied aufmerksam zu studieren, und dann griff er das größere Klötzchen mit der linken

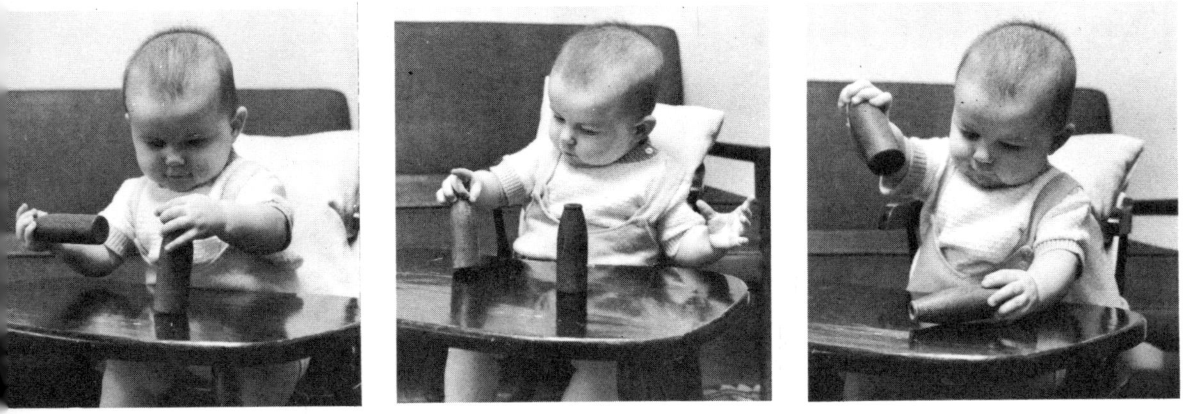

Hand, das kleinere mit der rechten, untersuchte jedes mit dem Mund und legte sie in umgekehrter Anordnung wieder auf den Tisch.
Tommy hatte jetzt fast immer in einer Hand ein Spielzeug. Während er es mit der einen Hand herumdrehte, hielt er sich mit der anderen am Tisch fest. Auch wenn er auf dem Fußboden herumkroch, pflegte er in einer Hand, oft auch in beiden, ein Spielzeug mitzuzerren, das häufig aus einem Kleidungsstück, einer Decke oder einer Windel bestand.

Das kann ein Zeichen für seine Neigung zu einem bestimmten Gegenstand sein, der allmählich zu seinem speziellen Tröster wird. Wie leicht ist doch das Leben, wenn man immer sein eigenes Symbol des Trostes mit sich herumtragen und befühlen und betrachten kann, wann immer man dessen bedarf.

Er lutschte immer seltener an zwei Fingern, nicht nur weil seine Hände jetzt beschäftigt waren, sondern auch weil das Leben ständig neue Freuden bot.

Die Periode der Enttäuschungen, welche der des Sitzen- und Kriechenlernens vorangeht, ist jetzt vorüber.

Die Mutter wußte genau, wann er müde oder hungrig war, weil er dann plötzlich wieder an den Fingern lutschte.
Er fütterte sich gar zu gern selbst. Bei den festen Mahlzeiten gab Frau Moore ihm ein paar weiche Bröckchen, die er betasten, untersuchen und sich zwischendurch selbst in den Mund stecken durfte. Sie gab ihm jedesmal nur wenige Bröckchen, denn man mußte damit rechnen, daß er sich alle auf einmal in den Mund stopfte und dann keine Luft mehr

bekam. Außerdem ersparte sie sich Arbeit, wenn sie ihm nur wenig auf einmal gab, denn wenn er satt war, pflegte er alles, was in Reichweite war, mit den Bröckchen zu bekleistern oder sie mit einer weitausholenden Armbewegung auf den Fußboden hinunterzufegen. Während er aß, hielt er in der einen Hand irgendein Spielzeug und benutzte die andere zum Spielen mit den Essensbröckchen.

Er schien den Gegenstand, den er in der Hand hielt, kaum zu beachten. Vielleicht empfindet das Baby es als notwendig, die eine Hand auszuschalten, indem es mit ihr irgend etwas festhält, so daß es die andere Hand ungehindert gebrauchen kann. In einer beidhändigen Phase scheint diese Erklärung einleuchtend zu sein. Außerdem kann die Mutter es besser füttern, wenn seine beiden Hände mit etwas anderem beschäftigt sind.

Er versuchte, die Bröckchen mit dem Daumen und den beiden ersten Fingern aufzupicken, wobei sie manchmal in den Tiefen seiner geschlossenen Handfläche verschwanden. Zuerst bemühte er sich, sie irgendwie wieder herauszubekommen, und schließlich klatschte er sich den offenen Handteller gegen den Mund. Die Bedachtsamkeit, mit der er den Gebrauch von Hand und Fingern erforschte, erleichterte Frau Moore die Fütterung. Hätte sie ihm nicht gestattet, sich beim Essen mit irgend etwas zu vergnügen, dann hätte sich jede Mahlzeit unendlich in die Länge gezogen.

Die Entschlossenheit, sich an der eigenen Fütterung zu beteiligen, wird sich bald in der Form ausdrücken, daß er den Kopf hin und her wirft, den Mund fest zusammenpreßt und nach Teller und Löffel grabscht. Ein Baby kann unzählige Möglichkeiten finden, um einer energischen

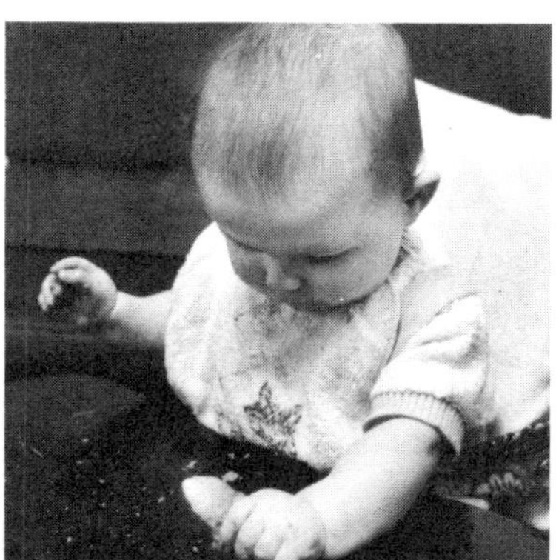

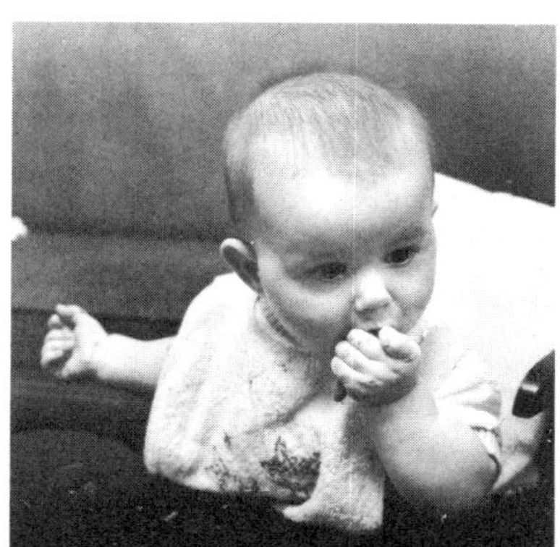

Mutter, die seinen Bestrebungen nach Selbständigkeit keine Beachtung schenkt, einen Strich durch die Rechnung zu machen. Wieviel leichter ist es doch, ihm zu gestatten, daß es sich auf einfache Art mitbeteiligt – zum Beispiel dadurch, daß es mit der einen Hand Essensbröckchen betastet und untersucht und in der anderen eine Tasse oder einen Löffel hält.

Er pflegte seine Mutter während der Mahlzeit auf mancherlei Art zu necken. Er prustete mit Brei. Als sie ihm erstmals kleingeschnittenes Essen gab, wälzte er es im Mund herum und ließ dann jedes Stück einzeln über die Lippen hervorquellen. Das machte er allerdings erst, nachdem er sich schon selbst kleine Bröckchen gefüttert hatte.

Die Tatsache, daß er größere Bissen, die er sich selbst in den Mund gesteckt hat, kaut und hinunterschluckt, jedoch die kleineren, die ihm die Mutter anbietet, nicht annehmen will, ist auf die Verschiedenheit des Anreizes zurückzuführen. Er will nur dann feste Bissen annehmen, wenn er sie selbst mit der Hand aufgenommen hat, lehnt aber jede Veränderung der Beschaffenheit der Nahrung ab, welche die Mutter ihm anbietet.

Er lachte jedesmal, wenn er wieder einen Bissen ausspuckte. Als sie über seine Neckerei ärgerlich wurde, merkte er es und wurde ruhig.

Da Frau Moore selten nur mit Tommy ärgerlich wird, fühlt Tommy einen solchen Stimmungsumschwung sofort.

Mit jedem Tag konnte er besser kriechen. Er konnte sich gut steuern und kroch jedesmal sofort nach vorwärts. Er stützte sich mit den Armen

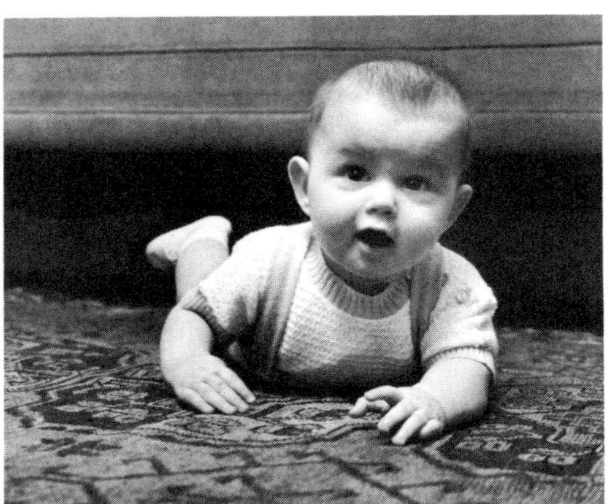

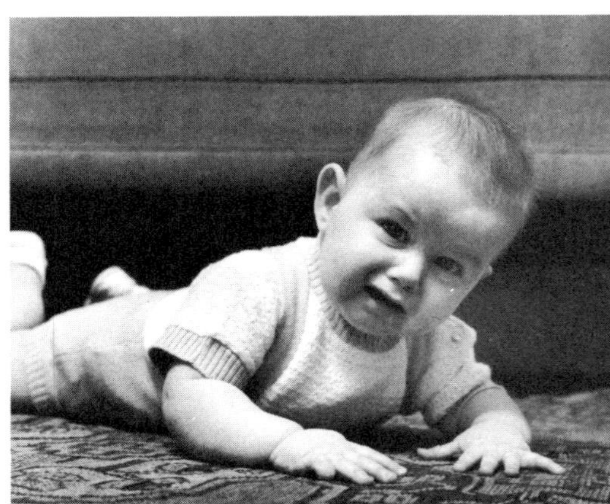

ab und konnte beim Kriechen sein Gewicht von einer Seite auf die andere verlagern. Als er das Sofa erreicht hatte, zog er die Knie unter den Bauch und stieß sich mit den Beinen ab, während er mit den Armen nachhalf. Endlich stand er, und jetzt begann er laut zu plappern, als ob er die Familie rief, damit sie ihn bewundere. Beim Stehen schwankte er unsicher hin und her, und man mußte ihm wieder beim Setzen helfen. Diese neue Erfahrung beim Stehen erschütterte Tommys Selbstvertrauen. Er hatte ja schon stehen können, wenn die Geschwister ihn an den Armen hochzogen. Aber von jetzt an wollte er sich nicht mehr von ihnen hochziehen lassen; es war, als ob er durch diesen selbständigen Versuch gelernt hätte, daß das Stehen einige Gefahren mit sich bringen könnte. Nur den Eltern gelang es noch, ihn auf ihren Knien zum Stehen zu bringen.

Das Baby erkennt seine Grenzen bei einer bestimmten Handlung, sobald ihm bewußt wird, daß es diese Handlung selbst ausführen kann. Klugerweise wendet es sich dann an die Erwachsenen, für deren Bestätigung und Schutz, und nicht an die Geschwister.

In den Tagen nach diesem Experiment wurde er nervös und gereizt, wenn er beim Kriechen in die Nähe des Sofas kam.

Das Sofa scheint die Erinnerung an den Stehversuch und an das damit verbundene Gefühl der Unsicherheit wachzurufen.

Ein paar Wochen lang machte er keinen selbständigen Stehversuch mehr.
Die neue Bewegungsfreiheit, die er durch das Kriechen erwarb, war mit einem stärkeren Interesse für den Aufenthaltsort der Mutter verbunden. Wenn sie aus dem Zimmer ging, jammerte er und versuchte, ihr zu folgen. Er mochte nicht mehr allein im Laufställchen spielen, wenn sie in einem anderen Raum ihrer Hausarbeit nachging. Solange sie im Zimmer war oder er sie sehen konnte, beschäftigte er sich zufrieden mit seinen Spielsachen. Sie hielt es für das Beste, ihn ins Laufställchen zu setzen, wenn sie anderweitig zu tun hatte, und so blieb ihr nichts anderes übrig, als ihn dann einfach weinen zu lassen. Aber sie merkte selbst, daß sie ihre Arbeit nach Möglichkeit in seiner Nähe erledigte, um sein neues Abhängigkeitsbedürfnis zu befriedigen. Wenn sie in ein anderes Zimmer gehen mußte, versicherte sie ihm erst, daß sie zurückkommen würde, und rief ihm aus der Entfernung gelegentlich etwas zu. Auch er rief ab und zu nach ihr, um herauszufinden, wo sie war, und meist gelang es ihm, sich in irgendeine Situation zu manövrieren, in der er ihre Hilfe brauchte, und sie auf diese Weise wieder zurückzuholen.

Sein stärkeres Abhängigkeitsbedürfnis ist mit dem Bewußtsein gekoppelt, daß er ihr jetzt auch entkommen kann. Genau wie bei Daniel ist auch bei Tommy dieses Bewußtsein die Vorstufe zur praktischen Ausführung. Anfänglich ist diese Erkenntnis beunruhigend. Aber der innere Drang nach Fortschritt und Unabhängigkeit treibt das Baby vorwärts.

Die Geschwister lenkten ihn von seinen Problemen ab. Sie spielten mit ihm Verstecken, woran er viel Spaß hatte. Er ahmte ihre Bewegungen nach und gurgelte entzückt, wenn sie hinter einem Stuhl hervorkamen und auf ihn zuhüpften. Sam bereitete es großes Vergnügen, dabei laut zu brüllen. Tommy war von diesem Spiel sehr begeistert und hörte sofort zu weinen auf, wenn Sam auf ihn zuschoß. Nichts, was Sam tat, konnte Tommy erschrecken. Er beobachtete seinen Bruder jedesmal, wenn er in der Nähe war, als ob er auf etwas Lustiges wartete. Wenn Sam ihn nicht beachtete, machte Tommy »um-um«, als ob er Sam beschimpfen wollte. Einmal, als er mitten im Laufställchen saß, hörte Frau Moore ihn und Sam laut lachen. Sie spähte vorsichtig um die Ecke. Sam ließ mit lautem Klatschen einen Baseballschläger aus Kunststoff auf Tommys Kopf heruntersausen. Tommy zuckte zwar bei jedem Schlag zusammen, schrie aber vor Lachen, und Sam genauso. Frau Moore war entsetzt und machte dem Spiel ein Ende – zur großen Enttäuschung beider Kinder.

Ein Baby kann im Spiel mit seinem Bruder oder seiner Schwester eine solche Befriedigung finden, daß jeder Schmerz und jede Angst davon aufgewogen wird. Es wird diese Gefühle gern überwinden, um seinem Spielpartner zu gefallen und ihn bei sich zu behalten.

Tommy war jetzt ein eifriger »Bohrer«. Er bohrte in Ohren, Nase, Mund und Nabel herum, allerdings nicht mit der gleichen Intensität wie Daniel. Er schien jede Öffnung und jede Region seines Körpers zu untersuchen. Die Mutter konnte ihn wickeln, ohne daß er auch nur einmal zappelte, wenn Martha danebenstand. Er stupste gegen ihre Augen, Nase, Ohren und gegen ihren Mund. Sie ließ ihn gewähren, und er verglich das Gefühl, das er empfand, wenn er gegen ihre Nase stupste, mit dem, das ihm das Herumbohren in seiner Nase bereitete; er steckte einen Finger in ihren Mund, dann in seinen. Als sie an seinem Finger erst lutschte, war er erst überrascht, dann kicherte er. Er versuchte es selbst und steckte den Finger wieder in ihren Mund, um ihn von ihr lutschen zu lassen. Nachdem er das ein paarmal wiederholt hatte, steckte er mit verträumter Miene die beiden mittleren Finger in seinen Mund, so wie er es früher getan hatte. Diese Untersuchung des Unterschieds, wie sich das Lutschen in ihrem Mund und in seinem anfühlte, hatte ihm das früher dabei empfundene Behagen wieder ins Gedächtnis zurückgerufen. Martha machte es ihm nach und lutschte gleichfalls an den Fingern.

Das zeigt, daß er schon fähig ist, aufgrund des optischen Eindrucks eine Verbindung zwischen ihrer und seiner Handlung herzustellen.

Und dann ging das Bohren erst richtig los. Während er herumkroch, stieß er mit dem Finger gegen jeden erreichbaren Gegenstand. Die Mutter erwischte ihn dabei, wie er einen Finger in eine Wandsteckdose bohrte.

Das ist sehr gefährlich. Wenn der Finger naß ist, kann das Baby sich schwere Verbrennungen zuziehen. Ich hatte einmal eine kleine Patientin, die ihre Zunge in die Steckdose gesteckt hatte, so daß ein Stück weggebrannt war. Stromverbrennungen hinterlassen immer Narben. Wenn man ein Baby in diesem Alter hat, sollte man auf alle Steckdosen Sicherheitskappen aufsetzen. Alles, was mit Elektrizität zu tun hat, sollte bereits jetzt mit einem entschiedenen »Nein« abgestempelt werden (siehe den Abschnitt über Daniel).

Man konnte ihn nicht mehr ohne Aufsicht in der Wohnung herumkriechen lassen. Das gefiel Tommy natürlich und verlieh seinem Forschungsdrang einen zusätzlichen Ansporn.

Das ruhige Baby

In ihrer eigenen bedachtsamen Art fing Laura an, sich selbständig fortzubewegen. Sie konnte sich langsam auf dem Rücken voranschieben, indem sie das Gesäß erst anhob und dann mit einem Ruck fallen ließ, der sich über den ganzen Körper fortsetzte. Als sie merkte, daß diese Übung sie in der Richtung ihres Körpers voranschob, schien sie zu begreifen, daß sie auf diese Weise zu einem anderen Ort gelangen konnte. Am liebsten lag sie auf dem Rücken und studierte den Ausblick, der sich über ihr bot. Sie schien auch an dem platschenden Geräusch Gefallen zu finden, das sie produzierte, wenn ihr Gesäß auf dem Fußboden aufschlug. Auch im Bett wiederholte sie die gleiche Übung immer wieder. Sie konnte sich auf diese Weise vom Polster des Laufställchens herunterbugsieren und unter einen Stuhl schieben, wo sie mit dem Fransenbesatz spielte. Einmal fand man sie auch unter dem Tisch, wie sie die Ecke des Tischtuches hin und her bewegte. Tommy oder Daniel hätten die Decke vielleicht heruntergerissen, aber Laura ging bei ihren neuen Spielen nicht so stürmisch vor.
Auf dem Rücken liegend, konnte sie ununterbrochen vor sich hinplappern. Sie konnte mehrere Konsonanten und fast alle Vokale bilden. Auch das »sch« hatte sie gemeistert. Wenn sie ihren Vater nachahmte, machte sie »sch« und war entzückt über ihre eigene Leistung. Der Vater brachte ihr noch einige andere Laute bei, darunter auch »buh«, das sie beim Versteckspielen lernte. Sie sagte »buh«, wenn er die Hände vom Gesicht wegnahm. Sie rief sowohl nach der Mutter als auch nach dem Vater mit einem ganz bestimmten Laut. Am ersten Tag, an dem sie das tat, kam die Mutter ständig zu ihr gerannt, bis sie merkte, daß

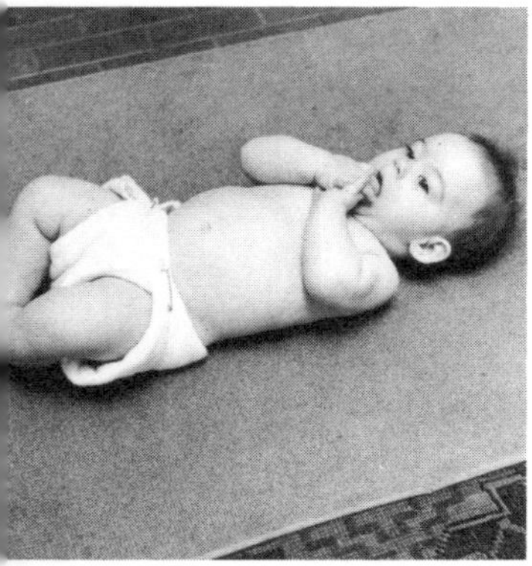

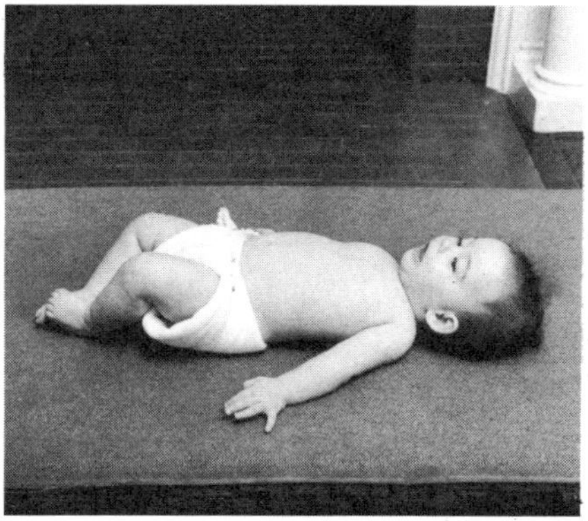

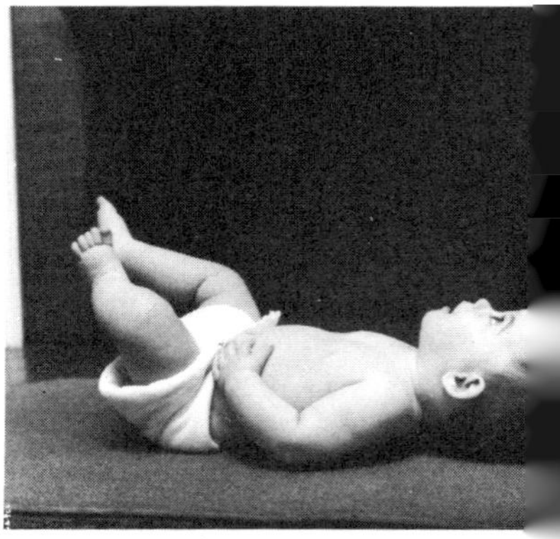

Laura sich nur im »Mama«-Sagen übte. Genau wie Tommy gebrauchte sie diesen Laut, um festzustellen, wo die Mutter war. Der akustische Kontakt mit der Mutter war für Laura immer noch eine ausgezeichnete Befriedigung. Es genügte ihr sogar, wenn sie nur die Stimme der Mutter aus einem anderen Zimmer hörte.
Laura verbrachte viel Zeit damit, auf den Fingern herumzukauen und am Daumen zu lutschen. Wenn sie im Bett lag, rollte sie den Kopf von einer Seite auf die andere. Das erweckte in Frau King wieder die alten Befürchtungen, denn Laura hatte einen so leeren Gesichtsausdruck, während sie den Kopf hin und her rollte. Außerdem wurde das Haar am Hinterkopf immer dünner. Sie bohrte viel an den Ohren herum und kratzte sich dabei auf, so daß die Mutter auf dem Laken Blutspuren fand.

Das Herumspielen oder -reiben an einem Ohr ist eine häufig gesehene Begleiterscheinung des Zahnens. Blut im äußeren Gehörgang rührt vielleicht nur von einem Kratzer her, doch sollte man der Sache immer nachgehen, um sicher zu sein, daß nicht etwa das Trommelfell durchbrochen ist und das Ohr läuft. Zu diesem Zweck steckt man einen Wattepfropf ins Ohr. Bei Ohrenfluß ist die Watte immer feucht, wenn es nur ein Kratzer war, dagegen nicht.

Sie zahnte jetzt, aber als die beiden ersten Zähne gleichzeitig erschienen, ließ das Kauen auf den Fingern und das Herumreiben am Ohr etwas nach.

Für gewöhnlich erscheinen zuerst die beiden unteren Schneidezähne, dann die beiden oberen. Beim ersten Zahn ist es meistens am schlimmsten. Entweder hat sich das Baby bei den nachfolgenden Zähnen an die unangenehmen Begleiterscheinungen gewöhnt, oder es kann auf irgendeine Weise besser damit fertig werden. Die meisten Babies leiden nur unter den ersten Schneidezähnen und unter den Backenzähnen, die gegen Ende des ersten Lebensjahres durchbrechen. Das Zahnen verläuft nach einem vererbten Muster, und falls die Begleitumstände oder der Zeitpunkt des Durchbruchs von der Norm abweichen, hatte für gewöhnlich ein Elternteil das gleiche Muster.

Sobald die ersten Zähne da waren, schien Lauras motorische Aktivität einen neuen Anlauf zu nehmen. Sie lutschte nicht mehr so viel am Daumen und hörte auf, den Kopf hin und her zu rollen. Sie lernte es auch, sich in die Bauchlage zu drehen. Lag sie auf dem Rücken, fing sie an, den Oberkörper nach vorn zu beugen, als ob sie sitzen wollte. Jetzt beteiligte sie sich auch aktiv beim Sitzen, wenn man ihr half. Obwohl

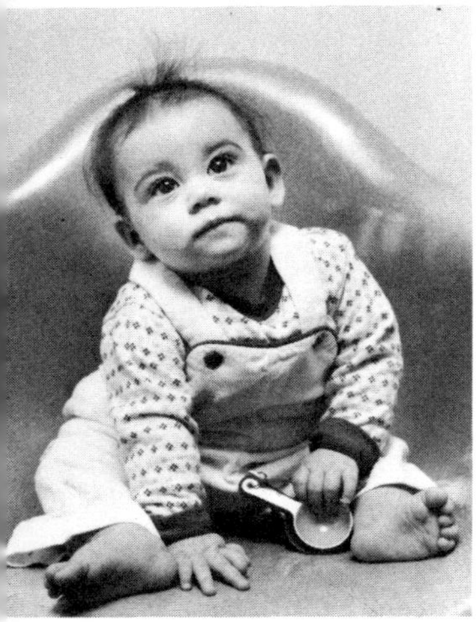

sie beim Aufsetzen noch Unterstützung brauchte, konnte sie schon allein sitzen, indem sie einen Buckel machte und sich mit den Armen abstützte.

Man sollte ein Baby nicht zu lange so sitzen lassen, denn durch die Anstrengung, diese nach vorn durchgesackte Haltung zu bewahren, kann es zu einer Überbelastung der noch schlecht ausgebildeten unteren Rückenmuskulatur kommen.

Sie konnte in dieser Position die Arme nicht frei bewegen und wurde rasch müde.
In der Bauchlage war sie nicht so beweglich wie die beiden anderen Babies. Sie lag ruhig da und blickte umher, langte nach Staubfusseln, die sie auf dem Fußboden oder auf der Unterlage sah. Sie stupste mit der Hand nach winzigen Staubhäufchen, die kaum erkennbar waren, sammelte sie mit Daumen und Zeigefinger auf und brachte sie an den Mund. Meistens benützte sie dazu die rechte Hand.

Das entspricht ihrer früheren Neigung, den Kopf vorzugsweise auf die rechte Seite zu drehen.

Sie konnte sich manchmal eine halbe Stunde lang mit irgend etwas beschäftigen, während sie auf dem Bauch lag, und zum Beispiel mit einer Kette spielen, die aus Kugeln verschiedener Größe und Beschaffenheit bestand. Besonders gern spielte sie mit einem Schlüsselbund; sie betastete die Schlüssel, ließ sie rasseln und kaute genußvoll darauf herum.

Im Vergleich zu Tommy ist ihre Geschicklichkeit, mit der sie kleine Bewegungen vollführt, weiter entwickelt. Manches Baby kann sich auf diese Weise die gleiche Befriedigung verschaffen, wie ein anderes — zum Beispiel Tommy — durch Bewegungen, an denen der ganze Körper beteiligt ist.

Laura lernte es, ein Spielzeug außer Reichweite zu stoßen und dann danach zu schreien. Die Mutter kam ihr rasch auf die Schliche und ließ sie einfach weinen. Sobald Laura erkannt hatte, daß sie sich selbst helfen mußte, begann sie zögernd, sich auf die gleiche Weise auf dem Bauch ruckweise vorwärtszuschieben, wie sie es schon in Rückenlage getan hatte.

Auch eine Enttäuschung spornt zum Lernen an. Eine der Schwierigkeiten bei einem Baby wie Laura ist, daß es sich aus motorischen Leistungen nur wenig macht, so daß es in dieser Hinsicht kaum je eine Enttäuschung verspürt. Jede Mutter sollte sich darüber im klaren sein, daß der Lernprozeß des Babys auch durch Enttäuschungen gefördert wird. Aber ein Baby wie Laura ist so genügsam, daß die Mutter sich sehr leicht dazu bewogen fühlt, die wenigen Ansprüche, die es an sie stellt, jedesmal zu erfüllen.

Laura besaß ein gutes Assoziationsvermögen. Wenn sie die Wohnungstür auf- und zugehen hörte, rief sie laut, um ihren Vater zu begrüßen. Natürlich bestand diese Begrüßung nur aus einem unverständlichen Geplapper, aber meistens sagte sie dabei auch etwas, das wie »baba« oder »dada« klang. Erschien er dann bei ihr, zappelte sie in Vorfreude auf ein Spielchen mit ihm. Sie wußte, daß das Geräusch der Kühlschranktür eine Mahlzeit ankündigte, und pflegte erwartungsvoll zu quieken, wenn die Mutter mit den Vorbereitungen begann.
Sie brachte ältere Damen, die sie auf der Straße sah, mit der von ihr heißgeliebten Großmutter in Verbindung. Sie gurgelte selig, wenn sich eine Dame über den Kinderwagen beugte, aber sobald sie die fremde Stimme hörte, versteifte sich ihr Körper vor Enttäuschung, und sie begann zu schreien.

Die Enttäuschung, welche das Baby empfindet, wenn eine bestimmte Wahrnehmung nicht die Erwartungen erfüllt, an die es sich gewöhnt hat, ist die Vorstufe zu der direkteren Angst vor Fremden, die man bei acht Monate alten Babies immer wieder beobachten kann.

Sie entwickelte einen Sinn für Humor. Wenn sie zum Beispiel vor sich hin sang und die Mutter sich anschloß, lächelte sie kurz und summte dann weiter. Leitete die Mutter zu einem Liedchen über, wedelte Laura im Takt mit den Armen und ließ ihren Körper auf und nieder wippen. Wenn die Mutter mit einem plötzlichen ». . . macht der Reiter – plumps!« aufhörte, wippte Laura noch einmal, hielt dann inne und lachte laut. Ließ die Mutter irgend etwas fallen und sagte »oh verflixt«, während sie sich bückte, dann amüsierte sich Laura über die plötzliche Bewegung und die ungewohnte Körperhaltung der Mutter. Von diesem Augenblick an konnte Frau King Laura jedesmal zum Lachen bringen, wenn sie eine Verwünschung ausstieß.

Der Sinn für Humor entwickelt sich häufig aus einer Reaktion auf eine überraschende Situation. Danach kann schon ein Teilstück der Gesamtsituation die Erinnerung daran wieder wachrufen. Die Fähigkeit, diese Reaktion – also das Lachen – zu wiederholen, beweist, daß das Baby imstande ist, sich aufgrund eines Teilstücks an die Gesamtsituation zu erinnern; bei einem Baby in Lauras Alter ist das ein Zeichen von Frühreife.

Das lebhafte Baby

Sitzen und Kriechen waren für Daniel nichts Neues mehr. Er konnte sich vom Bauch auf eine Seite drehen und sich mit den Armen zum Sitzen hochstemmen. Zuerst versuchte er es auf einer Seite, fiel mit dem Kopf voraus wieder zurück und rollte sich herum, um es von der anderen Seite aus noch einmal zu probieren. Er schien die Ergebnisse mehrerer Versuche miteinander zu vergleichen und gewöhnte es sich an, nur von der linken Seite aus hochzukommen.

Viele Babies brauchen nicht erst beide Seiten auszuprobieren und gewöhnen sich viel schneller an ein bestimmtes Muster. Aber ein Baby wie Daniel genießt jeden einzelnen Schritt viel zu sehr, als daß es eine Gelegenheit versäumen würde, jede Möglichkeit gründlich zu erforschen.

Er saß auf dem Fußboden und wippte auf und ab. Manchmal hopste er auf dem Gesäß quer durchs ganze Zimmer.

Manche Babies benützen diese Fortbewegungsart anstatt zu kriechen. Da man heutzutage das Baby frühzeitig an die sitzende Position zu gewöhnen pflegt — zuerst im Liegestühlchen, dann im Wippstühlchen —, beruht diese Ersatzmethode für das Kriechen vielleicht darauf, daß es nicht genug Erfahrungen gesammelt hat, wie es sich in der Bauchlage bewegen soll.

Er krabbelte auf Knien und Ellbogen. Nachdem er ein paarmal kräftig hingeschlagen war, hatte er gelernt, daß er sein Gleichgewicht besser halten konnte, wenn er Arme und Beine abbeugte. Bald konnte er sich auf diese Weise flink wie ein Wiesel vorwärtsbewegen. Mark spielte mit ihm Apportieren. Er warf ein Spielzeug durchs Zimmer und wartete, bis Daniel darauf zukrabbelte. Dann rannte er selber hin, schnappte es Daniel weg und warf es abermals irgendwohin. Daniel war von diesem Spiel begeistert und konnte es viel länger durchhalten als Mark.
Dieses Vergnügen wäre durch eine Einmischung der Eltern zerstört worden. Wenn Frau Kay für Daniel Partei ergriffen hätte, weil er ja als erster bei dem Spielzeug angelangt war, und zu Mark gesagt hätte, er solle sich schämen, es seinem kleinen Bruder wegzunehmen, dann hätten die beiden das Spiel in einem ganz anderen Licht gesehen. Aber so befriedigte es Daniels Verlangen nach körperlicher Betätigung und verschaffte Mark eine Gelegenheit, seine zwiespältigen Gefühle über den kleinen Bruder abzureagieren. Mark durfte Daniel necken, ohne

deswegen ausgescholten zu werden, und Daniel hatte Mark als Spielgefährten. Da Frau Kay wieder berufstätig war, spielten sie jetzt sowieso mehr miteinander. Sobald die Mutter aus dem Haus war, schlossen die beiden sich aneinander an. Die Vermittlerrolle der Babysitterin hatte auf die Beziehungen der Kinder keinen vergleichbar großen Einfluß.

In Abwesenheit der Mutter schließen Geschwister viel eher engen Kontakt miteinander. Wenigstens diesen einen Vorteil bringt die Berufstätigkeit der Mutter mit sich.

Daniel und Mark sahen sich zusammen Bücher an. Mark interessierte sich für Zeitschriften und Bücher. Es machte ihm Spaß, die Seiten umzublättern und nachzuahmen, wie seine Eltern ihm vorlasen, indem er lange Sätze vor sich hin murmelte. Auf diese Weise spielte er mit Daniel »Vorlesen«, der auch die Seiten umblättern wollte, sie dabei aber einriß. Zur Strafe schlug Mark ihm auf die Hände. Aber nichts, was Mark tat, konnte Daniel aus der Ruhe bringen. Mark zeigte ihm Bilder und machte »wau-wau«, wenn es ein Hund war, und »miau«, wenn es eine Katze war, genauso wie es auch der Vater tat. Als dann das Bild eines Babys kam, sah Daniel es sich an und krähte fröhlich, bevor Mark sich dazu äußern konnte.

Hat er erkannt, daß das Baby Ähnlichkeit mit ihm selbst hat? Möglicherweise erinnert es sich vom Spielen vor einem Spiegel her, daß das Bild so aussieht wie es selbst. Aber es muß noch etwas anderes sein als nur diese Erinnerung. Ein Baby wie Daniel zeigt immer eine Vorliebe für ein anderes Baby, auch wenn noch viele andere Menschen im Zimmer sind, und beobachtet und imitiert es. Diese Vorliebe muß auf einer Erkenntnis beruhen, die nicht unbedingt von früheren Erfahrungen mit anderen Babies herzurühren braucht. Die Botschaften, die es empfängt, müssen ihm so vertraut sein, daß das beobachtende Baby sie als einen Bestandteil seines eigenen Repertoires erkennt.

Mark spielte mit Daniel auch »Teegesellschaft«. Während er so tat, als schenke er Tee in eine Tasse ein, streckte Daniel bereits erwartungsvoll die Hände nach der Tasse aus. Dieses Spiel förderte Daniels Geschicklichkeit im Gebrauch der Tasse. Die Betreuerin, Frau Corcoran, pflegte ihnen dann etwas Kakao in die Tassen zu gießen. Wenn die Tasse nicht zu voll war, konnte Daniel schon ganz gut damit umgehen. Den ersten Protest lieferte Mark. Als Daniel anfing, sich an seine Spielsachen heranzumachen, rief Mark um Hilfe. Solange die Mutter noch da war, hatte sie Daniel einfach weggeholt. Aber da Frau Corcoran das nicht so schnell konnte, lernte Mark, sich selbst zu helfen. Er zog Daniel an den Beinen von der Spielzeugkiste weg. Damit begann ein neues Spiel. Er zog, Daniel wartete, bis Mark ihn irgendwo hinplumpsen ließ, und dann krabbelte er wieder zur Spielzeugkiste zurück. Es kostete Mark viele Stunden wirkungslosen Protestierens und Jammerns, bis er erkannt hatte, daß das Weggezogenwerden für Daniel nur ein neues Spielchen war. Er fand heraus, daß er etwas mehr erreichte, wenn er »nein!« schrie und dem Baby dabei auf die Finger klopfte. Aber am besten konnte er Daniel von seinem Kurs abbringen, wenn er ihn mit einem anderen Spielzeug weglockte. Entweder rief er aus einem anderen Zimmer nach ihm, oder er zog ein Spielzeug vor Daniels Nase in ein anderes Zimmer, und dann nutzte er die Gelegenheit und klappte schnell den Deckel der Spielzeugkiste zu.

Dieses Kind hat mit seinen zweieinhalb Jahren schon das gelernt, wozu Mütter Monate brauchen – nämlich daß man, wenn man das Baby nur einfach von seinem Zielobjekt entfernt, ohne gleichzeitig sein Interesse auf etwas anderes zu lenken, nichts weiter erreicht, als daß es sich animiert fühlt, die Untersuchung mit ungebrochener Energie zu wiederholen.

Daniel übte stundenlang Stehen, wobei er sich an einem Möbelstück festhielt. Er konnte sich mit Seitwärtsschritten an einem Sofa entlang bewegen.

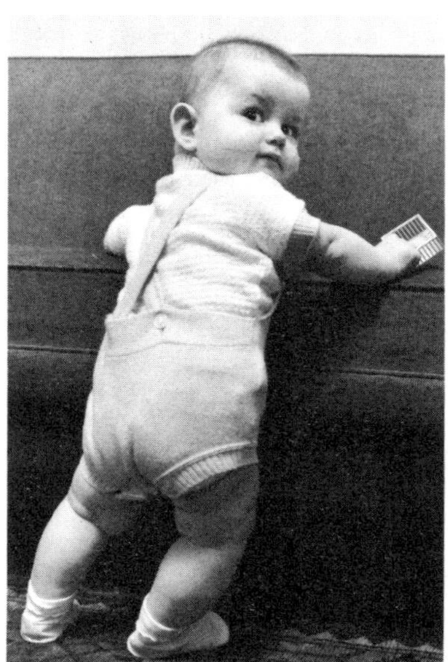

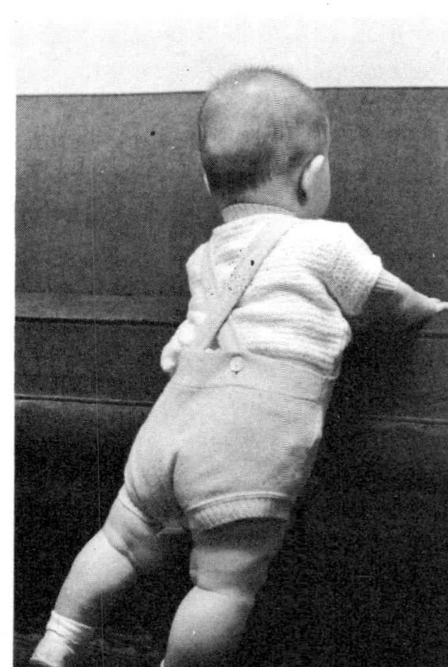

Das Baby verliert die Fähigkeit, sich rasch seitwärts fortzubewegen, sobald es das Vorwärtsgehen lernt.

Am Sofa stehend, streckte er die Arme aus, wackelte ein Weilchen unentschlossen hin und her, beugte sich plötzlich vor und ergriff ein Tischbein; auf diese Weise hangelte er sich von einem Möbelstück zum nächsten. Er fiel oft aufs Gesicht, wenn er sich plötzlich abstieß, aber überraschend oft gelang es ihm auch. Von Mal zu Mal schätzte er die Entfernung besser ab und ging mit mehr Schwung an die Sache heran. Auch ein Mißerfolg konnte seinen Elan nicht dämpfen. Aber als Mark einmal mitspielte und an ihm vorbeisauste, schien sein Gleichgewicht ins Wanken zu geraten. Er sackte vornüber, während er sich mit aller Kraft an den Stuhl klammerte. In dieser Haltung blieb er, bis sein Bruder aus dem Weg war.
Die Mahlzeiten wurden immer schwieriger. Er aß schlecht und schien das Interesse an der Flasche und an der Babynahrung zu verlieren. Frau Kay gab sich und ihrer neuen Stellung die Schuld daran. Frau Corcoran behauptete, Daniel äße gut, wenn Frau Kay nicht da sei.

Ein Baby hat zu einer fremden Betreuerin keine so enge Beziehung und ißt auf ihre Ermahnungen hin fügsamer. Kinder essen immer besser, wenn sie von Fremden angespornt werden, als von der Mutter.

Frau Kay reagierte darauf, indem sie Daniel noch mehr antrieb. Wenn sie ihn abends fütterte, spielte sie mit ihm, um ihn zum Essen zu bewegen. Sie schaltete den Fernsehapparat ein, weil sie hoffte, das würde ihn so ablenken, daß sie mehr in ihn hineinstopfen könnte. Sie lachte darüber, wie sie ihm einen Bissen hineinschieben konnte, wenn irgend etwas auf dem Bildschirm seine Aufmerksamkeit so gefangen nahm, daß er vor Überraschung den Mund aufmachte. Kein Wunder, daß Daniel auf diese Manöver mit wachsendem Widerstand reagierte: Die Mahlzeiten dauerten immer länger und wurden zu einem wahren Alpdruck. Je nervöser sie wurde, desto hartnäckiger wurden Daniels negative Reaktionen. Schließlich verfiel sie auf einen Ausweg, der sich offensichtlich anbot. Sie ließ ihn sich allein füttern. Auf diese Weise befreite sie ihn von ihrer Nervosität und überließ es Daniel, selbst mit seinem Problem fertigzuwerden.

Da ein Kind erst mit ungefähr 16 Monaten mit Gabel oder Löffel einigermaßen geschickt umzugehen lernt, ist es nicht empfehlenswert, es schon in diesem Stadium breiige Babynahrung allein löffeln zu lassen. Aber viele Babies zeigen sich interessiert daran, Essensbrocken mit den Fingern aufzunehmen. Dieses Interesse kann man nützen, wenn man will, daß das Baby sich selbst füttert. Es gibt ja genügend weiche

Nahrungsmittel, die das Baby zwischen den Kiefern zerdrücken oder sogar gleich hinunterschlucken kann, wenn man sie in geeignete Würfel schneidet. Man sollte dem Baby aber nur kleine Mengen auf einmal geben. Allein essen kann es kleine Brocken trockene Getreideflokken, Rührei, leicht getoastetes Weißbrot, Milchtoast, zerkleinerte gekochte Karotten oder Kartoffeln, weiche Erbsen, durchgedrehtes Fleisch, weichen Käse, Sandwich mit haschiertem Rindfleisch oder einer Sandwichpaste. Sobald es gelernt hat, die ersten Brocken zu zerdrücken oder zu zerkauen, bekommt es mehr – aber immer nur zwei Brocken auf einmal. Bis es damit fertig ist, kann die Mutter in der Küche arbeiten. Falls sie neben ihm sitzen bleibt, kann ihre Gegenwart die Situation erschweren. Das Baby will sie vielleicht necken und wirft die Essensbrocken in der Gegend herum. In diesem Fall sollte die Mutter die Mahlzeit sofort abbrechen und es vom Stühlchen heben. Es lernt rasch, daß das eine Strafe ist, vorausgesetzt, daß die Mutter es nicht zwischen den Mahlzeiten mit Häppchen »auffüllt«.

Von vielen Müttern habe ich gehört, daß sie ab und zu auch zwischendurch etwas zu essen anbieten, weil sie sich darüber Sorgen machen, daß die Kinder bei den Mahlzeiten so wenig essen. Diese Form des Ansporns kann man allerdings nicht als sonderlich klug bezeichnen und hat genau das Ergebnis, das die Mutter verdient – ein Kind, das den ganzen Tag an etwas herumknabbert, aber im Grunde genommen ein schlechter Esser bleibt.

Heutzutage ist es nicht mehr nötig, daß man das Essen zu einem Problem werden läßt. Es gibt ja so viele Möglichkeiten, die Nahrung, die das ältere Baby benötigt, durch etwas anderes zu ersetzen. Dadurch wird es der Mutter ermöglicht, sich aus den Eßschwierigkeiten des Kindes herauszuhalten. Sein Grundbedarf an Nährstoffen kann durch folgende Nahrungsmittel gedeckt werden: 1. Ein halber Liter Milch oder eine gleichwertige Menge Käse oder Eiskrem oder ein Kalziumpräparat (ein Teelöffel entspricht einem viertel Liter Milch); 2. 0,30 ml Saft aus Frischfrucht oder ein Stück Obst; 3. 60 Gramm eisenhaltiges Eiweiß, wie zum Beispiel in einem Ei oder 60 Gramm Fleisch enthalten sind (ein halbes Glas Fleisch für Babymahlzeiten oder eine kleine Bulette); 4. ein Multivitamin-Präparat. (Letzteres ist vielleicht nicht nötig, aber ich empfehle es, weil es dann gleichgültig ist, ob das Kind gelbes, grünes oder überhaupt Gemüse ausreichend gegessen hat.) Wenn diese vier Forderungen jeden Tag erfüllt werden, wird das Kind normal wachsen und gedeihen. Mehr ist nicht nötig. Es ist so gut wie unmöglich, daß der Bedarf an diesen Grundnährstoffen nicht innerhalb einer 24-Stunden-Periode gedeckt werden kann, es sei denn, daß durch die Überängstlichkeit der Mutter das Kind in einen Konflikt mit seinem Be-

dürfnis nach Selbständigkeit auf diesem Gebiet gerät. Man kann ein Kind eine bestimmte Zeit lang über sein eigenes Interesse hinaus zum Essen bewegen, aber die Gegenreaktion steht in keinem Verhältnis zu den eventuell errungenen Erfolgen. Wenn das Kind ungefähr ein Jahr alt ist, wird es seinen festen Willen demonstrieren, und es wird seinen Kopf durchsetzen.

Bei der Untersuchung der Gründe, die in der Mutter das Bedürfnis entstehen lassen, daß ihre Kinder tüchtig essen, erinnere ich mich an den Ausdruck »essen und brechen«, den mir eine jüdische Großmutter einmal erklärte; er sei symbolisch für die Art und Weise, wie eine gute Mama früher mit ihrem Kind umzugehen pflegte. Solange es ihr gelang, das Essen in das Kind hineinzustopfen, hatte sie ihre Pflicht getan. Für das, was danach passierte, war sie nicht mehr verantwortlich. Heute wissen wir, daß die Verantwortung der Mutter nicht mit der Fütterung aufhört, sondern auch die Atmosphäre, in der die Mahlzeit stattfindet, umschließt. Die Mahlzeit darf nicht zu einem Kampf werden. Wenn man in diesem Stadium anfängt, dem Baby so viel Selbständigkeit zuzugestehen, wie es seinen Interessen und seinem Begriffsvermögen entspricht, und es so wenig wie möglich unter Zwang setzt, wählt man wahrscheinlich den besten Weg, um zukünftige Fütterungsprobleme zu vermeiden.

X Der achte Monat

Das durchschnittliche Baby

Wach sein war gleichbedeutend mit in Bewegung sein. Tommy war wie aufgedreht, als ob er von einer Kraft angetrieben wurde, über die er nur wenig Kontrolle hatte. Diese Kraft hielt ihn ununterbrochen in Bewegung, ließ ihn neue Kunststücke ausprobieren, die er dann entzückt seinem Repertoire einverleibte. Jetzt wollte er auch wieder stehen. Er erinnerte sich noch, wie er im Sitzen die Beine spreizen, dann die Knie anziehen und sich schließlich mit aller Kraft an einem Tischbein festhalten und hochstemmen mußte. Er wiederholte diesen Vorgang so oft, daß man merken konnte, daß die kleinen Abwandlungen in der Ausführung nicht nur zufällig zustande kamen. Je sicherer er jede Bewegungsphase beim Hochziehen meisterte, desto besser konnte er diese Variationen erkennen und Gebrauch davon machen. Anfangs brachte er Hände und Füße immer in die gleiche Ausgangsstellung. Dann hangelte er sich zu einer vorgebeugten, halb stehenden Position hoch, wobei er das Tischbein noch mit beiden Händen fest umklammert hielt, das Gesäß gerade nach hinten weggestreckt hatte und damit Schlingerbewegungen vollführte. Jetzt mußte er sich entscheiden: Sollte er sich mit einer Hand oder mit beiden Händen loslassen? Wenn er sich mit beiden Händen losließ, plumpste er wieder in eine sitzende Position zurück und mußte von vorn anfangen. Aber wenn er nur mit einer Hand losließ und dann die Länge des Tischbeins hinauf jeweils eine Hand über die andere setzte, konnte er sein Ziel – die Tischkante – schnell erreichen.
Ungefähr nach einem Tag hatte er gelernt, zuerst das Tischbein mit beiden Händen zu umklammern, dann eine Hand nach oben zu verschieben, während er hochkam, und auf die Füße zu kommen, indem er sich jeweils nur mit einer Hand festhielt.

Das ist ein bewußter Lernprozeß. Das Baby muß einen beidhändigen Griff zugunsten eines von einer Hand zur anderen wechselnden Griffs aufgeben. Zusätzlich muß es andere Teile seines Körpers abbeugen und durchstrecken, damit es sich hochziehen kann. Die zur Klasse Säugetier gehörenden Klettertiere erlernen das Klettern instinktiv, und zwar einfach durch ein Zusammenfügen von reflektorischen Verhaltensfor-

men, die für diese Bewegungsart geeignet und bereit sind. Obgleich das menschliche Baby etwas von diesem instinktiven Klettertrieb geerbt hat, sind die verschiedenen Fähigkeiten, die für das Klettern erforderlich sind, angelernt und werden für andere Handlungen benützt, die nichts mit dem Klettern zu tun haben. Aus diesen Handlungen muß es sich bewußt die Teilmethoden heraussuchen, die es zu einer geschlossenen Kletterbewegung kombinieren kann. Das ist die gleiche Methode, die auch unsere späteren Lernprozesse kennzeichnet: Wir schieben »bekannte Faktoren« so lange herum, bis sie das Muster formen, nach dem wir suchen.

Tommy stand an der Tischkante und kreischte auffordernd nach den anderen Familienmitgliedern. Er schlug mit den flachen Händen auf die Tischplatte und war entzückt über das dumpfe Klopfgeräusch, das er dabei produzierte. Er fand rasch heraus, auf welchem Tisch er am meisten Krach machen konnte; er entdeckte, daß ein Tisch, auf dem Porzellan stand, ein zusätzliches Geklapper hergab. Voller Eifer schlug er auf den Frühstückstisch, und schien enttäuscht zu sein, wenn die Tassen und Untertassen abgeräumt wurden. Er praktizierte seine Kletterkünste an allen Möbelstücken, um herauszufinden, welche davon massiv genug waren, so daß er sich daran hochziehen konnte. Eines Tages warf er auf diese Weise ein Tischchen um, auf dem Marthas Puppengeschirr stand. Das Klirren erschreckte ihn, und Martha war so böse, daß er es nie wieder versuchte. Er zog Sofakissen auf seinen eigenen Kopf herunter, und einmal fiel er auf den Rücken, als er sich in den Decken verhedderte, die er von einem Bett heruntergezogen hatte. Er lernte aus jedem dieser Versuche und entschied sich dann für ein paar geeignete Stellen, an denen er täglich das Klettern übte.

Wenn das Baby seine Umgebung ungehindert erforschen und aus seinen eigenen Fehlern lernen kann, verarbeitet es die gemachten Erfahrungen schneller. Ist die Mutter ständig hinter ihrem Baby her und hält es zurück, bevor es einen Fehler machen kann, verwandelt sie seine Übungen in etwas ganz anderes. Statt daß das Baby unbekümmert und auf gut Glück herumprobiert, geht es dazu über, bei jedem neuen Versuch erst die Reaktion der Mutter zu prüfen. Es kommt ihm mehr darauf an, die Mutter in sein Spiel einzubeziehen, als die Ergebnisse seiner eigenen Anstrengungen auszuwerten.

Nachdem er sich ein paar Tage lang beim Stehen an Möbelstücken festgehalten hatte, fand er heraus, daß er sich mit dem Bauch so dagegenlehnen konnte, daß er beide Hände frei hatte und entsprechend mehr Lärm machen konnte. Oft beugte er sich im Eifer des Gefechts zurück, verlor das Gleichgewicht und schlug krachend mit dem Hinterkopf auf dem Fußboden auf.

Es ist für ein Baby nicht leicht zu lernen, beim Rückwärtsfallen den Oberkörper abzubiegen. Das Steifhalten des Halses und das Durchbiegen des Rückens sind Bestandteile des früheren Moro-Reflexes (siehe Kapitel II). Dieser Reflex wird beim Rückwärtsfallen ausgelöst und verstärkt wohl die Veranlagung des Babys, mit gestrecktem Körper und Hals hintenüber zu fallen. Es ist ein wahres Wunder, daß sich nicht mehr Babies bei derartigen Stürzen verletzen, denn sie krachen wirklich hart mit dem Kopf auf. Aber zum Glück sind die Schädelknochen durch die offenen Fontanellen noch flexibel (wie bereits in Kapitel III, Abschnitt »Laura«, erwähnt) und schützen das Gehirn durch eine stoßdämpfende Verschiebung, so daß es nicht bei jedem Sturz eine Gehirnerschütterung gibt, wie es bei Erwachsenen durchaus der Fall sein könnte. Die Mutter täte gut daran, vor jedes große Möbelstück, an dem das Baby sich im Aufstehen übt, einen Läufer oder eine weiche Unterlage zu legen. Durch einen Zementfußboden oder rutschiges Parkett erhöht sich die Gefahr einer Verletzung.

Es kostete Tommy mehrere schmerzvolle Wochen, bis er gelernt hatte, sich vom Stehen wieder herunterzulassen. Wenn er vom Stehen genug hatte, half er sich einfach dadurch, daß er noch heftiger an dem Möbelstück herumschlug und schrie, bis jemand kam und ihm half. Er versuchte es auch, indem er sich rückwärts fallen ließ, aber das tat zu weh. Am Tag waren ja seine Geschwister da, um ihm zu helfen. Als Folge davon fiel es Frau Moore nicht auf, daß er es so gut wie gar nicht gelernt hatte, ohne Hilfe wieder auf den Fußboden zurückzukommen, bis er anfing, sich am Seitengitter seines Bettes hochzuziehen, sobald sie ihn schlafen gelegt hatte. Er zog sich hoch, klammerte sich an und schrie um Hilfe. Nachdem er das jeden Abend ein paarmal gemacht hatte, wurde Frau Moore ärgerlich, legte ihn sehr energisch auf den Bauch und stopfte die Bettdecke an den Seiten fest ein, so daß er sich nicht rühren konnte.

Viele Babies bedienen sich dieses Spiels, um sich Gesellschaft heranzuholen, wenn sie nicht schlafen wollen. Es wird durch die Aufregung, die jede neu erlernte Fertigkeit hervorruft, gefördert. Aufgrund dieser Aufregung ist das Baby nicht fähig, von selbst mit dem Üben aufzuhören und einzuschlafen. Wenn die Mutter nicht energisch eingreift, kann das Baby für unbestimmte Zeit so weitermachen. Je erschöpfter es ist, desto hektischer wird seine Aktivität. Wenn ein Baby in diesem Alter spürt, daß die Mutter nicht genau weiß, wie sie sich verhalten

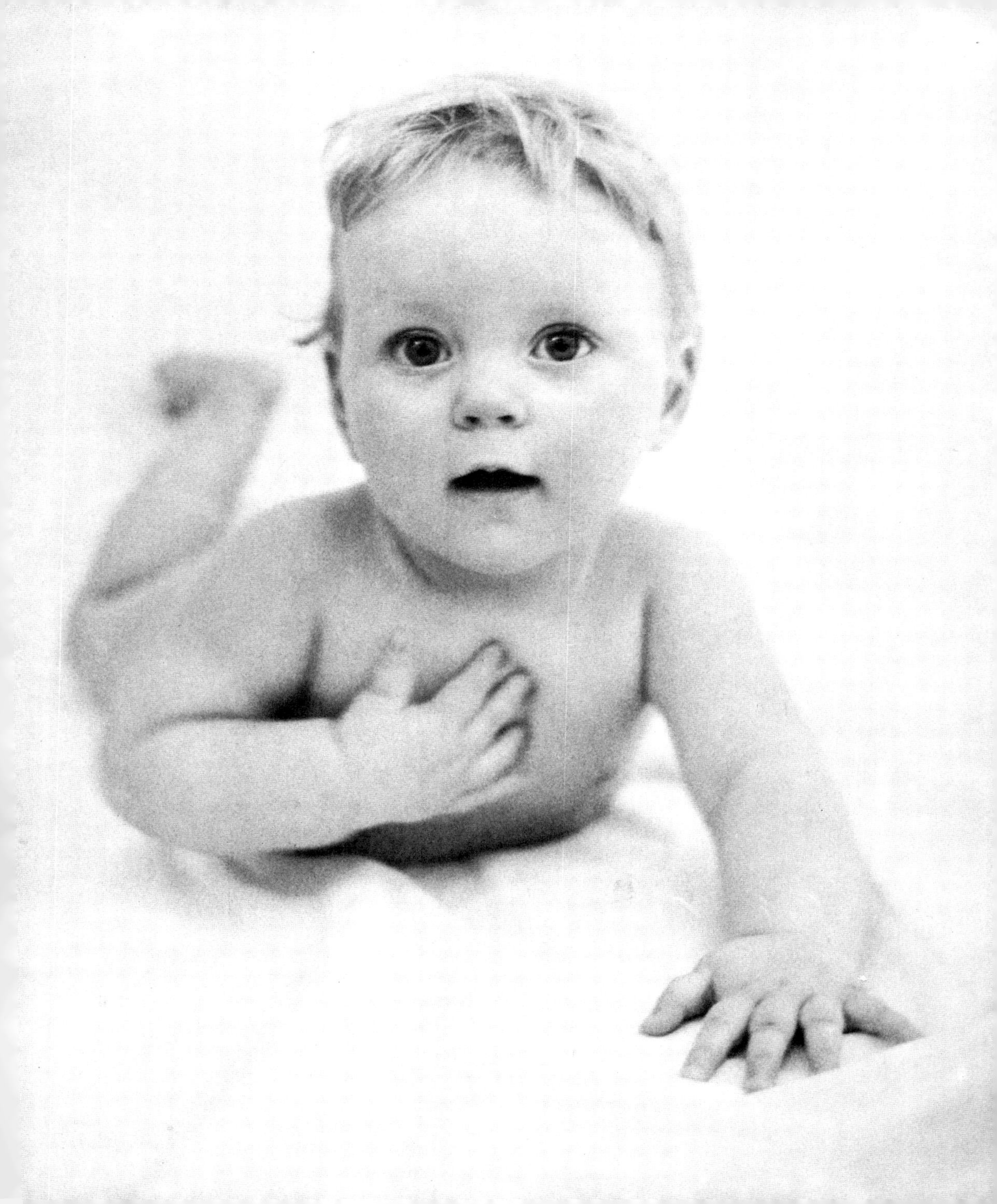

soll, ist es nicht bereit, sich zum Aufhören zu entschließen. In einer solchen Situation muß die Mutter festbleiben und überzeugt davon sein, daß sie das Richtige tut, wenn sie für das Baby die Entscheidung trifft. Andernfalls läßt sie es in einem Zeitpunkt im Stich, in dem es nicht fähig und durch seine Aufgeregtheit behindert ist, sich selbst zum Einschlafen zu bringen. Nichts bekümmert mich mehr, als wenn ich hören muß, daß Eltern so lange abwarten, bis sich ihr Kind in eine solche Erschöpfung hineingetrieben hat, daß es nach dem Bett verlangt. Durch ihre Bemühungen, dem immer hysterischer werdenden Kind gütlich zuzureden und dadurch einen Ausweg aus ihrer eigenen Unentschlossenheit zu finden, beweisen sie, wie wenig sie ihm Stütze sein können. Der Zeitpunkt des Schlafengehens ist weitgehend eine Entscheidung der Eltern, die zwar mit aller Bestimmtheit, gleichzeitig jedoch auch mit Verständnis dafür getroffen werden sollte, daß nur wenige Kinder ihre Aktivität am Abend einstellen wollen.

Wenn das Baby während der Nacht periodisch in eine Phase kommt, in der es nur leicht schläft (siehe Kapitel V, Abschnitt »Daniel«), erlebt es den am Tag geübten Fortschritt in seiner Entwicklung aufs Neue. Es handelt sich dabei um überschüssige Energie, die tagsüber nicht verbraucht wurde und so zielgerichtet ist, daß sie auch nachts nicht abflaut und sich wieder bemerkbar macht, sobald der Bewußtseinszustand es gestattet. Obwohl das Baby nicht richtig wach ist, wiederholt es automatisch das, woran es den ganzen Tag gearbeitet hat, und zwar fast auf die gleiche Weise. (Ist das ein Beweis dafür, wie tief sich dieses Verhalten in ihm festgesetzt hat?) Wenn es aufsteht, aber nicht wieder herunterkommen kann, weckt es sich selbst noch weiter auf, indem es um Hilfe ruft.

Da Tommy jede Nacht zwei- oder dreimal nach ihr rief, sah Frau Moore sich vor die Entscheidung gestellt, ob sie ihn im Bett festbinden oder ihm beibringen sollte, wie er herunterkommen konnte, und es dann ihm selbst zu überlassen, sich wieder zum Einschlafen zu bringen. Sie hatte keines ihrer Kinder jemals angegurtet oder angebunden.

So verbrachte sie mehrere Tage lang, jeweils eine Stunde, damit, Tommy beizubringen, sich in der Mitte abzubiegen, wenn er wieder auf den Boden wollte. Diese Lektionen machten ihm Spaß, und er kicherte, wenn sie ihn zum Sitzen zurechtbog, aber er lernte nicht so schnell, wie er es allein getan hätte. Endlich kam sie auf die Idee, ihn vor ihre Knie zu stellen, seinen Oberkörper leicht abzubiegen und ihn dann nach unten zu schieben, so daß er sich halb fallend hinsetzte. Das schien ihm mehr das Gefühl einer selbständig vollbrachten Leistung zu geben, und er lernte es schneller und leichter. Nach drei Tagen war er soweit, daß er es voll Eifer allein üben konnte. Die Mutter konnte es im Nebenzimmer hören, wie er sich mit dieser neuen Aufgabe beschäftigte.

Wieviel besser ist es doch, sein Repertoire zu erweitern und ihm das Gefühl einer vollbrachten Leistung zu geben, statt ihn anzubinden und ihm dadurch die Gelegenheit zum Lernen zu entziehen (siehe Kapitel VII).

Nachdem sie wußte, daß er sich ohne Hilfe hinlegen konnte, ließ sie ihn nachts jedesmal 15 bis 20 Minuten schreien, bevor sie zu ihm ging. Dann bog sie ihn in der Mitte ab, schubste ihn in eine sitzende Position, ging wieder weg und überließ es ihm, seinen eigenen Weg zum Einschlafen zu finden. Es dauerte nur zwei Nächte, bis er nicht mehr nach ihr rief. Nachdem er fähig war, sich nachts selbst wieder zum Einschlafen zu bringen, fühlten sich beide am Tag glücklicher und ausgeruhter.

Es mag zwar grausam erscheinen, wenn die Mutter ihr Kind zwingt, auf diese Weise sein eigenes Schlafverhalten zu meistern, ist aber meiner Meinung nach notwendig. Wenn die Mutter es zuläßt, daß ihr Kind nachts von ihr abhängig bleibt, baut sich zwischen ihnen ein Spannungsfeld auf. Keine Mutter kann es für längere Zeit hinnehmen, nachts derartig beansprucht zu werden, insbesondere dann nicht, wenn sie noch andere Kinder hat, die sie brauchen. Aber noch wichtiger ist, daß sie dadurch die Gelegenheit versäumt, ihr Baby zu trainieren, daß es sich daran gewöhnt, von ihr unabhängig zu sein. Ich bin überzeugt, daß auch die Kinder auf irgendeine Art die Notwendigkeit für eine Unabhängigkeit während der Nacht verstehen und einsehen. Möglich, daß ihnen das nicht gefällt, aber in unserer Zivilisation erwarten wir von ihnen, daß sie eine solche Unabhängigkeit entwickeln.

Im Laufställchen gefiel es Tommy gar nicht mehr. Er krabbelte ans Gitter, zog sich daran hoch, hämmerte darauf herum, schrie so laut er konnte, und wollte hinaus. Frau Moore wollte ihn daran gewöhnen, für kürzere Zeit allein im Laufställchen zu bleiben, wenn sie nicht in seiner Nähe sein konnte, aber es war für beide Seiten eine Strapaze. Schließlich bat sie Martha, sich zu ihm hineinzusetzen, wenn sie ihn im Laufställchen lassen wollte. Martha gelang es, ihn durch ein Spiel abzulenken. Das erleichterte ihm den Übergang. Aber sobald sie hinauskletterte, wollte er mit.

Wenn die Mutter jetzt nicht konsequent bei dem Programm bleibt, daß sie sich im Bezug auf das Laufställchen vorgenommen hat – nämlich das Baby in regelmäßigen Zeitabständen, die es erwarten kann und an die es sich gewöhnt, darinzulassen –, kann sie nicht mehr sicher sein, daß das Laufställchen jemals wieder den beabsichtigten Zweck erfüllt. Es regt das Baby viel zu sehr auf, wenn es in unregelmäßigen Zeitabständen hineingesetzt wird. Falls es aber nicht nötig ist, das Baby im Laufställchen zu halten, ist es sicherlich besser, in diesem Stadium, in dem die Fortbewegung ein so bedeutender Faktor wird, darauf zu verzichten. Ist es jedoch als Sicherheitsmaßnahme wichtig, wenn die Mutter nicht in der Nähe sein kann, dann muß man sich strikt an einen bestimmten Zeitplan halten. Die Mutter kann dem Baby irgendwelche besonderen Spielsachen oder ein Keks oder die Gesellschaft eines seiner Geschwister anbieten, um ihm das Laufställchen attraktiver zu machen. Läßt sie das Baby jedoch merken, daß es hinaus kann, wenn es ihr einen Kampf liefert, verdirbt sie sich jede Chance, die sie vielleicht hatte, das Laufställchen auch ohne Kampf benützen zu können.

Die meiste Zeit, die Tommy im Laufställchen war, verbrachte er mit Hochziehen, Hinsetzen und sich auf dem Gesäß im Kreis drehen. Rund und rund ging es, bis ihm schwindlig wurde und er auf eine Seite kippte. Er drehte sich immer nur in einer Richtung und übte sich sehr selten in der Gegenrichtung.

Man kann damit rechnen, daß das Baby erst dann versucht, seine Richtung umzukehren oder zu verändern, wenn es auf verschiedenerlei Art das Stehen übt. Das Sitzen ist viel begrenzter und nicht so aufregend wie das Stehen.

Während er im Laufställchen spielte, übte er, kleine Objekte in einen großen Becher zu tun. Er legte ein kleines Klötzchen hinein, dann holte er es mit Daumen und Zeigefinger wieder heraus und untersuchte es sorgfältig, wobei er seine Hand ständig hin und her drehte. Der »Zangen«-Griff war so neu, daß Tommy erst ausprobieren mußte, ob er das Objekt auch festhalten konnte, wenn er die Hand in verschiedene Positionen drehte. Immer wieder beobachtete er seine Hand, während er Daumen und Zeigefinger einander annäherte und dann mit diesen beiden Fingern ein Klötzchen aufhob. Auf halbem Weg ließ er das Klötzchen absichtlich fallen, was er genau verfolgte, hob es wieder auf und ließ es abermals fallen, wobei er diese neue Verwendung seiner Hände mit den Augen verarbeitete. Er begann, verschiedene Objekte in den Becher zu legen und schien den Begriff »mehr als eins« zu untersuchen. Er schüttelte den Becher, als nur ein Objekt darin war, und lauschte auf das Rasseln. Dann schüttelte er ihn mit mehreren Objekten darin, als ob er den Unterschied »hörte«. Er nahm in jede Hand ein Objekt, brachte erst das eine an den Mund, dann das andere, und endlich beide, als ob er mit dem Mund den Unterschied zwischen »jedes« und »beide« feststellen wollte. Mit den Essensbröckchen schien er ein bestimmtes Ritual zu entwickeln; er pickte zum Beispiel Toastwürfel mit der einen Hand auf, Bananenstückchen mit der anderen, als ob er sie nach ihrer Verschiedenheit trennte, indem er jede Sorte einer anderen Hand zuteilte.

Obgleich Tommy es gar nicht mochte, wenn die Mutter in ein anderes Zimmer ging und ihn zurückließ, und er ihr dann immer hastig nachzukrabbeln versuchte, war er zufrieden, wenn Martha oder Sam bei ihm waren. Er konnte mit jedem von ihnen beim Spielen mithalten, und zwar so lange, wie sie ihn dabeihaben wollten. Aber er mußte sich aktiv am Spiel beteiligen können. Früher hatte er sich damit begnügt, nur dazusitzen und ihnen zuzusehen, zu glucksen, wenn sie gluckstsen und zu lächeln, wenn sie lächelten, aber jetzt wollte er unbedingt ein vollgültiger Partner sein. Wenn sie das nicht beachteten und sich von ihm abwandten, kroch er entweder zwischen sie und machte einfach mit, oder er kroch aus dem Zimmer und suchte die Mutter. Ballspielen liebte er sehr, und er gluckste vergnügt, wenn der Ball auf ihn zurollte. Seine Versuche, ihn zurückzurollen, waren erfolglos. Aber er konnte den Ball erst mit einer, dann mit beiden Händen greifen und ihn mit ausgestreckten Armen weghalten und dann fallen lassen, als ob er verstanden hätte, wie man damit umgehen muß. Er ließ sich mit Vergnügen von seinen Geschwistern füttern – die ihm alle Reste gaben, welche sie selbst nicht mochten. Manchmal schüttelte er heftig abwehrend den Kopf, wenn die Mutter ihn füttern wollte, saß dann aber ganz brav da und ließ es zu, daß Martha ihm ein ganzes Schüsselchen Getreideflocken verfütterte. An einem besonders schlechten Tag machte sich Frau Moore diesen Umstand zunutze, und von da an gab Martha ihm oft das Abendessen.

Er ist bereit, alles zu tun, um Martha in der Nähe zu haben. Wenn sie sich mit ihm beschäftigt, nimmt er alles in Kauf – sogar eine passive Rolle. Es ist ihm bewußt, daß er eine »Rolle« spielen muß, um sie bei sich zu halten. Auch hier zeigt sich, wie wichtig die Geschwister für ein drittes Kind sind, dessen Mutter ja auch die beiden älteren Kinder versorgen muß.

Frau Moore mußte feststellen, daß auch Sam Tommy fütterte – und zwar mit allem, was er finden konnte, angefangen bei Regenwürmern bis zu Aspirin-Tabletten, die er selbst natürlich nicht anrühren durfte, wie er genau wußte. Den Regenwurm fand Frau Moore in Tommys Stuhl, und sie erwischte Sam, wie er Tommy die Tabletten geben wollte. Zum Glück war sie noch rechtzeitig erschienen und konnte verhindern, daß er Tommy eine Überdosis gab.

Tablettenvergiftungen sind außerordentlich häufig. Medikamente müssen unbedingt – vorzugsweise unter Verschluß – an einem Platz aufgehoben werden, der außer Reichweite ist. Ich habe einmal ein höchst anschauliches Beispiel dafür erlebt, wie ein dreijähriges Kind alle Vorsichtsmaßnahmen der Eltern umgehen kann. Ein kleiner Junge schob einen Stuhl an den Medikamentenschrank, öffnete die Verriegelung, schraubte den Verschluß der Aspirin-Flasche ab, aß alle Tabletten auf, verschraubte die Flasche wieder, stellte sie ins Fach zurück, schloß und verriegelte die Tür und schob schließlich den Stuhl wieder weg. Erst als die Mutter ihm vier Stunden später ein Aspirin geben wollte, weil er sich so »komisch« benahm, entdeckte sie, daß er alle 50 Tabletten, die in der neuen Flasche gewesen waren, verschluckt hatte. In einem solchen Fall muß man sofort handeln. Besteht Verdacht auf eine Vergiftung, muß man gleich versuchen, das Baby durch Trinken von Salzwasser zum Erbrechen zu bringen. Wenn der Arzt es für richtig hält, muß das Kind zum Magenauspumpen und zur weiteren Behandlung ins Krankenhaus gebracht werden. Übrigens – der erfinderische Dreijährige hat es damals überlebt, was uns allen wie ein Wunder vorkam. Als Sara Tommy die Tabletten gab, die er selbst gern gehabt hätte, sich aber nicht zu essen traute, handelte er aus einem Zusammenwirken von bewußten und unbewußten Eifersuchtsgefühlen. Bewußt hatte er wahrscheinlich den Wunsch zu sehen, was die Mutter mit Tommy machen würde, und sich an seiner Bestrafung zu erfreuen; unbewußt hoffte er vielleicht, daß er Tommy mit den Tabletten einen Schaden zufügen würde. Genauso wie man ihm früher aufgrund seiner komplexen Gefühle, die er Tommy gegenüber hegte, nicht trauen konnte, praktizierte er jetzt noch phantasievollere Methoden, um Tommy zu quälen.

Wenn die Mutter in der Nähe war, beschäftigte Tommy sich hauptsächlich damit, sie zu plagen. Setzte sie sich hin, um sich auszuruhen oder die Zeitung zu lesen, krabbelte Tommy zu ihr hin und zog sich an ihrem Rock hoch oder zog ihr die Schnürsenkel auf oder schlug gegen die Zeitung. Versuchte sie, ihn nicht zu beachten, manövrierte er sich in irgendeine Klemme hinein, so daß er ihre Hilfe brauchte. Wenn sie versuchte, sich ihm zu entziehen, machte er sich sofort auf den Weg in verbotenes Gelände, also zu einer Steckdose oder zum Ofen. Sie begriff, daß er schon anfing, Gefahrenzonen als Mittel zur Erregung ihrer Aufmerksamkeit zu gebrauchen. Ablenkungsversuche schlugen fehl. Sie mußte schon sehr energisch »nein« zu ihm sagen, wenn sie erreichen wollte, daß er seinen Kurs änderte. Auf ihr »nein« hin hielt er erschreckt an, drehte sich um und sah sie an, um sich zu vergewissern, ob sie es ernst meinte, verzog das Gesicht, als ob er weinen wollte, machte schließlich kehrt und suchte sich eine andere Beschäftigung.

Wenn ein Baby anfängt, seine Umgebung zu plagen, um die Aufmerksamkeit auf sich zu lenken, und zu begreifen beginnt, was ein »Nein« bedeutet, ist es für die Eltern an der Zeit, sich über ihre Aufgabe, dem Baby gewisse Grenzen zu setzen, Gedanken zu machen. Eine erfahrene Mutter wie Frau Moore fühlt sich in ihrer Rolle als Erzieherin sicher und macht sich keine Sorgen darüber, daß sie die Gefühle des Babys durch ein plötzliches strenges Wort verletzen könnte. Unerfahrene Eltern machen sich manchmal Vorwürfe, wenn das Baby sie tief gekränkt ansieht, nachdem sie ein Machtwort gesprochen haben. Das kann jedoch die Bedeutung von erzieherischen Maßnahmen in keiner Weise mindern.

Das ruhige Baby

Lauras relative Unbeweglichkeit stand in auffallendem Gegensatz zu Tommys und Daniels Aktivität. Sie war es zufrieden, mit krummem Rücken dazusitzen, über den dicken Speckbauch nach vorn gebeugt, der sich gegen ihre Brust hochschob, so daß sie beim Atmen keuchte. Mit rotem Gesicht und seitlich kreisenden Armen saß sie da und blickte hilflos drein, bis die Mutter sie bequemer hinsetzte. Oft schien sie noch hilfloser auszusehen und die Backen noch mehr aufzublasen, wenn einer ihrer Eltern in Sichtweite kam (vgl. Lauras »Hilflosigkeit« in Kapitel IX).

An einem Wochenende, als ihre Mutter krank im Bett lag, und der Vater mit ihrer Pflege zu beschäftigt war, als daß er Laura die gewohnte Aufmerksamkeit hätte schenken können, begann sie, sich zu bewegen. Herr King hatte Laura im Wohnzimmer gelassen, ihr ein Spielzeug gegeben, mit dem sie sich auf dem Rücken liegend beschäftigte, und war zu seiner Frau gegangen. Niemand dachte an Laura, aber eine halbe Stunde später erschien sie plötzlich im Schlafzimmer, indem sie sich Zentimeter um Zentimeter auf dem Bauch vorwärtsschob. Da dies das erste Mal war, daß sie sich von selbst von einem Zimmer in ein anderes bewegt hatte, beschlossen die Eltern, sie öfters allein zu lassen, um zu sehen, ob sie es dann lernen würde, wie sie von einem Platz zum anderen kommen konnte. Herr King ließ sie in ihrer typischen durchgesackten Haltung sitzen, nachdem er ein paar Spielsachen außerhalb ihrer Reichweite hingelegt hatte. Sich wie ein grausamer Vater fühlend, ging er aus dem Zimmer, lugte jedoch um die Ecke. Laura blickte zuerst hilfesuchend umher, dann richtete sie sich auf, streckte einen Arm vor und ein im Kniegelenk abgewinkeltes Bein nach hinten und begann sich zu den Spielsachen hinzuschieben.

Immer noch sitzend, kam sie bei den Spielsachen an, zog das Bein wieder nach vorn und begann zu spielen. Herr King trat wieder ins Zimmer, Laura machte ein überraschtes Gesicht, ließ die Spielsachen prompt fallen und nahm sofort ihre gewohnte Haltung der Hilflosigkeit wieder an. Sie wußte genau, wie sie ihre Rolle als einziges Kind zärtlich besorgter Eltern zu spielen hatte.

Wenn die Eltern eine derartige Neigung bemerken, wäre es vielleicht ratsam, wenn sie versuchen würden, die Entwicklung des Kindes durch ein bißchen absichtliche Vernachlässigung anzureizen. Ein solches »Zurschaustellen« der Abhängigkeit zeigt, wie scharf das Wahrnehmungsvermögen eines Kindes wie Laura sein kann und wie hartnäckig es sich vielleicht später an die Eltern anklammern wird. Statt daß sie sich durch motorische Leistungen selbst Anregung verschafft, wie Daniel und Tommy es tun, scheint ein Kind von Lauras Art mehr Vergnügen daran zu finden, seine Umwelt zu ständigen Hilfeleistungen zu bewegen. Handelt es sich bei diesen beiden Verhaltensformen um parallel verlaufende Mechanismen je nach dem Typ des Kindes? Wenn ein Kind ein Verhalten, wie Laura es zeigt, aufgeben kann, sobald es dazu gezwungen wird, braucht man sich darüber keine Sorgen zu machen.

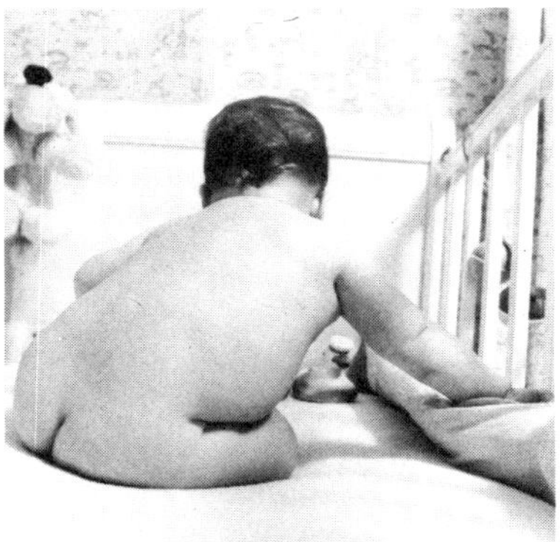

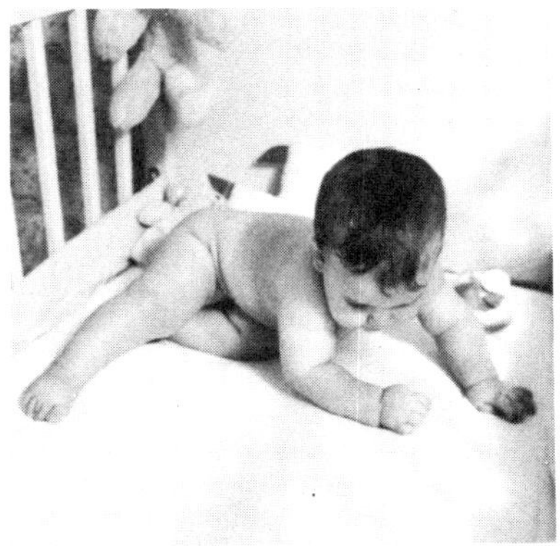

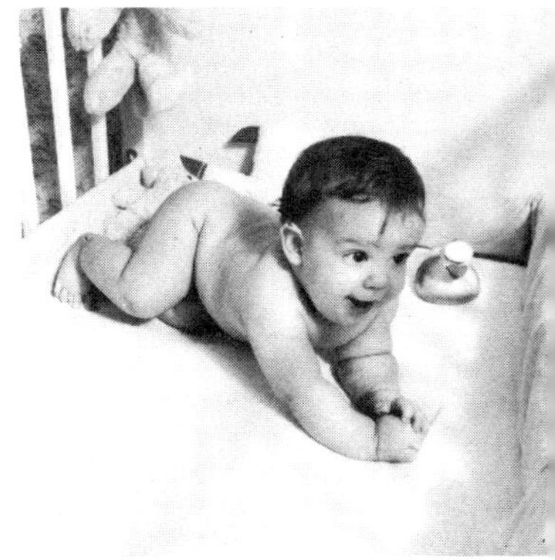

Die neue Art der Fortbewegung ersetzte das Auf- und Abplumpsen auf dem Bauch, und Laura konnte sich schon nach kurzer Zeit in sitzender Position schneller bewegen, indem sie einen Arm zum Vorwärtsziehen und ein Bein zum Abstoßen benützte. Sie konnte sich an ihren Vater heranarbeiten, wenn er in seinem Sessel saß und las, und ihn auffordernd am Hosenbein ziehen, bevor er überhaupt merkte, daß sie da war.

Es ist faszinierend zu beobachten, wie unterschiedlich die Art und Weise sein kann, auf welche ein Kind die ersten Versuche macht, sich fortzubewegen. Oft scheint sich darin der Charakter des Kindes widerzuspiegeln. Die Art, wie Laura sich sitzend und halb zur Seite gedreht in schweigender Entschlossenheit vorwärtsbewegt, könnte fast ein Symbol für ihre Abneigung sein, sich das von den meisten anderen Kindern geübte Krabbeln zu eigen zu machen. Wenn der Oberkörper aufgerichtet ist, kann das Baby freieren Gebrauch von seinen »Fühlern« machen — seine Augen und Ohren, alle seine Wahrnehmungsorgane sind hoch über dem Fußboden und können jede Veränderung in der Atmosphäre und bei den wichtigen Erwachsenen seiner Umgebung empfangen.

Im Sitzen plapperte Laura ständig vor sich hin; nach den Eltern rief sie mit »da-da-da«, »ga-ga-ga« oder »ba-ba-ba«. Ging die Mutter oder der Vater aus dem Zimmer, rief sie ihnen eine lange Kette dieser Silben nach. Sie war durchaus zufrieden, wenn die Eltern die gleichen Laute zurückriefen und so den Kontakt auch über die Entfernung mehrerer Zimmer aufrecht hielten. Kamen sie dann zurück, klatschte Laura vor Freude die Händchen zusammen. Mit dem Vater spielte sie »Winke-Winke«, wenn er aus dem Zimmer ging, und lachte und schlug die Hände gegeneinander, wenn er zurückkam. Dieses Spiel wiederholten Herr King und Laura immer wieder. Ihre Fröhlichkeit war das Entzücken beider Eltern. Sie lachte laut auf, wenn Frau King sich neben sie auf den Fußboden setzte und ihre Haltung und Bewegungen nachmachte. Sie schien den Zusammenhang zwischen dem Körper und den Bewegungen der Mutter und ihren eigenen Bewegungen zu erkennen. Indem sie beobachtete, wie die Mutter sie nachahmte, wurde sie sich ihrer eigenen Bewegungen auf eine neue Art bewußt, und das bereitete ihr großes Vergnügen.

Wenn Frau King sich ihren Mantel anzog, wollte Laura auch angezogen werden, und wenn ihr Verlangen nicht erfüllt wurde, reagierte sie so heftig, daß Frau King merkte, daß sich für Laura mit dem Mantel der Mutter die Vorstellung von der Ankunft der Babysitterin verband. Sie hatte schon eine ganze Weile immer die gleiche Betreuerin gehabt, wenn Frau King aus dem Haus ging, und Laura hatte sich immer gut mit ihr vertragen. Aber plötzlich wollte Laura nicht mehr von der Mutter allein gelassen werden. Sie weinte herzzerreißend, wenn Frau King das Haus verließ. Die Betreuerin berichtete, daß sie nur solange weinte, bis sie begriffen hatte, daß die Mutter tatsächlich nicht mehr da war, und dann fügte sie sich in das Unvermeidliche und spielte weiter. Hörte sie dann die Mutter zurückkommen, begann sie wieder zu jammern. Frau King war zwischen dem Wunsch, lieber zu Hause zu bleiben und diese Aufregung zu vermeiden, und dem Bewußtsein, daß Laura keineswegs so fassungslos war, wie sie tat, hin- und hergerissen. Die Betreuerin versicherte ihr jedesmal, daß sie und Laura sich während der Abwesenheit der Mutter gut unterhalten hätten.

Es handelt sich um ein typisches Entwicklungsstadium, und die Betreuerin erzählt keine Unwahrheit. Das in diesem Alter auftretende Abhängigkeitsbedürfnis hat verschiedene Ursachen (siehe Kapitel IX, Abschnitt »Tommy«). Da das Baby sich jetzt selbständig fortbewegen und von der Mutter trennen kann, fürchtet es eine solche Trennung, wenn sie gegen seinen Willen geschieht, um so mehr. Außerdem muß es jetzt viele neue Anregungen und eigene neue Leistungen auf ein-

mal verarbeiten. Eine der Abwehrmechanismen gegen dieses Überangebot besteht darin, daß es sich an seine Eltern anklammern möchte und alle fremden Menschen samt den neuen und so schwer verständlichen Anregungen, die von ihnen kommen, aus seiner sich allzu rasch verändernden Welt fernhalten will. Ich erlebe es in der Sprechstunde immer wieder, daß man mit Babies in diesem Alter gut umgehen kann, solange sie auf Mutters Schoß sitzen, oder wenn sie von sich aus mit mir Kontakt aufnehmen wollen. Aber wenn ich mich ihnen zu schnell nähere, um den Kontakt herzustellen, dann wird die Sache hoffnungslos. Daher pflege ich die Mutter zu bitten, das Baby während der Untersuchung auf ihrem Schoß zu behalten, und ich bemühe mich, möglichst hinter ihr zu stehen, wenn ich es untersuche. Einem Baby in diesem Alter sehe ich niemals direkt in die Augen. Tue ich es doch, kann ich mich auf eine wahre Sturmflut von Geschrei als Schutzreaktion gefaßt machen. Offenbar ist ein acht Monate altes Baby noch nicht genügend gewappnet, um einen zu nahen forschenden Blick abwehren zu können. (Man vergleiche dieses Verhalten mit dem des Schimpansen, der zu kämpfen beginnt, sobald ein anderer Schimpanse einen Auge-in-Auge-Kontakt herstellt.)

Wenn die Kings Laura in eine fremde Umgebung mitnahmen, konnten sie vom verzweifelten Anklammern bis zu lautem Jammern alles erwarten. Manchmal protestierte sie während des ganzen Besuchs ununterbrochen. Herr King fand, daß sie dieses Verhalten zu lange aufrecht erhielt und durch ihr Geschrei alle anderen Menschen ausschloß. So nahm er sich vor, dem ein Ende zu machen. Er sprach liebevoll und ruhig auf Laura ein, wenn sie das Haus verließen. Am Ziel der Ausfahrt angekommen, sagte er ihr mit ganz einfachen Worten ein paarmal, daß sie nicht weinen solle, und drückte sie fest an sich. Ob es nun daran lag, daß sie ihn verstand, oder daß seine Stimme und die feste Umarmung, in der er sie hielt, eine tröstliche Wirkung ausübten – sie wurde jedenfalls viel ruhiger. Sie konnte jetzt während des ganzen Besuches ihre Fassung bewahren, obgleich sie sich nach wie vor mit aller Kraft an den Vater anklammerte. Ab und zu schluchzte sie tief auf, als ob sie innerlich weinte. Sie hielt jedoch während der ganzen Dauer des Besuches, oder wenn die Eltern sie zum Einkaufen mitnahmen, ein nicht zu durchbrechendes und ängstliches Schweigen aufrecht. Sobald aber ein wohltuender Erwachsener an sie herantrat und sie zärtlich unters Kinn faßte, brach sie in heftiges Schluchzen aus und mußte nach Hause gebracht werden. Gelang es ihr, sich zu beherrschen, wurde sie vom Vater gelobt. Er war fest entschlossen, ihr zu helfen, die Angst vor einer fremden Umgebung und vor fremden Menschen zu überwinden. Allmählich faßte sie mehr Mut, und am Ende des Monats war sie soweit, daß sie ruhig auf dem Schoß der Großmutter saß und nur gelegentlich gequält aufschluchzte.

Sogar bei einem Baby in diesem Alter nützt es etwas, wenn man es auf eine bevorstehende Prüfung oder Belastung vorbereitet, vielleicht, weil dadurch beiden Seiten geholfen wird. Eine weitere Hilfe ist es, wenn man die Großeltern oder Bekannten, bei denen man einen Besuch plant, entsprechend vorbereitet. Dann fühlen sich diese nicht so schuldbewußt, wenn sie durch eine von dem Baby als aggressiv empfundene Annäherung ein Abwehrgeschrei auslösen. Ich würde empfehlen, daß man die Betreffenden bittet, sich dem Baby nicht gleich zu nähern oder es anzusehen, sondern zu warten, bis das Baby von sich aus den Kontakt aufnehmen will. Natürlich fällt es den übereifrigen Großeltern schwer, diese Ratschläge zu befolgen oder zu verstehen.

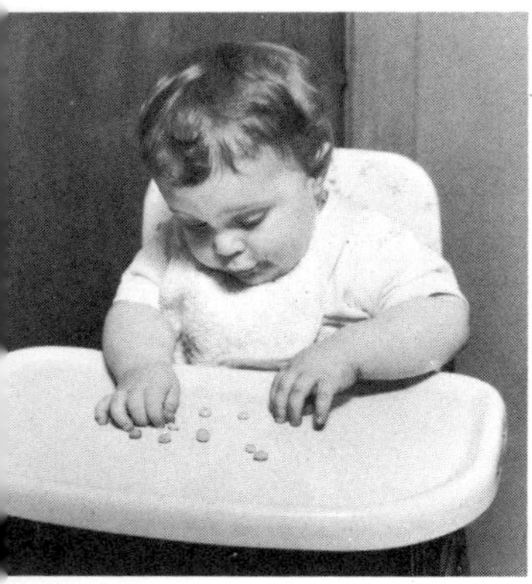
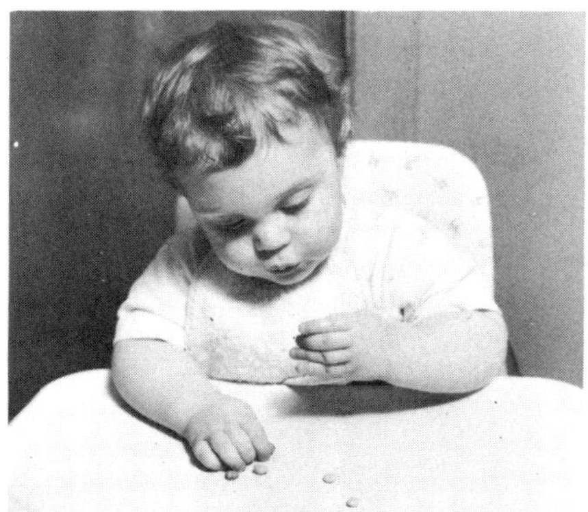
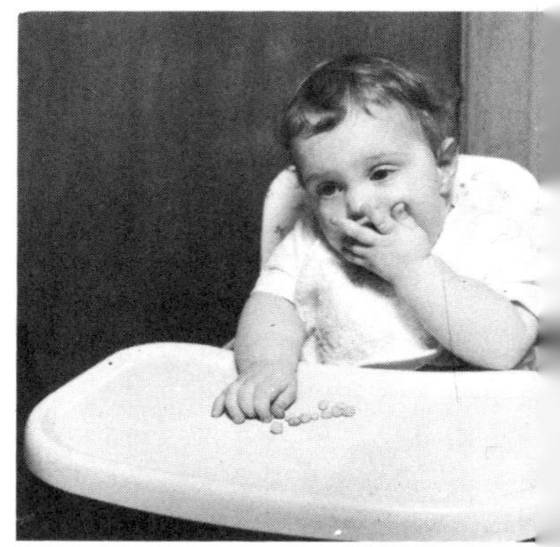

Beim Essen entwickelte Laura neue Eigenarten. Sie pickte eifrig Essensbröckchen auf, untersuchte sie, kaute kurz darauf herum, spuckte sie aus, untersuchte sie wieder mit den Fingern und Augen, legte sie auf die Tischplatte zurück, pickte sie abermals auf und steckte sie wieder in den Mund. Manchmal wiederholte sie diesen Vorgang ein paarmal, bevor sie den Bissen endgültig hinunterschluckte. Frau King war dem Heulen nahe, wenn sie Laura dabei beobachtete. Daher legte sie einfach ein paar Happen auf Lauras Tischchen und beschäftigte sich mit einer anderen Arbeit. Auf diese Weise dauerte es manchmal eine volle Stunde, bis Laura mit dem Essen fertig war.

Ich finde es schade, daß viele Mütter so von dem Wunsch besessen sind, ihre Babies rasch abzufüttern, so daß ihnen völlig entgeht, wie wichtig deren Bedürfnis ist, die Nahrung gründlich zu untersuchen. Wenn das Baby Essensbrocken betrachten, betasten, hin und her drehen und kosten kann und darf (es handelt sich um die gleiche Forschungstätigkeit mit Mund und Fingern, die es schon früher bei nichteßbaren Sachen ausgeübt hat), dann können die Mahlzeiten zu den befriedigendsten Höhepunkten des Tages werden. Für ein so sensibles Baby wie Laura wird das gesamte Erlebnis des Essens vertieft, wenn es die vielen Eigenschaften eines Häppchens erst durch Betasten, Betrachten, Kosten und Erforschen mit Mund und Fingern kennenlernen kann, bevor es den Bissen hinunterschluckt.

Lauras Verhaltensweise richtete sich nach der Beschaffenheit der Speise. Mit rutschigen Nahrungsmitteln wollte sie nicht spielen und aß zum Beispiel Bananenstückchen schnell und ohne sie mit den Fingern zu untersuchen. Kleine Stücke Keks oder Toast wurden dagegen so bearbeitet, daß sie jede Ähnlichkeit mit der ursprünglichen Form verloren. Wenn sie alle Bröckchen aufgegessen hatte, leckte sie die Finger ab, als ob sie sich nicht ein Jota des Vergnügens entgehen lassen wollte. Frau King gab Laura ein kleines Handtuch und wischte die Tischplatte mit einem anderen ab. Sofort begann Laura auf dem Tisch herumzuwischen, als ob sie das etwas übertriebene Sauberkeitsbedürfnis der Mutter nachahmen wollte.
Im Umgang mit Löffel und Tasse wollte sie die Mutter allerdings nicht nachahmen. Sie akzeptierte sie als Spielobjekte, wenn die Mutter sie ihr bei den Mahlzeiten gab, aber wenn Frau King versuchte, sie dazu zu bringen, die Tasse zum Mund zu heben, starrte Laura sie verständnislos an. Sie konnte wohl aus der Tasse trinken, wenn Frau King sie ihr hinhielt, aber sie machte keinerlei Anstrengung, die Tasse selbst zu halten. Wenn Frau King versuchte, Lauras Hände um die Tasse zu legen, riß Laura ihre Hände heftig weg und ließ sie schlaff hinter sich herunterhängen. Sie weigerte sich auch, den Löffel zum Mund zu führen, obwohl Frau King glaubte, daß sie es tun könnte, wenn sie nur wollte. Laura schien der Ansicht zu sein, daß der Gebrauch von Löffel und Tasse Sache der Mutter sei, und sie war nicht geneigt, diese Aufgabe zu übernehmen.

Es gibt Babies, die völlig imstande wären, selbst die Flasche zu halten oder mit der Tasse und anderen Eßwerkzeugen umzugehen, sich jedoch weigern, es zu tun. Mir kommt es so vor, als ob sie sich der Tatsache bewußt sind, wie angenehm es ist, beim Essen noch abhängig zu sein. Dieser Ansicht bin ich auch. Solange das Baby gefüttert werden will, sollte man ihm seinen Wunsch erfüllen. Das Säuglingsstadium dauert sowieso viel zu kurz, und in unserer Gesellschaft hat man es viel zu eilig, die Babies zur Selbständigkeit zu erziehen. Bei den Mahlzeiten sollte eine intime Atmosphäre herrschen, in der die Mutter der gebende, das Baby der empfangende Partner ist. Jedes Baby vermag wohl zu ahnen, daß es, sobald es zeigt, daß es die Flasche selbst halten kann, vermutlich mit ihr allein gelassen wird. Das gleiche gilt auch für Tasse und Löffel. Babies sind oft bereit, von ihren Fingern und der neuen Greiffähigkeit selbständig Gebrauch zu machen, aber nicht von altvertrauten Objekten wie Tasse und Löffel.

Laura schien mit ihrer Fähigkeit, die mit den Augen erfaßbare Umwelt verändern zu können, zu spielen. Sie saß auf dem Fußboden und betrachtete einen entfernten Gegenstand. Sie neigte den Kopf erst auf eine Seite, als ob sie das Objekt aus diesem Winkel betrachtete, dann auf die andere und prüfte die Veränderung mit Genuß. Sie wackelte mit dem Kopf hin und her, wobei sie den Gegenstand im Auge behielt, und veränderte ab und zu Geschwindigkeit und Richtung der Kopfbewegungen. Wenn sie sich dann wieder gefangen hatte, lachte sie, als ob sie sich über die Veränderungen freute, die sie in ihrer Umwelt bewirken konnte.

Hielt man sie vor einen Spiegel, war sie völlig fasziniert. Sie betrachtete sich ausgiebig, als ob sie begriff, was sie sah. Dann lächelte sie sich an und jauchzte, weil das Spiegelbild zurücklächelte. Sie streichelte das Spiegelbild und versuchte es zu küssen. Sie legte die Stirn gegen das Glas und zwinkerte angestrengt, wie sie es beim Spielen mit den Eltern tat, als ob sie sich vergewissern wollte, ob das, was sie im Spiegel sah, ein richtiger Mensch war oder nicht. Sie sah ihre Hand im Spiegel, verglich die richtige Hand mit der reflektierten Hand und beobachtete konzentriert, wie beide ihre Formen veränderten. Dieses Spiel konnte

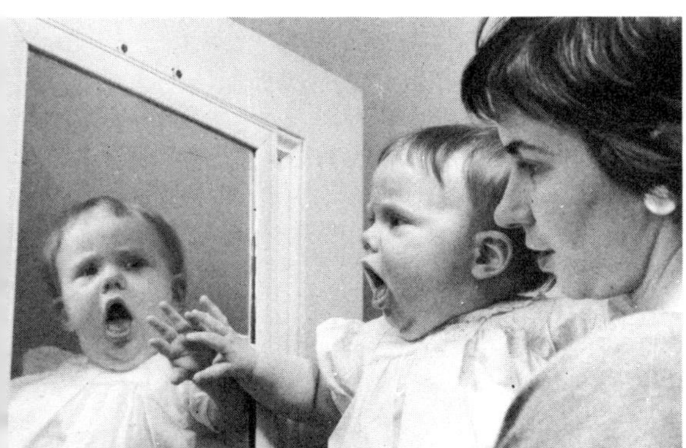

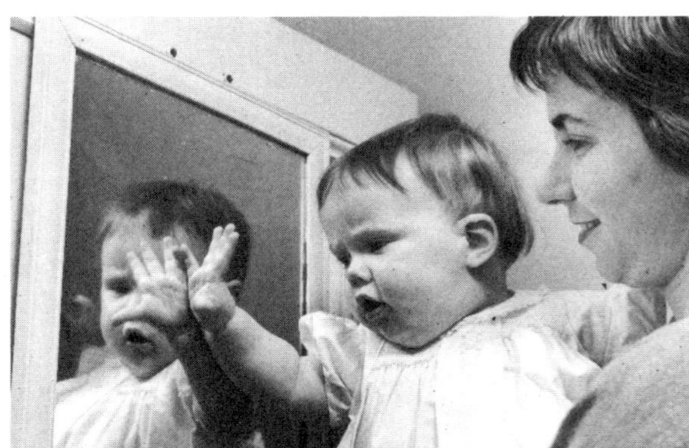

sie lange Zeit fesseln, und die Eltern meinten, sie verarbeite die Tatsache, daß es ihr eigenes Abbild war, das sie im Spiegel sah.

Ich halte es eher für wahrscheinlich, daß sie von diesem Spiel so gefesselt war, weil sie ihre eigenen Bewegungen vor sich sehen konnte. Dadurch werden die optischen und die motorischen Wahrnehmungen verstärkt, die das Erlernen jeder neuen Bewegung begleiten. Das Baby wird sich seiner selbst und seines Körpers stärker bewußt, wenn es sich selbst sehen kann. Das ist für das Baby vielleicht genauso aufregend, wie es für uns ist, wenn wir eine neue Erkenntnis über uns selbst gewinnen.

Das lebhafte Baby

Nichts mehr im Haus war vor Daniel sicher. Er konnte sich auf Händen und Knien so schnell bewegen, daß er seinen Eltern überallhin folgen konnte. Mehr als einmal wurde er in der Badezimmertür eingeklemmt. Bevor man eine Tür aufmachte, mußte man erst nach Daniel rufen, um festzustellen, wo er war. Es machte ihm Spaß, vor häufig benützten Türen zu sitzen oder zu stehen, und wenn er dann umgeworfen wurde, kreischte er entrüstet. Wenn er schnell irgendwohin gelangen wollte, krabbelte er. Aber seine Hauptbeschäftigung war die Erforschung der Feinheiten des Stehens. Sobald er in ein Zimmer kam, vergewisserte er sich, ob Mark oder die Erwachsenen noch eine Weile darin bleiben würden. Konnte er sicher sein, daß ihm noch »Zeit zum Üben« blieb, bevor er jemandem nachkrabbeln mußte, unterzog er das Zimmer einer zweiten Prüfung. Er schien zu untersuchen, welche Forschungsmöglichkeiten es bot. Wenn er einen Stuhl an einem anderen Platz oder einen neuen Gegenstand auf dem Tisch sah, machte er sich sofort auf den Weg dorthin.

Die erstaunliche Erinnerung an die »Gestalt« (äußere Struktur), wie es sie zuletzt gesehen hat, ermöglicht es dem Baby, ohne Zeitverlust eine neue Anregung sofort zu erkennen – die natürlich erforscht werden muß.

Da Mark bisher niemals so nachhaltig und rege für Einzelheiten interessiert gewesen war, traf Daniels Verhalten die Kays völlig unvorbereitet. Mehr als einmal ging die Kaffeetasse, die vom Abend vorher noch auf dem Wohnzimmertisch stand, unter Daniels Ansturm zu Bruch. Eine brennende Zigarette im Aschenbecher war ein höchst faszinierendes Objekt, bis er sich einmal daran verbrannte. Danach machte er sowohl um Zigaretten als auch um Aschenbecher einen Bogen.

Man kann diese Methode, einem Baby beizubringen, daß es nicht mit brennenden Objekten spielen darf, zwar nicht uneingeschränkt empfehlen, aber sie wirkt. In den südamerikanischen Hochebenen leben die Indianer in Hütten, die um ein ständig brennendes Feuer gebaut sind, und dort hält niemand ein Baby auf, wenn es zum Feuer krabbelt. Man sagt nur: »Er (oder sie) wird es schon lernen.« Und so ist es denn auch. Vielleicht trauen wir unseren Kindern zuviel zu, wenn wir sie von ihrem Tun abhalten und dann erwarten, daß sie begreifen, was »heiß« bedeutet, ohne es am eigenen Leib verspürt zu haben. Eine Mutter hat mir einmal erzählt, daß sie es ihrem Baby immer gestattet, erst etwas auszuprobieren, bevor sie diese Beschäftigung mit einem

»Nein« belegt, weil sie ihm auf diese Weise hilft, seinen Forschungsdrang weiter zu entwickeln. Sie war der Meinung, daß sein reges Interesse sich bald in Ängstlichkeit verändern würde, wenn sie seine Untersuchungen zu früh unterbräche.

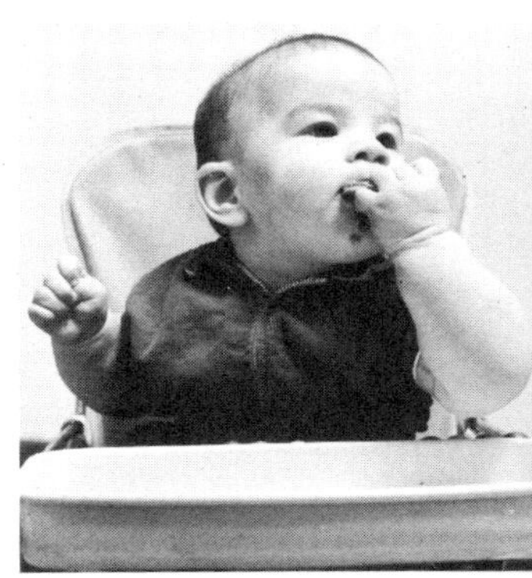

Die Familienmahlzeiten am Abend entwickelten sich zu einem Alptraum. Daniel schob sich die ganze Zeit Hand über Hand um den Tisch herum, stützte sich mit dem Kinn auf, um sehen zu können, was es zu essen gab, zerrte das Tischtuch zu sich heran und langte nach allem, was in seine Reichweite kam, oder bettelte an den Knien der Eltern um Kostproben. Da er oft an seinem eigenen Tisch zu wenig aß, steckte Frau Kay ihm ganz gerne Häppchen zu, damit er »zu seiner Ration kam«. Setzte sie ihn aber auch an den Tisch, war der Teufel los. Er stellte sich auf den Stuhl und prahlte mit seinen Künsten, ignorierte das Essen auf seinem Teller und wollte lieber etwas von den Tellern der anderen haben. Sobald er etwas bekam, warf er es auf den Tisch oder ließ es absichtlich auf den Fußboden fallen. Nach drei Mahlzeiten dieser Art spürte Herr Kay, daß sein Magengeschwür wieder aktiv wurde, und Daniels Mutter gelangte zu der Überzeugung, daß dies nicht die richtige Lösung des Problems war. So fütterte sie ihn weiter von ihrem Teller und versuchte, ihn möglichst oft vor dem Essen in sein Zimmer zu bringen. Da sie durch ihren Beruf am Tag nicht bei ihm sein konnte, wollte sie wenigstens abends etwas von ihm haben, und da gelang es ihr natürlich nur selten, ihn vor dem gemeinsamen Abendessen ins Bett zu bringen.

Eine Mutter, der es nicht so viel ausmacht, wieviel ihr Baby ißt (siehe Kapitel IX), könnte mit diesen Problemen viel rascher und wirksamer fertig werden. Es gibt keinen Grund dafür, das Baby an den Mahlzeiten teilnehmen zu lassen, wenn es das nur als Gelegenheit benützt, um den anderen lästig zu fallen und sie nervös zu machen. Wenn man es nicht so nachsichtig und wie ein bettelndes Hündchen behandelt, lernt es rasch, daß die Essenszeiten »geheiligt« sind. Man kann von ihm sogar erwarten, daß es in der Nähe spielt oder an seinem eigenen Tischchen noch ein paar Happen ißt. Wenn die Mutter ihm das mit Nachdruck klarmacht, kann das Baby außerdem etwas über die Mahlzeit als sozialer Faktor lernen, was es vielleicht später die Bedeutung der Mahlzeit mehr würdigen läßt, wenn es selbst an dem dabei gebotenen gesellschaftlichen Kontakt besser teilnehmen kann.

Daniel konnte jetzt ohne Hilfe ein kleingeschnittenes Menü zu sich nehmen und mit der Tasse umgehen. Aber das wurde ihm nur selten gestattet, denn weder seine Mutter noch die Betreuerin konnten sich zurückhalten, ihn selbst füttern zu wollen. Das hatte zur Folge, daß er die Mahlzeiten benützte, um die Erwachsenen zu plagen. Er weigerte sich, Essen vom Löffel anzunehmen, indem er entweder heftig den Kopf schüttelte oder den Happen erst annahm und ihn dann in die Gegend spuckte. Wenn er Publikum hatte, trank er erst selbständig etwas aus seiner Tasse und bewies dabei ein erstaunliches Geschick. Aber dann kippte er die Tasse höchst sorgfältig über die Tischkante auf den Fußboden und zwinkerte in Erwartung des Aufschlaggeräusches mit den Augen.

Dieses Verhalten beweist ein Zeitgefühl. Das Baby hat gelernt, daß es eine bestimmte Zeit dauert, bis die Tasse auf dem Fußboden aufschlägt, und beginnt darauf zu warten.

Aber das Leben mit Daniel war nicht nur eine Plage. Er war so flink und aufgeweckt, daß es Spaß machte, ihn beim Spielen zu beobachten. Er bevorzugte dabei Gegenstände, die seine Eltern benutzten, gegenüber seinen eigenen Spielsachen. Besonders gern spielte er mit einer Schachtel Garnrollen oder mit den Schachfiguren seines Vaters, die er erst in den Kasten legte und dann eine nach der anderen wieder herausnahm, wobei er seine Hände abwechselnd gebrauchte. Er hatte die Vorstellung, erst ein Objekt hinlegen zu müssen, bevor er daran ging, das nächste aufzuheben. Obwohl er beim Krabbeln gern in einer Hand irgend etwas hielt (siehe Kapitel IX, Abschnitt »Tommy«), während er mit der freien Hand etwas anderes untersuchte, gebrauchte er beide Hände gleichzeitig, wenn er im Sitzen spielte. Er hob ein Klötzchen mit der rechten Hand hoch, ein anderes mit der linken und schlug dann beide krachend gegeneinander. Danach versuchte er, ein drittes mit dem Mund zu erreichen. Schließlich kam er auf die Idee, eins der Klötzchen, die er in den Händen hielt, in den Mund zu stecken und das dritte mit der freien Hand zu holen. Dann schlug er mit beiden Händen gegen das Klötzchen, das er mit dem Mund hielt. Dieses Spiel fand erst dann ein Ende, als er sich tüchtig ins Gesicht geschlagen hatte.
Er hatte eine Vorliebe für Papier – Zeitschriften, Zeitungen und sogar Bücher. Er lernte, wie er sie geräuschvoll zerreißen konnte, und Mark tat es ihm bei diesem destruktiven Spiel zögernd nach. Frau Kay wußte nicht, wie sie diesem zerstörerischen Treiben Einhalt gebieten sollte. Wenn sie versuchte, Daniel ein Buch oder eine Zeitschrift wegzunehmen, hielt er es so fest, daß es zerriß, sobald sie stärker daran zog. Sie fand heraus, daß sie ihm ein unwichtiges Buch im Tausch gegen eins, auf das sie Wert legte, anbieten konnte. Außerdem gab sie ihm ein paar alte Zeitschriften, mit denen er spielen durfte, damit er die neuen

in Ruhe ließ. Aber das funktionierte nur teilweise. Herr Kay befestigte an den Regalen, in denen seine wertvollen Bücher standen, Maschendraht, damit Daniel nicht an die Bücher herankommen und sie zerreißen konnte.
Er konnte Schubladen aufziehen, und eins seiner liebsten Spiele war, alles auf den Fußboden herauszuziehen. Dann kletterte er in die leere Schublade und schrie nach Hilfe, weil er allein nicht wieder heraussteigen konnte. Frau Kay verfiel auf die gute Idee, einen Besenstiel durch die Zuggriffe der Kommodenschubladen zu stecken, um zu verhindern, daß Daniel sie aufzog und ausräumte. Marks Spielzeugkiste war ein beliebtes Ziel seiner Raubzüge. Der arme Mark konnte nur hilflos protestieren und sich ärgern. Er versuchte, Daniel beizubringen, daß es genauso viel Spaß machte, alles wieder einzuräumen wie es herauszunehmen – und das tat er auch, solange Mark sich daran beteiligte. Aber sobald er die Lust verlor, mochte auch Daniel nicht weitermachen. Eines Tages hörte Frau Corcoran ein dumpfes Geschrei aus Marks Zimmer. Sie ging dem Geräusch nach und entdeckte, daß Daniel Marks Spielzeugkiste ausgeräumt hatte, hineingeklettert war und den Deckel geschlossen hatte.

Das erinnert nur allzusehr an die tragischen Unfälle, die so vielen kleinen Kindern mit Kühlschränken passieren. Babies, die nicht so behende sind wie Daniel, unternehmen solche Exkursionen erst später, aber immer aus der gleichen unschuldigen Forscherlust. In diesem Stadium sollte die Mutter ständig überprüfen, in welche Fallgruben sich ihr Baby hineinmanövrieren könnte.

Er krabbelte jetzt zur Eingangstür, wenn er sie aufgehen hörte, und abends war er oft an der Tür und begrüßte jeden seiner Eltern, bevor überhaupt ein Geräusch zu hören war.

Das Zeitgefühl, das Kinder in bezug auf ein wichtiges, sich regelmäßig wiederholendes Ereignis entwickeln, sagt ihnen, wann sie am Fenster auf die Heimkehr des Vaters zu warten haben.

Klingelte das Telefon, war er schneller daran als Frau Corcoran und saß schon ruhig mit dem Hörer in der Hand da, wenn sie ankam. Der Anrufer war dann entweder wütend oder hatte wieder aufgelegt, weil er keine Antwort bekam. Zu Daniels beliebtesten Spielen gehörte es, den Hörer von der Gabel zu heben und auf das Freizeichen zu lauschen. Das Geräusch eines Feuerwehrwagens oder eines laut ratternden Lastwagens brachte Daniel und Mark regelmäßig auf die Beine. Daniel lernte, Lastwagen mit »wa-wa« zu bezeichnen, womit er auf seine Art die von ihnen produzierten Geräusche nachahmte.

Die Geräusche sind ein Bestandteil der Faszination, die Personen- und Lastwagen auf kleine Jungen ausüben. Die lauten, aggressiven Fahrtgeräusche von Lastwagen scheinen bei Jungen eine Sympathie auszulösen, genauso wie es Puppen bei kleinen Mädchen tun.

Er lernte, mit seinem Vater »Wie groß bin ich?« zu spielen. Fragte Herr Kay ihn: »Wie groß ist denn unser Daniel?«, hob er die Arme in Schulterhöhe, wenn er stand, und hoch über den Kopf, wenn er saß.

Das liegt nicht ausschließlich daran, daß er sich je nach der Position, in der er sich befindet, verschieden groß sieht. Er ist sich außerdem bewußt, daß er seine Arme bereit haben muß, um mit ihrer Hilfe das Gleichgewicht zu bewahren oder schnell nach einem Halt zu greifen, wenn er beim Stehen unsicher wird.

Das Schlafen war für Daniel und die Eltern wieder zu einem Problem geworden (siehe Kapitel VII). Es fiel ihm sehr schwer, irgendeine aufregende Untersuchung aufzugeben und einzuschlafen, sei es nun am Tag für sein Nickerchen oder am Abend. Die Kays waren beim Zubettbringen der Kinder nie sonderlich energisch gewesen, und bei Mark hatte das auch keine Rolle gespielt. Er ließ sich leicht lenken und war bereit, schlafen zu gehen, sobald die Zeit dafür gekommen war.

Ruhige Kinder wie Mark und Laura wenden viel Energie für das Aussortieren von Anregungen auf, die sie aus der Umwelt empfangen. Sie sind zwar nicht körperlich aktiv, aber von der sensorischen und intellektuellen Aktivität, die für die Auswahl der tagsüber auf sie einstürmenden Reize erforderlich ist, erschöpft. Sie nützen gern die Gelegenheit, dem häuslichen Wirbel zu entkommen, der ihnen mehr Kraft abfordert als einem mehr auf die motorische Aktivität ausgerichteten, unkomplizierteren Kind wie Daniel.

Seit Frau Kay wieder berufstätig war, schwankte sie zwischen dem Wunsch, die Kinder am Abend um sich zu haben, und ihren schuldbewußten Gefühlen, daß sie sich nicht mehr so um ihre Bedürfnisse und ihre Erziehung kümmerte, wie sie es eigentlich tun sollte, hin und her. Wenn Daniel noch nicht ins Bett wollte, hoffte sie einfach, daß er seine Aktivität von selbst drosseln würde (siehe Kapitel X, Abschnitt »Tommy«). Aber mit seinem quecksilbrigen Herumwirbeln steckte er auch Mark an, und so steigerten die beiden sich gegenseitig in eine wahre Raserei hinein. Wenn sie schließlich vor Erschöpfung zu toben oder zu schreien anfingen, sahen Herr und Frau Kay ein, daß es Zeit war, sie zum Aufgeben zu zwingen. Beide Kinder schienen erleichtert zu sein, wenn sie in ihre Betten gelegt wurden, und waren oft schon fest eingeschlafen, bevor Marks Gutenachtgeschichte zu Ende und Daniels Flasche leer war.

Meiner Ansicht nach ist das ein Beweis dafür, welche Erleichterung Kinder verspüren, wenn die Eltern einen festen Standpunkt beziehen und sie dadurch aus dem Netz, in dem sie sich selbst gefangen haben, befreien.

Am Tag schlief Daniel nur kurz. Frau Corcoran schaffte es leichter, Daniel zu einem Schläfchen zu bewegen, als es Frau Kay am Wochenende gelang, wenn sie zu Hause war. Sie konnte sich nur helfen, indem sie darauf verzichtete, daß Daniel seinen Vormittagsschlaf einhielt und ihre Anstrengungen nur auf den Nachmittagsschlaf konzentrierte. Daniel war viel aufgedrehter, wenn seine Eltern zu Hause waren, und viel interessierter daran, die ganze Zeit aufzubleiben. Aber Frau Corcoran achtete viel energischer auf einen geregelten Tagesablauf als die Mutter, und das wußten die beiden Jungen.
Daniel wachte nachts auf und schrie nach seiner Mutter. Sie ging zu ihm und fing wieder an, ihm eine zusätzliche Flasche zu geben, um ihn zum Einschlafen zu bringen, genauso wie sie es gemacht hatte, als er fünf Monate alt war (siehe Kapitel VII). Sie genoß sogar diesen nächtlichen Kontakt mit ihm. Während sie ihm die Flasche gab, dachte sie an all das, was sie am Tag nicht für ihn getan hatte, und an alles, was sie falsch gemacht hatte, und dann stieg in ihr ein Schuldgefühl auf, wenn sie an ihre Doppelexistenz dachte – an ihren Beruf, der ihr so viel Freude machte, und an ihre Mutterpflicht, die beiden Jungen zu versorgen, die sie ihrer Meinung nach vernachlässigte.

Das muß nicht unbedingt so sein. Indem sie einen wichtigen Teil ihres Selbst befriedigt, kann sie vielleicht eine bessere Mutter sein. Die Gefahr liegt darin, daß das Urteilsvermögen einer berufstätigen Mutter durch ihre Schuldgefühle getrübt werden kann. Wenn sie zu zweifeln beginnt, muß sie sich klar vor Augen halten, daß ihr Baby ebensosehr eine feste Hand wie Zärtlichkeit braucht. Sowie sie sich in ihre eigenen Gefühle verstrickt, kann sie die Disziplin und die geregelte Tageseinteilung, die es nötig hat, völlig umwerfen.

Daniel wurde nachts immer anspruchsvoller, und allmählich wurde ihr klar, daß sie nicht so oft zu ihm gehen sollte. Wie damals, als er fünf Monate alt gewesen war, löste sie das Problem, indem sie um zehn oder elf Uhr nach ihm sah, bevor sie selbst schlafen ging. Sie weckte ihn auf, wickelte ihn frisch, nahm ihn zärtlich in die Arme und sprach mit ihm und gab ihm noch eine Flasche, wenn er es verlangte. Den Rest der Nacht schenkte sie ihm keine Beachtung mehr. Sie war überrascht, wie leicht es dadurch für beide Seiten wurde. Daniel wachte nur noch ein paar Nächte lang auf und beruhigte sich wieder, wenn seine Mutter ihm in bestimmtem Ton sagte, daß sie bereits bei ihm gewesen sei und daß es für ihn an der Zeit wäre, wieder einzuschlafen. Indem sie ihre zwiespältigen Gefühle ordnete und ihm diese zusätzliche Zeit mit ihr widmete (die für sie eine symbolische, für ihn eine echte Bedeutung hatte), konnte sie das nächtliche Problem sowohl für ihn als auch für sich selbst regeln. Nach einer Woche schien Daniel nichts weiter zu brauchen, als um 10 Uhr ein bißchen gestreichelt und frisch gewickelt zu werden, und damit war die Krise des gestörten Nachtschlafs überwunden.

Der neunte Monat XI

Das durchschnittliche Baby

Im neunten Monat seines Lebens schien Tommy sein Tempo zu verlangsamen und einige der Fortschritte, die er erreicht hatte, zu festigen. Er war nicht mehr so begierig, neue Kunststücke zu lernen, wie er es in den vergangenen Monaten gewesen war. Allerdings fand er heraus, wie er sich aus der Rückenlage aufsetzen konnte, und zwar mit einer einzigen anmutigen Drehbewegung. Er krümmte sich im Liegen zusammen, drehte sich auf eine Seite und verlagerte das Gleichgewicht so unmerklich, daß er sich anscheinend fast mühelos in eine sitzende Position hinaufrollte.

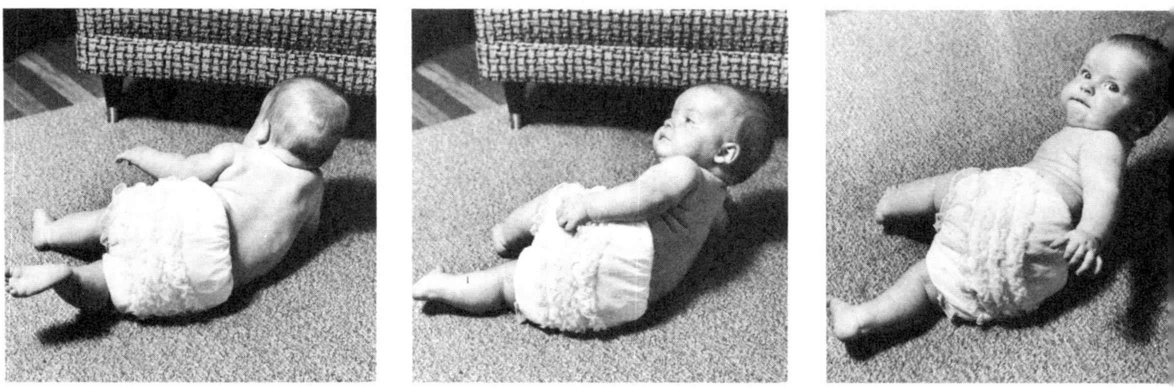

Viele Babies lernen das Sitzen, indem sie die Beine wie zum Krabbeln an den Körper anziehen. Dann spreizen sie die Beine mit einem Ruck nach vorn und landen geschickt auf dem Gesäß. Aber wie es bei allen anderen Entwicklungsstufen der Fall ist, hat jedes Baby auch hierbei seine eigene Methode.

Das Stehen war nicht so leicht, aber er übte sich, indem er sich, auf halber Höhe angekommen, einfach losließ und von einem Fuß unsicher auf den anderen trat. Dann hielt er sich wieder an dem Stuhl- oder Tischbein fest und ließ sich geschickt in eine sitzende Position

hinunter, indem er das Hand-über-Hand-Greifen, das er im vorangegangenen Monat gelernt hatte, einfach umkehrte.
Auf dem Fußboden sitzend lernte er neue Spiele. Er stellte zwei Klötzchen aufeinander. Die Idee dazu hatte er von Martha, die ihm zeigte, wie er es zu machen hatte. Auf ihr Zureden hin gelang es ihm, noch ein drittes Klötzchen daıaufzulegen, aber das überstieg doch seine Fähigkeiten, und er verlor das Interesse. Sobald sie es ihm erlaubte, stieß er mit der gespreizten Hand den Turm um. Die kontrollierten Bewegungen, die erforderlich gewesen waren, um ein Klötzchen mit zwei Fingern zu greifen, es aufzuheben und zu einem anderen Klötzchen zu bringen und die beiden so aufeinanderzustellen, daß sie einen Turm bildeten, hatten ihn sehr angestrengt, und obwohl Tommys Konzentrationsfähigkeit länger anhielt, wenn Martha ihn unter Druck setzte, als es jemand anders erreichen konnte, so hatte sie doch ihre Grenzen.

Man vergißt nur zu leicht, welchen Fortschritt das Abspreizen von Daumen und Zeigefinger vom Rest der menschlichen »Pfote« bedeutet. Dadurch ist der Mensch fähig, Gegenstände vorsichtig zu sortieren, sie aufeinanderzustellen, ihre Beschaffenheit durch einen leichten Druck dieser beiden Finger zu prüfen und sie durch einen starken Druck der beiden Finger zusammenzupressen. Diese Tatsache macht die kontrollierte Verwendung von Werkzeugen zu einer Fähigkeit, welche nur der Mensch beherrscht.

Tommy machte es viel Spaß, Gegenstände herumzuwerfen, und Sam brachte ihm das Ballspielen bei. Wenn er den Ball geworfen hatte (oder vielmehr auf den Fußboden fallen ließ), warf Sam ihn zurück. Natürlich hatte Tommy vom Zielen keine Ahnung, aber die Aussicht, Tommy mit dem Ball bewerfen zu können, war für Sam ein Anreiz, ihm immer wieder nachzulaufen. Tommy krähte entzückt. Er begann auf die Rückkehr des Objekts, das er weggeworfen hatte, zu warten und war enttäuscht, wenn Sam es nicht zurückwarf. Oft fing er selbst mit diesem Spiel an, indem er zum Ball hinkrabbelte, ihn aufhob und zu Sam brachte.

Spiele dieser Art tragen dazu bei, daß das Kind die Fähigkeit entwickelt, ein Spielzeug loszulassen und bewußt darauf zu warten, daß es dieses Spielzeug wiederbekommt. In Tommys Fall kam als zusätzlicher Anreiz der Wunsch hinzu, sich Sams Interesse zu erhalten; aber im allgemeinen beginnt das Baby mit dieser Art von Spielen, wenn es das Stadium erreicht hat, in dem es fähig ist, andere ähnliche gedankliche Begriffe zu lernen, wie zum Beispiel sich aus freiem Willen von der

Mutter zu entfernen und zu ihr zurückzukehren, oder sie in der sicheren Erwartung ihrer Rückkehr weggehen zu lassen.

Tommy konnte einfache Befehle befolgen und hatte Freude daran, sie zu verstehen und auszuführen und anschließend gelobt zu werden. Als der Vater einmal sagte: »Sam, hol mir meine Hausschuhe!«, stellte er zu seinem Entzücken fest, daß Tommy hinter Sam herkrabbelte. Am nächsten Abend richtete er die gleiche Aufforderung an Tommy, und die ganze Familie sah amüsiert zu, wie Tommy flink davonkrabbelte und seinem Vater einen Hausschuh brachte. Von da an wiederholte sich dieser Vorgang jeden Abend, und Tommy war begeistert.

Ein Drittgeborenes lernt von seinen älteren Geschwistern so viel — indem es sie nachahmt oder mit ihnen wetteifert —, daß man versucht ist sich zu fragen, wie ein armes Erstgeborenes es jemals lernen kann, sich im Wettkampf des Lebens zu behaupten. Tommy lernte zwar spielerisch leicht ganze Verhaltensweisen, indem er Sam und Martha nachahmte, aber es ist durchaus möglich, daß er auf diese Weise nicht so viel über den Lernprozeß an sich in Erfahrung brachte, wie es bei Laura oder jedem anderen Erstgeborenen der Fall ist, wenn es die gleiche Fähigkeit erlernt.

Die Kinder liebten es über alles, sich abends mit dem Vater herumzubalgen. Eines ihrer beliebtesten Spiele war, auf ihm herumzukriechen,

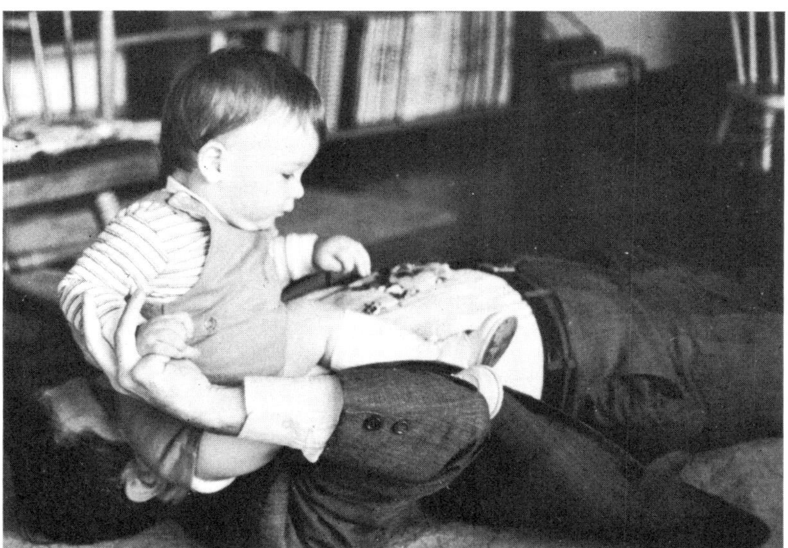

wenn er auf dem Fußboden lag. Tommy pflegte sich als Landeplatz das Gesicht des Vaters auszusuchen und sich bäuchlings auf seine Nase zu werfen. Manchmal warf der Vater ihn auch hoch in die Luft und fing ihn wieder auf. Früher hatte Tommy an diesem Spiel viel Spaß gehabt, aber jetzt holte er jedesmal tief Atem, wenn er hochgeworfen wurde, klammerte sich nachher verzweifelt an den Händen des Vaters fest und wollte sich nicht noch einmal hochwerfen lassen.

In diesem Stadium, in dem das Baby die ersten eigenen Erfahrungen in Bezug auf die Höhe eines Raumes macht, also beim Aufstehen und Wiederhinsetzen, wird auch sein Höhenbewußtsein stärker. Bevor er gelernt hatte, selbständig zu klettern oder aufzustehen, machte es ihm weniger aus, hochgeworfen zu werden und wieder herunterzufallen.

Außerdem beschäftigte sich Tommy mit der Erforschung des Raums, indem er sich erst zum Stehen hochzog und dann absichtlich auf die Knie oder auf das Gesäß fallen ließ. Er wiederholte dieses »absichtliche« Fallen immer wieder, als ob er versuchte, die Angst zu überwinden, die er soeben kennengelernt hatte. Sobald er auf einen Stuhl hinaufgeklettert war, fing er an zu wimmern. Er war zwar früher oft auf Stühle hinauf- und anschließend wieder hinuntergeklettert, aber jetzt hatte er Angst davor, den Höhenunterschied zu überwinden — als ob diese neue Erkenntnis ihn lähmte.
Er begann auch, sich vor der großen Badewanne zu fürchten. Seit er selbständig sitzen konnte, hatte er beim gemeinsamen Bad mit Sam und Martha darin gespielt, aber jetzt schrie er, wenn er zu ihnen hineingesetzt wurde. Auch wenn er allein in der Wanne saß, jammerte er herzzerreißend und umklammerte den Rand der Wanne. Die Mutter hatte Verständnis für seine Angst und badete ihn wieder in der kleinen Babywanne. Manchmal nahm sie ihn in ihr eigenes Bad mit und hielt ihn fest in den Armen, während sie ihn ins Wasser tauchte. Allmählich gewann er seine alte Sicherheit zurück, und nach einem Monat war er soweit, daß er sich wieder allein baden ließ. Es dauerte allerdings mehrere Monate, bis er wieder zu den älteren Geschwistern in die Wanne gesetzt werden konnte; die plötzlichen und verwirrenden Bewegungen und Geräusche, die sie machten, waren mehr, als er zusätzlich zu seinem Kampf gegen die neuen Ängste ertragen konnte.

Jede neue Erkenntnis kostet einen hohen Preis: Angst, Unsicherheit und die Notwendigkeit, eine bereits erlernte Fähigkeit, die jetzt eine andere Bedeutung bekommen hat, aus neuer Sicht zu verarbeiten.

Tommy reagierte einen Teil seiner Angst im Spiel mit seinem Lieblingsstoffhund ab. Er setzte den Hund auf einen Stuhl und kippte ihn auf den Fußboden hinunter. Dann setzte er sich daneben und tröstete ihn.

Wenn man bewußt darauf achtet, wird man feststellen können, daß Spiele, in denen sich die Ängste, Wünsche und Ziele des Kindes widerspiegeln, gar nicht so selten sind. Selbst bei Babies in diesem Alter habe ich beobachten können, was in ihnen vorgeht, wenn sie sich etwas »von der Seele spielen«. Das Wesentliche der Therapie ist die Fähigkeit, selbst zu erkennen, was einen stört, es im Spiel abzureagieren, das Spiel als Mittel zu benützen, um die Ängste an die Oberfläche des Bewußtseins zu bringen, wo man sie besser kontrollieren kann. Dieser Prozeß ist sowohl bei Kindern als auch bei Erwachsenen der Kernpunkt der Psychotherapie. Sogar nach einer traumatischen Erfahrung, zum Beispiel nach einem Aufenthalt im Krankenhaus, ist ein älteres Kind fähig, die Erschütterungen und Ängste, die durch das erlebte Trauma entstanden sind, in einer Spielsituation abzureagieren, die gegebenenfalls auch von den Eltern herbeigeführt werden kann, um dem Kind bei der Überwindung des Traumas zu helfen.

Tommy begann nervös zu werden, wenn die Mutter den Staubsauger in Gang setzte. Er saß jammernd in der Ecke, bis die Mutter das Gerät ausschaltete, zu ihm kam und ihn tröstete. Da diese neue Angst gleichzeitig mit den anderen Angstzuständen auftrat, paßte sie nach der Ansicht der Mutter in das Gesamtbild, und sie überlegte, wie sie ihm helfen könnte. Sie machte die Tür zu, wenn sie staubsaugte, aber er war so unglücklich, wenn man ihn aussperrte. Offenbar war er ebenso fasziniert wie verängstigt. Sie drückte ihn mit einer Hand fest an sich, während sie mit der anderen den Staubsauger bediente. Sie führte ihn zu dem ausgeschalteten Gerät hin, damit er es anfassen und untersuchen konnte. Allmählich überwand er auch diese Angst und ließ sich durch den Staubsauger nicht mehr beim Spielen stören.

Tommys Angstperiode hat früher eingesetzt, als es bei den meisten Kindern im allgemeinen der Fall ist — es sei denn, das Baby lebt in einer geräuschvollen, aggressiven Umgebung, wie sie zum Beispiel von Sam und Martha geschaffen wird. Es hat den Anschein, als ob das jüngere Kind meistens die es umgebenden Geräusche und Aufregungen verkraften kann, aber wie anfällig dieses Gleichgewicht ist, wird offenbar, wenn das Baby aufgrund einer Steigerung seiner Lärmempfindlichkeit völlig aus dem Gleis gerät. Erst dann wird einem bewußt, wie sehr es sich ständig anstrengen muß, um mit allem, was in seiner Umgebung passiert, fertig zu werden. Die Tatsache, daß ein Kind wie Tommy stets den Wunsch verspürt, die heftigen Angriffe aus seiner Umwelt zu meistern und das auch schafft, ist Beweis genug, wie wunderbar es für ein Baby ist, in einer so aufregenden Umgebung aufzuwachsen.

Aufgrund dieser Zeichen wachsender Ängstlichkeit gelangte Frau Moore zu der Ansicht, daß sie Tommy nicht energisch genug zur Selbständigkeit antrieb.

Für den unbeteiligten Zuschauer ist es leicht zu erkennen, daß dies nicht der richtige Zeitpunkt ist, um ihn anzutreiben. Seine Ängstlichkeit spiegelt das Bedürfnis nach stärkerer Abhängigkeit wider. Diese Ängste bilden die Vorstufe von neuen Schüben der Unabhängigkeit und Aggressivität. Das Baby scheint auf diese Weise zu versuchen, einen Rückzieher zu machen und sich aus der Umgebung Sicherheit zu holen, ehe es einen neuen Vorstoß unternimmt.

Die Mutter versuchte ihn dazu zu bringen, daß er aus der Tasse trank, aber er weigerte sich. Er liebte seine Flasche, die er sehr gut selbst halten konnte. Im Monat zuvor hatte Frau Moore die Flasche als Hilfsmittel benützt, um ihn abends zu beruhigen. Sie legte ihn einfach mit der Flasche im Mund auf den Fußboden. Dort lag er dann und saugte eifrig, zog sie plötzlich mit einem knallenden Geräusch aus dem Mund, untersuchte sie liebevoll mit Händen und Augen und saugte sie dann mit Inbrunst wieder an. Aber auf einmal paßte der Mutter diese Anhänglichkeit an die Flasche nicht mehr. Sie sah nicht ein, weshalb er sich so ungeschickt benahm, wenn sie ihm eine Tasse anbot. Jeder Schluck Milch, den er aus der Tasse trank, rollte ihm aus den Mundwinkeln über das Kinn. Hingegen trank er aus der gleichen Tasse ohne weiteres Limonade. Endlich begriff sie, daß er sich ihren Bemühungen widersetzte, ihn von seiner geliebten Flasche zu entwöhnen. Das bestärkte sie in ihrem Entschluß. Sie sprach mit ihren Freundinnen darüber. Einige von ihnen waren gleichfalls der Meinung, daß es Zeit sei, ihn an die Tasse zu gewöhnen.

Junge Mütter wetteifern gern miteinander und neigen dazu, in einer anderen Mutter das Gefühl zu erwecken, daß sie als Mutter unzulänglich und ihr Baby zurückgeblieben sei. Nur wenige sind bereit – oder fähig –, auf die erstaunliche Stärke hinzuweisen, mit der ein Baby sich an ein wichtiges Symbol, wie es zum Beispiel die Flasche ist, anklammern kann. Man scheint die Geschwindigkeit, mit der ein Kind eine neue Entwicklungsstufe erreicht, mit der Qualität der mütterlichen Fürsorge gleichzusetzen.

Aufgrund der kritischen Bemerkungen ihrer Freundinnen verfolgte sie ihr Ziel, Tommy von der Flasche abzubringen, mit noch mehr Nachdruck. Je mehr sie ihn antrieb, desto hartnäckiger wurde er. Wenn sie die Milch in der Tasse mit einem Aroma versetzte, trank er sie, aber sobald sie das Aroma wegließ, weigerte er sich wieder. Sie dachte sogar daran, ihm überhaupt keine Flasche mehr zu geben und ihn einfach hungern zu lassen, bis er nachgab, aber dann schoben sich andere häusliche Probleme in den Vordergrund, so daß sie dieses schließlich zurückstellen mußte.

So wie Frau Moore verhalten sich viele Mütter, die mehr als ein Kind haben. Plötzlich fällt ihnen irgend etwas auf, um das sie sich ihrer Meinung nach sofort kümmern müssen. Sie fühlen sich schuldbewußt, weil sie dieses Problem bisher vernachlässigt haben, und machen sich dann mit aller Kraft daran. Das ist gar nicht nötig. Eine Fertigkeit, wie zum Beispiel der Gebrauch der Tasse, kommt von allein. Ich habe bei primitiven Völkern Kinder gesehen, die sich niemals vorher im Gebrauch der Tasse geübt hatten, sondern nur beobachteten, wie die Erwachsenen damit umgingen, und die dann, wenn sie das richtige Alter erreicht hatten, ihre Tasse in die Hand nahmen und daraus tranken, als ob sie seit Monaten daran gewöhnt seien. Bei diesen Primitiven liegt die Betonung mehr auf dem Lernen durch Nachahmung statt auf der praktischen Unterweisung, und man daraus durchaus ersehen, daß es viele Wege gibt, auf denen man das gleiche Ziel erreichen kann. Ein Baby wie Tommy wird mit der Tasse umzugehen lernen, sobald die Zeit dafür gekommen ist.

Auch die Mutter verstärkt die Bedeutung der Flasche, indem sie selbst sie dem Baby gibt, so daß sie es untersuchen und lernen kann, selbständig damit umzugehen. Ein Vorteil, den es mit sich bringt, das Baby (im ersten Lebensjahr) bei der Flaschenmahlzeit im Arm zu halten, ist, daß es die Flasche leichter aufgeben wird, wenn es mit dem Eintritt ins zweite Lebensjahr beginnt, sich auch von der Mutter lösen zu wollen. Das mag vielleicht so klingen, als ob ich mich jener Gruppe anschließe, die es für wichtig hält, wann das Baby die Flasche aufgibt. Das ist jedoch nicht der Fall.

Das ruhige Baby

Oberflächlich betrachtet schien Laura nur wenig Fortschritt in Richtung auf das Ziel gemacht zu haben, das die Eltern für sie gesetzt hatten – nämlich eine stärkere motorische Aktivität.

Eltern werden unwillkürlich von ihrem Wissen über die Entwicklung der Kinder ihrer Bekannten angetrieben sowie von der Vorstellung davon, welchen Anforderungen ein Baby in unserer Gesellschafft »genügen« sollte – eine Vorstellung, die man sich aus Artikeln in einschlägigen Zeitschriften und aus Unterhaltungen mit anderen Frauen zusammenbastelt. Selbst die Väter pflegen im Büro die Fortschritte ihrer Babies zu vergleichen. Die Grundlage für solche Vergleiche sind immer motorische Marksteine.

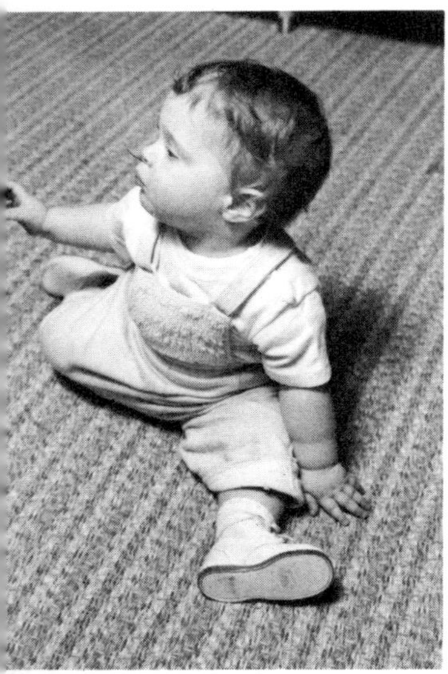

Laura verbrachte den ganzen Tag sitzend. In aller Ruhe untersuchte sie alle Aspekte des Sitzens. Sie bewegte sich sitzend, indem sie ihren charakteristischen Beinstoß und Armzug als Antrieb benützte. Die Geschwindigkeit, mit der sie vorankam, wuchs langsam. Ab und zu folgte sie der Mutter oder dem Vater von Zimmer zu Zimmer. Aber die Wohnung war nicht groß, und sie konnte die Eltern von jedem Raum aus sehen und hören. Dadurch fehlte der Ansporn, ihnen rascher nachzufolgen, den eine größere Wohnung vielleicht geboten hätte.
Im Sitzen schaukelte sie sich vor und zurück. Sie wiegte sich im Rhythmus der Radiomusik hin und her. Sie spielte mit ihren Fingern, untersuchte jeden einzeln, als ob er etwas Neues sei, bog sie in verschiedene Stellungen und schien mit besonderem Interesse Daumen und Zeigefinger einander anzunähern. Auch die Füße interessierten sie wieder. Wenn sie keine Schuhe anhatte, beobachtete sie, wie ihre Zehen sich bewegten. Sie faßte eine nach der anderen an, als ob es sich um ein Wiederseheen mit alten Bekannten handle. Und das waren die Zehen auch. Als Laura fünf Monate alt gewesen war, hatte sie mit ihren Zehen gespielt und sogar daran gelutscht. Vielleicht erinnerte sie sich auch an das Abzählspiel, das der Vater mit ihr gespielt hatte.
Wenn sie Schuhe anhatte, spielte sie mit den Schnürsenkeln, zog daran und versuchte, die Enden in die Ösen zu schieben, wie sie es bei der Mutter gesehen hatte. Die Schuhe wurden ihre Freunde. Sie drückte sie zärtlich an sich, wenn sie nicht an ihren Füßen waren, und zerrte einen Schuh ständig an den Schnürsenkeln mit, während sie sich beim Spielen herumbewegte.

Für das Baby haben Schuhe eine solche Bedeutung, daß ich sie sogar in der Sprechstunde benütze, um ihm jeden einzelnen Schritt der Unter-

suchung zu zeigen. Ich halte das Stethoskop zuerst an einen Schuh, und als ob damit das Eis gebrochen sei, ist das Baby nunmehr imstande, mir zu gestatten, es auch bei ihm selbst anzusetzen. Wenn ich zuerst in den Schuh hineinleuchte, ängstigt es sich nicht mehr so sehr, wenn es selbst angeleuchtet wird. Hier haben wir ein weiteres Beispiel für die Fähigkeit des Babys, sich mit einem Objekt zu identifizieren – insbesondere mit einem, das es am Körper trägt oder in der Hand mit sich herumschleppt.

Laura liebte ihre Spielsachen. Sie konnte stundenlang auf dem Fußboden sitzen und jedes Spielzeug auf mannigfache Art untersuchen – sie streichelte jede Außenfläche, schlug dagegen und bestupste sie mit Zunge und Zeigefinger. Wenn an dem Spielzeug eine Schnur angebracht war, pflegte sie es in der linken Hand zu halten, während sie mit Daumen und Zeigefinger der rechten Hand vorsichtig die Schnur betastete. Gelegentlich gebrauchte sie die Hände umgekehrt, als ob sie den Zangengriff der linken Hand ausprobieren wollte. Da sie ihn nicht so vollkommen fand, hörte sie jedesmal bald wieder auf und kehrte zum rechteen Daumen und Zeigefinger zurück.
Auch andere Körperteile erregten ihr Interesse. Sie hatte vorher noch nie ihren Nabel und ihre Scheide sehen können, und nachdem sie beides entdeckt hatte, bohrte sie immer wieder daran herum. Einmal war Frau King peinlich verlegen und befürchtete, daß Laura das »Masturbieren lernte«. Sobald sie ungewickelt war, fuhr sie mit dem Zeigefinger in die Scheide, und nachdem sie wieder angezogen war, versuchte sie, ihre Hand unter die Windel zu zwängen.

Die Entdeckung und Erforschung der unteren Körperregionen ist ein ganz normaler Vorgang. Da das Baby keine richtige Gelegenheit hat, diesen Teil seines Körpers zu sehen, bis es sitzen und sich vorbeugen kann, ist es wirklich kein Wunder, daß es ihn dann mit den Händen erforschen will. Ob es nun in diesem Alter in der Region von Nabel und Scheide bereits empfindliche erogene (geschlechtlich erregende) Zonen gibt oder nicht, ihre Erforschung wäre immer befriedigend. Gibt es solche Zonen (und vieles spricht dafür), so sind sie aufgrund ihrer Natur ein wichtiger Bestandteil der Forschungsaktivität, durch die das Baby seinen Körper kennenlernt. Unsere puritanische Vergangenheit macht uns befangen und erweckt in uns das Gefühl, daß an diesen Untersuchungen etwas Böses ist. Wenn wir es dem Baby immer wieder verbieten, kann sich sein natürliches Forschungs- und Selbstanregungsbedürfnis sehr bald dahingehend verwandeln, daß diese Zonen als Ventil für seelische Spannungszustände oder zur Masturbation benützt werden. Ich habe schon sehr viele Babies in dieser Phase des

Forschens und der Selbststimulierung gesehen, aber ich bin überzeugt davon, daß keins von ihnen darin »steckenbleibt«, wenn nicht die Umwelt auf irgendeine Art und Weise einen verstärkenden Einfluß ausübt – entweder durch Verbote, oder weil sie dem Baby nicht genügend andere Anregungen bietet. Bei Babies, die in Heimen leben, wird die Selbststimulierung oft zum Dauerzustand, woran die Reizarmut der Umgebung schuld ist; es handelt sich also um eine negative Verstärkung durch die Umwelt (vgl. Kapitel VII, Abschnitt »Daniel«).

Lauras Nabel wölbte sich beim Sitzen hervor. Ihr runder Bauch ließ die Nabelnarbe stärker hervortreten, so daß sie wie ein runder Gewebeknopf darauf saß. Frau King machte sich Sorgen, ob es sich wohl um einen Nabelbruch handle.

Nabelbrüche kommen bei jüngeren Babies häufig vor. Die Muskelfasern, die senkrecht an der Bauchwand entlang bis zum Schambein verlaufen, sind anfangs noch nicht fest aneinandergefügt. Wenn die Muskeln kräftiger werden, schließen sie sich zusammen, und damit verschwindet dieser sogenannte »falsche Muskelriß«. Der Nabelbruch (Hernie) bildet sich in dem Maße zurück, wie die Bauchmuskulatur sich festigt. In ungefähr fünf Prozent aller Fälle verschwindet die Hernie nicht im Laufe der Zeit, und dann können die Muskeln durch einen einfachen Eingriff zusammengezogen werden. Ein Nabelbruch ist so gut wie ungefährlich und kann für gewöhnlich unbeachtet gelassen werden. Es ist ebenso unnötig wie zwecklos, einen festen Verband anzulegen oder eine durch Heftpflaster festgehaltene Münze darauf zu setzen oder durch irgendwelche Manöver zu verhindern, daß das Baby schreit, damit der Bruch nicht größer wird. Entweder verschwindet die Hernie von selbst oder sie bleibt. Eine Verwölbung der Nabelnarbe, wie Laura sie hat, wird von selbst weggehen und eine rundliche Vertiefung hinterlassen, wenn das Kind ungefähr vier Jahre alt und der Bauch flacher ist.

Bei den Ausfahrten saß Laura lange Zeit zufrieden in ihrem Sportwagen. Hielt die Mutter an, um mit jemanden zu sprechen oder etwas einzukaufen, spielte Laura mit sensorischen Veränderungen (Veränderung der Sinneseindrücke), die sie selbst produzierte, indem sie zum Beispiel die Augen mit den Händen bedeckte oder den Kopf tief in den Nacken legte. Sie pflegte die Augen auch zu bedecken oder fest zu schließen, um das auszuschließen, was sie nicht sehen wollte, wie zum Beispiel einen fremden Menschen, den sie als zu aufdringlich empfand, oder eine Lärmquelle oder weinende Babies. Sie reagierte auf andere Kinder sehr empfindlich und schrak zusammen, wenn sie plötzliche

Bewegungen machten, während sie selbst sie beobachtete. Sie schaute ihnen schweigend beim Spielen zu, zog sich abwehrend zurück, wenn sie zu dicht an den Sportwagen kamen, und bedeckte ihr Gesicht, wenn sie ihr direkt in die Augen sahen. Es tat ihr weh, ein anderes Baby weinen zu hören. Sie verzog das Gesicht, wimmerte leise, schloß die Augen und zog sich zurück, als ob sie im Sportwagen Schutz suchte. Laura brauchte mehr Kontakt mit anderen Kindern, damit sie etwas über sie lernen konnte – und auch über sich selbst. Ihre wachsende Empfindlichkeit gegen Kinder war ein Beweis, daß ihr Interesse für sie wuchs (vgl. Tommys neue Ängste, als er sich seiner Umwelt bewußter wurde).
Ihr lebhaftestes Interesse galt dem Vater. Sie lächelte ihre Mutter morgens an, aber wenn der Vater sie aus dem Bett nahm, dann kicherte sie und machte kleine Zappelbewegungen. Ging er nach dem Frühstück aus dem Haus, holperte sie zum Fenster hin und schrie gellend nach der Mutter. Frau King hob sie dann hoch, so daß sie ihrem Vater nachwinken konnte. »Winke-winke« war Pappis Etikett geworden, und sobald er seinen Hut aufsetzte, begann sie zu winken. Sie wußte auch, was »da kommt der Pappi« bedeutete und wartete schon an der Wohnungstür, wenn er ankam. Sowie er abends zu Hause war, schien sie mit neuer Energie geladen zu sein. Sie ahmte nach, wie er hustete und mit der Zunge schnalzte, lernte zu zischen und versuchte sogar, den Mund so zu spitzen, wie er es beim Pfeifen tat, und pfiff sozusagen lautlos.
Er konnte ihr einfach alles beibringen, und oft fühlte Frau King sich leicht verbittert wie das fünfte Rad am Wagen. Als sie wollte, daß Laura mit der Tasse umzugehen lernte, trat sie diese Aufgabe an ihren Mann ab. Er gab Laura eine Tasse und trank aus einer anderen, und es dauerte nicht lange, da machte Laura es ihm nach. Er gab ihr auch in der Badewanne eine Tasse, und sie begann gleich, sich mit Badewasser zu laben. Er goß Milch in ihre Tasse, während sie in der Wanne saß. Es gelang ihr, einen Teil davon zu trinken, den Rest ließ sie über ihre Brust ins Badewasser rinnen. Auf diese Weise lernte sie ohne Hilfe, wie sie die Tasse gebrauchen mußte, und als Frau King sich entschloß, sie abzustillen, konnte Laura schon selbst Milch trinken. Tatsächlich wollte sie sich erstmals eines Mittags nicht mehr anlegen lassen, nachdem sie zum Essen ziemlich viel Milch aus der Tasse getrunken hatte. Das bewog Frau King zu der Ansicht, daß es Zeit sei, Laura zu entwöhnen.

Es gibt mindestens drei Phasen, in denen das Baby ein geringeres Interesse an den Brustmahlzeiten zeigt. Die erste tritt mit vier oder fünf

Monaten auf und ist mit dem plötzlichen Anstieg des optischen Interesses an der Umgebung vergesellschaftet. Die zweite ist eine Begleiterscheinung des stürmischen motorischen Schubs, der im Alter von sieben Monaten erfolgt. Die dritte zeigt sich meistens zwischen neun und zwölf Monaten. Es gibt auch Babies, die nie das Interesse verlieren und die man wahrscheinlich unter Anwendung von Zwang entwöhnen muß. Wenn ein neun Monate altes Baby das Interesse zu verlieren beginnt, sollte man meiner Meinung nach diese Gelegenheit nützen. Es hat dann während der Mahlzeiten lange genug saugen können, und meiner Erfahrung nach kommt es selten vor, daß ein Baby nach neunmonatiger Stillzeit noch ein zusätzliches Saugbedürfnis hat. Der gegen Ende des ersten Lebensjahres einsetzende sprunghafte Fortschritt in der motorischen Entwicklung und im Streben nach Unabhängigkeit bringt eine natürliche Trennung von der Mutter mit sich, und zumindest dann sollte man das Baby abstillen. In unserer Gesellschaft ist es schon beachtlich, wenn die Mutter sich neun Monate lang dem auf die Entwöhnung abzielenden Druck widersetzen kann, und ich halte es nicht für gerechtfertigt, sie aufzufordern, das Baby noch länger zu stillen, es sei denn, daß irgendein außergewöhnlicher und dringender Grund dafür spricht. Es ist wundervoll, wenn man dem Baby neun Monate lang diesen innigen Kontakt bieten konnte, und eine Mutter, die so viel von sich selbst »gegeben hat«, sollte sich nicht »verschmäht« fühlen, wenn ihr Baby von sich aus zeigt, daß es die Brust nicht mehr will. Im Gegenteil, es ist gut und richtig, wenn diese erste Weigerung vom Baby ausgeht. Aber den meisten Müttern fällt es schwer, diese enge Verbindung aufzugeben (siehe Kapitel VII, Tommys Mutter).

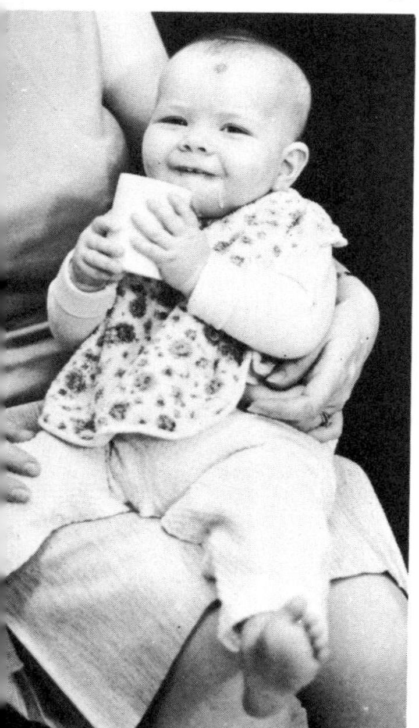

Lauras enge Bindung an den Vater machte es für Frau King noch schwieriger. Sie fühlte sich von Laura noch mehr zurückgestoßen. (Über das Abstillen siehe Kapitel VII, Abschnitt »Tommy«.) Während sie sich mit der neuen Lage abzufinden versuchte, begann Laura zu zeigen, daß sie von der Mutter ins Bett gebracht werden wollte. Fast unmerklich ließ sie erkennen, daß sie den engen Kontakt vermißte, den sie bei den Brustmahlzeiten empfunden hatte. Wenn sie ihre Mutter ansah, steckte sie den Daumen in den Mund, als ob sie an das Gefühl erinnert wurde, daß sie beim Saugen verspürt hatte. Wenn sie eine Weile mit dem Vater gespielt hatte, kam sie zur Mutter und kletterte auf ihren Schoß. Die Eltern erfanden ein Spiel, bei dem Laura (wie ein Hündchen) abwechselnd von einem zum anderen gelockt wurde. Es dauerte jedesmal lange, bis sie dieses Spiels überdrüssig wurde.
Offensichtlich gab es bei diesem Spiel eine gewisse Spannung und Ri-

valität zwischen den Eltern. Es stand zu erwarten, daß Frau King sich bald wieder ein Baby wünschen würde, das dann »ihr eigenes« sein könnte.

Viele Frauen verspüren im Unterbewußtsein das Bedürfnis, ihre »leeren Arme« wieder zu füllen, nachdem sie das Baby entwöhnt haben. Aber gerade jetzt braucht das Baby die Mutter besonders, und die Mutter darf es nicht dazu kommen lassen, daß irgendwelche kindischen Gefühle des Verschmähtseins, weil das Baby entwöhnt ist oder eine enge Beziehung an den Vater hat, sich störend auf ihre Pflichten dem Baby gegenüber auswirken.

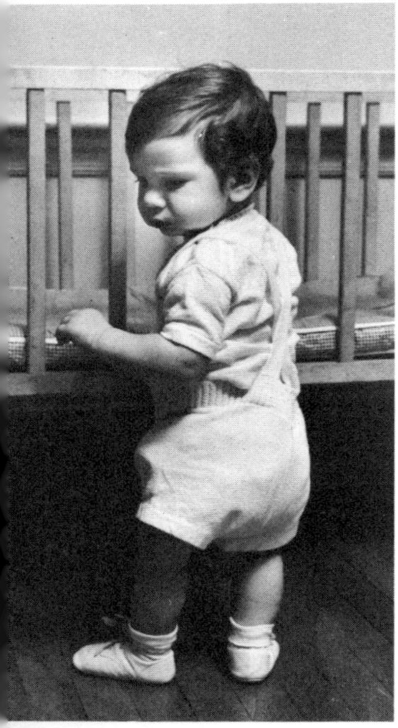

Das lebhafte Baby

Daniel konnte ohne Hilfe stehen. Er schwankte zwar noch heftig hin und her und stand zuerst immer in der Nähe eines Stuhls oder Tisches, so daß er sich notfalls daran festhalten konnte. Die geringste Kleinigkeit konnte ihn aus dem Gleichgewicht bringen, und das hatte Mark bald herausgefunden. Er sauste ganz dicht an Daniel vorbei, ohne ihn zu berühren. Daniel wurde jedesmal unsicher und fiel hin oder griff nach einem Halt. Mark konnte den gleichen Effekt erzielen, wenn er plötzlich aufschrie oder eine Tür zuknallte. Daniel mußte notgedrungen lernen, nur dann zu üben, wenn Mark nicht in der Nähe war.

Aufgrund des störenden Einflusses der älteren Geschwister lernen viele Zweit- oder Drittgeborene nicht so früh stehen oder laufen, wie sie es eigentlich könnten. Natürlich wird diese Störung nicht immer so absichtlich herbeigeführt, wie Mark es tut. Sehr häufig erreicht aber diese Neigung des älteren Kindes gerade jetzt einen Höhepunkt (siehe Kapitel XII, Tommy und Sam). Nachdem es den ersten Ausbruch eifersüchtiger Gefühle gegenüber dem Baby hinter sich gebracht hat, glauben die Eltern, daß es damit ein für allemal vorbei sei und sind über eine Wiederholung aufgebracht. Da es aber in der Natur der Menschen liegt, mit anderen zu rivalisieren und alles für sich selbst haben zu wollen, sind diese Gefühle in keinem Lebensalter völlig unter Kontrolle.

Daniel konnte Mark jetzt besser in die Quere kommen, und da er nun auch als Person mehr als Konkurrenz betrachtet werden konnte, war dies für Mark der richtige Moment, auch einmal verärgert zu sein. Es war gut, daß Mark fähig war, diese Gefühle offen zu zeigen. Sobald Daniel das Stehen gemeistert hatte, versuchte er, es weiter auszubauen. Er lernte sehr rasch, sich wieder hinzusetzen – zuerst mit einem kräftigen Bums, aber bald war er geschickter. Nach einer weiteren Woche hatte er gelernt, wie er, ohne sich festzuhalten, aufstehen konnte. Er rollte sich auf den Bauch, hob sich auf die Ellenbogen (wie beim Kriechen), stemmte sich mit durchgedrückten Knien hoch, so daß sein Gesäß hoch in der Luft war, und dann, während er vornüber zu kippen drohte, stieß er sich mit den Armen ab und kam auf die Füße. Wenn er dann lobheischend um sich blickte, geschah es mehr als einmal, daß er Mark auf sich zukommen sah. In richtiger Deutung des Glanzes in Marks Augen ließ er sich rasch wieder in eine sitzende Position fallen. Sein Triumph über das Stehen war nur von kurzer Dauer gewesen; wenn der Lerneifer eines Babys nur von einer ständigen Ermunterung durch die Umwelt abhinge, dann hätte das Daniels Stehversuche ein für allemal beenden können. Aber nein, er wartete, bis Mark außer Sicht war, und wiederholte die gleiche Übung. Mit jedem Versuch (und er machte an diesem Tag viele) ging es besser, und am nächsten Tag hätte man denken können, daß er schon seit langem wußte, wie er sich aus der Bauchlage auf die Füße bringen konnte.

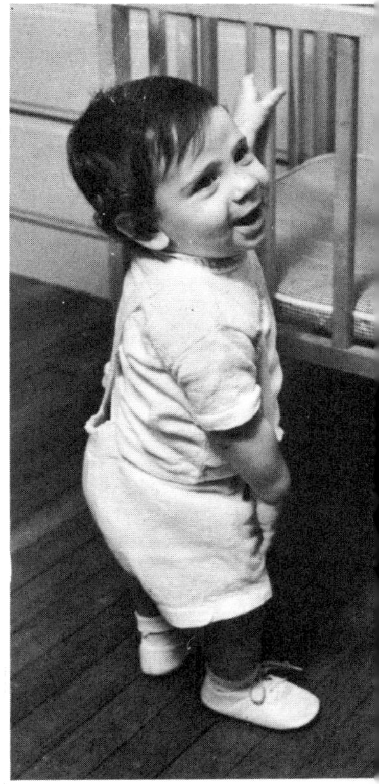

Es ist wirklich erstaunlich, wie schnell ein Baby es lernt, Teile einer Verhaltenseinheit zusammenzufügen. Auch die Art, wie es die Einzelbewegungen ineinanderfließen läßt, ist bemerkenswert und könnte für einen Sportler durchaus lehrreich sein. Es steht außer Zweifel, daß jeder Teil des Ganzen vorher gelernt worden war. So haben wir schon gesehen, daß Daniel es bereits gelernt hat, wie er seinen Bauch mit Hilfe der ausgestreckten Arme und Beine vom Boden abheben kann. Er hat gelernt, wie er seinen Körper aus der abgebeugten Sitzhaltung zum Stehen strecken muß. Er weiß, wie er sein Gleichgewicht wiedergewinnen kann, wenn er sich zuerst am Tisch festgehalten hat und dann hin und her schwankt, sobald er ohne Stütze steht. Er hat jede dieser Handlungen einzeln gelernt. Das Aneinanderfügen dieser Teilbewegungen bedeutet, daß das Baby eine Vorstellung vom Endresultat hat und dessen Verwirklichung planen kann. Und wenn es dann so lange übt, bis es die Bewegung ohne Anstrengung ausführen kann, zeigt es eine echte Zielstrebigkeit bei der Verfolgung seiner Absichten. Oberflächlich betrachtet, könnte man meinen, daß diese Stehübungen mit der Art und Weise, wie Tommy sich im Monat zuvor zum Stehen hochzog, vergleichbar sind. Aber es gibt einen wesentlichen Unterschied: in Daniel sehen wir ein Baby, das sein Ziel nach einem sorgfältigen Plan verfolgt; in Tommy sehen wir dagegen ein Baby, das viele Fertigkeiten beherrscht und sie nacheinander ausprobiert, bis es diejenigen herausfindet, die geeignet sind.

Daniel verlor oft das Gleichgewicht, so daß er nach vorn kippte, wenn er die Arm- und Beingelenke durchdrückte. Dadurch erhielt er einen Vorwärtsantrieb, und so lernte er eine neue Art des Krabbelns. Mit ausgestreckten Armen und Beinen und hin und her wackelndem Gesäß krabbelte er wie eine Spinne im Zimmer herum. Es machte ihm Spaß, jemanden, der hinter ihm stand, durch die Beine zu betrachten, und er lachte, wenn Mark auf ihn zugaloppierte. Er lernte rasch, die Treppe hinaufzuklettern und entwickelte dabei eine beachtliche Geschwindigkeit. Hinunter ging es nicht so leicht. Frau Corcoran kam eines Tages dazu, wie er sich auf halber Höhe umdrehte und sich fast ins Leere katapultiert hätte. Sie holte sich Mark zur Hilfe, und dann krochen sie beide auf allen Vieren rückwärts die Treppe hinunter, um

Daniel zu zeigen, wie er es machen mußte. Als Frau Kay nach Hause kam, fand sie alle Hausbewohner auf der Treppe kniend, und Frau Corcoran und Mark führten Daniel gerade vor, wie er ein Bein rückwärts stoßen mußte, so daß er die Treppe hinunter kam. Aber Daniel schien auf dem soeben erlernten Hinaufklettern »festgefahren« zu sein und war nicht gewillt — oder fähig — zu begreifen, wie er die Richtung umkehren konnte.

Jetzt wird es gefährlich, falls es im Haus eine Treppe gibt. Durch ein Quergatter am Fuß der Treppe kann man verhindern, daß das Baby hinaufklettert und vielleicht abstürzt. Für das Hinunterklettern ist ein weicher Läufer als druckmindernde Unterlage empfehlenswert. Aber früher oder später wird es das Gatter offen finden und versuchen, hinaufzuklettern, oder es ist oben und macht sich auf den Weg nach unten. Das beste ist wahrscheinlich, das zu tun, was Frau Corcoran versucht hat — ihm beizubringen, wie es sich in beiden Richtungen bewegen kann.
Übrigens ist Frau Corcorans Interesse an Daniels Weiterentwicklung und nicht nur an seiner Sicherheit eine der Eigenschaften, auf welche die berufstätige Mutter achten sollte, wenn sie eine Betreuerin engagiert. Ihre Bereitwilligkeit, sich mit dem Baby auf eine Ebene zu stellen, statt es einfach in das Laufställchen zu sperren oder mit Essen »zum Schweigen zu bringen«, kann gerade in diesem Stadium von ausschlaggebender Bedeutung sein.

Das Stehen wurde für Daniel immer wichtiger. Er weigerte sich, wenn man ihn hinsetzen wollte. Er wollte im Stehen essen. Wenn er frisch gewickelt werden mußte, schrie er so fürchterlich, daß die Mutter und Frau Corcoran es vorzogen, ihn im Stehen zu wickeln. Sobald er wieder stand, hörte er zu schreien auf und half beim Ausziehen mit. Er stützte sich neben dem Wickeltisch gegen die Wand und hob erst das eine Bein, dann das andere. Er hielt die Arme hoch, damit ihm das Hemdchen ausgezogen werden konnte, und er duldete es, wenn ihm ein Hemd mit engem Ausschnitt über den Kopf gezogen wurde, ohne einmal zu protestieren — wenn er dabei stehen durfte. Selbst als er beim Wickeln einmal von einer Nadel gestochen wurde, quiekte er nur, fing aber nicht an zu schreien. Lag er aber auf dem Rücken, brachte ihn alles zur Raserei.

Die Befriedigung, die das Stehen dem Baby vermittelt, kann die Auswirkungen eines Schmerzes oder einer Enttäuschung wettmachen. Wenn ich in der Sprechstunde einem Kind in diesem Alter eine Spritze geben mußte, stelle ich es hinterher gleich auf die Füße und bin im-

mer wieder erstaunt darüber, wie schnell es durch die Freude über diesen aufregenden Fortschritt von dem soeben empfundenen Schmerz abgelenkt wird.

In seinem Sportwagen, den er heiß liebte, war er nicht zu bändigen. Er stand auf, lehnte sich über die Seite, um nach Vorbeigehenden oder nach irgend etwas auf dem Boden zu greifen. Solange jemand aufpaßte, daß er nicht hinausfiel, bestand keine Gefahr. Aber die Mutter konnte ihn nicht unbeaufsichtigt darin sitzen lassen, wenn sie in ein Geschäft gehen wollte. Nachdem er eines Tages tatsächlich hinausgefallen war, als Frau Corcoran beide Arme voll mit Einkäufen hatte, beschlossen die Kays, sich nach einem passenden Sicherheitsgurt umzusehen. Sie fanden auch einen, der ihm genug Bewegungsfreiheit zum Stehen und Hinauslehnen ließ, ihn aber vor dem Hinausfallen schützte.

Wenn der Sportwagen nicht besonders standfest gebaut ist, kann ein Kind in diesem Alter ihn trotz aller Vorsichtsmaßnahmen zum Umkippen bringen. Der Schutz, den ein Sicherheitsgurt vermittelt, überwiegt vielleicht nur für eine kurze Zeit die gleichzeitig damit verbundenen Nachteile.

Er war so erpicht auf das Laufenlernen, daß Frau Kay sich ein Gehfreistühlchen auslieh. Sobald er darin stand, wurde er zu einem gänzlich veränderten, wilden, wie von Furien getriebenen Wesen. Er verlor völlig jedes Gefühl für seine Umwelt, jagte nach rechts und nach links und in Möbel hinein, stolperte über Türschwellen von einem Zimmer ins andere. Keine Stimme konnte ihn erreichen, und er schien nicht aufhören zu können, immer weiterzuhetzen. Als er endlich gewaltsam aus dem Gestell herausgehoben wurde, schrie er so verzweifelt, als ob man ihn von etwas trennte, das für ihn von allergrößter Wichtigkeit war. Diese hektische und übermäßige Reaktion erschreckte die Kings so sehr, daß sie die Gehschule zurückgaben.

Sie handelten absolut richtig. Ich habe die Erfahrung gemacht, daß die Erregung, welche das vorzeitige Gehen hervorruft, zu einer ungesunden Abhängigkeit von einem solchen Hilfsmittel führen kann, so daß es auf die Dauer gesehen eine nachteilige Wirkung ausübt. Das Baby kann all seine Energie und seine Enttäuschung darüber, daß es noch nicht zu gehen vermag, in Lerneifer umsetzen. Wird ihm das Gehen jedoch von einem Hilfsmittel abgenommen, ist das Lernen überflüssig, und die Erregung rückt an die erste Stelle, wodurch vielleicht der Wunsch des Babys, selbständig gehen zu können, unterdrückt wird. Ich habe einmal gesehen, wie ein 16 Monate altes Kind mit Hilfe einer Gehschule im Haus herumwirbelte, jedoch zu einem furchtsamen und inaktiven Häufchen zusammenfiel, wenn es herausgenommen wurde. An dem traurigen Gesicht dieses Kindes, das man sozusagen seiner Krücke beraubt hatte, konnte ich die Auswirkung einer solchen verhängnisvollen Abhängigkeit ablesen.

Tagsüber schlief Daniel fast gar nicht mehr. Er krabbelte schnell weg, wenn er das Wort »Schläfchen« hörte. Aber eine Pause war für alle notwendig – für ihn genauso wie für die übrige Familie. Lag er dann im Bett, verbrachte er erst einmal eine Stunde damit, daß er sich mit seiner geliebten Decke unterhielt oder mit den neuen Zähnchen knirschte. Während er seinen Plüschtiger zärtlich an sich drückte, redete er mit ihm in einem ganz speziellen Tonfall, den er sonst nur selten gebrauchte, und der an die Art erinnerte, wie seine Mutter mit ihm sprach. Er patschte liebevoll auf dem Stofftier herum, dann warf er es aus dem Bett und rief danach. Solange Frau Corcoran es immer wieder aufhob, rief er, aber beim dritten Mal war sie ärgerlich, und das merkte er. Daraufhin warf er das Tier nicht mehr aus dem Bett.

Das Feingefühl, mit dem ein Kind erkennt, wann die Mutter oder der Vater genug hat, ist erstaunlich. Natürlich ist die Stimmung der Person, die es versorgt, der Mittelpunkt der Umwelt, die es bewußt wahrnimmt.

Nachts schrie er nicht mehr nach der Mutter, so daß sie die »Hätschelperiode« um 22 Uhr eingestellt hatte. Aber man konnte hören, daß er nachts ein paarmal wach wurde und mit den Zähnen knirschte oder leise vor sich hin summte.

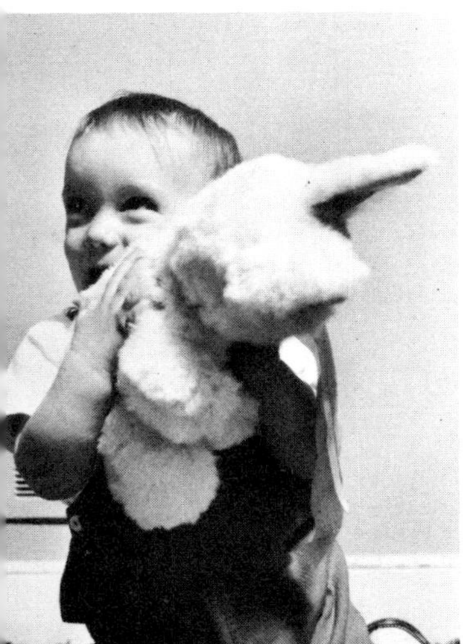

Sobald ein Kind Zähne hat, lernt es auch damit zu knirschen. Es produziert dabei scheußliche Geräusche, und so manche Mutter macht sich Sorgen, daß es dadurch die Zähne beschädigen könnte. Das ist aber nicht der Fall. Es scheint sich um einen spannungslösenden Mechanismus zu handeln, der dem Daumenlutschen oder dem Kopfwackeln beim Liegen vergleichbar ist. Solange es sich nur um eine vorübergehende Erscheinung handelt, was es meistens ist, halte ich es für einen normalen Mechanismus.

Das Stofftier ist ein »Übergangsobjekt«, wie man es nennt. Es wird so bezeichnet, weil es ein Hilfsmittel für den Übergang aus der Abhängigkeit von der Mutter zur Selbständigkeit ist. Dieser Übergang ist immer schwierig; man braucht sich nur einmal vorzustellen, wie er ohne ein Hilfsmittel vonstatten ginge, um zu erkennen, wie wichtig ein solches Objekt für das Kind ist. Ich habe immer die Meinung vertreten, daß ein Kind, welches so viel Verstand hat, daß es sich ein Hilfsmittel dieser Art verschaffen kann, bereits eine gewisse Stärke und Erfindungs-

gabe besitzt (siehe Laura, Kapitel VI). Das Heranwachsen ist nicht leicht. Was Daniel betrifft, so hat Frau Kay besonders klug gehandelt, daß sie ihm dieses Hilfsmittel nicht wegnimmt. Es wäre durchaus verständlich, wenn eine Mutter in ihrer Lage deswegen Schuldgefühle hätte. Sie könnte denken, daß es ein Licht auf ihr Verhalten als Mutter wirft, also ein »Tröster« für ihre berufsbedingte Abwesenheit sein soll. Es ist gut, daß sie nicht so denkt, denn ein so hochtouriges Kind wie Daniel braucht ein Hilfsmittel viel nötiger als zum Beispiel Laura. Einem solchen Kind fällt es schwer, seine Aktivität zu dämpfen, zur Schlafenszeit den Übergang von Tätigsein zum Untätigsein zu finden und sich auf ruhige Art trösten zu können. Mit Hilfe eines Übergangsobjekts kann es vielleicht besser mit sich selbst umgehen. Ohne ein solches Hilfsmittel könnte ich das Kind mit einem nervösen Manager mit Magengeschwüren und Koronarsklerose vergleichen; verschafft es sich eins, so beweist es meiner Meinung nach eine gewisse Klugheit. Im übrigen kann die Mutter das als Kompliment für sich selbst auffassen: Sie hat ihm durch ihre liebevolle Bemutterung die seelische Spannkraft gegeben, die es ihm ermöglicht, ein »Übergangsobjekt« zu finden.

Daniel war ein großartiger Schauspieler. Er konnte sich selbst zum Weinen bringen, wenn er sah, wie seine Mutter sich morgens zum Weggehen fertigmachte. Er wollte damit offensichtlich nur Eindruck auf sie machen. Zweimal brachte er sich dabei sogar soweit, daß ihm das Frühstück wieder hochkam. Statt ihn zu schelten, wie sie es ja auch hätte tun können, nahm sie ihn in die Arme und drückte ihn zärtlich an sich. Sie erzählte ihm, wie sehr sie ihn vermissen würde, wie fein Frau Corcoran und Mark mit ihm spielen würden und wieviel Spaß sie und er am Abend miteinander haben würden. Der Inhalt ihrer Worte war für Daniel unverständlich (er war auch mehr für ihre eigene Beruhigung gedacht), aber dieses zärtliche kleine Zwischenspiel und die Stimme der Mutter schienen ihn zu erfreuen. So winkte er ihr gutgelaunt nach, als sie ging. Dann widmete er sich seinem Tagesprogramm.

Beim Spielen zeigte er verschiedene neue Entwicklungen. Mark versteckte ein Spielzeug und forderte Daniel auf, es zu suchen. Daniel konnte sich die äußere Form des Spielzeugs so lange merken, bis er es gefunden hatte. Er entdeckte viele andere Gegenstände aber die waren nicht, was er suchte, und so machte er weiter, bis er das von Mark versteckte Spielzeug fand.

Dies zeigt, über welche Erinnerungsfähigkeit Kinder verfügen, selbst wenn es sich um relativ unwichtige Dinge handelt. Das Wiedererken-

nen des Behandlungszimmers des Arztes noch nach Monaten beweist, daß sie für wichtigere Dinge ein gut ausgeprägtes Gedächtnis haben. Die Suche nach einem bestimmten Spielzeug zeigt ferner, daß Daniel nach einer festen Vorstellung handeln kann, nämlich nur danach zu suchen, andere Gegenstände nicht zu beachten und sich nicht durch ebenso attraktive »Fundsachen« ablenken zu lassen.

Er krabbelte mit einem Spielzeug an einen bestimmten Platz, dann holte er nacheinander noch andere Spielsachen, die er für das gewünschte Spiel brauchte.

Hier sehen wir die Fähigkeit, eine Ideenfolge im Gedächtnis zu behalten und — wie oben — sich nicht von dem geplanten Ziel ablenken zu lassen. Da die Ablenkbarkeit eines der Hauptmerkmale des Säuglingsalters ist, muß dies als ein Fortschritt in Richtung auf die reifere Entwicklungsstufe der länger anhaltenden Konzentrationsfähigkeit gewertet werden.

Daniel entwickelte ein Raumgefühl beim Gebrauch der Hände, das sich im Ergreifen eines Gegenstandes zeigte. Er langte nach einem Bleistift und drehte dabei die Hand so, daß sie sich der Längsachse des Bleistifts näherte. Nach einem großen runden Gegenstand griff er mit beiden Händen zugleich, als ob er schon wußte, daß er beide brauchen würde, um es festhalten zu können.
Er begann jetzt, Spielsachen in seinem Schoß zu sammeln und sich schützend darüber zu beugen, wenn Mark in die Nähe kam. Er hatte von Mark gelernt, daß man sich selbst schützen und seinen Besitz gegen einen gefährlichen Plünderer verteidigen muß. In dem Maße, wie er sich selbst und seine Spielsachen immer bestimmter verteidigte, ging Mark offener zum Angriff vor und reizte ihn unverhüllter, und ihr Spiel nahm eine mehr rivalisierende Note an. Gleichzeitig damit stieg Marks Respekt, und Frau Corcoran bemerkte, daß sich ihre Spielebenen einander mehr annäherten. Die Zunahme der Streitereien wurde auch durch das Anwachsen des bewußten Vergnügens, das einer an der Gesellschaft des anderen empfand, ausgeglichen.

Wenn die Mutter es nicht zuläßt, daß Geschwister ihre Auseinandersetzungen ohne ihre Einmischung bereinigen, stört sie ihr gesamtes Verhältnis zueinander (siehe »Tommy«, Kapitel VI und IX). Es ist nicht nur so, daß die meisten Kinder ausgesprochen gern miteinander raufen und sich streiten, sondern sie brauchen auch eine Möglichkeit, ihre negativen Gefühle abzureagieren, damit die positiven Empfindungen, die sie für einander hegen, besser zum Ausdruck kommen können.

Der zehnte Monat XII

Das durchschnittliche Baby

In Tommys motorischer Entwicklung war eine Pause eingetreten, nicht aber in seiner Aktivität. Er hielt beim Spielen voller Eifer mit Martha und Sam mit und hatte wenig Zeit für neue Experimente. Wenn er allein spielte, schien er die bisher gelernten Bewegungsabläufe zu vervollkommnen. Das Krabbeln war für ihn ein wichtiger neuer Schritt gewesen, da es ihm die Geschwindigkeit verlieh, die er brauchte, um seinen Geschwistern folgen zu können. Tommy – ebenso wie Laura und Daniel – konnte zuerst kriechen und erst ein paar Monate später krabbeln (siehe »Daniel«, Kapitel VIII). Mit sechs Monaten konnte er kriechend gut vorankommen; Laura hingegen schob sich mit sieben Monaten noch sehr langsam auf dem Bauch vorwärts. Daniel war natürlich der erste und bewegte sich schon mit fünf Monaten halb rollend, halb stoßend voran. Mit sechs Monaten konnte er schon eine beachtliche Geschwindigkeit entwickeln. Das Krabbeln kam jeweils zwei Monate später, bei Tommy mit acht Monaten, bei Daniel mit sieben. Nur Laura hatte sich noch nicht darin versucht und rutschte immer noch auf dem Gesäß herum.

Bei Betrachtung des Musters, nach dem die einzelnen Entwicklungsstufen ineinandergreifen, fällt als besonders interessant auf, daß auf

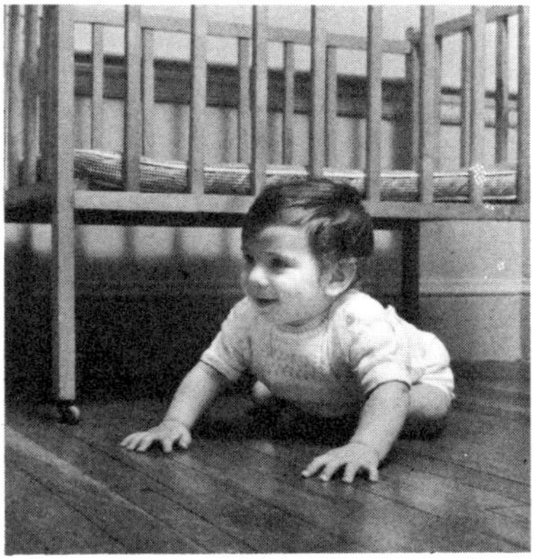

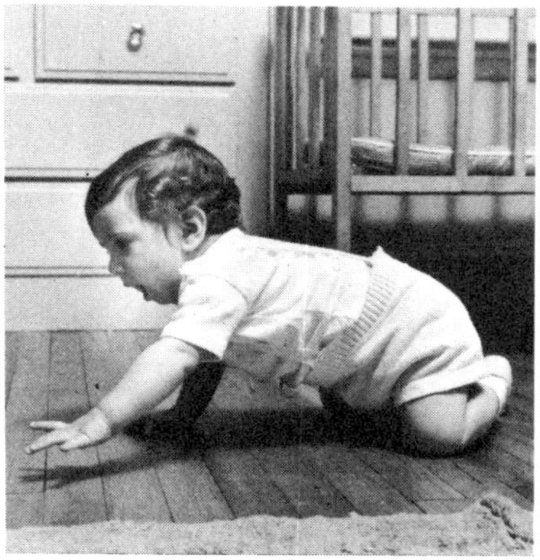

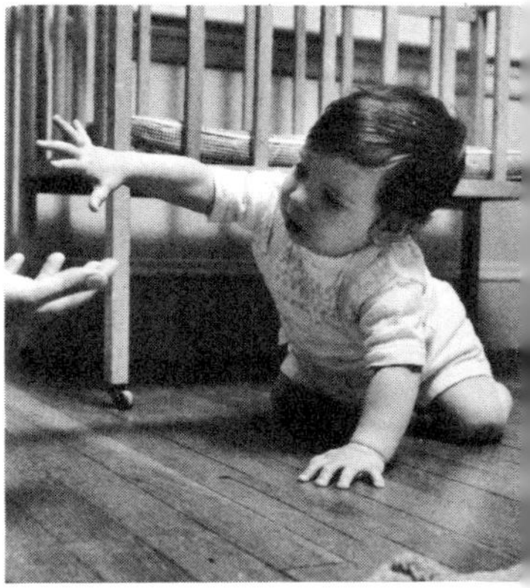

das Kriechen gleich das Stehen folgt, also bevor das Baby krabbeln kann. Dann, als ob es erkennt, daß es noch mehr Übung auf dem Boden braucht, läßt es sich wieder hinunter und lernt, die abgebeugten Arme und Beine abwechselnd vorwärts zu bewegen, also zu krabbeln. Nachdem es den Mechanismus dieser Wechselbewegung gemeistert hat, steht es wieder auf, und zwar diesmal, um alle wichtigen Schritte der Vorwärtsbewegung auf nur zwei Kontaktpunkten mit dem Boden zu lernen.

Wenn Tommy krabbelte, dann jagte er förmlich vorwärts, überhastete sich, verhedderte sich in seinen eigenen Armen und Beinen und plumpste schließlich aufs Gesicht. Nachdem sich dieses Mißgeschick ein paarmal wiederholt hatte, wobei seine Mutter jedesmal laut lachte, begann Tommy absichtlich aufs Gesicht zu plumpsen. Er warf sich flach auf Bauch und Gesicht und krümmte sich vor Lachen.

Hier sehen wir, wie ein Baby sich durch einen Zufall seiner Fähigkeit bewußt wird, aus einer gegebenen Situation etwas ganz Neues zu machen. Durch die Belustigung der Mutter erfährt der Wert dieser Leistung eine Verstärkung. Ein Weg, wie die Mutter dem Baby helfen kann, seine Angst in ein positives Erlebnis umzuwandeln, ist, daß sie aus einem Mißgeschick ein lustiges Spielchen macht.

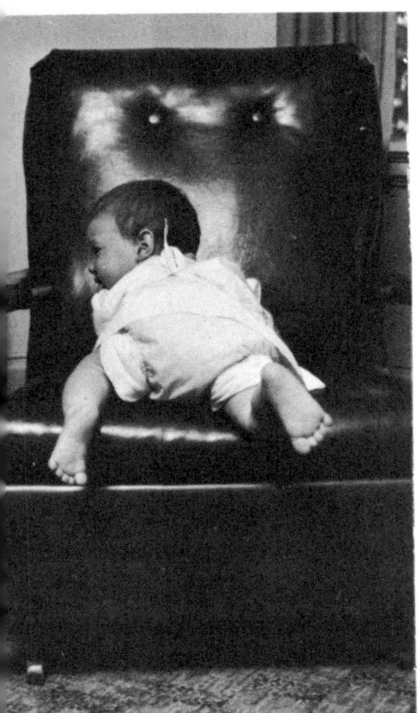

Er hatte nach wie vor Höhenangst. Aber je mehr er übte, desto mutiger wurde er, und nach einer Weile getraute er sich, von einem Stuhl auch wieder hinunterzuklettern. Bevor er sich an den Abstieg machte, beäugte er die Entfernung sorgfältig, ließ zuerst prüfend ein Bein herunter und hielt sich dann am Sitz fest, bis er Boden unter den Füßen hatte.

Ich habe viele kleine Patienten in diesem Alter, deren Mütter mir erzählen, daß diese in Bezug auf Höhen sehr vorsichtig sind. Wenn sie von einem Wickeltisch herunterrutschen wollen, mit dem sie nicht vertraut sind, lassen sie zuerst die Beine über die Kante hängen, um die Entfernung zum Fußboden zu prüfen. Wenn sie den Fußboden nicht finden können, ziehen sie sich wieder auf den Tisch hinauf. Sie vertrauen in dieser fremden Situation nicht nur optischen Anhaltspunkten, sondern strecken zuverlässigere Fühler aus. Finden sie keinen Kontakt, sind sie klug genug, sich wieder hinaufzuziehen. Bei Kindern, die solche »Draufgänger« sind wie Daniel, gibt es kein so vorsichtiges Prüfen, aber ein bedachtsameres Baby wie Tommy zeigt, daß es schon Höhenunterschiede verstehen und respektieren kann.

Tommy kletterte versuchsweise nur zwei oder drei Treppenstufen hoch, dann wandte er den Kopf und sah zum Fußboden hinunter (vgl.

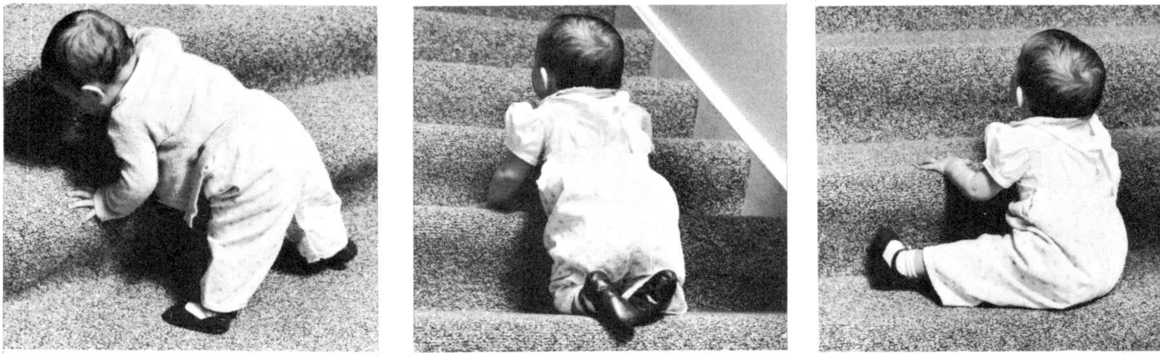

Daniels Mangel an Vorsicht, Kapitel XI). Als er erkannte, daß er hoch genug gekommen war, begann er rückwärts wieder hinunterzuklettern. Frau Moore brauchte an der Treppe kein Schutzgatter anzubringen.

Musik liebte er sehr. Wenn er mitten auf dem Fußboden saß und eine vertraute Melodie hörte, geriet er in Bewegung. Er schaukelte sich im Takt mit der Musik vor und zurück, hin und her. Er summte dabei und formte oft auch Vokale, als ob er einen Sänger nachahmte. Sobald er merkte, daß jemand zuhörte, schwieg er. Selbst wenn eins der Geschwister mitsummte, warf er ihm einen Blick zu, als ob er argwöhnte, daß man ihn nur necken wollte, und hörte zu summen auf. Die Stimmübungen waren noch zu neu, und er fühlte sich unsicher. Seine Reaktion auf die Beteiligung seiner Geschwister ähnelte in ihrer Art der von Daniel, wenn er sich bei seinen Übungen im selbständigen Stehen hinsetzte, sobald Mark an ihm vorbeisauste.

Bald gewann er mehr Selbstvertrauen, und eine Woche später führte er seine Kunst dem Vater vor, lehnte sich an seine Knie, schaukelte im Takt mit der Musik von einem Fuß auf den anderen und summte dabei. Sobald er jedoch dem Vater ins Gesicht sah, oder wenn jemand mitsummte oder lachte, oder wenn man ihn dazu bringen wollte, daß er für jemand anderen eine Vorstellung gab — dann weigerte er sich weiterzumachen.

Er spielte Trennung von der Mutter. Wenn sie ruhig in ihrem Sessel saß, krabbelte er von ihr weg. Bevor er um eine Ecke bog, blickte er zurück, um sich zu vergewissern, daß sie noch da war. Verlor er sie aus der Sicht, hielt er den Kontakt durch ständiges Rufen aufrecht. Wenn sie aufstand oder nicht mehr antwortete, krabbelte er eiligst zu ihr zurück. Bei ihr angekommen, wollte er hochgehoben und gestreichelt werden.

Das Erlernen der Trennung von der Mutter kostete einen hohen Preis (siehe Kapitel IX). Das Baby braucht die Versicherung, daß die Mutter noch da ist, wenn es zurückkommt, und daß sie fähig ist, die Kluft zu überbrücken, die es selbst aufgerissen hat, indem es diese Trennung verursachte. Ganz plötzlich ist aus dem Spiel Ernst geworden. Die zukünftigen Folgerungen, die sich aus der Trennung ergeben, rücken näher. Die Fähigkeit des Babys, eine Trennung von der Mutter zu verarbeiten, ist noch sehr schwach ausgebildet, und solange es noch nicht laufen kann, ist eine unnötige Trennung von der Mutter oder von der vertrauten häuslichen Umgebung nicht angebracht (siehe »Laura«, Kapitel X).

Er zog beim Krabbeln gern eine Decke als Tröster hinter sich her. Frau Moore sah es nicht gern, daß er die Decke den ganzen Tag mit sich herumzerrte. Sie bemühte sich, diese Vorliebe auf bestimmte Zeiten zu beschränken – auf den Abend oder wenn er sich langweilte oder nicht wohlfühlte. Sie sagte ihm, die Decke sei in seinem Bett, wenn er sie brauche, und bot ihm andere Spielsachen zum Herumtragen an. Er fügte sich ihrem Druck, die Decke nur noch gelegentlich zu benützen, und begann beim Krabbeln andere Spielsachen in der linken Hand zu tragen. Mit der freien rechten Hand untersuchte er andere Dinge (siehe Kapitel IX über das Füttern). Er fand heraus, daß er zwei kleine Objekte gleichzeitig in der linken Hand tragen konnte, und experimentierte mit dieser neuen Fertigkeit. Er trug zum Beispiel zwei Klötzchen in der linken Hand durch das Zimmer zu dem Kistchen, in das sie hineingehörten. Er gebrauchte jede Hand streng getrennt – zum Tragen immer nur die linke Hand, nie die rechte.

Die steigende Verwendung der rechten Hand für Untersuchungen und als Werkzeug wird durch den Gebrauch der linken Hand zum Halten und Tragen gefördert, wodurch die Differenzierung einer aktiven und einer passiven Seite verstärkt wird. Indem das Baby die linke Hand zum Tragen benützt und sie dadurch besetzt hält, kann es die Geschicklichkeit der rechten Hand besser entwickeln.

Er lernte es, ein Spielzeugkarussell so anzustoßen, daß es sich drehte. Er versuchte zuerst immer wieder, es in Gang zu bringen, indem er es vor und zurück schob, also in der ihm von Natur aus gewohnten Art, aber dadurch hielt er es nur an. Martha erklärte ihm das Geheimnis, nur in einer Richtung zu schieben und dann sofort loszulassen.

Keiner dieser beiden Schritte gehört zu den natürlichen Fähigkeiten des Babys.

Das Essen mit den Fingern ging immer besser. Er konnte sich jetzt schon ganze Mahlzeiten selbst füttern und aß mit Martha und Sam, und zwar das gleiche wie sie, wenn es entsprechend zerkleinert werden konnte (siehe »Laura«, Kapitel X, und »Daniel«, Kapitel IX). Das mochte er viel lieber als mit dem Löffel gefüttert zu werden. Er pickte einzelne Happen auf und versuchte, Frau Moore oder Sam damit zu füttern. Wenn sie das Angebotene annahmen und hinunterschluckten, war er entzückt und beobachtete mit regem Interesse, wie sie kauten und schluckten. Er lachte, wenn Frau Moore sich nach einem Happen von seinem Essen die Lippen leckte.
Tommy lernte, wann er Sam aus dem Weg gehen mußte. Der jetzt fast vierjährige Sam machte gerade seinen zweiten Anfall von geschwisterlicher Rivalität durch (ähnlich wie Marks Gefühle gegenüber Daniel, siehe Kapitel XI). Sowie Tommy am Abend vor der Heimkehr des Vaters sich Frau Moore ins Gedächtnis brachte, wurde Sam mobil. Tommy rief »hei«, wenn er die Tür aufgehen hörte, was dem Vater viel Spaß machte. Sofort schrie Sam los, um Tommy zu übertönen. Wenn Tommy zu seinem Vater hinkrabbelte, raste Sam davon, um eher da zu sein, und gab Tommy beim Überholen einen Schubs. Tommy lernte rasch, wie er sich vor diesen Angriffen schützen konnte. Sobald er Sam hinter sich hörte, legte er sich flach auf den Bauch und legte die Hände über den Kopf. Er spürte auch, wenn Sam schlechter Laune war, und spielte dann lange und ruhig in einer Ecke oder an einem Platz, der ihm Schutz bot. Wenn Sam ungehalten war, schüchterte ihn das viel mehr ein, als wenn Martha oder die Eltern es waren.

Babies sind empfindlich gegen die Art von ungezügelten Angriffen, wie ein älterer Bruder sie verübt, und merken sehr deutlich, daß ihre Gefährlichkeit durch die Maßnahmen der älteren Familienmitglieder gedämpft wird. Dies ist eines der Grundelemente des Selbstschutzinstinktes. Auch Hunde haben diesen Instinkt und gehen kleinen Kindern aus dem Weg. Sie lernen auch, von welchem Erwachsenen sie sich fernhalten müssen, wenn er zornig ist.

Das ruhige Baby

Laura entwöhnte sich selbst. Das war für die Mutter schwieriger als für das Baby. Frau King hielt an den Spät- und Frühmahlzeiten auch dann noch fest, als Laura die Mittagsmahlzeit schon lange ablehnte. Eines Tages rümpfte Laura die Nase, legte die flache Hand gegen die Brust der Mutter und stieß sie weg. Frau King fühlte sich verschmäht und war verärgert, aber sie erkannte Lauras Hartnäckigkeit und begriff, daß die Stillzeit vorbei war.

Laura lutschte jetzt wieder mehr am Daumen. Wenn sie auf dem Fußboden saß und spielte, steckte sie den linken Daumen in den Mund und spielte mit der rechten Hand (vgl. die Decke in Tommys linker Hand, während er die rechte für Untersuchungen benützte).

Auch wenn sie sich im Halbkreis drehte und nach einem Spielzeug griff, das hinter ihr lag, nahm sie den Daumen nicht aus dem Mund. Das reizte ihre Mutter, die der Ansicht war, daß es ja Laura selbst gewesen war, die den Brustmahlzeiten ein Ende gemacht hatte, und daß sie es daher nicht nötig hätte, sich einen Ersatz zu schaffen. Frau King schalt sie und nahm ihr den Daumen aus dem Mund. Laura widersetzte sich mit aller Kraft, so daß es plopp machte, als der Daumen herauskam. Dann bot sie der Mutter ihren faltigen Daumen zum Lutschen an – als ob sie aus dem Verbot der Mutter einen Spaß machen wollte. Das brachte Frau King zur Besinnung, und sie ließ von da an Laura ungestört lutschen.

Allmählich wurde das Daumenlutschen und Sitzen von einem sehnlich erwarteten motorischen Schub abgelöst. Als ob sie sich ihrer neuen Freiheit bewußt wurde, nachdem das Stillen aufgehört hatte, begann sie sich aktiver zu bewegen.

Diese Entwicklung ist gar nicht so selten. Viele Babies scheinen wie eine Seidenraupe eingesponnen zu sein, solange die Stillzeit dauert. Sobald sie vorbei ist, steigen sowohl die körperliche Entwicklung als auch der Selbständigkeitsdrang sprunghaft an. Ich habe mich oft gefragt, ob die Mutter und das Baby vielleicht das Herannahen dieses Schubs fühlen und das nicht unbewußt der Grund für das Abstillen ist. Wie dem auch sei, dieser motorische Fortschritt ist mehr als ein bloßer Zufall und kann auf die Mutter sehr ernüchternd wirken, falls sie die Entwicklung des Babys absichtlich gebremst hat, indem sie es länger stillte. Ich möchte sogar behaupten, daß das Baby in seinem »Kokon« viel Energie und Erfahrungen speichert, die jedwede Verzögerung in der motorischen Entwicklung reichlich wettmachen. Falls diese

Entwicklung erst zu einem späteren Zeitpunkt einsetzen sollte, würde das Baby sie wahrscheinlich entsprechend schneller durchlaufen. Das Nervensystem reift stets während einer Zeit der gemäßigten körperlichen Aktivität, also in einer »Kokonperiode«. Hat das Baby eine bestimmte Entwicklungsstufe erreicht, so kann es auch mit nur wenig Übung eine Handlung ausführen, für die es in einem früheren Stadium länger gebraucht hätte. Im Krankenhaus kann man immer wieder beobachten, daß Kinder im Liegegips, die noch nie gelaufen sind, ein paar Tage nach Abnahme des Gipses aufstehen und laufen können – vorausgesetzt, daß ihr Nervensystem ein Stadium der Reife erreicht hat, in welchem das Gehen angemessen ist.

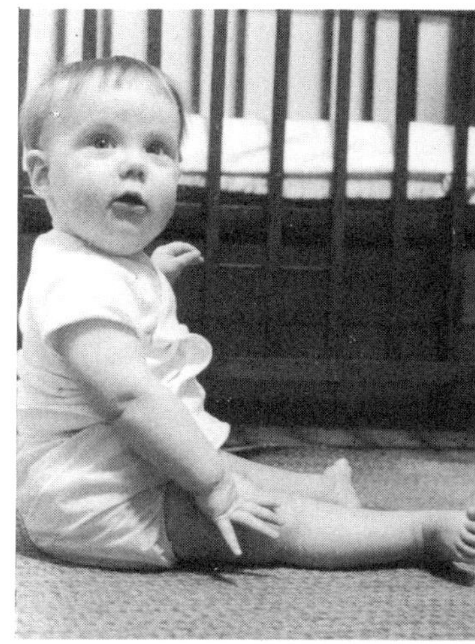

Laura saß jetzt beim Spielen aufrecht da, und zwar stets in die Richtung gewendet, in der die Mutter war. Hielt Frau King sich in einem anderen Zimmer auf, drehte Laura ihr Gesicht der Tür zu, durch welche die Mutter zurückkommen würde, und rief von Zeit zu Zeit nach ihr, um festzustellen, wo sie sich befand. Wenn sie auf ihr Rufen hin Frau Kings Stimme aus der entgegengesetzten Richtung hörte, drehte sie sich sofort danach um.
Beim Spielen zeigte sie schon typisch weibliche Neigungen. Zu ihren bevorzugten Beschäftigungen gehörte es, sich ein längliches Stück Stoff wie einen Schal um den Hals zu legen. Auch die Halsketten der Mutter liebte sie und drapierte sie über die Schultern. Sie setzte sich Mutters Hut auf und saß mit neckisch geneigtem Kopf mitten auf dem Fußboden.

Dies ist ein interessantes Entwicklungsstadium bei kleinen Mädchen. Jungen machen selten auf schelmisch oder »niedlich«. Das kann man nur bei kleinen Mädchen beobachten. Dieses Verhalten wird durch die Umwelt so schnell verstärkt, daß man die ersten Anfänge kaum bemerkt. Auf jeden Fall ist die Art Femininität, wie Laura sie zeigt, ein Bestandteil der frühen Identifizierung mit der Mutter. Zweifellos ist es zuerst nichts weiter als nur eine Nachahmung, aber die Umwelt fördert und verstärkt dieses Verhalten so rasch, daß nicht nur die eigene Neigung des Babys, sondern auch die äußeren Einflüsse dazu beitragen, daß es sich deutlicher ausprägt.

Frau King zwang Laura zum Stehen, indem sie ihr einen Gegenstand vorenthielt, den sie auf dem Schoß hatte und den Laura haben wollte. Sie blieb standhaft sitzen, während Laura darauf zeigte und weinerlich »ah-ah« sagte. Dann kroch Laura zu ihrer Mutter hin und zog erst an ihren Beinen, dann an ihrem Rock. Frau King hielt ihr lediglich zwei Finger hin, Laura griff danach und ließ sich hochziehen, bis sie ans

Knie ihrer Mutter gelehnt stand. Es dauerte keine Woche, bis Laura es allein versuchte; allerdings jammerte sie dann auffordernd, damit die Mutter ihr wieder hinunter half. Sie war jetzt so weit, wie Tommy mit sieben und Daniel mit sechs Monaten gewesen war. Ihre sichere und stetige Entwicklung verlief nach einem eigenen Zeitplan.

Durch das Stehen ermutigt, begann sie jetzt auch zu krabbeln. Sie rollte sich auf den Bauch, schlug erst mit den Armen und Beinen auf und ab, dann stemmte sie sich mühselig auf Knie und Ellbogen. Als ob sie sich nie zuvor auf dem Bauch vorwärts bewegt hätte (sie hatte schon vor zwei Monaten zu kriechen begonnen), schob sie erst einen Arm vorwärts, dann das Bein auf der gleichen Seite und danach Arm und Bein auf der anderen Seite. So langsam und mühevoll sie auch vorankam, Frau King konnte sehen, daß in ihren Bewegungen eine gewisse Anmut und Regelmäßigkeit lag. Mit dieser Art des Krabbelns schien es ihr schwerer zu fallen, sich Spielsachen zu holen – für diesen Zweck behielt sie ihre bisherige sitzende Fortbewegungsweise bei (wodurch sie auch gleich eine bessere Ausgangshaltung zum Weiterspielen hatte).

Sie schien mit dem Krabbeln keinen besonderen Zweck zu verbinden. Ihr Ziel war meistens eine Ecke, in der sie sich zusammenrollen, eine Couch, unter die sie kriechen oder ein Tisch, unter dem sie sich verstecken konnte. Dorthin zog sie sich zurück und betrachtete die Gegend, die sie gerade verlassen hatte. Als der Vater einmal ins Zimmer kam und sie nicht finden konnte, rief er nach ihr. Er glaubte, von unter dem Tisch her, wo sie saß und ihn beobachtete, ein leises »Buh« zu hören.

Allmählich benützte sie das Krabbeln, um auf diese Weise langsam, aber sicher zu ihrem Vater zu gelangen, wenn er aus einem anderen Zimmer nach ihr rief. Einmal war sie gerade mit einem Spielzeug beschäftigt, als er sie rief. Statt es mit einer Hand mitzuzerren (wie Tommy und Daniel es taten), klemmte sie es sich in den Mund und krabbelte zum Vater; mit dem aus dem Mund baumelnden Spielzeug wirkte sie wie ein kleiner Hund mit dem Pantoffel seines Herrchens.

Beim Krabbeln geriet Laura in Sackgassen, aus denen sie herausgeholt werden mußte. So quetschte sie sich zwischen Toilette und Wand und konnte weder vor noch zurück. Sie konnte noch nicht rückwärtskrabbeln (obwohl sie sich beim Kriechen zuerst rückwärts geschoben hatte) und steckte ein paar Minuten lang fest. Dann schrie sie, bis Frau King kam und sie an den Beinen herauszog.

Sie begann zum Fernsehapparat und zum Ofen zu krabbeln – beide mit »nein« etikettiert. Sie wartete, bis Frau King in der Nähe war und sehen konnte, was sie tat, dann krabbelte sie auf das verbotene Objekt zu, wobei sie »nein« vor sich hinmurmelte. Wenn die Mutter nicht sofort Einspruch erhob, krabbelte Laura immer langsamer und sah schließlich zurück, um festzustellen, ob die Mutter sie beobachtete, bevor sie sich wieder auf den Weg machte. Sah sie, daß die Mutter sie im Auge hatte, lächelte sie, sagte laut »nein« und krabbelte schnurstracks weiter. Hob die Mutter sie dann hoch und brachte sie aus der Gefahrenzone, kicherte sie vergnügt. Dieses Spielchen wiederholte sich, bis Frau King ärgerlich wurde oder Laura nicht mehr beachtete.

Durch dieses Spiel versucht Laura offensichtlich herauszufinden, was das »Nein« ihrer Mutter bedeutet. Sie ist gar nicht so sehr an dem verbotenen Objekt an sich interessiert, was durch die Tatsache deutlich wird, daß ein Baby nur selten zu einem solchen Objekt zurückkehrt, wenn es nicht der Aufmerksamkeit eines Elternteils sicher sein kann. Oft versucht ein Kind dieses Spiel sogar dann, wenn es die Ursache für das »Nein« begriffen und sich des Verbots bewußt ist. Aber da das Baby sich nur aus dem Grund so verhält, weil es seine Mutter necken und der Mittelpunkt ihrer Aufmerksamkeit sein will, ist es geradezu töricht, wenn man zuläßt, daß eine potentielle Gefahrenquelle, wie ein Ofen es ist, zum Spielobjekt wird. Ein Baby wie Laura mag ja erkennen können, wann es weit genug gegangen ist, aber andere lassen sich vielleicht von dem Spiel so mitreißen, daß sie es zu weit treiben. Ein entschiedenes »Nein« in Bezug auf den Ofen wäre sicherer – eine festere Antwort, die unmißverständlich ausdrückt, daß es sich nicht um ein Spiel handelt. Das kann ein Baby sofort verstehen (siehe »Tommy«, Kapitel X).

Laura konnte jetzt deutlich Stimmungen zeigen. Manchmal sah sie bekümmert oder nach einem Zusammenstoß mit der Mutter verletzt aus. Oder sie saß mit verträumter Miene auf dem Fußboden, als ob sie über vieles nachdenken würde. Sie war außer sich vor Freude, wenn der Vater nach Hause kam, und klatschte entzückt in die Hände, sobald er ins Zimmer trat. Noch eine halbe Stunde nach seiner Heimkehr gluckste und lachte sie.
Sie lernte jetzt viele neue Dinge. Manchmal, wenn sie auf dem Fußboden saß und spielte, sagte sie von sich aus »nein« und schüttelte dabei den Kopf.

Die natürlichste Achse für eine Kopfbewegung ist die von einer Seite zur anderen. René Spitz weist darauf hin, daß das bejahende Nicken eine kompliziertere Bewegung ist.

Wenn sie ein neues Wort oder eine neue Geste gelernt hatte, übte sie beides tagelang immer wieder. Aber bald verlor das Wort den Sinn, den es zuerst vielleicht gehabt hatte, und wurde benützt, um eine

Periode der Langeweile zu überbrücken, oder beim Spielen oder um die Aufmerksamkeit der Eltern zu erregen, wenn diese mit etwas anderem beschäftigt waren. Sie machte es zum Mittelpunkt ihrer Handlungen, solange die Eltern darauf reagierten. Zeigten sie sich allmählich von dieser neuen Errungenschaft gelangweilt, spürte sie das und nahm die nächste in Angriff. Auf diese Weise lernte sie »traurig auszusehen«, »sich ankuscheln und Küßchen geben«, im Takt zur Musik in die Hände zu klatschen und »ata-ata« zu sagen. Aber all das machte sie nur zu Hause. Bei der Großmutter war Laura schweigsam und bitterernst und weigerte sich, ihre neuen Künste vorzuführen. Sobald der Besuch jedoch zu Ende war und sich die Haustür hinter ihnen geschlossen hatte, fing sie an zu winken und »ata-ata« zu rufen. Je mehr die Eltern sie drängten zu zeigen, was sie konnte, desto hartnäckiger weigerte sie sich.

Wenn man sie fragte: »Wo sind denn deine Zähnchen?«, dann zeigte sie darauf. Auch ihre Haare, Augen, Ohren und Zehen konnte sie auseinanderhalten. Dieses Spiel lernte sie an einer heißgeliebten Puppe. Die Mutter zeigte erst auf jeden Teil der Puppe und sagte, wie er hieß. Dann lernte Laura, nach den Worten der Mutter auf die betreffenden Teile zu zeigen. Nach ein paar Wiederholungen fragte Frau King: »Und wo sind Lauras Augen?« Zu ihrem Entzücken konnte Laura die entsprechende Verbindung zu sich selbst herstellen.

Auf den ersten Blick scheint das gar kein so großer Fortschritt zu sein, wie es tatsächlich ist — schließlich ist die Puppe kein lebendes Objekt, steht direkt vor ihren Augen und weist keine der verwirrenden Verbindungen zwischen den einzelnen Körperteilen auf, wie sie an ihrem eigenen Körper bestehen. Es zeigt, wie sehr das Kind ein geliebtes Objekt vermenschlicht und sich damit identifiziert (siehe Kapitel XI, wie Laura mit ihren Schuhen umgeht, und Kapitel XI, wie Tommy seine Spielsachen benützt, um seine Ängste abzureagieren).

Sie weigerte sich, auf die Augen der Mutter oder des Vaters zu zeigen. Wenn sie dazu aufgefordert wurde, sah sie zwar auf den oberen Teil des Gesichts, wandte sich aber sichtlich verlegen gleich wieder ab. War sie sich ihrer Sache doch noch nicht ganz sicher, oder war das im Hinblick auf das, was die Augen der Eltern für sie selbst bedeuteten, zuviel verlangt? Offensichtlich hatten sie eine andere Bedeutung als ihre eigenen Augen oder die der Puppe.

Seit ihrer Entwöhnung trank sie ihre Milch immer häufiger aus der Tasse. An das Selbstfüttern mit den Fingern hatte sie sich mit viel Begeisterung herangemacht, aber weiche oder breiige Nahrung mußte ihr immer noch die Mutter füttern. Seit dem Aufhören der Brustmahl-

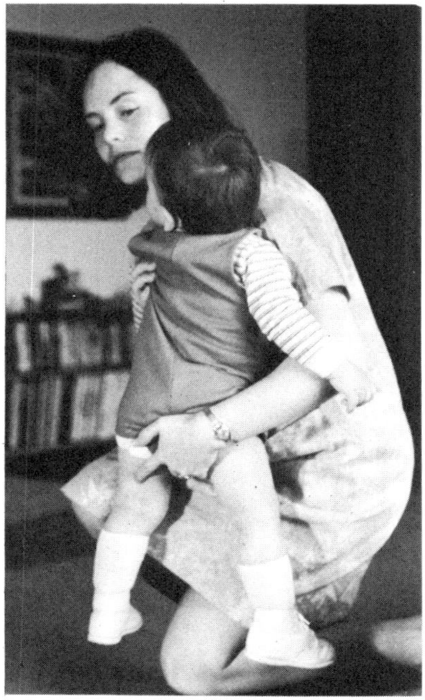

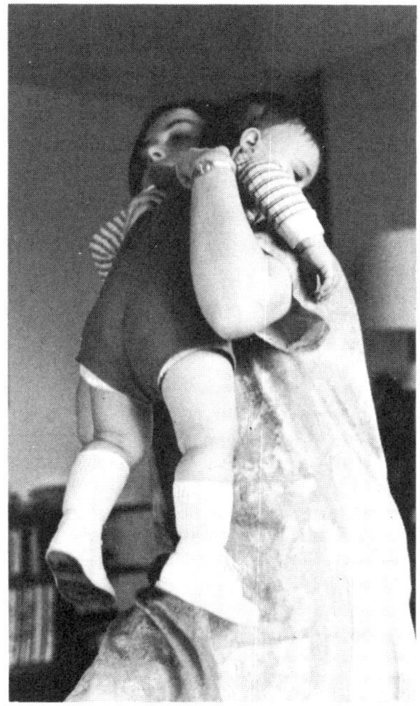

zeiten nahm sie monatlich nicht mehr so viel zu. (Mit zehn Monaten wog sie 21,5 Pfund.)

Frau King gewöhnte es sich an, in die Hocke zu gehen, wenn sie Laura hochhob, und sich dann mit Hilfe der Beinmuskulatur wieder aufzurichten. Sie hatte sich öfters eine Muskelzerrung geholt, wenn sie sich aus der Taille hinabbeugte, um Laura hochzuheben.

Im allgemeinen lernen die Mütter schwererer Babies das zu spät. Die Rückenmuskulatur einer jungen Mutter ist der Belastung, die das Hochheben des schweren Babys bedeutet, nicht gewachsen. Viele der »Rükkenschmerzen«, über die Frauen klagen, nahmen in diesem Entwicklungsstadium des Kindes ihren Anfang. Wenn es älter ist, selbständig stehen kann und sich beim Hochheben wie ein Äffchen anklammert, ist die Anstrengung nicht so groß wie in diesem Stadium. Ein Baby dieses Alters ist ein »totes« und oft auch widerspenstiges Gewicht.

Durch die Umstellung auf Kuhmilch bekam Laura Schwierigkeiten mit der Verdauung. Die Stühle wurden immer härter – zuerst waren es nur kleine Kügelchen, später größere und härtere Ausscheidungen.

Brustmilch hat eine abführende Wirkung, und viele Brustkinder bekommen Verstopfung, wenn sie auf Kuhmilch umgestellt werden. Man muß jetzt sehr darauf achten, daß die Stühle weich sind und das Kind sich nicht durch den harten Stuhlgang verletzt. Ein Baby dieses Alters kann schon den Schließmuskel willkürlich kontrollieren und wird den Stuhl zurückhalten, um den Schmerz zu vermeiden, den es erwartet. Daraus entwickelt sich dann ein Fehler-Kreislauf, denn dadurch, daß es den Stuhl zurückhält, wird die Verstopfung schlimmer, und jeder Stuhlgang schmerzt mehr. Um zu verhindern, daß dieser Kreislauf chronisch wird, sollte man dem Baby Pflaumensaft, Malzzucker oder ein vom Arzt verordnetes mildes Abführmittel geben (siehe »Tommy«, Kapitel V).

Das lebhafte Baby

Daniel war den ganzen Tag auf den Füßen. Er stand in der Nähe von Möbelstücken; er stand mitten im Zimmer; er stand in seinem Stühlchen, in der Badewanne, beim Wickeln, und er schlief in seinem Bettchen stehend ein. Er lernte seinen Oberkörper zu drehen, um nach etwas zu greifen, das hinter ihm lag, oder den Eltern zuzuwinken. Zuerst brauchte er dabei eine Stütze. Dann versuchte er es, ohne sich festzuhalten, und es gelang. In kurzer Zeit hatte er es gelernt, sich beim Drehen des Oberkörpers mit den Armen auszubalancieren. Der nächste Schritt war, sich ganz umzudrehen; das schaffte er, indem er erst den Oberkörper herumdrehte und dann mit ausgebreiteten Armen und mit Stolperschritten die untere Körperhälfte folgen ließ.
Das waren mit die ersten selbständigen Schritte, die er machte. Er übte, seitwärts an einer Couch entlang zu gehen und konnte dabei eine beachtliche Geschwindigkeit entwickeln, wobei er einen Fuß einfach nachzog. Er übte das Gehen auch, indem er sich an den Händen des Vaters festhielt. Manchmal machte er einen Schritt, nachdem der Vater ihn losgelassen hatte, und merkte dann erst, daß man ihm nicht mehr half. Dann ließ er sich auf den Fußboden fallen und war zornig,

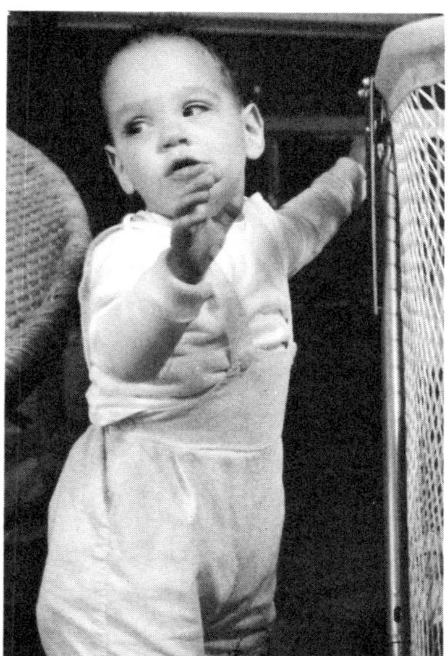

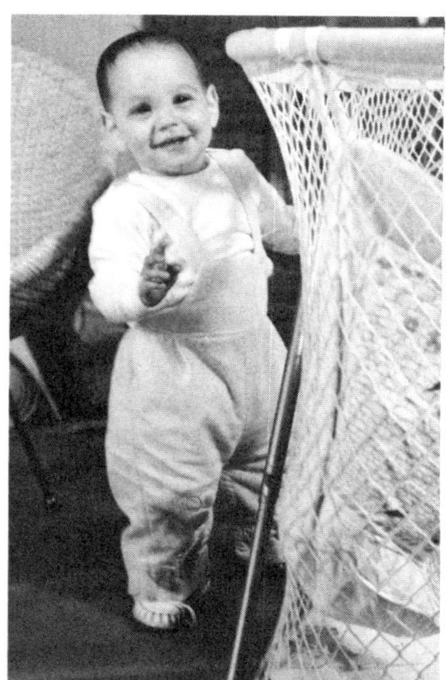

weil man ihn an der Nase herumgeführt und im Stich gelassen hatte. Aber schon bald konnte er das Gleichgewicht mit Hilfe der Methode halten, die er beim Drehen benützt hatte, breitete die Arme weit aus und vollführte mit Unterarmen und Händen enge, flache Kreisbewegungen, um sich dadurch eine Art von rotierendem Vorwärtsantrieb zu geben. Dann machte er steifbeinige große Schritte, und ab ging's. Schon nach zwei Tagen hatte er sich von einem Baby, das aussah, als wüßte es wie, sich aber nicht traute, in ein Kind verwandelt, das Stunde um Stunde herumstolperte. Der Ausdruck der wonnevollen Befriedigung, der beim Gehen auf seinem Gesicht lag, bewies, daß er sich bewußt war, ein überaus wichtiges Ziel erreicht zu haben.

Die freudige Aufregung, die das Baby zeigt, wenn es zu gehen beginnt, vermittelt einen kleinen Eindruck von dem Bedürfnis nach Befriedigung, der es von einer Entwicklungsstufe zur nächsten treibt. Das Bewußtsein, es allein geschafft zu haben, bedeutet für das Baby einen so hohen Lohn für seine Mühe, daß er durch nichts, was wir für es tun können, ersetzt werden kann. Das ist für mich der beste Hinweis dafür, daß wir die Erziehung unserer Kinder darauf ausrichten sollten, dieses Bewußtsein der eigenen Leistung zu unterstützen, statt es zu ignorieren oder zu unterdrücken. Man hat mindestens zwei Methoden zur Verfügung, um einem Kind bei der Entwicklung zu helfen — nach der einen »lehrt« man das Kind durch positive Förderung so schnell, wie es zu reagieren hat, daß es lernt, die Antworten ganz automatisch (und ohne innere Beteiligung) zu geben. Nach der anderen Methode wartet man ab, bis das Kind zusätzlich zu dem angeborenen reflektorischen Reaktionsvermögen eine bewußte Handlungsfähigkeit zeigt — wenn es nach eigener Wahl Versuche und Untersuchungen unternimmt. Da die Auswahl groß ist, kann das Kind nach Belieben das, was sich ihm anbietet, akzeptieren oder ablehnen. Hat es dann seine Wahl getroffen, empfindet es beim Lernen die freudige Aufregung, wie Daniel sie beim Gehen zeigt. Das ist meiner Ansicht nach das längere Warten und jede Sonderanstrengung wert, die der Lehrende vielleicht leisten muß.

Für die erste Methode des Lehrens durch Reflexe möchte ich als Beispiel ein sechseinhalb Monate altes Baby aus meiner Praxis anführen, das schon allein gehen konnte. Man hatte es bereits mit drei Wochen in die Gehschule gesetzt, und zwar so, daß es mit den Füßen gerade den Boden berührte. Jeden Tag kamen die Mutter und die Großmutter ein paarmal, hielten es bei den Armen und »lehrten« es das Gehen. Mit fünf Monaten konnte es automatisch einen Fuß vor den anderen setzen, wenn man es stützte. Mit sechseinhalb Monaten konnte es

ohne Hilfe steifbeinig gehen, die Arme steif ausgestreckt, das Gesicht maskenhaft gespannt. Es lief wie ein aufgezogener Spielsoldat, und so sah es auch aus. Offensichtlich empfand es kein Vergnügen dabei, und erst wenn es jemandem in die Arme fiel, konnte es sich von der hochgradigen Anspanung freimachen, die sein Gesicht und den übrigen Körper beherrschte. Als das Kind dreieinhalb Jahre alt war, nahm sein Gesicht beim Gehen immer noch einen maskenhaft starren Ausdruck an, der Gang war steifbeinig und automatisch, die Arme immer noch ausgestreckt. Es hatte noch nicht gelernt, beim Gehen gleichzeitig etwas anderes zu tun und zeigte die gleiche eingleisige Konzentration, auf die man es mit sechseinhalb Monaten »eingestellt« hatte.
Verfahren wir nach dem gleichen Modell, wenn wir versuchen, Zweijährigen das Lesen und Dreijährigen das Schreiben beizubringen? Ich mache mir ehrlich Sorgen über die zu anspruchsvollen Lehrprogramme für kleine Kinder, welche die psychologischen Antriebskräfte außer acht lassen, die in jedem Entwicklungsstadium wichtiger sind als die eigentliche Leistung.

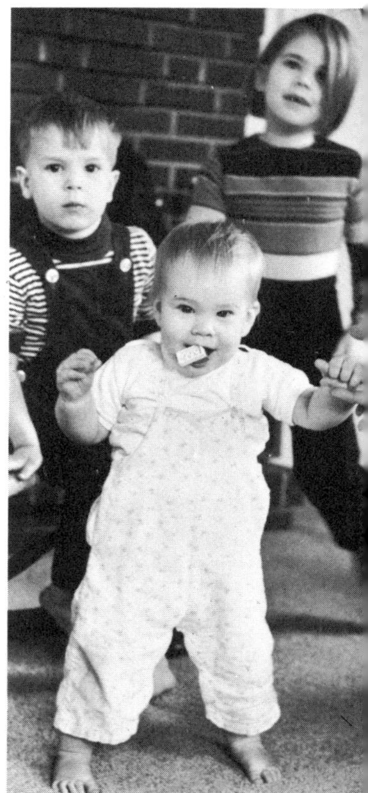

Wenn Daniel von den Eltern gelobt wurde, konnte er bis zu zehn Schritte gehen, bevor er hinfiel. Die Eltern waren von seiner unermüdlichen, fast fieberhaften Hingabe an diese Aktivität fasziniert. Selbst Marks hinterlistige Störungsversuche – wie zum Beispiel dicht an ihm vorbeisausen, ihm die Tür vor der Nase zuschlagen, rollende Spielsachen auf dem Fußboden verstreuen – konnten Daniel nicht aufhalten. Er drehte sich von Mark weg oder stand wieder auf, wenn er hingefallen war, und begann von neuem, und sein Gesicht zeigte sowohl freudige Aufregung als auch feste Entschlossenheit. Diese neue Aktivität machte das Einschlafen am Tag oder abends wieder schwierig (siehe Kapitel X). Er konnte nicht abschalten, wenn er ins Bett gelegt wurde, und wachte nachts leicht auf. Er rollte sich herum und warf den Kopf hin und her, wenn er versuchte einzuschlafen oder wenn er nachts aufwachte. Er fand bald heraus, daß er durch kräftiges Schaukeln sein Bett zum Quietschen bringen konnte. Die Geräusche, die er dabei produzierte, waren nervtötend. Er entdeckte auch, daß er das Bett quer durchs Zimmer rutschen lassen konnte, wenn er tüchtig schaukelte, und manchmal endete solch ein Ausflug damit, daß er mit dem Bett kräftig gegen die Wand anschlug, es quietschen ließ und abermals anschlug. Da sich das oft ein paarmal in der Nacht wiederholte, waren die Kings völlig verzweifelt.

Bei Kindern wie Daniel scheint die überschüssige Energie, die in irgendeiner rhythmischen Form der Selbstanregung abreagiert werden muß, fast eine Kraft zu sein, die aus dem Unterbewußtsein kommt. Wie kann der Körper des Kindes diese ständigen Anforderungen an den Energiehaushalt bewältigen? Wie kann er diese Anforderungen Tag um Tag erfüllen, wenn ihm nur ein Minimum an Schlaf gegönnt wird? (Lebhafte Babies wie Daniel schlafen manchmal tagsüber nur eine Stunde und nachts ungefähr elf Stunden.) Für die Mutter ist das ein Grund, sich wegen der physiologischen Anforderungen, die an den Organismus eines so energiegeladenen Kindes gestellt werden, Sorgen zu machen. Solch ein Kind ißt nicht mehr als eins vom Typ Tommy, und bestimmt schläft es nicht so viel wie die meisten anderen Babies. Sein Hormonmechanismus ist anders gesteuert als der von Babies wie Laura und Tommy, und sein Körper scheint Nährstoffe und Ruheperioden besser (oder anders) auswerten zu können.

Die durch das Schaukeln hervorgerufenen Geräusche schienen ein überaus wichtiges Zweitziel zu sein. Ich habe es erlebt, daß Kinder ganz aufwachen (für gewöhnlich sind sie bei dieser nächtlichen Betätigung nur halbwach), wenn man die Bettschrauben ölt und anzieht, so daß kein Geräusch mehr entstehen kann. Daher sollte man das am besten gleich zu Anfang tun, noch ehe das Baby sich an die Geräusche als eine Begleiterscheinung seiner Aktivität gewöhnt hat.

Man kann erreichen, daß die Nachtruhe der anderen Familienmitglieder nicht so sehr gestört wird, indem man unter den Bettpfosten Gummiroller anbringt und ein paar dicke Läufer auslegt, damit der Lärm etwas verschluckt wird. Da das Schaukeln bei vielen Kinder anscheinend eine Begleiterscheinung einer stürmischen motorischen Entwicklungsphase ist, kann man es meines Erachtens mit dem Daumenlutschen oder anderen Methoden der Selbstberuhigung gleichsetzen. Es wäre wohl gegen die natürlichen Bedürfnisse des Kindes gehandelt, wenn man das Schaukeln durch Festbinden oder ähnliche Maßnahmen verhindern wollte, und falls es nicht im Interesse der anderen Familienmitglieder unbedingt erforderlich ist, sollte man meiner Meinung nach nichts dagegen zu unternehmen versuchen. Wenn die Eltern auf das Schaukeln mit einer Einschränkung der Bewegungsfreiheit reagieren, dann wird das Kind um so wilder den Kopf hin und her drehen oder sich mit gesteigerter Intensität anderen Methoden der Selbststimulierung zuwenden. So kann das Kind zum Beispiel zu masturbieren beginnen, wenn man ihm nicht gestattet, daß es sich auf natürliche Weise abreagiert.

Frau Kay überlegte, wie sie Daniel helfen könnte, abends leichter einzuschlafen. Sie brachte ihn in sein Zimmer, machte das Licht aus, sang ihm leise etwas vor, wiegte ihn hin und her und ließ ihn mit seinem Stofftier spielen, während sie ihn im Arm hielt und ihm die letzte

Flasche gab. Sie spürte, wie sein steifer kleiner Körper sich entspannte, während sie ihn in den Armen wiegte, aber manchmal dauerte es eine halbe Stunde, bis er soweit war. Aber ihrer Ansicht nach war es die Mühe wert, und sie nutzte diese Zeit, um ihren Kontakt mit Daniel zu vertiefen. Wachte er dann nachts auf, fühlte sie sich nicht so schuldbewußt, weil sie nicht zu ihm hinging, sondern ihn seinen eigenen Weg zum Wiedereinschlafen finden ließ.

Auf diese Weise zeigt Frau Kay ihm, daß es sowohl vorteilhaft als auch wichtig ist, wenn man sich von lebhafter Aktivität in ein entspanntes Stadium hineinfinden kann. Wenn die Mutter diesen Beruhigungsversuch öfters wiederholt, wird das Kind dieses Verhaltensmuster vielleicht von selbst befolgen. Ist es dazu fähig, wird es viel ausgeglichener werden.

Er spielte jetzt mit seinen eigenen Spielsachen und war an Marks nicht mehr so interessiert. So suchte er zum Beispiel aus einem Haufen von Spielsachen, die Mark gehörten, eines seiner eigenen Stofftiere heraus, nahm es in den Arm und tätschelte es kräftig, so wie Mark es tat.

Daniels Sinn für Zärtlichkeit, der anfangs nur dem Plüschtiger galt (siehe Kapitel XI), erstreckt sich jetzt auch auf andere Spielsachen. Das ist ein Beweis dafür, wie gesund die Umgebung ist, in der er aufwächst. Die Fähigkeit, einen Gegenstand liebzuhaben oder jemand anderen zu »bemuttern«, kann nur aus eigenen Erfahrungen erwachsen. Wenn wir bei unseren Versuchen beobachten, daß ein Baby nicht liebevoll mit einem anderen Kind spielen oder für ein Spielzeug Zärtlichkeit zeigen kann, machen wir uns Gedanken darüber, ob es wohl selbst in dieser Hinsicht gute Erfahrungen gesammelt hat.

Eines Tages verlor Daniel hinter dem Sessel seines Vaters ein Spielzeug. Frau Corcoran kam dazu, wie er mit aller Kraft versuchte, den Sessel wegzuschieben. Wie bereits früher erwähnt, hat Daniel ein gutes Gedächtnis für versteckte Gegenstände und weiß, wie er sie finden kann. Ein andermal erinnerte er sich an das Spiel, das er am Abend zuvor mit Mark gespielt hatte, und das sie abbrechen mußten, als es Zeit zum Schlafengehen war. Am nächsten Morgen versuchte er, Mark zur Wiederaufnahme dieses Spiels zu bewegen. Das stellt eine enorme Leistung im Hinblick auf seine Ausdauer und sein Erinnerungsvermögen dar.

Daniel klammerte sich jetzt mehr an seine Familie und die vertraute häusliche Umgebung an. Er begann die Ängstlichkeit gegenüber fremden Orten und Menschen zu zeigen, wie es bei Laura im Alter von acht und neun Monaten der Fall gewesen war. Das war etwas ganz neues an ihm, und daher waren seine Eltern überrascht, als sie ihn zu den Großeltern mitnahmen. In der fremden Umgebung angekommen, erstarrte er förmlich und wollte sich weder bewegen noch mit den Spielsachen spielen, die er von früheren Besuchen her kannte. Leise jammernd verlangte er, von der Mutter auf den Schoß genommen zu werden und scheute zurück, als sein Großvater ihn auch ein Weilchen haben wollte. Er ließ es zwar über sich ergehen, aber ohne einmal zu lächeln oder es zu gestatten, daß der Großvater mit ihm spielte. Da er sich vorher niemals so verhalten hatte, waren seine Eltern aufs höchste überrascht. Kaum war er wieder zu Hause, zeigte er die gewohnte fröhliche Lebhaftigkeit. (Einige der Gründe für dieses Verhalten sind in Kapitel X und XI, Abschnitt »Laura«, angeführt. Daniel reagierte zwar auf Anregungen aus der Umwelt nicht so empfindlich, aber sein Abhängigkeitsbedürfnis wurde rasch stärker.) Außer mit Mark kam Daniel mit wenigen Kindern zusammen. Eines Tages nahm Frau Kay beide zu einer Freundin mit, die Kinder im gleichen Alter hatte. Mark und sein Altersgenosse rannten gleich in ein anderes Zimmer. Sobald der Bruder weg war, schien Daniel den festen Grund unter den Füßen zu verlieren. Er kauerte sich hin und beobachtete das andere Baby. Er wirkte verängstigt und zuckte jedesmal deutlich zusammen, wenn das andere Baby ein lautes Geräusch oder eine unerwartete Bewegung machte. Er schien jedoch sehr konzentriert zu beobachten, wie das andere Baby spielte. Als sie wieder zu Hause waren, sah Frau Kay, wie Daniel das Spiel des Babys nachahmte, als ob er es auswendig gelernt hätte. Sie hatte noch nie beobachtet, daß er Ringe auf einen spindelförmigen Turm aufzog. Er ging sofort zu dem Turm hin, mit dem er bisher nie gespielt hatte, nahm die flachen Scheiben ab und legte sie wieder auf — genauso wie das andere Baby es gemacht hatte. Auch das Aufeinanderlegen einzelner Ringe ahmte er nach.

Ich habe schon früher erwähnt, daß ein Baby lieber Kinder als Erwachsene beobachtet, und noch mehr Interesse hat es an Kindern in seinem Alter. Die erstaunliche Fähigkeit, ganze Verhaltensweisen nur durch Zusehen zu erlernen, wird bei Zwillingen besonders deutlich. Oft ist der eine Zwilling aktiver als der andere und übt ständig irgend etwas Neues. Der andere Zwilling sitzt währenddessen nur da und beobachtet ihn, bis er plötzlich die Totalhandlung, die sein Bruder tagelang üben mußte, mit Leichtigkeit nachahmt (vgl. »Laura«, Kapitel VII, und »Tommy«, Kapitel XI). Bei Daniel ist dieses Lernen durch Nachahmung eine ganz neue Methode.

Genau wie Laura legte auch Daniel sich gern irgendein weiches Kleidungsstück über die Schultern und lief so herum. Er hatte eine Vorliebe für seine oder Marks Hemden und Pullover, und besonders entzückt war er, wenn er eine Krawatte des Vaters erwischte. Er half durch Schlängelbewegungen beim Anziehen mit, griff zu, um sich das Hemd über den Kopf zu ziehen, wenn man ihn aufforderte, und streckte beim An- und Ausziehen erst das eine Bein, dann das andere vor. Er versuchte, sich die Söckchen selbst anzuziehen, indem er sie an der Zehenspitze packte und zog. Da er aber immer nach unten zog, gelang ihm das nur selten, es sei denn, daß die Socke sowieso schon fast ganz hinaufgerutscht war.

Frau Corcoran hätte Daniel gern zur Sauberkeit erzogen. Er lernte sehr schnell, und sie hatte festgestellt, daß er eine Stunde oder länger trokken blieb. Sie wies Frau Kay auch darauf hin, daß Daniel sich hinkauerte und mit rotem Gesicht grunzte und preßte, wenn er Stuhlgang hatte. Frau Kay glaubte zwar, daß Frau Corcoran Daniel so rechtzeitig »abfangen« könnte, daß es eine Art Erziehung wäre, aber sie war trotzdem dagegen. Ihr Gegenargument war, daß sie selbst Daniel dazu erziehen wollte, und zwar erst dann, wenn er begreifen konnte, was sie von ihm erwartete.

Ich pflichte Frau Kay bei. Obwohl man einem Baby in diesem Alter schon eine gewisse Kontrolle über die Schließmuskeln anerziehen kann – und das häufig auch tut –, halte ich das für ein rein reflektorisches Training, das dem Kind von den Erwachsenen aufgezwungen wird (vgl. mit dem bereits erwähnten reflektorischen Training). Es kann sich später sogar als nachteilig erweisen. Meine Beobachtungen haben bisher nur ergeben, daß es sich bei einem Kind in diesem Alter lediglich um eine Art passiver Unterwerfung handelt. Aber es kommt oft vor, daß das Kind, wenn es dann 16 bis 18 Monate alt ist und begreift, was man mit ihm anstellt, und sich zur Wehr setzen kann, dagegen rebelliert und den Stuhl oder den Urin absichtlich zurückhält. In unserer Gesellschaft wird das Kind auf zu vielen anderen Gebieten zur Selbständigkeit angehalten, und vielleicht rebelliert es dann heftiger, wenn es unter dem Druck der Erwachsenen etwas lernen muß. Untersuchungen haben ergeben, daß man in den USA bei Kindern, deren Erziehung zur Sauberkeit im ersten Lebensjahr beginnt, häufiger aktiven Widerstand und Versager findet als in Großbritannien oder Europa, wo diese Erziehung bereits am Ende des ersten Lebensjahres erfolgreich abgeschlossen sein soll. Andererseits haben gerade die europäischen Länder einen sehr hohen Prozentsatz von Bettnässern und chronisch Verstopften, was vielleicht das Endresultat einer so frühzeitigen Erziehung zur Sauberkeit sein könnte. Bestimmt aber wäre es für ein Kind, das sich den ganzen Tag voller Energie mit dem Stehen und Gehen beschäftigt, eine unnatürliche Zumutung, wollte man versuchen es zu zwingen, längere Zeit stillzusitzen. Ein so aufgewecktes Kind wie Daniel, das außerdem einen Bruder hat, von dem es lernen kann, braucht nicht angetrieben zu werden, bis es verstandesmäßig fähig ist, einen so komplizierten Vorgang zu erlernen. Es ist viel leichter und lohnender, einem Kleinkind im zweiten Lebensjahr etwas zu erklären, und es das Gewünschte von sich aus lernen kann. Aber in diesem Punkt muß die Mutter eine so feste Einstellung haben wie Frau Kay, denn viele Frauen der älteren Generation pflegen immer wieder anzuführen, wie erfolgreich sie ihre Kinder im ersten Lebensjahr erzogen haben. Es kommt oft vor, daß die Großmutter oder eine Babysitterin der »alten Schule« in einer jungen Mutter das Gefühl erweckt, sie vernachlässige ihr Kind, weil sie nicht gewillt sei, die Zeit aufzubringen, es jetzt schon zur Sauberkeit zu erziehen. Aber dafür ist die Ruhepause im zweiten Lebensjahr besser geeignet, nachdem das Kind die großen motorischen Leistungen des Stehens und Gehens vollständig beherrscht.

Der elfte Monat XIII

Das durchschnittliche Baby

Tommy machte sich selbst eine Gehhilfe zurecht. Eines Tages stand er neben einem kleinen Stuhl, lehnte sich gegen ihn, und der Stuhl bewegte sich. Zuerst war Tommy verdutzt, aber dann schien er zu begreifen, daß er diese Bewegung ausgelöst hatte. Er lehnte sich nochmals an, und der Stuhl rückte wieder weg. Tommy lächelte und stieß zum dritten Mal dagegen. Als der Stuhl wegrutschte, kicherte er und stolperte ihm nach. Frau Moore kippte einen kleineren Stuhl auf die Lehne und zeigte Tommy, wie er ihn schieben könne. Von da an verbrachte er jeden Tag einen Teil des Vormittags damit, den Stuhl wie eine Schubkarre vor sich herzuschieben.

Die Rahmen vieler Stühle in der ganzen Welt tragen die Spuren von derartigen Gehübungen. Wieviel aufregender und lehrreicher ist es doch für Tommy, selbst eine Gehhilfe gefunden zu haben, als wenn seine Eltern ihm irgendein Hilfsmittel hingestellt hätten, das ihm die Mühe »abgenommen« hätte (siehe »Daniel und die Gehschule«, Kapitel XI).

Während er den Stuhl vor sich herschob, sah er auf seine Füße hinunter. Bei dem Versuch, einen Fuß vor den anderen zu setzen, fiel er gegen den Stuhl und stieß sich am Kopf an. Er schrie nach der Mutter.

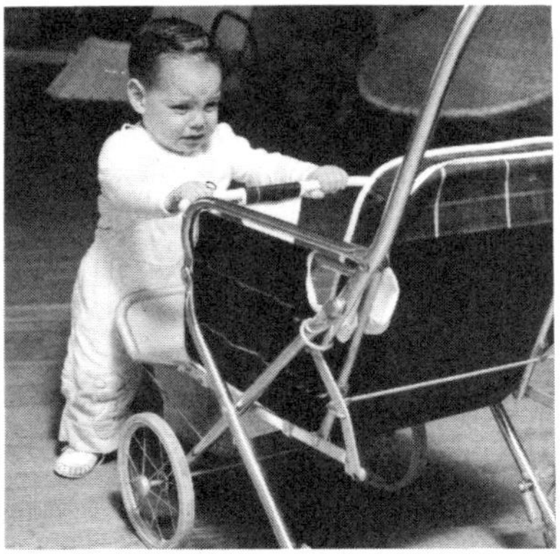

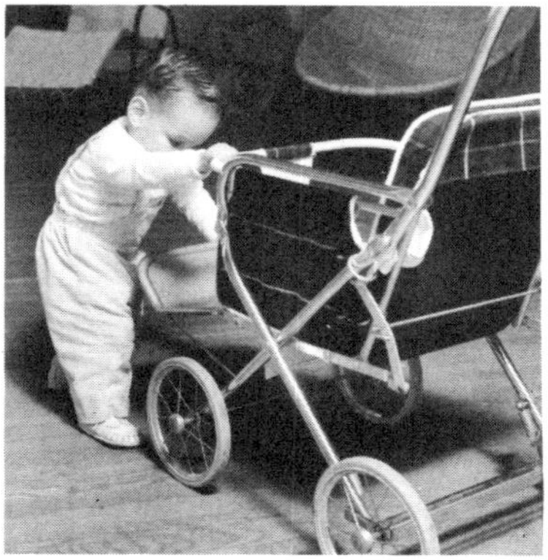

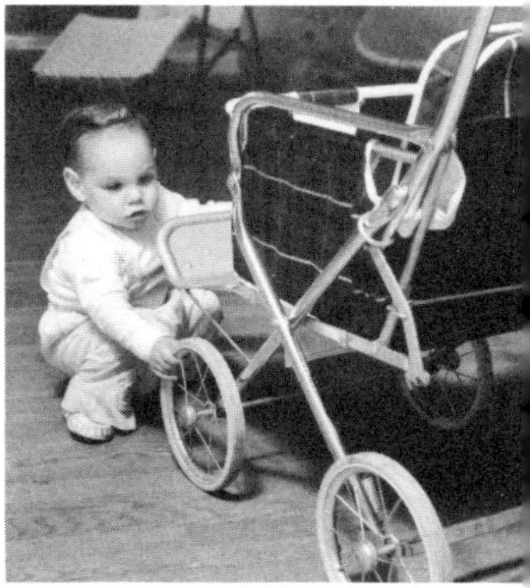

Sie kam und sah, daß er mehr erschrocken als verletzt war. Ohne sonderliches Mitgefühl stellte sie ihn wieder auf die Füße, und er übte weiter.

Eine überbesorgte Mutter kann das Erschrecken des Babys so verstärken, daß vielleicht Angst daraus wird. Die Grenze zwischen der richtigen Dosis Trost und Mitgefühl und einer unerwünschten Verstärkung der normalen Enttäuschung, die das Baby über die Mißerfolge und unangenehmen Überraschungen empfindet, die es selbst zustande bringt, ist sehr schmal. Jeder derartige Vorfall erfordert von der Mutter, daß sie die Situation blitzschnell einschätzt und entscheidet, ob eine sachliche Reaktion ihrerseits genauso tröstend wirken kann wie offen gezeigtes Mitgefühl und vielleicht auf die Dauer gesehen sogar besser ist. Zuviel Mitgefühl kann die gleiche Wirkung haben wie Mitleid, nämlich das Baby in dem Augenblick unsicher zu machen, in dem es bereit war, das Ganze noch einmal zu versuchen.

Kurz danach konnte er auch allein stehen. Tommy war zwar vorsichtig (mehr als Daniel, weniger als Laura), aber allmählich wurde er mutiger. Genau wie Daniel mußte auch er es lernen, inmitten der ihn umgebenden Unruhe das Gleichgewicht zu bewahren. Anfangs fiel er öfters hin, schlug sich den Kopf empfindlich an und schrie nach Hilfe. Wenn Frau Moore sofort auf sein Geschrei reagierte, war er mit einem Streicheln und einem Wort getröstet. Wartete sie jedoch, bis er immer lauter schrie, dann fand sie nur noch ein winselndes Bündelchen Selbstmitleid vor.

Er ist sich der weitreichenden Folgen des nächsten Schrittes bewußt: inmitten einer aufrechtgehenden, um ihn herumwirbelnden Welt sicher auf seinen eigenen zwei Beinen aufrecht zu stehen. Das Verlangen des Babys, ein Teil dieser Welt zu sein, und sein Bewußtsein, wie weit es davon noch entfernt ist, spiegeln sich in dem dringenden und häufigen Hilfegeschrei wider.

Tommy zeigte jetzt mehr Verlangen nach dem Kontakt mit der Mutter. Abends gab er keine Ruhe, bis sie ihn in die Arme nahm. Wenn Besuch kam, insbesondere ein Kind in Marthas oder Sams Alter, kauerte er sich wie ein viel jüngeres Baby in ihren Armen zusammen. Wie ein ängstliches Hündchen folgte er der Mutter auf Schritt und Tritt. Wenn sie plötzlich aus dem Zimmer ging, versuchte er ihr zu folgen. Die ganze Familie warf ihr vor, sie habe ihn verzogen, und manchmal kam es ihr selbst so vor. Es entsprach sowohl ihrer Neigung als auch ihrem Verlangen, ihn in die Arme zu nehmen und an sich zu drücken, wenn er darum bettelte. Er war bisher nie sonderlich abhängigkeitsbedürftig gewesen (ausgenommen in Kapitel XI, als er voller neuer Ängste und Erkenntnisse war). Sie fühlte, daß er jetzt eine solche Phase durchmachte, nach der er wieder mehr Selbständigkeit zeigen würde. Aber die Vorwürfe der Familie trafen sie tief, genauso wie damals, als Tommy neun Monate alt gewesen war und sie ihn daran gewöhnen wollte, aus der Tasse zu trinken. Aber diesmal folgte sie ihrer eigenen instinktiven Reaktion, nämlich Tommy mehr Unterstützung zu geben.

Viele Mütter werden durch die »öffentliche« Mißbilligung (das heißt die ihres Mannes und ihrer Mutter) viel zu unsicher gemacht, als daß sie unbeirrt an ihrer eigenen Meinung festhalten könnten. Ich vermute, daß der Grund für diese Mißbilligung darin liegt, daß die Zuschauer auf die Rückkehr des Kindes in eine frühere Art der Abhängigkeit von der Mutter ein bißchen eifersüchtig sind. Es wirkt so, als ob das Kind sich bedroht fühlt, denn jeder Mensch wünscht sich in einer Streßsituation in eine Abhängigkeit zurück. Vielleicht haben die anderen Erwachsenen auch den Wunsch, daß das Kind bei ihnen Trost suchen würde. Auf jeden Fall sind die Geschwister böse und eifersüchtig, weil das Baby an die Mutter Forderungen stellen darf, für die sie selbst schon zu stolz sind. Wie bereits gesagt, handelt es sich hier um eine »Phase«. Ohne die Unterstützung der Mutter würde diese Phase vielleicht länger dauern. Hat das Baby jedoch diese Unterstützung, kann es neue Kräfte für den Übergang in eine größere Selbständigkeit sammeln.

Er konnte jetzt in einer Hand ein Spielzeug halten, während er sich mit der anderen zum Stehen hochzog. Dann ließ er das Spielzeug absichtlich fallen, so daß er sich hinunterbeugen mußte, um es aufzuheben. Zuerst ging er in die Hocke, griff das Spielzeug wieder mit der gleichen Hand und stand auf. Das nächste Mal hockte er sich wieder hin, versuchte es jedoch mit der anderen Hand zu greifen und zog sich dann hoch. Schließlich lernte er es, sich hinunterzubeugen und das Spielzeug mal mit der einen, mal mit der anderen Hand aufzuheben, während er sich mit der freien Hand festhielt.

Er probiert die verschiedenen Körperhaltungen beim Hocken und beim Hinunterbeugen und findet dadurch heraus, was die Entfernung zum Fußboden bedeutet. Er vergleicht ferner die Wirkung der Bewegungen, wenn er sie einmal mit der rechten und einmal mit der linken Körperseite macht, als ob es für die Ausführung der gleichen Handlung zwei sehr unterschiedliche Wege gäbe.

Er schleppte das Spielzeug im ganzen Zimmer herum, damit er das Aufheben an verschiedenen Stellen ausprobieren konnte.

Tommy beobachtete seine Geschwister und ahmte dann nach, wie sie mit Spielsachen umgingen, die man schieben konnte, dann schob er eine Eisenbahn durchs Zimmer und sagte dabei »schu-schu«. Er klopfte mit dem Spielzeughammer auf den Fußboden und freute sich über die Geräusche, die er dabei produzierte. Als seine Geschwister einmal mit Buntstiften malten, sah er ihnen genau zu, nahm dann einen Stift und schlug damit aufs Papier. Martha griff ihn beim Arm und wollte ihm zeigen, wie er den Stift zum Schreiben bewegen mußte. Er riß sich los und weigerte sich. Aber dann kam er zurück, versuchte es doch und konnte diesmal die Kritzelbewegungen besser nachmachen, die sie ihm hatte beibringen wollen. Die Abhängigkeit von der Mutter hielt sich mit einer wachsenden Unabhängigkeit gegenüber anderen, insbesondere seinen Geschwistern, die Waage. Obwohl er sich von Martha nichts zeigen lassen wollte, nahm er alles wahr, was ihm später helfen konnte, ihrem Beispiel zu folgen – und das, während er die ganze Zeit protestierte und ihr anscheinend gar keine Aufmerksamkeit schenkte. Er versuchte, die Geschwister beim Sprechen nachzuahmen. Er konnte zwar ein paar verständliche Laute produzieren, aber hauptsächlich redete er nur Kauderwelsch. Er kopierte jedoch den Tonfall sowie den Sprachrhythmus und ahmte ihren Gesichtsausdruck geradezu komisch ähnlich nach.

Er wußte von vielen Dingen, wie sie funktionierten, wenn er ihre Bezeichnungen hörte. Sam sagte »Flugzeug«, und Tommy zeigte in die Luft, und wenn Martha »Hündchen« sagte, versuchte er zu knurren. Er hatte vorher Abbildungen von Flugzeugen und Hunden gesehen und reagierte aus der Erinnerung heraus entsprechend. Die älteren Kinder führten ihn jeden Abend voller Stolz Herrn Moore vor.

Tommy trieb mit Martha und Sam ein neues Spiel, das die beiden sehr böse machte. Er holte sich irgendein Lieblingsspielzeug der beiden und versteckte es hinter dem Sofa oder unter einem Kissen. Wenn sie es gefunden hatten, lachte er laut. Da sie ihm dieses Spiel mit seinen eigenen Spielsachen gezeigt hatten, brachte er es mit ihnen in Verbindung. Er war überrascht, daß sie es gar nicht lustig fanden.

Er experimentierte mit den Geräuschen, die er mit den verschiedensten Gegenständen hervorbringen konnte. Er ließ sie nacheinander in eine Tasse fallen und schien den Unterschied im Aufschlaggeräusch hören zu können. Dann versuchte er das gleiche Spiel, indem er ein Glas dazu benützte, und schien mit Interesse auf die neuen Geräusche, die er auf diese Weise produzierte, zu lauschen. Als er die Gegenstände aus dem Glas herausholen wollte, versuchte er zuerst, von der Seite aus an sie heranzukommen. Dann langte er in die Öffnung hinein und probierte es auf diese Weise. Obwohl er schon aus einer Tasse Gegenstände einfach herausgekippt hatte, verfuhr er mit dem Glas, als ob es keinerlei Ähnlichkeit mit der Tasse hätte. Er schien erst den Umgang mit dieser Art von Behälter lernen zu müssen, als ob es sich um etwas ganz Neues handelte — und als ob ihn die optischen Eindrücke, die er durch die durchsichtige Glaswand empfing, verwirrten.

Die von Glas vermittelten optischen Eindrücke sind tatsächlich verwirrend. Das Kind muß erst umlernen, um ihre Bedeutung zu begreifen und sie in eine vertraute Situation einbauen zu können. Das kann man in etwa mit dem Umlernen vergleichen, das erforderlich ist, wenn man eine Handlung, die einem völlig vertraut ist, im Dunkeln oder ohne direkte Sicht ausführen will.

Tommy versuchte, seine Mutter bei der Arbeit nachzuahmen. Als ob er damit sein Verlangen, in ihrer Nähe zu sein, rechtfertigen wollte, wischte er auch auf der Theke herum, wenn sie es tat, bemühte sich, mit dem Löffel irgend etwas umzurühren, wie sie es machte, und hing sich mit seinem ganzen Gewicht an den Staubsauger, wenn sie saubermachen wollte. Er konnte ihr auf Aufforderung schon einfache Gegenstände holen und strahlte vor Freude, wenn er ihr das Verlangte brachte (siehe Kapitel XI). Er lernte auch den Fernsehapparat einzuschalten, bekam aber Angst, als es plötzlich losbullerte, und krabbelte eiligst in ein anderes Zimmer. Von der Tür aus spähte er vorsichtig zurück, um das Ergebnis seines Versuchs zu betrachten, und wagte sich nicht zurück, bis jemand kam und den Apparat leise stellte. Er fand sehr schnell heraus, daß das immer jemanden herbeirief, und bald mußte man ihn energisch ermahnen, den Apparat in Ruhe zu lassen.

Das ruhige Baby

Langsam folgte Laura den motorischen Fortschritten der beiden Jungen. Obwohl sie sich immer noch sträubte, wenn die Eltern sie aufrecht hinstellen wollten, zog sie sich voller Eifer selbst an Möbelstücken oder an den Knien der Eltern zum Stehen hoch. Versuchten die Eltern sie hinzustellen, stieß sie abwehrend die ausgestreckten Beine nach vorn weg (vgl. Kapitel VIII über den gleichen Widerstand beim Hingestelltwerden). Im Gegensatz zu Tommy und Daniel kippte sie nie hintenüber. Nachdem sie die richtige Technik gefunden hatte, ließ sie sich stets ganz langsam zum Sitzen hinunter. Dadurch, daß sie einen sicheren Weg zum Hinsetzen gefunden hatte, konnte sie beruhigter das Stehen und Gehen üben, indem sie behutsam mal in die eine, mal in die andere Richtung einen Seitwärtsschritt machte, wobei sie sich allerdings vorsichtig an den Möbeln festhielt.

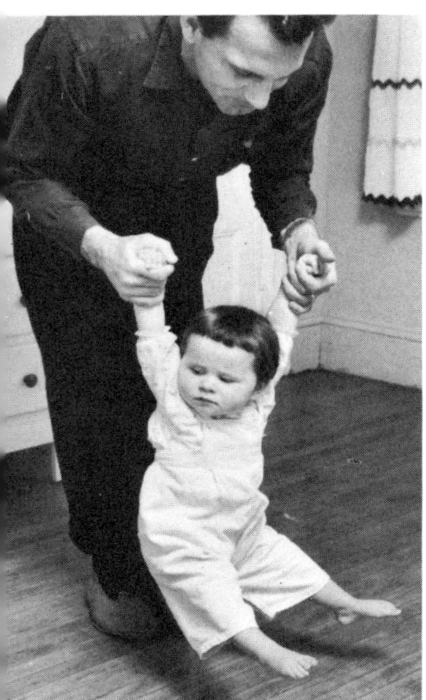

Laura ist im Vergleich zu Tommy und Daniel keineswegs so weit zurück, wie es den Anschein hat. Viele Babies, insbesondere schwergewichtige, fangen erst in diesem Alter mit dem Seitwärtsgehen an, und manche üben diese Bewegungsform oder das Stehen überhaupt nicht. Sie scheinen abzuwarten, bis sie gehen können, und dann beherrschen sie das Aufstehen und Gehen innerhalb von wenigen Tagen. Da für das selbständige Gehen ein Durchschnittsalter zwischen 12 und 14 Monaten angenommen wird, ist Lauras motorische Entwicklung eigentlich viel »durchschnittlicher« als die der beiden Jungen. Es wäre außerdem unrealistisch, diese drei Babies nach Durchschnittswerten zu beurteilen, da alle drei in einer an Anregungen reichen Umwelt leben und überdurchschnittlich begabt sind. Mit Ausnahme des motorischen Sektors ist Lauras Entwicklung in jeder Hinsicht überdurchschnittlich fortgeschritten. Die Durchschnittswerte stützen sich auf Beobachtungen an den vielen Babies, die über keine so glückliche Kombination von angeborenen Fähigkeiten und Umwelt verfügen.

Lauras Füße lagen so flach auf dem Boden auf, daß sie mehr auf dem Fußinnenrand und auf den Knöcheln ging als auf der Fußsohle.

Die meisten Babies haben anfangs beim Stehen eine Plattfußstellung. Um sich im Gleichgewicht zu halten, spreizen sie die Beine ab. Dabei stellen sich die Füße auswärts, und sie latschen auf den Knöcheln wie eine müde Putzfrau. Je sicherer das Baby gehen kann, desto besser kann es sein Gleichgewicht halten und braucht keinen breiten Stand mehr. In dem Maße, wie es das Gehen beherrscht, kräftigen sich die Füße und die Fußgewölbe, und es setzt die Füße mehr nach innen. Lauras

Gelenke »schlottern« noch. Viele Babies haben lockere überstreckbare Gelenke, die man leicht über die normale Streckstellung hinaus abbiegen kann. Aufgrund dieser Biegsamkeit geben die Gelenke unter Belastung nach. Ein Kind mit solchen Gummigelenken braucht kräftiger entwickelte Muskeln, die seinen Gelenken beim Stehen einen festen Halt geben können. Daher muß es, bevor es beim Stehen und Gehen die volle Kontrolle über seine Beine und Füße erlangt, länger als andere Babies üben, um die Muskulatur mehr zu kräftigen. Der Körper des Babys ist sowieso weich und biegsam, und wenn es zusätzlich lockere Gelenke hat, fällt ihm das Gehenlernen schwerer, selbst wenn es den Drang danach verspürt. Ich habe mir oft gedacht, daß bei diesen Kindern die ruhige Gemütsart und der schlottergelenkige Körper Hand in Hand gehen, und daß diese Wechselbeziehung die motorische Entwicklung dämpft. Die Frage ist nur, welcher dieser Faktoren der ursächliche Grund für die langsamere motorische Entwicklung ist.

Lauras Anhänglichkeit an die Mutter war jetzt deutlicher. Sie krabbelte, so schnell sie konnte, ständig hinter ihr her. Sie machte zwischen den Beinen der Mutter halt und lehnte sich dagegen, wenn die Mutter lange genug an einem Platz blieb. Frau King mußte immer wieder über Laura hinwegsteigen – und manchmal trat sie dabei auf sie.

Es handelt sich um das gleiche gesteigerte Abhängigkeitsbedürfnis, wie Tommy es zeigte, kurz bevor er laufen lernte. Bei einem Einzelkind ist diese Abhängigkeit konzentrierter, weil es keine Geschwister hat, mit denen es spielen kann. Außerdem ist Frau King nicht in dem Maße anderweitig beansprucht wie zum Beispiel Frau Moore. Durch eine kleine Wohnung kann die Sucht des Babys, sich an die Mutter anzuklammern, noch gefördert werden, und ich wundere mich manchmal, daß Mütter wie Frau King nicht durchdrehen. Viele geben allerdings zu, daß ihre Nerven am Abend zum Zerreißen gespannt sind (vgl. Frau Moores Reaktionen).

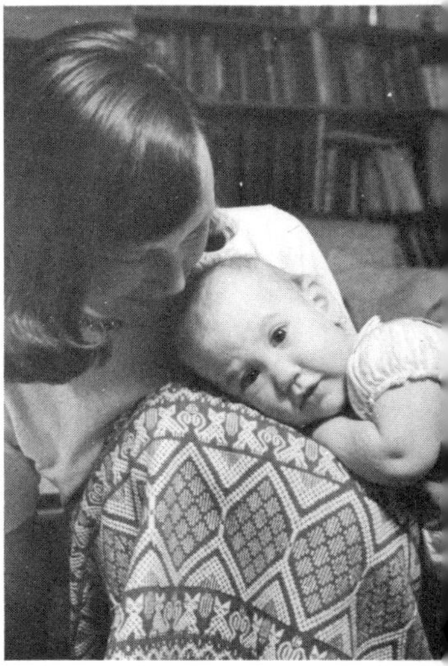

Als Frau King einmal ein anderes Baby auf den Schoß nahm, stand Laura sofort neben ihr und stieß gegen das fremde Baby, um es wegzuschieben. Sie versuchte sogar, ihrer Mutter auf den Schoß zu klettern, um besser schubsen zu können. Frau King wollte Laura ein bißchen necken, indem sie das andere Baby weiter in ihrem Arm hielt und mit ihm sprach. Laura geriet außer sich, jammerte und zerrte an der Kleidung und an den Armen und Beinen des Babys, um es zu vertreiben. Nachdem Frau King es heruntergesetzt hatte, saß Laura zusammengekauert auf dem Schoß ihrer Mutter, als ob sie diesen Platz nie wieder aufgeben wollte, und lutschte an den Fingern.

Dieses Verlangen, das Baby herauszufordern, entspringt dem Gefühl der Verzweiflung, das die Mutter empfindet, wenn es in diesem Stadium so anspruchsvoll und übertrieben anhänglich ist (vgl. Frau Moore und Tommy). Die Mutter kommt sich wie angekettet vor und versucht alles mögliche, um sich das Baby vom Leibe zu halten. Sie fühlt sich durch seine ständigen Forderungen förmlich ausgehöhlt, so wie es auch Frau Moore gegangen ist. Für eine Mutter wie Frau King, die noch kein ungezwungenes Verhältnis zu ihrem Kind herstellen konnte, ist es noch schwerer, ihren Weg zu finden.

Die Mahlzeiten machten beiden Spaß. Laura war eine gute Esserin und genoß jeden Bissen. Sie hatte es auch gern, daß die Mutter beim Essen eine aktive Rolle spielte. Sie konnte sich zwar selbst füttern und ohne Hilfe trinken, aber (im Gegensatz zu Tommy und Daniel) sie wollte in einer Atmosphäre des Gebens und Nehmens essen, wie sie durch die Gegenwart der Mutter ermöglicht wurde. Sie wartete darauf, daß Frau King den Löffel füllte, und dann führte sie ihn selbst zum Mund. Sie kleckerte selten, und wenn, dann wischte sie sofort ihren Mund oder die Tischplatte ab (vgl. ihren Reinlichkeitstrieb in Kapitel X). Sie gebrauchte beim Essen beide Hände, und zwar die rechte Hand für komplizierte Manöver mit dem Löffel, beide Hände zusammen, um die Tasse zu halten, und mit dem linken Daumen und Zeigefinger pickte sie Essensbrocken auf und steckte sie in den Mund, während sie die rechte Hand wartend nach dem Löffel ausstreckte.

Das beweist eine bemerkenswerte Mehrgleisigkeit. Die Fähigkeit, beide Hände gleichzeitig zur Nahrungsaufnahme zu gebrauchen, ist ungewöhnlich, insbesondere, wenn sie sich zusätzlich auf einen anderen Vorgang konzentriert. Ihre Geschicklichkeit und ihr Bemühen, nichts vom Löffel herunterfallen zu lassen, sind gleichfalls ungewöhnlich. Soviel peinliche Genauigkeit wirkt in diesem Alter fast zwanghaft; allerdings wird mir das gleiche vielfach über kleine Mädchen berichtet — selten über Jungen. Laura hat schon früher ein ähnliches zwanghaftes Verhalten gezeigt (Kapitel X), und ihre Neigung zu Sorgfalt und Präzision paßt zu diesem Bild.

Wenn ihr ein Bissen besonders gut geschmeckt hatte, schmatzte sie genußvoll. Ab und zu bot sie den vollen Löffel auch der Mutter an, und zwar war es meistens ein Happen von der Speise, die sie selbst am liebsten mochte (vgl. Kapitel XII, wie Tommy seine Mutter füttert). Ihre Annäherungsversuche an die Mutter waren rührend — sogar überschwänglich. Es machte fast den Eindruck, als ob sie sich bei ihrer Mutter beliebt machen wollte, um sich weiterhin an sie anklammern zu können. Babies pflegen sich so zu verhalten, wenn sie fühlen, daß die Mutter sich aus irgendeinem Grund innerlich von ihnen entfernt. Fühlte Laura, daß Frau King bereits an das nächste Baby dachte? (Das war tatsächlich der Fall.)

Als die Mutter sich im Schaukelstuhl wiegte, beobachtete Laura sie so aufmerksam, als ob sie das zum ersten Mal sehe. Sie krabbelte zu ihr hin, forderte sie durch Schieben und Ziehen zum Aufstehen auf, kletterte auf den Stuhl hinauf und begann sich zu schaukeln. Sie hielt dabei die Augen geschlossen, summte vor sich hin und war restlos glücklich. Frau King hatte Laura viel geschaukelt, als sie noch kleiner war, und es ist interessant zu beobachten, daß ihr das Schaukeln, als es zu einer Handlung wurde, die sie selbst ausführen konnte, wie etwas ganz Neues vorkam.

Eines Tages krabbelte sie zu dem großen Wandspiegel hin, vor dem sie besonders gern spielte – sich betrachtete, mit sich selbst sprach und die Mutter im Hintergrund beobachtete. Plötzlich entdeckte sie im Spiegel eines ihrer Lieblingsspielzeuge. Sie griff danach, als ob sie vergessen hätte, daß es nur ein Spiegelbild war. Als sie mit der Hand gegen das Glas stieß, lachte sie in der plötzlichen Erkenntnis, daß sie einen Fehler gemacht hatte, laut auf.

Eines Nachts hörten die Eltern Laura im Bett wimmern. Sie gingen zu ihr und sahen, daß sie Fieber hatte und sich offensichtlich unbehaglich fühlte. Sie lag da und blickte jämmerlich hilflos zu ihren Eltern auf. Ihr Herz hämmerte, ihr Atem jagte, und ihre Temperatur betrug (rektal gemessen) 40,5 Grad. Herr King war so erschrocken, daß er gar nicht schnell genug ans Telefon kommen konnte, um den Arzt anzurufen. Inzwischen hielt Frau King ihr krankes Baby in den Armen und zitterte vor Angst, daß es sterben würde, bevor der Arzt kam. Während sie Laura hin und her wiegte, erholte diese sich sichtlich. Sie lächelte ihre Mutter an und redete mit ihr (als ob sie die Mutter beruhigen wollte). Nach einer endlosen Viertelstunde rief der Arzt zurück und hörte sich Herrn Kings aufgeregten Bericht an. Er versuchte den jungen Mann zu beruhigen, sagte ihm, daß es höchstwahrscheinlich nichts Ernstes sei, und empfahl Herrn King, Laura eine Fiebertablette und reichlich zu trinken zu geben und sie in ein lauwarmes Bad zu setzen, um das Fieber herunterzubringen. Ferner wies er Herrn King an, auf Symptome zu achten, die vielleicht auf etwas anderes als eine fieberhafte Reaktion, auf eine harmlose Infektion hindeuteten – hatte sie zum Beispiel Schwierigkeiten beim Atmen, griff sie sich wiederholt an die Ohren, hatte sie Schmerzen beim Wasserlassen oder schweren Durchfall –, und zu prüfen, ob sie ein steifes Genick hatte (den Kopf nicht herunterbeugen konnte). Er empfahl den Kings, ein bis zwei Stunden abzuwarten, bis die Tablette wirkte, und dann zu überprüfen, ob das Baby eines der genannten Symptome zeigte. Wenn das nicht der Fall sei und Lauras Zustand sich durch die Tablette und die zugeführte Flüssigkeit besserte, halte er einen sofortigen Hausbesuch nicht für erforderlich. Er erklärte Herrn King, daß der Arzt bei einer sofortigen Untersuchung außer den sichtbaren Symptomen kaum einen Anhaltspunkt finden kann, der ihm hilft, die Ursache der Infektion zu finden. Er bat die Kings, ihm erst am Morgen wieder Bericht zu erstatten, es sei denn, sie entdeckten eines der genannten Symptome. Dann würde er sofort kommen. Er versicherte ihnen, daß sie selbst beurteilen könnten, ob es sich um eine schwere Erkrankung handelte – nämlich wenn das Kind teilnahmslos sei und sehr krank aussähe und auf das fiebersenkende Mittel und die Flüssigkeitszufuhr nicht anspräche. Mit dieser Auskunft kehrte Herr King zu seiner ängstlich wartenden Frau zurück. Sie ärgerte sich über den Arzt, der sie einfach im Stich ließ, weil er wohl keine Lust hatte, mitten in der Nacht aufzustehen und zu kommen, und machte sich an die Arbeit. Sie gab Laura eine Vierteltablette Aspirin und Fruchtsaft (keine Milch!). Aber inzwischen war Laura wieder so munter und guter Dinge, daß die Kings beschlossen, das lauwarme Bad ausfallen zu lassen. Immer noch empört darüber, daß der Arzt die Angelegenheit auf die leichte Schulter genommen hatte, nötigten sie Laura, reichlich zu trinken.

Das Wichtigste, was die Eltern tun können, wenn das Baby Fieber hat, ist, ihm reichlich zu trinken zu geben. Falls ihm schlecht ist oder es zum Erbrechen neigt, kann es alle paar Minuten löffelweise eingegebene kohlensäurehaltige gesüßte Limonade am besten bei sich behalten. Viele Babies wollen nicht trinken, wenn sie krank sind, aber ein ausgeglichener Flüssigkeitshaushalt ist so wichtig, daß man sie dann zum Trinken zwingen muß. Wenn es begreift, daß die Eltern es ernst meinen, wird es sich zum Trinken bequemen. Nach dem ersten Mal läßt sein Widerstand meistens nach. Oft kann man die anfängliche Ablehnung durchbrechen, indem man ihm einen Lutscher, ein paar Löffel Eiskrem oder ein Keks gibt.

Zwei Stunden später schien Laura nichts mehr zu fehlen, die Temperatur war gesunken, und sie wollte wieder spielen. Die Kings blieben die ganze Nacht an ihrem Bett, beobachteten sie und prüften immer wieder, ob sich eines der vom Arzt erwähnten Symptome zeigte. Aber das war nicht der Fall. Nach vier Stunden stieg die Temperatur wieder an (als die Wirkung der Tablette nachließ), fiel aber wieder ab, nachdem sie noch eine weitere Vierteltablette Aspirin bekommen hatte. Am Morgen war ihre Temperatur normal, und das Ganze schien ihr nichts ausgemacht zu haben. Aber die Kings waren von der Nachtwache völlig erschöpft. Laura machte am Tag ein paarmal ein Schläfchen, die Eltern hingegen quälten sich übermüdet durch den Tag durch. Als der Arzt Laura untersuchte, konnte er nichts feststellen, warnte die Eltern jedoch, daß die Temperatur gegen Abend vielleicht wieder ansteigen würde. Aber das trat nicht ein, und den Eltern blieb es ein Rätsel, woher das hohe Fieber gekommen war, für das nicht einmal der Arzt eine Erklärung geben konnte.

Auch ohne daß die Untersuchung die Ursache aufgezeigt hat, kann gesagt werden, daß es sich hier um eine normale Reaktion auf eine leichte Infektion handelt. Bei Babies sieht man oft eine solche Allgemeinreaktion als körpereigene Abwehrmaßnahme, wodurch zweifellos eine spezifische Immunität gegen den betreffenden Erreger und vielleicht auch eine generelle Immunität gegen andere krankheitserregende Keime aufgebaut wird. Jede erfolgreich abgewehrte Infektion bedeutet praktisch eine Rückversicherung für die Zukunft. Aus diesem Grund überläßt der Kinderarzt es lieber dem Baby, die Infektion zu bekämpfen, und reserviert hochwirksame Medikamente, wie zum Beispiel Antibiotika, für schwerere Krankheiten, mit denen das Kind nicht allein fertig werden kann. Wenn der Arzt sich von der Überängstlichkeit der jungen Eltern anstecken läßt und dem Baby Antibiotika gibt, bevor er überhaupt weiß, woran es erkrankt ist, kann er möglicherweise das Krankheitsbild verwässern und erweist dem Baby einen schlechten Dienst. Bei einem Baby ist hohes Fieber nur ein Krankheitszeichen einer Infektion und braucht nicht symptomatisch behandelt zu werden. Viele Babies haben, wenn sie überhaupt Fieber haben, sofort extrem hohe Werte von 40 Grad oder sogar höher. Der unreife Wärmeregelmechanismus kann sich noch nicht auf mittelhohe Werte von 38,5 bis 39 Grad einpendeln. Daher ist es wichtig, auf die anderen Symptome zu achten, die das Kind zeigt, bevor man eine hohe Temperatur so tragisch nimmt, wie die Kings es tun. Natürlich brauchen und sollen Eltern nicht längere Zeit ohne ärztliche Hilfe allein die Verantwortung für ein fieberndes Kind tragen, aber wenn es nicht schwerkrank aussieht und sich auch entsprechend verhält, können sich die Eltern für kurze Zeit auf ihr eigenes Urteil verlassen und erst einmal versuchen, das Fieber herunterzubringen, um den Zustand des Kindes besser einschätzen zu können, bevor sie den Arzt rufen.

Die echte Gefahr bei hohem Fieber ist das Auftreten von Krämpfen, die aber in den meisten Fällen durch Maßnahmen, wie Lauras Arzt sie empfohlen hat, ausgeschaltet werden kann. Wenn ein hochfieberndes Kind eine Neigung zu Krämpfen zeigt, muß der Arzt gerufen werden.

Zum Glück sind solche Fieberkrämpfe relativ selten. Ein Baby von Lauras Körpertyp speichert die Körperwärme besonders gut. Viele rundliche Babies, die nicht leicht schwitzen, bekommen schneller Fieber und haben dann höhere Temperaturen, als es bei einem schlanken, drahtigen Baby wie Daniel der Fall ist. Bei Babies dieses Typs kann es vorkommen, daß die Höhe des Fiebers durchaus nicht in Einklang mit dem Schweregrad der Erkrankung steht. Die Rektaltemperatur ist ein halbes Grad höher als die entsprechende oral gemessene Temperatur. Die Achselhöhlentemperatur ist ein Grad niedriger als die Unterzungentemperatur.

Das lebhafte Baby

Daniel zog jetzt das Gehen dem Krabbeln vor. Er konnte bereits steifbeinig und mit erhobenen, kreisenden Armen quer durch ein Zimmer gehen, verlagerte bei jedem Schritt sein Gewicht, so daß er ein Bein nach dem anderen vorschwingen konnte, und strahlte über das ganze Gesicht. Rutschige kleine Läufer waren sein Verderben, aber das nahm er mit Gelassenheit hin. Frau Corcoran zog ihm gleich Schuhe mit festen Sohlen an, weil sie das zur »Stützung der Füße« für notwendig hielt.

In Wirklichkeit braucht das Baby, wenn es zu gehen anfängt, den freien Gebrauch seiner Zehen, um sich auf dem Fußboden festgreifen zu können. Es ist barfuß oder in weichen, biegsamen Schuhen besser daran. Glatte, harte Sohlen erschweren ihm das Gehenlernen, da feste Schuhe natürlich nicht fest am Boden anhaften. Die Tatsache, daß Daniel sich durch die Schuhe nicht entmutigen ließ, ist ein Beweis dafür, wie versessen er auf das Gehenlernen war.

Er stapfte durch das Zimmer und verlor auf dem Hartholzboden und auf den Läufern ständig den Halt. Wenn er hingefallen war, zog er die Beine an, arbeitete sich auf die Füße und – falls er beim Aufstehen nicht wieder ausrutschte – machte sich von neuem auf den Weg. Er lernte Möbeln auszuweichen, um Ecken zu gehen und schließlich auch unterwegs anzuhalten. Zuerst schien sein Körper sich von selbst weiter vorwärtszubewegen, und er konnte nur anhalten, indem er sich fallen ließ oder am nächsten Möbelstück festhielt. Das Stehenbleiben wurde ein neues Ziel, und er übte es immer wieder.
Wenn die Eltern morgens weggingen, folgte er ihnen bis zur Tür, winkte und sagte »ata-ata«. Er lernte beim Gehen mit der rechten Hand zu schlenkern und ließ sie vor und zurück schwingen.

Dies ist die erste zusätzliche Bewegung bei den seine volle Konzentration erfordernden Gehübungen, und er vollführt sie in gleichmäßigem Rhythmus, damit sie sich leichter in den gesamten Bewegungsablauf einfügt. In dem Maße wie das Gehen zu einer vertrauten und allmählich automatischen Funktion wird, kann das Baby weitere zusätzliche Bewegungen einbauen.

Frau Corcoran hatte in Daniel einen ständigen Begleiter. Sie pflegte bei der Arbeit eine kleine Kappe zu tragen, um die Frisur zu schonen, und Daniel leistete ihr mit einem alten Hut auf dem Kopf Gesellschaft.

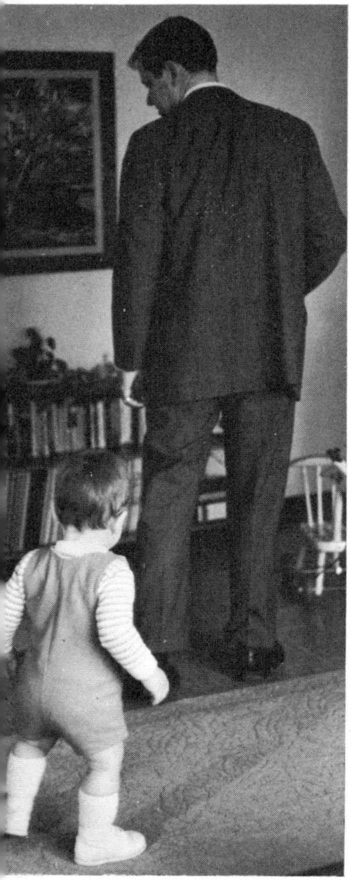

Wenn er den Hut nicht finden konnte, genügte ihm auch ein Kleidungsstück oder etwas ähnliches als Kopfbedeckung.
Er konnte sich jetzt allein die Strümpfe ausziehen und versuchte auch, die Füße in die Schuhe zu schieben. Er holte die Schnürsenkel heraus und zog die Schleifen an seinen Schuhen auf, wenn man ihn dazu aufforderte. Jeden Abend zog er dem Vater während des Abendessens die Schnürsenkel auf und lachte, wenn der Vater mit den Füßen Ausweichmanöver machte. Er spielte gar zu gern mit dem Vater, wich ihm abends nicht von der Seite und wollte auf seinen gekreuzten Fußgelenken reiten oder in die Luft geworfen werden. Je wilder das Spiel war, desto munterer wurde er. Der Vater pflegte nach einer Weile erschöpft aufzugeben, nicht aber Daniel. Wenn Herr Kay nicht mehr weiterspielen oder aus dem Zimmer gehen wollte, protestierte Daniel empört und folgte ihm nach.

Ist Daniels Verhalten gleichbedeutend mit Lauras und Tommys Anhänglichkeit an die Mutter? Ich würde sagen, nicht ganz. Mir kommt es eher wie eine neu erwachte Vorliebe für den aktiveren männlichen Elternteil vor. Der Vater ist nicht nur ein dankbares Objekt zur weiteren Erprobung der neu erworbenen motorischen Fähigkeiten, sondern er bietet einem Jungen auch die Gelegenheit, sich mit einem anderen männlichen Wesen zu identifizieren. Mütter pflegen diese abendliche Bevorzugung des Vaters damit zu erklären, daß das Baby den ganzen Tag lang auf ein und dieselbe weibliche Person angewiesen war und daher eine gänzlich verschiedene Anregung braucht. Natürlich werden Kinder nach einem anstrengenden Tag wieder munter und aktiv, wenn der Vater nach Hause kommt, aber auch eine berufstätige Mutter ist jeden Abend »neu«. Ich glaube eher, daß bei einem Baby wie Daniel gleichzeitig mit dem Gefühl der Unabhängigkeit und der Selbsterkenntnis, welches es beim Gehen empfindet, auch ein erstes Bewußtsein seiner männlichen Identität erwacht.

Jetzt begann für Daniel eine Phase des Negativismus (grundloser Widerstand gegen äußere Einwirkungen). Er schüttelte den Kopf und sagte »nein« — selbst wenn er eigentlich »ja« meinte. Diese Kopfbewegung gefiel ihm sehr, und er lernte, genau im Takt dazu »nein« zu sagen. Das beschäftigte ihn so sehr, daß er manchmal während der ganzen Mahlzeit den Kopf schüttelte und sich weder füttern lassen noch allein essen wollte. Beim Baden benahm er sich genauso, und es gehörte schon viel Geschick dazu, ihm das Gesicht zu waschen. Auch beim Wickeln schüttelte er den Kopf und wackelte dabei mit dem ganzen Körper. Wenn er von einer Nadel gepiekt wurde oder Frau Corcoran

ihm einen Klaps gab, verlangsamte er das Tempo, so daß sie die Windel feststecken konnte.
Die Erfolge, die er mit seiner Neinsagerei erzielte, schienen ihn zu neuen Ideen anzuspornen. Er fand heraus, daß er sich die Mutter gefügig machen konnte, wenn er sich auf den Boden warf und aus Protest gegen irgend etwas, das sein Mißfallen erregte, schrie und mit den Füßen trampelte. Wollte er zum Beispiel einen Keks haben und bekam ihn nicht, warf er sich hin und tobte. Frau Kay war über diese neue Laune überrascht und fühlte sich sogar ein bißchen hilflos. Sie gab nach, weil sie das leichter fand als sein Geschrei zu ertragen. Bei Frau Corcoran hingegen hatte er weniger Glück damit, und so sparte er sich Vorstellungen dieser Art nur für die Mutter auf.

Es kommt selten vor, daß ein Kind sich schon in diesem Alter bewußt in einen Wutanfall hineinsteigert, um dadurch irgend etwas zu erreichen — und vielleicht sind das auch noch gar keine echten »Wutausbrüche« (die im nächsten Kapitel besprochen werden). Auf jeden Fall spiegelt sich darin sein negativistisches Verhalten wider und auch die Erkenntnis, daß er durch einen so heftigen Temperamentausbruch die Mutter beeinflussen kann.

Frau Kay förderte dieses Verhalten noch, indem sie die gleichen zwiespältigen Gefühle über ihre Rolle als Mutter in sich aufkommen ließ wie schon in früheren Krisensituationen. Wie rasch konnte Daniel diese Stimmung von Frau Corcorans Unbeteiligtheit unterscheiden! Allmählich kam Frau Kay darauf, daß er sich ihr gegenüber anders benahm, und entzog sich seinen Launen. Sie reagierte nicht mehr, als er sich hinwarf und schrie. Er trampelte lauter und warf den Kopf von einer Seite auf die andere, aber dann hielt er inne, als ob er überrascht sei. Ohne einen weiteren Muckser von sich zu geben, stand er auf und fing an zu spielen.

Die Tatsache, daß er nach einem solchen Ausbruch nicht erschöpft ist, beweist seine geringe innerliche Beteiligung. Wenn ein Kind richtig tobt, kann es nicht so schnell und übergangslos abschalten.

Nachts warf Daniel sich während der halbwachen Phasen hin und her und sagte dabei laufend »nein-nein-nein«. Die Kays waren deswegen etwas deprimiert und fragten sich, ob sie es ihm gegenüber an etwas fehlen ließen.

Das muß keineswegs der Fall sein. Es handelt sich um eine ganz normale Entwicklungsphase. Das Kind muß mit seinem eigenen »Nein« experimentieren und herausfinden, welche Bedeutung es aus seiner

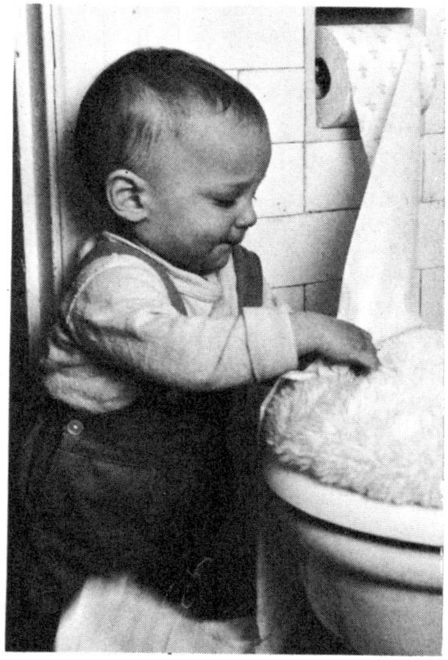

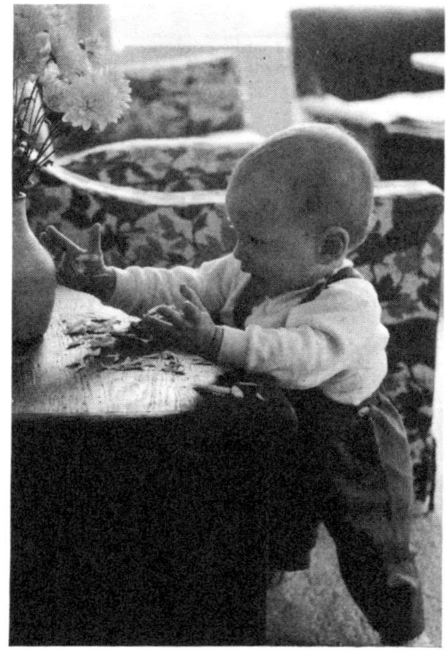

Sicht hat, und so übt es sich Tag und Nacht mit der gleichen Besessenheit darin wie seinerzeit im Stehen.

Er schien jetzt den Unterschied zwischen brav und unartig klarer zu begreifen. Wenn er wußte, daß er »brav« war, wollte er ständig von den Eltern oder von Frau Corcoran gelobt werden; hatte er sich zum Beispiel allein ein Söckchen angezogen oder aus zwei Klötzchen einen Turm gebaut, rief er ebenso erfreut wie auffordernd »da!«. Wenn er brav aß, zeigte er in regelmäßigen Abständen den Teller vor, um sich bewundern zu lassen. War er mit der Flasche fertig, hielt er sie hoch und schüttelte sie, um zu zeigen, daß sie ganz leer sei. Nach der letzten Flasche, welche die Mutter ihm im dunklen Zimmer gab, bestand er darauf, daß die Mutter erst das Licht anmachte und die leere Flasche bewunderte, ehe er sich ins Bett legen ließ.

Gleichzeitig mit der Fähigkeit, zu anderen »nein« zu sagen, wird dem Baby bewußt, was das »Nein« seiner Eltern bedeutet. Das ist ein wichtiger Fortschritt in der Entwicklung seiner Persönlichkeitsstruktur – es erkennt die Wirkung eines fremden Willens und die seiner eigenen Neigungen (siehe »Tommy«, Kapitel X, und »Laura«, Kapitel XII).

Daniel zog häufig an den Ohren. Er bohrte und kratzte darin herum, daß die Mutter befürchtete, er habe eine Ohreninfektion.

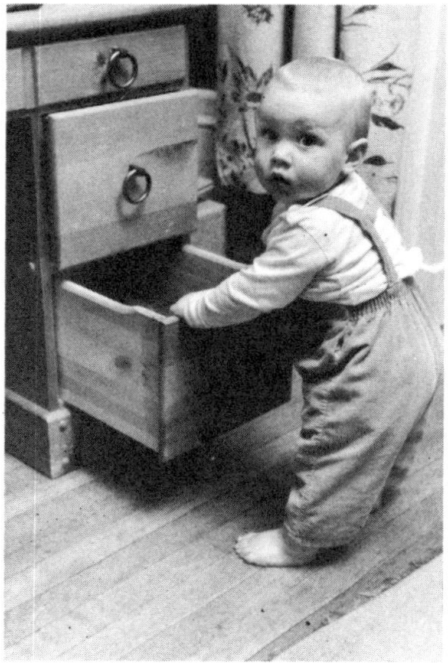

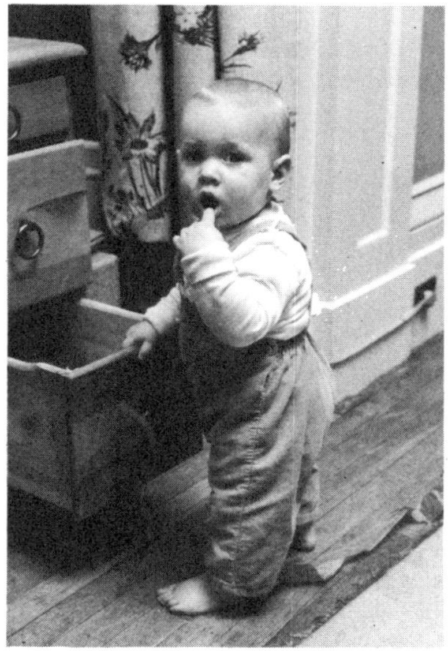

Das lebhafte Baby

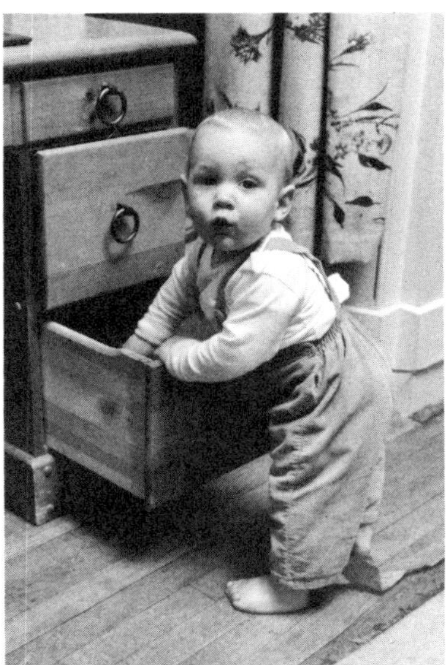

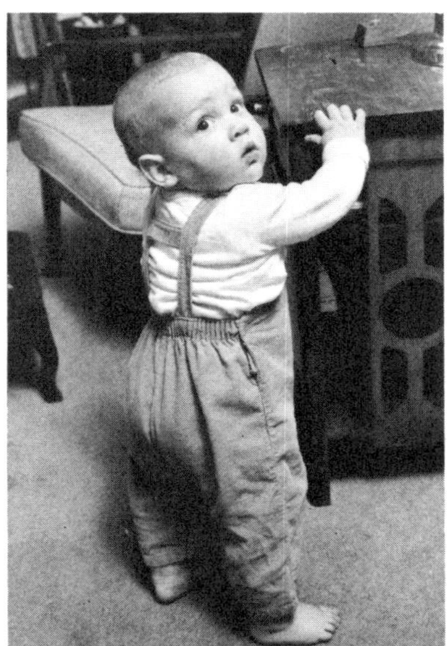

Manchmal reagierte er nicht gleich, wenn sie etwas zu ihm sagte, und sie fragte sich, ob sein Gehör in Ordnung sei. Aber er war fähig, mit echter Aufmerksamkeit und Konzentration längere Zeit auf das Ticken der Uhr seines Vaters zu lauschen, und wenn sie selbst vom anderen Ende des Zimmers her flüsterte: »Willst du einen Keks haben?«, hörte er sie sehr genau. Sie fand heraus, daß er nur dann schwerhörig war, wenn es sich um Dinge handelte, die er nicht hören wollte, daß sein Gehör jedoch ausgezeichnet funktionierte, wenn die Anregung für ihn interessant erschien. Eine Untersuchung seiner Ohren ergab keinen krankhaften Befund. Da er niemals Fieber hatte und auch keine so heftigen Schmerzen, wie sie für einen entzündlichen Prozeß im Ohr charakteristisch sind, versicherte der Arzt Frau Kay, daß das Ziehen an den Ohren in diesem Stadium eine normale Erscheinung und ein Zeichen dafür sei, daß die Backenzähne das Baby zu plagen beginnen (siehe »Tommy«, Kapitel VI, und »Laura«, Kapitel IX – Zahnen und an die Ohren greifen).

Der zwölfte Monat XIV

Das durchschnittliche Baby

Jeden Muskel seines Körpers gespannt, machte Tommy die ersten selbständigen Schritte vom Vater zur Mutter hin. Seine Augen waren fest auf das Ziel gerichtet, sein Gesicht ganz konzentrierte Aufmerksamkeit, während er unsicher schwankend vorwärtsging. Tagsüber übten Martha und Sam mit ihm, indem sie ihm die Hände entgegenstreckten. Er ging auf den Zehen und ließ sich mit den letzten paar Schritten in die wartenden Arme hineinfallen. Er quiekte vor Wonne, wenn er sich jemandem in die Arme warf. Sam war kein zuverlässiger Fänger, und das hatte Tommy rasch gelernt. Dank Sam mußte er lernen, sich abzustoppen, sein Tempo zu verlangsamen und wieder zum Ausgangspunkt zurückzugehen. Sams Aufmerksamkeit wurde manchmal durch ein Spielzeug abgelenkt, das er auf dem Fußboden liegen sah, nachdem Tommy bereits von Martha aus zu ihm unterwegs war. Bis er ankommen würde, hatte Sam das Interesse verloren. Tommy erkannte das, während er Schritt für Schritt vorwärtstorkelte. Er verlangsamte sein Tempo, begann einen Bogen zu schlagen, nahm wieder Kurs auf Martha und ließ sich in ihre Arme fallen. Schon nach kurzer Zeit weigerte er sich, dieses Spiel mit Sam zu üben.

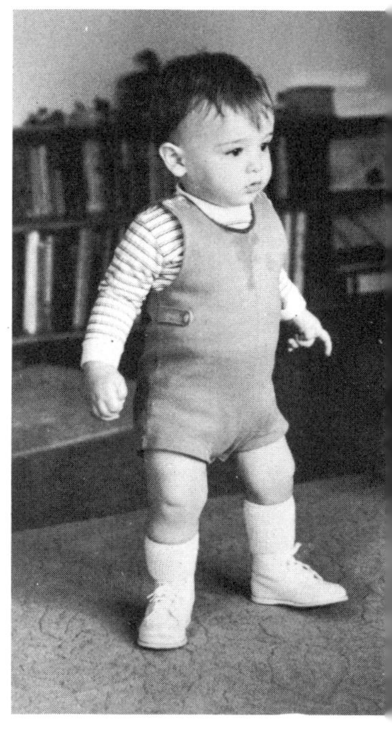

Das Gehen war für ihn immer noch eine Luxusbeschäftigung. Er ging nur zu seinem Vergnügen, aber wenn er etwas vorhatte, krabbelte er; das war für ihn immer noch die sicherste Methode der Fortbewegung. Es fiel ihm leichter, eine fremde Umgebung zu erforschen, wenn er sich auf Händen und Knien bewegen konnte. Beim Gehen war seine ganze Aufmerksamkeit nach innen gerichtet, und wenn er in eine fremde Wohnung kam, wollte er nicht gehen. Erst wenn er das Zimmer ausreichend erforscht, alle neuen Spielsachen ausprobiert und sich auf die fremden Menschen eingestellt hatte, war er gewillt zu gehen. Er war gar nicht so sehr darauf erpicht, bewundert zu werden, sondern für ihn war das Gehen eine Art von Selbsterfüllung, die er sich bis zum Schluß aufhob. Wenn er stolperte oder hinfiel, war er den Tränen nahe. Frau Moore erkannte, daß das die Reaktion auf seine Enttäuschung über sich selbst und auf die momentane Erschütterung seines Selbstvertrauens war. Sie gab ihm dann wie üblich einen ermunternden Klaps

auf den Rücken, stellte ihn auf die Füße und schob ihn an. Sobald er auf den Füßen stand, kehrte seine Zuversicht zurück.
Als seine Selbstsicherheit und damit auch das Vergnügen, das ihm das Gehen bereitete, wuchsen, wurde es genauso schwierig, ihn auf den Bauch zu legen, wie es bei Daniel der Fall war. Er wollte sich nur im Stehen wickeln und baden lassen (vgl. »Daniel«, Kapitel XII). Er ließ sich vom Arzt nur im Stehen untersuchen. Aber nur, wenn er dicht neben der Mutter stand, ließ er den Arzt an sich herankommen. Der Arzt stellte fest, daß er um zwei Zentimeter kürzer sei als bei der letzten Untersuchung. Er maß ihn diesmal im Stehen, und da schien Tommy um zwei Zentimeter geschrumpft zu sein.

Selbst ein Erwachsener, der längere Zeit im Bett liegen muß, mißt rund zwei Zentimeter über seiner normalen Größe. Sobald er wieder auf ist, schieben sich die Rückenwirbel zusammen, und er verliert diesen Größenzuwachs wieder. Ein Baby ist im Liegen zwei Zentimeter länger als im Stehen. Fürwahr ein geringer Preis für die Fähigkeit, aufrecht stehen zu können!

Seit er gehen konnte, nahm er nicht mehr so rasch zu.

Die Kurve der Gewichtszunahme, die bei jungen Babies rasch ansteigt, flacht sich ab, wenn das Baby ungefähr sieben Monate alt ist. Das ist das Stadium, in dem es zu krabbeln beginnt, weniger Interesse an den Mahlzeiten hat und entsprechend weniger ißt. Im Alter von zwölf Monaten wird die Kurve noch flacher, weil das Baby dann die meiste Zeit des Tages aktiv ist und mehr Kalorien verbraucht. Essensbrocken und kleingeschnittene Menüs werden nicht gründlich gekaut und verdaut, und daher wird auch das wenige, was er ißt, vom Organismus nicht optimal verwertet. All dies trägt zu einer langsameren Gewichtszunahme bei. Ich bin immer erleichtert, wenn ein Baby nicht mehr so schnell zunimmt. Zuviel Speck ist für keinen Menschen gesund, und in diesem Stadium setzt sich bei dem Baby Muskel- statt Fettgewebe an. Mütter von Babies in diesem Alter machen sich oft Sorgen, weil sie im Stuhl ihres Babys unverdaute Nahrungsreste finden, die manchmal sogar mit kleinen Schleimmengen vermischt sind, als ob sie die Darmschleimhaut gereizt hätten. Ich pflege den Müttern immer zu versichern, daß ich bei normalen Kindern noch nie gesehen hätte, daß diese ungenügende Verdauung sich in irgendeiner Form schädlich auswirkt. Der Organismus eines gesunden Kindes kann auch aus schlecht zerkauter Nahrung alles, was er braucht, resorbieren. Aber im Vergleich dazu, wie wichtig es ist, daß das Baby sich in diesem Stadium selbst mit Essensbrocken füttern kann, fällt keiner dieser Nachteile ins Gewicht.

Nachdem Tommy das Gehen gelernt hatte, wollte er tagsüber nur noch einmal schlafen. Frau Moore fand heraus, daß er lieber vormittags als nachmittags schlafen wollte. Aber dann war er ab drei Uhr nachmittags quengelig und abends so müde, daß er nichts mehr essen wollte. Sie verschob also seinen Vormittagsschlaf allmählich bis auf elf Uhr. Um diese Zeit gab sie ihm ein kleines Mittagessen und legte ihn für zwei Stunden ins Bett. Nachdem er aufgewacht war, bekam er noch einmal etwas zu essen. Das hielt bis zu dem etwas vorverlegten Abendessen vor. Wenn irgend möglich, bemühte sie sich, daß er es vormittags etwas länger durchhielt, und allmählich zögerte sie seine Mittagsmahlzeit immer weiter hinaus, bis sie ihn dazu erzogen hatte, erst um die Mittagsstunde zu essen und in den frühen Nachmittagsstunden zu schlafen, was auch besser in den Zeitplan der beiden anderen Kinder paßte.

Gehkinder wollen nur noch einmal am Tag schlafen. Frau Moores Methode, durch einen sanften, aber stetigen Druck eine Anpassung an den Zeitplan der übrigen Familie zustande zu bringen, ist hervorragend geeignet, um den Tageslauf des Babys zu regulieren. Wenn die Mutter es dem Baby überläßt, wann es schlafen will, wird es sich vielleicht weiterhin für den Vormittag entscheiden. Die kurze Erschöpfungspause gegen fünf Uhr nachmittags gibt ihm die Möglichkeit, neue Kräfte für einen langen Abend zu sammeln, so daß es dann immer später wird, bis er ins Bett gehen will. In einem so lebhaften Haushalt wie dem von Frau Moore sollten die Abendstunden eine ungestörte und notwendige Erholung von den Kindern sein.

Die Neigung vieler Babies, so kurz nach dem langen Nachtschlaf noch einen Vormittagsschlaf zu halten, hat mich immer interessiert. Warum ist das Baby nicht bereit, den ganzen Vormittag wach zu bleiben? Warum muß man es erst dazu erziehen, daß es am Nachmittag schläft? Es hat den Anschein, als ob die Energiesteuerung des Körpers eine Weile braucht, um die Arbeitsleistung anlaufen zu lassen, so daß der Höhepunkt des Energieausstoßes erst am Abend erreicht wird. Dieser Zyklus ist individuell verschieden.

Tommy konnte sich jetzt auf seinem Sitzroller langsam im Hof voranschieben. Er versuchte, mit seinen Geschwistern, die auf ihren Dreirädern an ihm vorbeifuhren, Schritt zu halten, während er sich mühselig Zentimeter um Zentimeter vorwärtsarbeitete. Zuerst stieß er sich mit beiden Füßen ab, dann ein paarmal nur mit einem Fuß, dann wieder mit beiden, und ganz langsam und mit großer Anstrengung lernte er, sich abwechselnd mit den Füßen abzustoßen. Das war ein langwieriger Prozeß, der viele Monate in Anspruch nahm. Er lernte das Gehen viel schneller als sich auf dem Roller sitzend vorwärts zu stoßen.

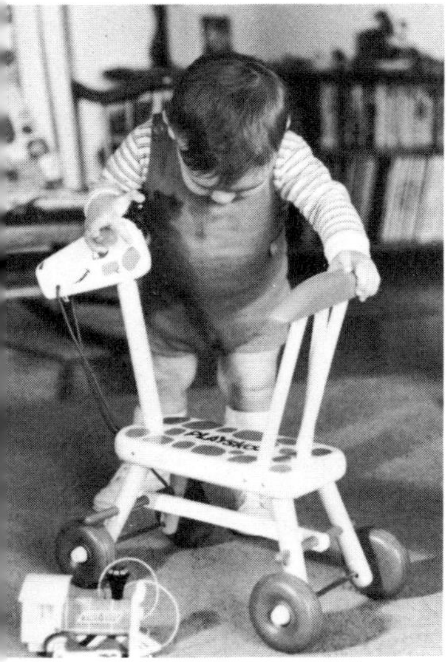
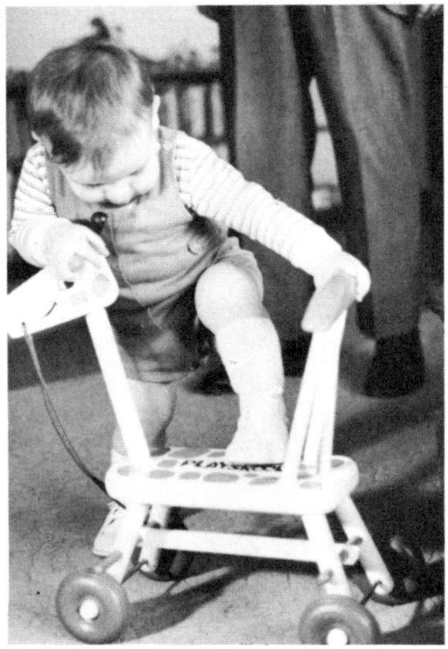
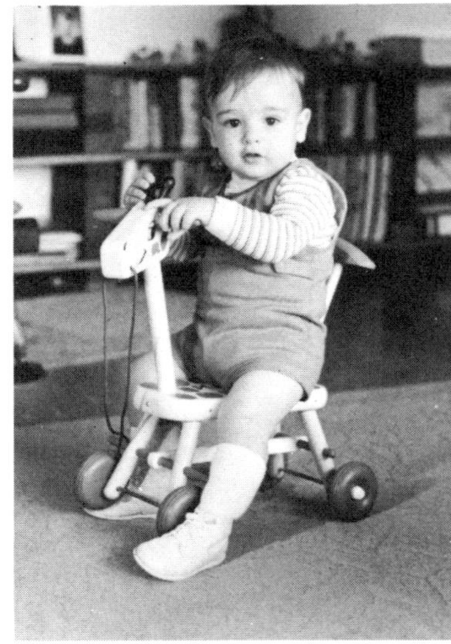

Das Sitzen ist keine natürliche Körperhaltung, in der das Baby lernen kann, die Füße abwechselnd einzusetzen. Sich mit den Beinen abzustoßen ist etwas ganz anderes, als die Beine zum Gehen zu gebrauchen. Ist das ein Beispiel für die starre Zielstrebigkeit, mit der ein Kind eine neue Verhaltensweise wie zum Beispiel das Gehen erlernt? Es kann die Beine ohne Schwierigkeiten innerhalb ihres eigentlichen Funktionsbereichs gebrauchen, aber diese Fähigkeit ist nicht ohne weiteres auf einen anderen Zweck übertragbar.

Den engen Kontakt mit der Mutter suchte er jetzt nur noch am Abend. Tagsüber war er ständig unterwegs und plagte Martha und Sam mit seiner Allgegenwart. Am Abend hatten die beiden dann ebenso genug von ihm wie er von ihnen, und er verzog sich an den Rockzipfel der Mutter.

Wie viele Kinder mögen wohl in früheren Zeiten unter dem Reifrock der Mutter gesessen haben, wenn der Tag zu Ende ging? In größeren Familien ist es oft eine alte Großmutter, die den ganzen Tag am gleichen Platz sitzt, bei der die Kinder Zuflucht finden. Die kleineren Kinder klettern zu den verschiedensten Zeiten auf ihren Schoß, um neue Kräfte zu schöpfen, und am Abend drängen sich alle um sie. Wieviel entgeht doch beiden Seiten, wenn die Mutter abends ausgeht oder »keine Zeit« hat, am Ende des Tages ihren Kindern als Ruhepol zu dienen.

Tommy war ein aktiver Bestandteil des Wirbelwinds, der Herrn Moore an der Tür erwartete, wenn er abends nach Hause kam. Dann wurde Tommy hochgehoben und genauso herumgewirbelt wie die beiden anderen. Er kletterte dem Vater auf den Schoß, wenn dieser die Gute-Nacht-Geschichte vorlas, und zeigte auf all die ihm vertrauten Gegenstände, die auf den Seiten des Buches abgebildet waren. Er übte die paar Wörter, die er schon kannte. Eines Abends sagte er mit erwartungsvoller Miene immer wieder ein Schimpfwort. Als sein Vater ihn endlich verstand und sich höchlichst erstaunt zeigte, rannten Martha und Sam kichernd weg. Tommy liebte es, sich zu produzieren, und war stets ein williges Sprachrohr.
Die Moores wollten eine Woche Ferien machen und die Kinder in der Obhut von Frau Moores Eltern lassen. Sie überlegten, was besser sei: die Großeltern hierher zu holen oder die Kinder zu ihnen zu bringen. Tommys wegen beschlossen sie, die Großeltern zu bitten, hierher zu kommen.

Das ist ein weiser Entschluß, sofern die Großeltern mit beiden Regelungen einverstanden sind. Es ist sicherlich leichter, Kinder — und besonders kleine Kinder — in ihrem eigenen Zuhause und nach ihrer gewohnten Routine zu versorgen. Die Kinder in der vertrauten Umgebung zu lassen, ist immer besser. Für ein Baby in Tommys Alter ist es sowieso schlimm genug, von den Eltern verlassen zu werden; das stärkere Abhängigkeitsbedürfnis, über das bereits gesprochen wurde, und das wir bei allen drei Kindern, kurz bevor sie gehen lernten, gesehen haben, macht es einem Baby in diesem Stadium besonders schwer, sich an »Ersatzeltern« zu gewöhnen. Die Gegenwart älterer Geschwister kann auf das Baby tröstlich wirken, solange die Eltern nicht da sind. In seinem eigenen Zuhause und in der Obhut der Großeltern, die es kennt, sollte das Baby diese Zeit gut überstehen. Aber gerade jetzt ist im Leben des Babys kein günstiger Zeitpunkt für eine größere Veränderung, eine Trennung, einen Krankenhausaufenthalt oder ähnliches. Wenn es aber nicht anders geht, sollte man auch die stärker gewordenen Bedürfnisse des Kindes berücksichtigen. Nach der Rückkehr kann man mit einer Reaktion auf die Trennung rechnen. Die Eltern finden Kinder vor, die sich an sie anklammern, oft auch launisch sind und das Bedürfnis verspüren, »es ihnen heimzuzahlen«. Wenn die Eltern fähig sind, diese Vergeltung über sich ergehen zu lassen, ist das für das Kind viel gesünder.

Tommy kam den Großeltern fast zu brav vor. Er machte niemals Schwierigkeiten. Er mochte nicht mehr gehen, und der Entwicklungsschub, in dem er gerade steckte, verlangsamte sich während der Abwesenheit der Eltern. Er war sehr ruhig geworden, als sie wiederkamen. Erst eine Woche nach ihrer Rückkehr nahm er seine gewohnte fröhliche Aktivität wieder auf, behielt jedoch die Mutter ständig im Auge.

Der Rückfall in ein unreiferes Verhaltensstadium ist eine »Sparmaßnahme«, die bei Kindern häufig zu beobachten ist. Das Kind scheint einen »Schongang« einzuschalten, um die Energie zu sparen, die es für die emotionale Anpassung benötigt. Vielleicht tritt die Reaktion auf die seelische Erschütterung erst ein, nachdem die Krise vorbei und das gewohnte Gleichgewicht wiederhergestellt ist. Eins meiner eigenen Kinder, das während der Abwesenheit der Mutter mit der Kinderschwester gut ausgekommen war, gab dieser nach der Rückkehr der Mutter im Vorbeigehen einen Tritt. Es fühlte sich wieder sicher und konnte es sich leisten, seinen Gefühlen Ausdruck zu verleihen.

Genau wie Daniel zeigte auch Tommy, daß er sich des Unterschieds zwischen »brav« und »unartig« immer klarer bewußt wurde. Als er einmal eine kleine Schandtat vorhatte, sah er seine Mutter an, als ob er sagen wollte, »komme mir bitte nicht nach, wenn ich jetzt ins andere Zimmer gehe«. Amüsiert folgte sie dieser Aufforderung, beobachtete ihn jedoch heimlich. Er krabbelte zu Sams Spielzeugkiste, an die er nicht heran durfte. Bevor er den Deckel hob, sah er sich vorsichtig um, griff sich ein Spielzeug, das Sam besonders liebte, und ließ den Deckel zufallen. Er verbarg das Spielzeug, so gut er konnte, unter einem Arm und krabbelte in eine Ecke, um damit zu spielen. Als die Mutter ins Zimmer kam, erschrak er und grinste töricht. Als sie dann nur lachte, sah er überrascht aus.

Ist dies der erste Ausdruck der Fähigkeit, zwischen »erlaubt« und »unerlaubt« unterscheiden zu können? Wir haben gesehen, daß Laura in einem viel früheren Alter (mit sieben Monaten) wie eine ertappte Sünderin reagierte, als der Vater sie beim Krabbeln überraschte. Daniels Verhalten zeigt, daß er sich verschiedener Bedeutungsebenen bewußt ist (Wutanfälle; stellt die Eltern auf die Probe).

Wäre er von Sam erwischt worden, hätte er vielleicht herausfordernder reagiert. Die mit Sicherheit zu erwartende Bestrafung durch Sam wäre eine Buße gewesen. Da es aber seine Mutter war, die ihn ertappt hatte, waren seine Gefühle komplizierter. Die Mutter erinnerte ihn an die Ungezogenheit, die er begangen hatte, und daß sie einfach darüber hinwegging, erweckte in ihm ein Gefühl der Reue.

Sein Vergehen war es zwar kaum wert, daß er sich schuldbewußt fühlte, aber man kann darin schon die Ausgangsbasis für weitere Testungen und Herausforderungen erkennen.

Das ruhige Baby

Vorsichtig versuchte Laura sich mit breit gespreizten Beinen im Gleichgewicht zu halten, wenn sie probeweise ganz kurz die Hände von der Couch wegnahm. Sie machte ein Spiel daraus, indem sie die Arme hob und sich immer wieder gegen die Couch fallen ließ. Allmählich wurde sie mutiger und konnte ihr Gleichgewicht besser bewahren, und als ihr erster Geburtstag herankam, konnte sie allein stehen, hielt aber die Arme ganz dicht über der Couch, damit sie sich notfalls sofort abfangen konnte.

Sie war bereit, mit dem Vater das Gehen zu üben, wenn er sie an beiden Händen festhielt, nicht aber mit der Mutter. Sobald diese versuchte, Laura bei den Händen zu nehmen und mit ihr zu üben, wurden Lauras Beine gummiweich, die Arme erschlafften, und sie ließ sich einfach fallen. Als die Mutter Laura wieder hochziehen wollte, streckte sie sofort steif die Beine nach vorn. Das erboste Frau King, und sie gab Laura einen festen Klaps. Laura betrachtete ihre Mutter abschätzend, und in ihrem Blick lag kalte Entschlossenheit. Frau King machte sich Vorwürfe, weil sie sich von Laura einschüchtern ließ, aber sie konnte es nicht ändern. Laura fühlte es, wenn die Mutter einen Druck auf sie ausüben wollte, und sie war durchaus fähig, passiven Widerstand zu leisten. Kein Wunder, daß die Mutter die Beherrschung verlor. Durch mehr so unverhohlene Reaktionen seitens der Mutter könnten vielleicht beide Seiten dazu gebracht werden, sich offener und ungezwungener gegenüberzustehen. Auf jeden Fall half es gar nichts, die Spannung unter der Oberfläche zu verbergen. Frau King hatte Laura noch niemals richtig bestraft, und sie erschrak über ihren eigenen Zorn. Sie hatte sich bisher immer an das Sprichwort gehalten: »Strafe nie ein Kind im Zorn.«

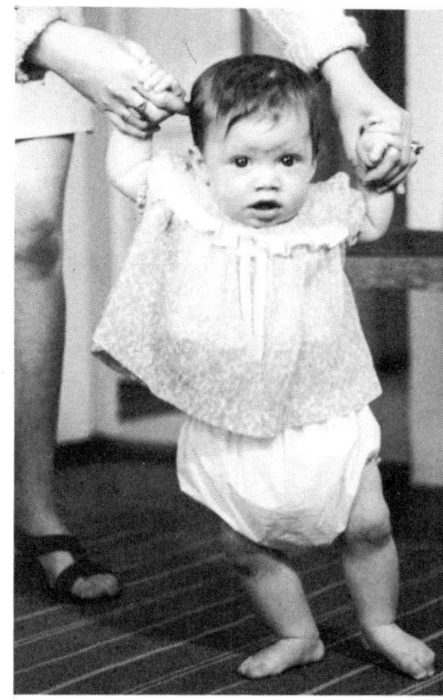

Meiner Ansicht nach hat eine Strafe, die erst dann ausgeteilt wird, wenn der erste Zorn verraucht ist, etwas Kaltblütiges und Unpersönliches an sich. Ein richtiger gesunder Zornausbruch, nach dessen Abklingen die Mutter Gewissensbisse hat und das Kind in die Arme nimmt, um ihm zu erklären, daß es ihr zwar leid tut, daß sie aber immer noch glaube, sie sei zu recht so ärgerlich gewesen, ist für das Kind viel glaubwürdiger und verständlicher. Ein ständig unterdrückter Ärger, der hinter einer Fassade aus kalter Geduld schmort, ist viel schwerer zu ertragen. Viele junge Mütter haben mir erzählt, daß sie sich daran als der schlimmsten und erschreckendsten Erfahrung erinnern, die sie in ihrer Kindheit (als die »tolerante« Kindererziehung

modern war) mit ihren eigenen Müttern gemacht hatten. Lauras hartnäckiger passiver Widerstand wird durch die Unfähigkeit der Mutter, ihr ohne falsche Hemmungen entgegenzutreten, noch verstärkt.

Aber ihre Beziehungen zueinander waren nicht immer so gespannt. Laura machte es immer noch Spaß, die Mutter nachzuahmen. Gar zu gern schmückte sie sich mit Sachen, die der Mutter gehörten. Auch die Hüte der Mutter hatten es ihr angetan, und einen mochte sie besonders gern, den sie sich, wann immer sie ihn erwischen konnte, aufstülpte und dabei schön plattdrückte. Sie wurde sogar vom Weinen abgelenkt, sobald die Mutter ihr den Hut aufsetzte. Führte die Mutter sie dann vor den Spiegel, lachte sie wieder. Einmal sah sie, wie die Mutter sich die Lippen schminkte, und bettelte um den Lippenstift. Als sie ihn nicht bekam, nahm sie Malkreide und einen Bleistift und bemalte sich die Lippen, wie sie es bei der Mutter gesehen hatte. Eines Tages fand sie Frau Kings Augenbrauenstift, und als die Mutter dazukam, hatte sie schon die Lippen und das ganze Gesicht beschmiert. Sie beobachtete, wie die Mutter sich das Gesicht wusch, nahm gleichfalls einen Waschlappen und tupfte sich damit im Gesicht herum.

Der Nachahmungstrieb ist im zweiten Lebensjahr am stärksten. Gegen Ende des zweiten Lebensjahres kann die Mutter sich das Nachahmungsbedürfnis zunutze machen und dem Kind das Zähneputzen, Waschen von Gesicht und Händen und die Benützung der Toilette beibringen. Wenn man aber ein Kind in Lauras Alter zu sehr zur Nachahmung antreibt, verliert es das Interesse sehr schnell, denn erstens ist dieser Trieb noch zu schwach ausgeprägt, und zweitens ist es jetzt noch zu früh.

Beim Baden konnte Laura schon mithelfen, indem sie die Füße zum Gewaschen-werden hob (oder sie sogar selbst wusch) und die Beine spreizte, damit die Genitalregion gewaschen werden konnte (wofür sie stets lebhaftes Interesse zeigte). Sie haßte es, sich das Haar waschen zu lassen, und brüllte, wenn sie zum Spülen nach rückwärts gelegt wurde.

Auch das Brennen von Seife in den Augen ist schlimm, aber längst nicht so furchterregend wie das Zurückgelegtwerden zum Spülen. Es gibt jetzt zwar Haarwaschmittel, die nicht mehr in den Augen brennen, aber dadurch bleibt dem Kind dieser unangenehmste Teil der Haarwäsche auch nicht erspart. Ideal wäre ein tragbares Haarwaschgerät (nach dem Prinzip des tragbaren Haartrockners), das dem Kind gestattet, die Prozedur im Sitzen zu ertragen. Man kann natürlich auch mit der Dusche spülen, aber die meisten Kinder in diesem Alter fürchten sich davor und empfinden auch Angst, wenn ihnen Wasser übers Gesicht läuft, gleichgültig, ob es seifiges oder klares Wasser ist.

Sie gebrauchte jetzt beim Spielen ihre Puppe als Handlungsobjekt, setzte sie in den Schaukelstuhl, schaukelte sie, sang ihr etwas vor und sagte »nein« zu ihr (siehe »Tommy«, Kapitel XI).

Das ist symbolisches Denken, in dem sich klar ausdrückt, was sie selbst erlebt hat. Die Weitergabe dieser Erlebnisse an die Puppe bedeutet, daß Laura fähig ist, sie als »Erfahrung« zusammenzufassen und im Gedächtnis zu speichern.

Zu ihrem ersten Geburtstag gaben die Kings eine Party und luden drei gleichaltrige Babies ein. Frau King war aufgeregter und machte sich mehr Mühe als für ihre eigenen Parties. Als die kleinen Gäste eintrafen, begrüßte Laura jeden mit »Hei, Beebii«, als ob sie sich ihrer Rolle als Gastgeberin bewußt sei. Die Mutter hatte diese Lautkombination vorher noch nie von ihr gehört. Damit war Lauras Repertoire erschöpft, und von da an saß sie zusammengesackt auf dem Fußboden, während die anderen Babies munter durcheinanderwirbelten. Die kleinen Gäste mußten die mitgebrachten Geschenke selbst auspacken, weil Laura viel zu überwältigt war. Sie war es zufrieden, mit dem Einwickelpapier zu rascheln, während die anderen Kinder mit ihren Spielsachen spielten. Die Mutter versuchte, sie etwas anzustacheln, aber das machte Laura nur noch abweisender und unbeweglicher. An der Geburtstagstafel stürzten sich die anderen Kinder auf Kuchen und Eiskrem und verkleisterten sich fröhlich Hände, Gesichter und Haare. Laura saß wie ein

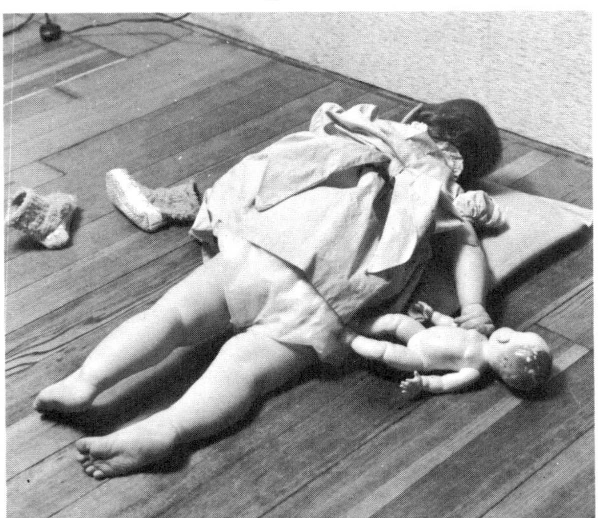

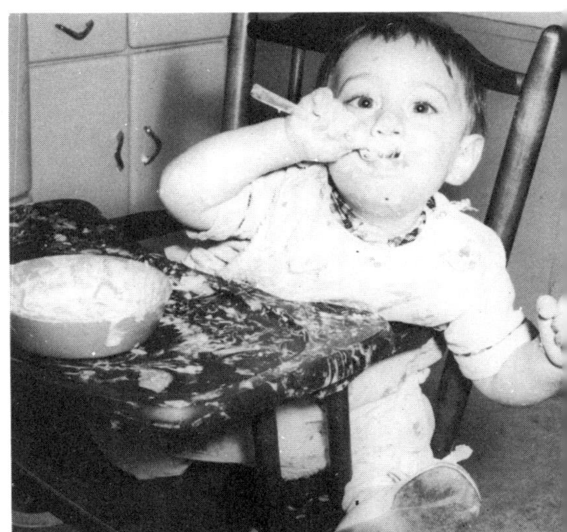

stummes Häufchen Unglück da. Frau King war auch unglücklich, denn Lauras Teilnahmslosigkeit war ihr peinlich. Die anderen Mütter versuchten, für Lauras Verhalten Gründe anzuführen, aber Frau King spürte die Herablassung, die in ihren Worten lag, und war erleichtert, als sie sich verabschiedeten. Laura war offensichtlich auch erleichtert und winkte fröhlich zum Abschied. Sobald alle gegangen waren, wurde sie munter und krabbelte in der ganzen Wohnung herum, wobei sie ihre neuen Spielsachen hinter sich herzerrte. Als der Vater nach Hause kam, fand er zu seinem Erstaunen seine Frau in Tränen vor, während Laura ihm jedes neue Spielzeug hinhielt, um es ihm zu zeigen, und unaufhörlich plapperte, als wollte sie ihm einen Bericht über die Party geben.

Hätte Frau King über Lauras Bedürfnis, ihre Umwelt langsam und hauptsächlich durch Beobachten zu erfassen, jemals gründlich nachgedacht, wäre sie über Lauras Reaktion nicht so überrascht gewesen, und Laura hätte an ihrer Party vielleicht mehr Spaß gehabt. Drei lebhafte kleine Mädchen gleichzeitig in ihrem eigenen Zuhause – das stellt wohl die überwältigendste Konfrontation mit der Umwelt dar, mit der Laura sich jemals befassen mußte. Natürlich reagiert sie darauf in der für sie charakteristischen Weise. Muß denn jedes Kind unbedingt eine Betriebsnudel sein? Sicherlich gibt es auch Raum für sensible Kinder, und auch ein Kind wie Laura, das sich an den Geschehnissen um sie herum mit den Augen und Ohren beteiligt statt mit den Muskeln, kann seinen Beitrag leisten.

Frau King war wieder schwanger. Wie schon vorhergesagt, als sie Laura abstillte (Kapitel XI), begann sie für das nächste Baby »bereit« zu sein. Obgleich sie über die neue Schwangerschaft sprach, als ob es ein ungeplantes Ereignis sei, wußte sie, daß sie sich im Unterbewußtsein diese Schwangerschaft herbeigewünscht hatte.

Nur selten kommt eine Schwangerschaft wirklich »versehentlich« zustande. Eine unbewußte Bereitschaft ist ein guter »Saatboden«, und Frau King war bereit gewesen.

Obwohl sie fest überzeugt war, daß sie sich Laura gegenüber nicht anders als sonst verhielt, fühlte das Baby vielleicht doch einen Unterschied heraus. Es klammerte sich noch mehr an seine Mutter an und versuchte, sie aus der Verträumtheit zu reißen, in die sie sich immer wieder zurückzog, wenn sie sich tagsüber ausruhte.

Jede Mutter behauptet, ihr Baby könne es nicht »wissen«, daß sie das nächste erwartet. Aber Symptome wie die Perioden der Verträumtheit,

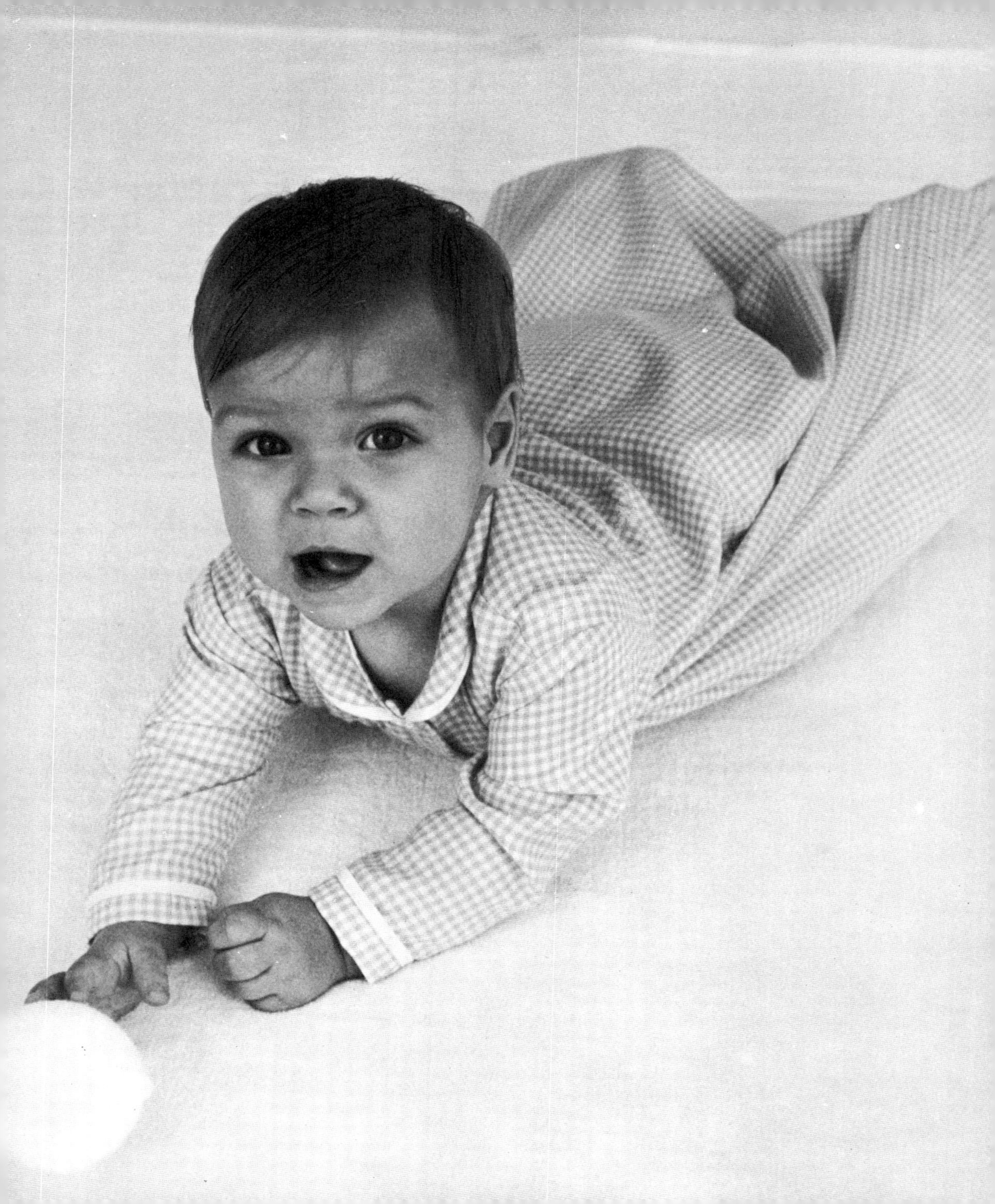

in die Schwangere sich zurückziehen, ohne daß sie sich dessen bewußt sind, die gereizte Stimmung und das Gefühl der Übelkeit, wodurch ihr Verhalten morgens und abends anders ist als sonst, die äußere Veränderung, die Kinder sehr wohl bemerken können – all das genügt, um ein so sensibles Baby wie Laura fühlen zu lassen, daß irgendeine Änderung eingetreten ist. Natürlich hat ein Baby darüber nicht die gleiche Vorstellung wie ein Erwachsener, aber ich bin überzeugt, daß es »Bescheid weiß«.

Wenn die Spannungen in Frau Kings Beziehung zu Laura nicht wenigstens zum Teil bereinigt sind, bevor das neue Baby kommt, wird Laura Schwierigkeiten bei der Neuanpassung haben. Und für die Mutter bedeutet die Tatsache, daß sie sich dann an zwei Babies anpassen muß, keineswegs, daß dadurch die Probleme, die sie mit einem hat, gemildert werden.

Das lebhafte Baby

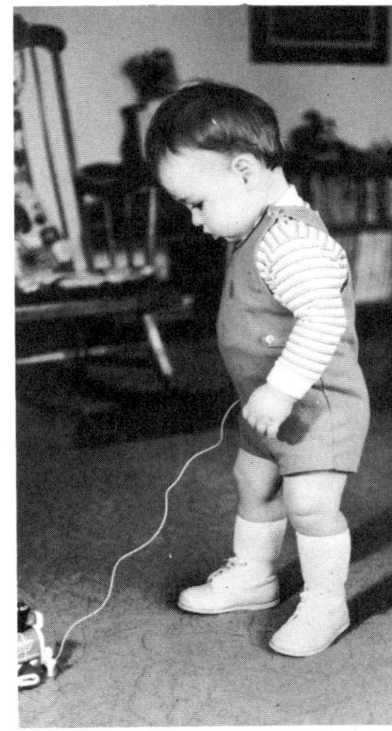

Daniel konnte jetzt Gehen und Spielen miteinander verbinden. Er zog ein Spielzeug an einer Schnur mit sich, wobei er rückwärts ging, so daß er beobachten konnte, wie es ihm nachfolgte. Wenn er an einem Möbelstück anstieß, machte er eine Drehung und ging weiter.

Kindern scheint es leichter zu fallen, sich rückwärts zu bewegen, als man denken möchte. Auch beim Krabbeln bewegt es sich zuerst rückwärts, und für ein Kind, das vorwärtsgehen kann, ist es für gewöhnlich nicht schwer, auch rückwärts zu gehen. Ich habe gehört, daß es sogar leichter ist, weil das Kind dabei den Blick auf einen bestimmten Punkt fixieren kann und nicht durch die Ablenkungsquellen behindert wird, die es beim Vorwärtsgehen sieht.

Er trug in jeder Hand ein Spielzeug, streckte die Arme hoch und benützte die Spielsachen wie ein Seiltänzer zum Ausbalancieren. In dem Maße, wie er sein Gleichgewicht besser halten konnte, ließ er allmählich beim Gehen die Arme sinken.

Das ist ein ziemlich großer Schritt nach vorn, denn es bedeutet, daß er sich mit seinem eigenen Körper ausbalancieren kann, indem er die Rumpfmuskulatur entsprechend einsetzt. Dadurch, daß er jetzt die Hände frei hat, kann er weitere große Fortschritte machen, nämlich das Gehen mit anderen Beschäftigungen verbinden.

Nachdem er jetzt seit einem Monat gehen konnte, war es an der Zeit, seiner Fuß- und Beinstellung Beachtung zu schenken. Obwohl die meisten Babies anfänglich die Füße nach außen setzten (vgl. »Laura«, Kapitel XIII), neigte Daniel dazu, die Füße nach innen zu setzen, und zwar so sehr, daß er manchmal über seine eigenen Füße stolperte. In seinen neuen Schuhen passierte das noch öfter.

Wenn die Schuhe zu lang sind, akzentuiert das Baby die Fußstellung, die es normalerweise beim Gehen hat, indem es die Füße ruckartig nach innen oder außen setzt, um keine Schwierigkeiten mit der leeren Schuhkappe zu haben. In zu großen Schuhen stolpert es noch leichter. Die Verkäufer bieten einem meistens Schuhe an, die dem Kind zu groß sind, und zwar mit der Begründung, »jetzt haben die Füße Platz zum Wachsen«. Aber die meisten aktiven Babies haben die Schuhe abgetragen, bevor sie richtig hineinwachsen konnten, also spart man nichts dabei. Die Mutter handelt klug, wenn sie darauf achtet, daß die Schuhe dem Kind genau passen. Wenn ein Baby so stark »über den großen Onkel« geht wie Daniel, daß es über seine eigenen Füße stolpert, gibt es ein ganz einfaches Gegenmittel (bis die Mutter den Arzt um Rat gefragt hat), indem man die Schuhe einfach vertauscht, das heißt man steckt jeden Fuß in den falschen Schuh. Das wirkt immer und bedeutet für das Kind keine Unbequemlichkeit. Aber jede freundliche alte Dame, welche die Mutter auf der Straße trifft, wird sie darauf aufmerksam machen, daß sie die Schuhe falsch herum angezogen hat!

Daniel konnte sich jetzt allein ausziehen. Eines Morgens fand die Mutter ihn splitternackt im Bett liegend; er hatte sich alles ausgezogen und die Sachen aus dem Bett geworfen. Das Bett war völlig zerwühlt, und außerdem hatte er eine Stuhlentleerung in den Windeln gehabt. Da ihre Reaktion darauf freundlich gewesen war, zog sich Daniel von da an sowohl am Tag als auch abends, wenn er schlafen gelegt wurde, so viel von seiner Kleidung aus, wie er konnte. Schließlich schlug Frau Corcoran vor, ihm einteilige Schlafanzüge mit Druckknopfverschluß auf dem Rücken zu kaufen und das Oberteil noch extra zuzustecken. Nachts kam er wieder in den Schlafsack, an dessen rückwärtigen Reißverschluß er nicht herankommen konnte. Außerdem konnte er die Schnürsenkel aufziehen und Schuhe und Strümpfe abstreifen, und am liebsten rannte er barfuß herum. (Das war für seine Füße gesünder — und er setzte sie auch nicht mehr so stark nach innen.) Er fand auch heraus, wie er seine Overalls und das Windelhöschen ausziehen konnte. Frau Corcoran hatte es bald satt, ihn immer wieder anzuziehen, und so zog sie ihm die Overalls mit dem Reißverschluß nach hinten an.
Für gewöhnlich war Daniel an seiner eigenen Aktivität interessierter als an der Beschäftigung mit Spielsachen. Aber mit Mark zu spielen, war immer besonders erstrebenswert. Mark sah sich gezwungen, seine Baukästen und Spielzeugautos auf Tische zu stellen, um sie vor Daniels Raubzügen zu schützen. Auf diese Weise war er schnell genug zur Stelle und konnte seine Sachen retten, bevor Daniel alles auf den Fußboden heruntergefegt hatte. Aber dann kam ein Nachmittag, an dem Frau Corcoran die beiden Jungen am Tisch stehend vorfand, den Kopf in die Hand gestützt und auf dem linken Ellbogen lehnend, während sie mit der rechten Hand ein Spielzeugauto hin und her schoben. Eine entzückende Szene, die wegen ihrer Friedlichkeit und dem gemeinsamen Spiel Seltenheitswert hatte. Daniel hatte gelernt, das Kinn auf die Hand und den Arm auf den Tisch zu stützen, indem er Mark nachahmte.

Das ist eine Weiterentwicklung des früheren »Besetzthaltens« der linken Hand, während die rechte aktiv ist (siehe »Tommy«, Kapitel IX und XII, und »Laura«, Kapitel XII).

Dank Mark begann Daniel sich für Spielsachen zu interessieren und auch dafür, beim Spielen mehr Gebrauch von den Händen zu machen. Marks Einfluß eröffnete für Daniel ein ganz neues Betätigungsfeld, das einem so beschäftigten Kind, wie er es war, sonst wohl noch lange verschlossen geblieben wäre. Jetzt, da er das Gehen und die meisten großen Bewegungen zu beherrschen begann, war er bereit, neue Gebiete zu erobern. Und genau das konnte Mark ihm bieten.
Wenn der Vater abends ihm und Mark vorlesen wollte, pflegte er selbst ein Buch mitzubringen. Voller Ungeduld blätterte er schon um, wenn der Vater mit der Seite noch gar nicht fertig war. Noch mehr als das Vorlesen liebte er es, die Buchseiten schnell umzublättern und auf jeder Seite auf einen bestimmten Gegenstand zu zeigen. Wenn der Vater den Namen des betreffenden Gegenstandes nannte, versuchte er, ihn nachzusprechen. Ein paar Wörter konnte er schon sagen, und er versuchte sich laufend an weiteren.

Normalerweise lernt ein Kind im zweiten Lebensjahr sprechen. Viele Kinder vom Typ Daniel machen in den ersten anderthalb Jahren überhaupt keinen Versuch zu sprechen (schließlich ist das eine Art von kleiner motorischer Aktivität, und das Nachsprechen erfordert Geduld, die ein Baby dieses Typs vielleicht noch nicht aufbringen kann; bei Daniel ist es anders, denn er wird von dem Wunsch getrieben, seinen älteren Bruder nachzuahmen und mit ihm zu wetteifern). Manche Kinder fangen gegen Ende des zweiten Lebensjahres plötzlich verständlich zu sprechen an, ohne die lange Übungsperiode, die für die meisten Kinder nötig ist. Ein Kind wie Daniel stürzt sich kopfüber ins Sprechenlernen. Keine Mutter braucht sich Sorgen zu machen, wenn ihr Kind lange nicht sprechen will – vorausgesetzt, sie weiß, daß es hören und Laute nachahmen kann. Meiner Erfahrung nach produzieren gehörlose Kinder in diesem Alter ganz charakteristische hohl klingende Laute, und selbst wenn man ihnen etwas sagt, auf das sie warten, kann man sie nicht zum Reagieren bringen, es sei denn, sie beobachten das Gesicht des Sprechers. Bei einem Kind Taubheit zu diagnostizieren, kann schwieriger sein, als man es erwarten könnte, aber die Taubheit ist ein so schwerer Mangel, daß die ganze Entwicklung des Kindes davon betroffen ist; die beiden tauben Einjährigen, die ich bisher gesehen habe, verhielten sich wie »autistische« Kinder – ihr Kontakt mit der Umwelt war auch auf anderen Gebieten gestört, ihre Augen hatten einen vagen Blick, und sie versuchten durch die verschiedensten Formen der Selbstanregung, wie ständiges Wiederholen bestimmter Bewegungen und Hin- und Herschaukeln des Körpers, die Leere zu füllen, die durch das Fehlen von Anregungen aus der Umgebung verursacht wurde.

Daniel konnte jetzt aus dem Laufställchen herausklettern. Die Eltern hatten ihm eins mit Seiten aus Netzgeflecht gekauft, das er wie ein Kletternetz benützte. Er erklomm eine Seite, beugte sich vornüber und fiel mit dem Kopf voraus auf der anderen Seite hinunter. Manchmal gelang es ihm, sich rittlings auf das Geländer zu setzen und sich dann mit den Füßen voraus fallen zu lassen. Er versuchte auch, über das Schutzgitter seines Bettes zu klettern, und einmal glückte es ihm sogar, auf der anderen Seite gut zu landen. Ein andermal schlug er jedoch hart mit dem Kopf auf. Die Eltern hatten jetzt folgende Möglichkeiten, das Problem zu lösen: 1. Das Seitengitter des Bettes herunterzuklappen oder ein richtiges Bett für ihn anzuschaffen; 2. ihn mit Sicherheitsgurten festzubinden; 3. über das Bett ein Netz zu spannen; 4. auf die Seiten Verlängerungsteile setzen zu lassen.

Da ich persönlich gegen die »Käfig-Lösung« Nr. 3 und das Festbinden (Nr. 2) bin (ich habe einmal erlebt, daß ein Baby sich mit dem Hals in den Sicherheitsgurten verhedderte), stimme ich für Lösung Nr. 4. Das nützt vielleicht so lange etwas, bis man sich sowieso für Lösung Nr. 1 entschließen muß. Hat man keine andere Wahl als Nr. 1, dann bedeutet das, daß man das Zimmer »Baby-sicher« machen muß, weil es jetzt kein Mittel mehr gibt, um das Kind im Bett zu halten. Wählt man die Lösung Nr. 4, wird ein Kind in Daniels Alter wahrscheinlich rasch seine Versuche einstellen. Aber wenn es zwei Jahre alt ist, nützen die aufgesetzten Verlängerungsteile auch nichts mehr, und dann muß man dafür sorgen, daß es seine nächtlichen Wanderungen nicht über das Zimmer hinaus ausdehnen kann, und auch gewisse Sicherheitsmaßnahmen treffen (Fenster usw.). Eine feste, ermahnende und nichtermutigende Einstellung gegenüber seinen Kapriolen wird auch seine Lust auf weitere nächtliche Unternehmungen dämpfen. Vielleicht sollte man dem Kind jetzt immer irgendein Lieblingsspielzeug mit ins Bett geben, das ihm als Trost und Gesellschaft dienen kann, falls man das bisher noch nicht getan hat.

Er stellte jetzt seine Eltern immer häufiger auf die Probe, und auch die Wutausbrüche nahmen zu. Abends, wenn die Eltern müde waren, stieg die Spannung auf den Siedepunkt. Vom Bett aus rief er immer wieder nach ihnen, wenn sie erst einmal angefangen hatten, zu ihm zu kommen. Wenn nicht einer von ihnen streng oder ärgerlich mit ihm sprach, stellte er immer neue Forderungen. Seine Wutanfälle wurden heftiger, und man konnte nicht mehr so leicht darüber hinweggehen (siehe voriges Kapitel). Wenn er müde war, legte er sich auf den Fußboden, trampelte mit den Füßen, schlug mit dem Kopf auf den Boden und schrie untröstlich, selbst wenn es nur um eine einfache Entscheidung ging, wie zum Beispiel ob er aus dem Zimmer gehen sollte oder nicht. Oft war nur er allein an solchen Situationen beteiligt. Waren jedoch auch die Eltern beteiligt, so schien ihre Rolle darin zu bestehen, den Wutausbruch durch irgendeine milde Ermahnung oder das Abschlagen einer Bitte auszulösen. Daniels Anfälle waren unverhältnismäßig heftig. Die Eltern fragten sich, was sie wohl falsch machten.

Diese Art von heftigem »Negativismus« kommt aus dem Kind selbst und beruht auf dem inneren Aufruhr, in dem es sich befindet. Die Umgebung liefert dann vielleicht nur den letzten Tropfen, der das Faß zum Überlaufen bringt. Dieser innere Aufruhr ist die Folge der Versuche, »ja« und »nein«, »außen« und »innen«, »mein« und »nicht mein« auseinander zu sortieren. Das sind Kämpfe, mit denen das Kind allein fertig werden muß. Da sich in diesen Attacken die Qualen widerspiegeln, die jeder von uns empfindet, wenn er nicht entscheiden kann, was er tun soll, tut es uns weh, diese Wutanfälle beobachten zu müssen, die in uns die Erinnerung an eigene Zwiespälte wachrufen. Die Eltern können dem Kind in diesem Zustand kaum helfen, und meistens wird durch einen Beschwichtigungsversuch nur Öl ins Feuer gegossen. In Erwachsenen erwecken diese unkontrollierbaren Wutanfälle das Bedürfnis, das Kind anzuschreien, es mit kaltem Wasser zu übergießen, es zu verhauen und ähnliches mehr. Es wäre viel besser, wenn die Eltern abwarten, bis das Kind von selbst erschöpft aufhört, und das geplagte kleine Wesen dann trösten, indem sie ihm zu verstehen geben: »Ich weiß ja, wie schlimm es ist, wenn man noch so klein ist und die Dinge nicht auseinandersortieren kann, aber eines Tages wirst du es können, und es tut mir leid, daß du dich bis dahin so plagen mußt.« Das Kind muß all diese Probleme allein lösen, und eines Tages gelingt ihm das auch. Aber in diesem Stadium darf man nicht auf erzieherische Maßnahmen verzichten oder Verbote lockern, nur weil man keinen neuen Wutanfall auslösen will. Zu keinem anderen Zeitpunkt braucht das Kind eine feste Hand so sehr wie in dieser negativen Periode. Das wird ihm helfen, selbst zu erkennen, wie weit es gehen darf, und die Eltern können durch eine entschiedene Haltung die innere Unentschlossenheit, die es in solche stürmischen Situationen treibt, abbauen helfen. Das mag den Eltern zuerst vielleicht nicht so vorkommen, wenn sie sehen, daß jede ihrer Entscheidungen das Kind in einen neuen Wutanfall hineintreibt, aber der Erfolg wird nicht ausbleiben. Daniels Temperamentausbrüche und die Heftigkeit seiner Wutanfälle sind eigentlich für das zweite Lebensjahr charakteristischer als für das erste. Wenn diese Zustände so früh auftreten, hören sie vielleicht auch eher wieder auf.

Der Vater fand heraus, daß Daniel schwimmen konnte, wenn er ihn unter der Brust stützte. Die Arme machten von allein seitliche Kreisbewegungen, und er stieß abwechselnd mit den Beinen aus, während sein Körper sich wellenförmig voranbewegte, ohne daß der Vater ihm viel helfen mußte. Daniel fand das Wasser sehr aufregend, und das Schwimmen begeisterte ihn. Er ging ganz einfach ins Wasser hinein und wäre weitergegangen, bis sein Kopf unter Wasser gewesen wäre, wenn man ihn nicht festgehalten hätte.

Die Angst vor dem Wasser und das Vorgefühl, was es heißt, mit dem Kopf unter Wasser zu sein, kommen erst später, im zweiten oder dritten Lebensjahr. Ein Baby in Daniels Alter stapft unbekümmert drauflos, bis es untergeht, und man darf es nicht aus den Augen lassen. Die Schwimmbewegungen des Körpers, die bereits besprochen wurden (Kapitel II), sind ein Erbe unserer amphibischen Vorfahren.

Es kam jetzt abermals in eine Phase der Scheuheit vor fremden Menschen und Umgebungen (vgl. Kapitel XII). Obgleich er zu Hause außerordentlich selbstsicher war, klammerte er sich an die Eltern an, weinte leicht und weigerte sich, mit anderen Kindern zu spielen, wenn er auf Besuch mitgenommen wurde. Kamen die anderen Kinder zu ihm nach Hause, war alles in Ordnung. Er zeigte ihnen seine Spielsachen, ließ sie damit spielen und bewies sein Interesse an ihnen, indem er sie stürmisch umarmte oder umwarf, wenn sie standen. Aber so benahm er sich nur zu Hause, und Frau Corcoran gab es auf, mit ihm in den Park zu gehen, wo er nur neben ihr auf der Bank sitzen wollte.

Dies ist die dritte Phase der Scheuheit vor fremden Menschen und Situationen; die erste hat das Baby für gewöhnlich mit vier und fünf Monaten, die zweite mit acht Monaten (siehe »Tommy«, Kapitel X), die dritte mit ungefähr einem Jahr. Jede dieser Phasen tritt in einem Zeitpunkt auf, in dem sich neue Gefühlsempfindungen entwickeln. Bei Daniel fällt diese Phase zeitlich mit seinem Negativismus und den Wutanfällen sowie mit dem sich rasch entwickelnden Orientierungssinn zusammen.

Er begann beim Essen mäkelig zu werden. Daniel war nur bereit, eine reichliche und eine weniger reichliche Mahlzeit pro Tag zu sich zu nehmen und wollte dann je nachdem mittags oder abends nichts essen. Er hatte ausgeprägte Vorlieben und Abneigungen, und es war sinnlos, ihn beeinflussen zu wollen. Seine Mutter beklagte die Tatsache, daß er niemals neue Speisen probieren wollte. Er weigerte sich, die von ihr angebotenen Happen anzunehmen und war nur bereit, drei oder vier Sorten Speise zu essen.

Dieses Verhalten beim Essen ist in Daniels Alter typisch. Eine reichliche Mahlzeit pro Tag und vier bestimmte Sorten Speise, die er mag, ist ganz normal. Ich habe es selten erlebt, daß ein Kind in der ersten Hälfte des zweiten Lebensjahres geneigt war, »eine ausgewogene Diät« zu essen. Aber wie bereits in Kapitel IX besprochen, ist das auch gar nicht nötig, und die Mutter braucht sich nur an die Grunderfordernisse zu halten (siehe Kapitel IX) und vergißt am besten all ihre Ideen über drei Mahlzeiten am Tag und eine ausgewogene Diät. In Daniels Fall ist es sowieso an der Zeit, daß die Mutter und Frau Corcoran sich aus seinen Mahlzeiten heraushalten. Ihre Anwesenheit wird wahrscheinlich nur als Druck empfunden und als Anreiz für eine Ablehnung der gesamten Mahlzeit benützt. Da das Baby sich jetzt normalerweise selbst mit Essensbrocken füttern kann (mit dem Löffel kann das Kind meist erst mit 16 Monaten umgehen), sollte die Mutter ihm die Mahlzeit in Form von Essensbrocken geben und es dem Kind überlassen, was es davon essen will. Dr. Clara Davis' berühmter Versuch mit Kindern dieses Alters hat gezeigt, daß sie, wenn man ihnen die Wahl freistellt, das essen, was sie benötigen, und im Laufe eines Monats selbst ihre Diät abrunden, solange die Möglichkeit der freien Wahl nicht durch Druck aus der Umgebung zunichte gemacht wird.

Da er jetzt beim Essen so schwierig war, beschloß die Mutter, ihm die Flasche noch nicht abzugewöhnen. Frau Kay war der Ansicht, daß die Flasche für Daniel noch immer eine Quelle des Behagens war, an der auch sie selbst noch teilhaben konnte. Außerdem, so überlegte sie, trank er mit jeder Flasche eine bestimmte Menge, so daß sie kontrollieren konnte, ob sein Tagesbedarf von einem halben Liter Milch gedeckt war. Sie konnte sich noch nicht darauf verlassen, daß er seine Tasse immer ganz austrank, und dachte, daß es von Vorteil wäre, ihm die Milch auf zweierlei Arten anbieten zu können – aus der Tasse und aus der Flasche –, wobei sie ziemlich sicher sein konnte, daß er letztere nicht ablehnen würde. Wenn er kein Fleisch essen wollte, verquirlte sie ein Ei in der Flasche und deckte auf diese Weise einen Teil seines täglichen Eisenbedarfs und den größten Teil seines täglichen Eiweißbedarfs. Auch für sie selbst bedeutete die Fortsetzung der Flaschenmahlzeiten eine nervliche Entlastung, und sie stellte fest, daß sie ihn nicht mehr so sehr zum Essen drängte, weil sie wußte, daß sein täglicher Bedarf an Grundstoffen gedeckt war.

Das ist eine sehr kluge Überlegung. Wir haben gesehen, daß sie sich wegen seiner Eßgewohnheiten Sorgen macht, und daher ist ein Hilfsmittel, das sie beruhigt, gleichzeitig auch für ihn von Nutzen. Ich würde sagen, daß ein Baby wie Daniel, wenn es nicht von der Mutter gedrängt wird, sich allmählich an »normale« Eßgewohnheiten anpaßt und mit drei Jahren beim Essen keine Schwierigkeiten mehr macht. Während des zweiten und dritten Lebensjahres wird er vermutlich so unberechenbar sein, wie es fast alle Kinder sind. Möglicherweise wird bei einem Baby dieses Alters tatsächlich durch die Flasche der Appetit auf anderes Essen beeinträchtigt, und vielleicht hält es sich beim Essen sogar zurück, weil es weiß, daß es am Ende der Mahlzeit die Flasche bekommt. Wenn sich die Mutter deswegen Sorgen macht, kann sie (und sollte sie vielleicht) ihm nur zwei Flaschen pro Tag geben (was den Tagesbedarf deckt). Sie kann dem Baby die Flaschen außerhalb der Mahlzeiten geben, das heißt eine Weile später, so daß es sie nicht als Bestandteil der Mahlzeiten betrachtet oder sie mit diesen in Verbindung bringt. Allerdings kann man ein Baby wie Daniel nicht so leicht von seinem Verlangen, die Mutter auf die Probe zu stellen, Widerstand zu zeigen und anderen Launen ablenken, welche die eigentlichen Ursachen seiner Quengeligkeit beim Essen sind. Diese Sucht, das Essen zu verwenden, um die Mutter zu plagen, tritt parallel mit der Differenzierung seiner selbst von der Umwelt auf und ist gleichzeitig ein Bestandteil dieses Prozesses, der seinem Negativismus und den Wutanfällen zugrunde liegt. Wie nicht anders zu erwarten war, treten alle diese Anzeichen bei Daniel sehr frühzeitig und ungestüm auf.

Nachwort

Alle drei Gruppen haben das kritische erste Jahr mit ebenso erregendem wie wechselndem Erfolg überstanden. Auch ich habe mich beim Schreiben dieses Buches von der Freude und der Aufregung leiten lassen, die jeder verspürt, der an der gesunden Entwicklung eines Kindes beteiligt ist. Ich möchte dieses Gefühl allen Eltern als Hilfe für kritische Situationen, die sie mit ihrem eigenen Kind erleben, übermitteln. Der Entwicklungsschub, der auf einen Stillstand folgt, kann jeden vorübergehenden Rückschlag, der während einer solchen Periode auftritt – und der sowohl die Eltern als auch das Kind betrifft – weit überwiegen. Tommy ist nicht unbedingt als durchschnittliches Kind anzusehen. Die Tatsache, daß er mit zwölf Monaten allein gehen kann, beweist, daß er in seiner motorischen Entwicklung dem in unserer Gesellschaft akzeptierten Durchschnitt voraus ist. Aber er erreichte jede neue Entwicklungsstufe auf eine durchschnittliche Weise und zeigte dabei den typischen Grad an innerer Hochstimmung, wenn ihm bewußt wurde, daß er endlich am Ziel seiner Anstrengungen war. Laura hingegen hat eine sensible, introspektive (nach innen gerichtete) Art der Annäherung an ihre Umgebung entwickelt, die zeigt, daß sie intelligenzmäßig über dem »Durchschnitt« steht. Sie ist nur in einem Punkt etwas zurück: in der motorischen Aktivität. Aber das gleicht sie durch ihre Sensibilität wieder aus, wie man es häufig bei körperlich weniger aktiven Kindern sieht.

Da ich nicht glaube, daß es auch nur ein Kind gibt, das tatsächlich dem Durchschnitt entspricht, konnte ich mich nicht dazu bringen, meine Analyse der Entwicklungsdynamik des Kindes auf die Ergebnisse von in der Umgebung eines Laboratoriums und nach einem starren Modell durchgeführten Untersuchungsreihen zu beschränken, das sich auf eine feste Anordnung von Testsituationen stützt, welche die individuelle Vitalität des Kindes kreuz und quer durchleuchten. Eltern, die bei solchen Untersuchungen dabei waren, haben mir gesagt, daß ihre Besorgnisse über das Ergebnis des Tests durch die dürftigen Reaktionen des Babys auf die Testsituationen vollauf gerechtfertigt wurden. (Etwas anderes kann man auch kaum erwarten, denn wie wir gesehen haben, reagieren Babies äußerst empfindlich auf die Stimmung der Eltern.) Eine der Mütter gab einer häufig gehörten Kritik an derartigen Tests Ausdruck: »Als ich dem Prüfer klarzumachen versuchte, daß mein Baby die ganze Nacht gebrochen hatte und heute vielleicht anders reagiert als sonst, sagte er: ›Kommen Sie mir bloß nicht mit neuen Variablen. Ich will nichts davon hören. Bei Versuchen mit Babies gibt es schon genug veränderliche Größen!‹ Von jetzt an werde ich es eben für mich behalten, wenn ich das Gefühl habe, daß mein Baby nicht so reagiert, wie es das normalerweise tut.«

Von unseren drei Modellbabies macht wahrscheinlich Tommy die »idealste« Erfahrung durch. Seine Umgebung ist reich an Anregungen und an Belohnungen, seine Mutter weiß aus Erfahrung, wie sie sich in den einzelnen »Phasen« seiner Entwicklung zu verhalten hat. Sie »trainiert« ihn nicht auf jede neue Stufe hin, sondern wartet ab, bis er ihr von sich aus zeigt, wann es an der Zeit ist, seine Bereitschaft durch praktische Unterweisung zu verstärken. Sie sieht ihn als eine Einzelpersönlichkeit, die von ihren beiden anderen Kindern verschieden ist. Sie ist gegen übermäßige Reaktionen auf seine persönlichen Eigenheiten gefeit, weil sie schon mit den beiden anderen Kindern ähnliche Erfahrungen gemacht hat. Einer der Vorteile, der sich für die Mutter daraus ergibt, daß sie schon zwei ältere Kinder hat, ist der, daß sie ihr drittes Kind mit einem gewissen Maß an Objektivität aufziehen kann. Sie ist sich inzwischen über einige der Gründe klargeworden, die sie zu übermäßigen Reaktionen auf das Verhalten des Babys treiben können. Sie ist fähig, auf Tommys Forderungen gemäßigter zu reagieren und zu erkennen, wann sie ihnen nachgeben muß, auch wenn es ihr selbst nicht paßt. Die Gefahr der Empfindungslosigkeit gegenüber den speziellen Bedürfnissen des Babys, wie sie überbeanspruchte Mütter großer Familien manchmal zeigen, ist bei Frau Moore nicht gegeben. Sie freut sich über jeden neuen Fortschritt, den Tommy macht, und fördert auch bei Martha und Sam eine solche positive Einstellung. Und was noch wichtiger ist, sie fördert auch Tommys eigene Freude über seine Leistungen. Ein wesentlicher Bestandteil einer solchen positiven Förderung ist, daß sie dem Baby immer wieder neue Energie verleiht und sein Verlangen nach weiteren Fortschritten steigert. Bei einem Baby, das in einer so »undurchschnittlichen« Umgebung aufwächst, kann die Entwicklung gar nicht »durchschnittlich« verlaufen.

Herr Moore tritt in meinem Bericht nicht so stark hervor, wie er es eigentlich verdiente, denn er ist wirklich eine starke Stütze für seine Familie. Ich bekenne, daß ich die Rollen der Väter etwas vernachlässigt habe – ein Umstand, den ich sonst selber an der modernen Literatur über Kindererziehung zu bemängeln pflege –, aber ich war mir bewußt, daß zu viele Akteure den Leser verwirren könnten. Außerdem hat der Vater im ersten Jahr vielleicht als Hintergrundfigur eine wichtigere Aufgabe zu erfüllen. Meiner Meinung nach ist die Unterbetonung der klassischen männlichen Rolle, den Faktor »feste Entschiedenheit« zu liefern, einer der hauptsächlichen Mängel in der Erziehung der Nachkriegsgeneration. Ich hoffe, ich habe klarmachen können, weshalb ich dafür plädiere, daß dieser Faktor wieder ein wesentlicher Bestandteil der Umgebung werden sollte, in der das Baby aufwächst. Bei Tommy ist das zum Beispiel der Fall, und er zeigt bereits die Ansätze einer sich entwickelnden Männlichkeit (die rasche Erholung nach einem Sturz, das abendliche Spiel mit dem Vater). Bald wird sich das Ziel seines Nachahmungsdranges von der Mutter auf den Vater verlagern.

Lauras Umgebung hat einen komplizierteren Einfluß auf ihre Entwicklung. Als Neugeborenes zeigte sie ein Ausmaß an Empfindlichkeit auf Anregungen aus der Umgebung, das sowohl zeitlich als auch leistungsmäßig auf Kosten der motorischen Entwicklung ging und für ihre Eltern nur von zweitrangigem Interesse war. Da sie ein besonders feines Gefühl für die Stimmung in ihrer Umgebung hat, spürt sie die Zwiespältigkeit in der Einstellung der Mutter ihr gegenüber. Vielleicht ist Frau King Laura zu ähnlich. Sie hätte es sicher mit einem Baby wie Tommy leichter gehabt als mit diesem sensiblen, ruhigen und bedachtsamen kleinen Mädchen, das ihre eigenen Zweifel an sich selbst wiedererweckt. Sie gleicht ihre anfänglichen Sorgen über Laura und ihre Niedergeschlagenheit auf verschiedene Art und Weise aus. Sie stillt Laura mit Erfolg und bindet sich dadurch enger an sie; sie entwickelt eine Empfindlichkeit auf Lauras Bedürfnisse (wie durch ihre Reaktion auf Lauras Selbständigkeitsbedürfnis beim Füttern deutlich wird) und ist flexibel genug, um einige ihrer eigenen Schwächen erkennen zu können, so daß sie Laura bis zu einem gewissen Grad davor verschonen kann. Wahrscheinlich hätte sie lieber ein aktiveres Baby gehabt, das von ihr und ihrer Überängstlichkeit um ihr Erstgeborenes unabhängiger gewesen wäre. Aber sie versteht es auch, auf Lauras Neigung zur Bedachtsamkeit einzugehen und diese sowohl zu fördern als auch als Mittel zur Kontaktaufnahme zu nutzen. (In einer unruhigeren Umgebung könnte ein Baby wie Laura leicht zu einem verschlossenen oder sogar ichbezogenen Kind werden.)

Herr King spielt sowohl für seine Frau als auch für Laura eine wichtige Rolle. Er zeigt Verständnis für die deprimierte Stimmung seiner Frau nach der Geburt und versucht ihr zu helfen. Viel besser als seine Frau kann er Lauras ruhiges Wesen als eine positive Eigenschaft erkennen. Er ist ein liebevoller, nicht allzu anspruchsvoller Vater, zu dem sie aufgrund ihrer sehr weiblichen Eigenschaften rasch Kontakt findet.

Zusätzlich zu ihrer Sensibilität entwickelte Laura innerhalb kurzer Zeit ausgezeichnete Abwehrmethoden, die schon den Verlauf ihres zukünftigen emotionalen Wachstums erkennen lassen. Ihre hartnäckige Entschlossenheit, ihren eigenen Weg mit der ihr genehmen Geschwindigkeit zu gehen, wird es ihr ermöglichen, immer in aller Ruhe auf die Anregungen aus der Umgebung zu warten, sie aufzunehmen und zu verarbeiten, bevor sie darauf reagiert. Vielleicht wird diese Sensibilität später einmal auf künstlerischem Gebiet ihren Ausdruck finden.

In vieler Hinsicht ist am lohnendsten, über Daniel zu schreiben und seine Entwicklung zu verfolgen. Aber dieser Typ Baby, das schon als Neugeborenes eine aktive Unzufriedenheit mit sich selbst zeigt, obwohl es die Entwicklungsschritte, die es anscheinend vorausahnen kann, noch gar nicht zu meistern vermag, das ständig nach neuen Anregungen zu hungern scheint und dessen inneres Gleichgewicht von dem Erreichen neuer motorischer Marksteine abhängt, ist kein bequemes neues Familienmitglied. Die Mutter eines solchen Babys fühlt sich hilflos, sie ist unfähig, die Vorstellungen, die sie von ihrer Mutterrolle hatte, zu verwirklichen. Sie fühlt sofort, daß das Baby stärker ist als sie. Angesichts seiner stets wachen Energie muß die Mutter sich auch darüber im klaren sein, wie leicht das Gefüge seiner Persönlichkeitsstruktur erschüttert werden kann; wenn zu viele Anregungen auf das Baby einstürmen, würde es möglicherweise die Fähigkeit verlieren, seine innere Ausgeglichenheit selbst herzustellen. Dieser Typ Baby muß immer um sein seelisches Gleichgewicht kämpfen.

Frau Kay reagiert auf dieses Baby wie auf eine Herausforderung. Nachdem sie im Entbindungsraum voller Schrecken seinen Erstickungsanfall miterlebte, hätte sie leicht zu dem Schluß kommen können, daß ihr Baby irgendwie geschädigt sei. (Wieviel weniger Grund hatte doch Lauras Mutter für ihre Ängste!) Stattdessen betrachtet sie eine Unausgeglichenheit als einen Zustand, der eine energische Bemutterung erfordert — und sofort beginnt sie, nach dieser Überlegung zu handeln und findet darin Befriedigung. Sie verbündet sich mit ihm bei seinen unermüdlichen Bemühungen, die Welt zu erobern. Wahrscheinlich befriedigt er viele ihrer eigenen Wünsche nach einem aggressiveren Lebensstil. Ich persönlich würde es für gut halten, wenn eine Mutter wie Frau Kay die Rückkehr in den Beruf etwas verschiebt. Jeder zusätzliche Monat, in dem sie ihr Baby selbst versorgt (ohne allzu große innere Unzufriedenheit), ist sowohl für die Mutter als auch für das Kind eine Rückversicherung für die Zukunft. Obwohl Frau Kay gute Gründe hat und Daniel unter Frau Corcorans mütterlicher Fürsorge prächtig gedeiht, geht etwas verloren. Frau Kay kann Daniels Entwicklung nicht mehr aus nächster Nähe miterleben, und sie leidet unter den schuldbewußten oder zumindest zwiespältigen Gefühlen, die in jeder Mutter aufkommen, wenn sie ihre Kinder mit einer »Ersatzmutter« teilen muß. Daniel verliert dadurch etwas, daß er sein wichtiges Abhängigkeitsbedürfnis (wie in Kapitel VIII besprochen) zwischen zwei Mutterfiguren teilen muß. Aber Babies wie er scheinen mit solchen Schwierigkeiten mühelos fertig zu werden. Manche Babies suchen die Erfüllung ihres Anlehnungsbedürfnisses bei ihren älteren Geschwistern. Herr Kay ist eine markante, jedoch sanfte männliche Figur (Mark ist ihm in dieser Hinsicht nicht unähnlich). Jedes Mitglied dieser Familie scheint gewisse Charaktermerkmale des anderen Geschlechts zu besitzen.

Daniel ist ein Baby mit einem starken Lerndrang. Da einem solchen Kind größere motorische Leistungen als das leichtere Ziel vorkommen, kann es nicht ausbleiben, daß seine Fortschritte auf diesem Sektor frühreif und aufregend sind. Kleinere motorische Fortschritte, wie zum Beispiel der Gebrauch der Hände, werden durch die Anwesenheit von Mark gefördert – weil Daniel mit ihm spielen und ihn nachahmen will. Herr und Frau Kay (und nicht minder Frau Corcoran) helfen Daniel, seine mannigfachen Energien in die richtigen Kanäle zu lenken und einen Teil davon für gemäßigtere Forschungstätigkeiten abzuzweigen und geben ihm dadurch Zeit, sich der motorischen Leistungen, die er so leicht erreicht, bewußt zu werden, sie zu verarbeiten und sich daran zu erfreuen.

Ich habe versucht, am Beispiel dieser drei Babies die starken angeborenen Unterschiede aufzuzeigen, die ihren persönlichen Entwicklungsstil vorbestimmen. Für jedes Baby sind ganz bestimmte Anregungen aus der Umgebung »geeigneter« als andere, das heißt jedes Baby reagiert besser, wenn die Bemutterung auf seine Fähigkeit des Empfangens von Anregungen und sein Reaktionsvermögen abgestimmt ist. Jede der drei Mütter, die ich porträtiert habe, ist von dem Verlangen beseelt, ihr Baby zu »verstehen« und daher fähig, seinen besonderen Stil zu erkennen und sich ihm anzupassen. Auf diese Weise beeinflußt das Baby seine Umgebung im gleichen Maß, wie es von ihr beeinflußt wird. Alle drei Babies widersetzen sich, wenn man sie dazu bringen will, Gewohnheiten anzunehmen, die nicht zu ihrem persönlichen Stil passen – ein Widerstand, hinter dem die ganze angeborene Kraft einer ausgewogenen Persönlichkeit steht, gleichgültig ob es sich dabei um ein Baby oder um einen erwachsenen Menschen handelt.

Da die Betonung, die wir heute auf die Entwicklung des individuellen Leistungsvermögens legen, uns zu einer immer stärkeren und früheren Stimulierung dieser Fähigkeiten antreibt, möchte ich nochmals mit aller Deutlichkeit auf die Bedeutung des Gleichgewichts zwischen Persönlichkeit und Entwicklung durch erworbene Erkenntnisse hinweisen. Wenn ein Kind »bereit« ist, einen neuen Schritt zu lernen, braucht es nur wenig Hilfe, um das Ziel zu erreichen. Wenn es diesen neuen Schritt auf dem Weg über Körpermechanismen lernen muß, die noch nicht genügend ausgereift sind, muß es Energien aufwenden, die es möglicherweise – und dann zu seinem Nachteil – aus wichtigeren Sektoren seiner Gesamtentwicklung abziehen muß. Vielleicht können viele Vertreter der jüngeren Generation hierfür als Beispiel dienen, die durch die forcierte intellektuelle Entwicklung emotional verarmten und mit den wachsenden Forderungen, die unsere komplizierte Gesellschaft an sie stellt, nicht mehr fertig werden können.

Ich würde mich freuen, wenn mein Buch jungen, unerfahrenen Eltern hilft, ein Gefühl für ihr Baby und seine Welt zu entwickeln, so daß sie diese Welt zusammen mit ihm erleben und genießen können und fähig sind, ihr auf eine gesunde Weise Gestalt zu geben, durch die das Baby nicht in seiner Entwicklung beeinträchtigt wird. Gleichzeitig möchte ich ihnen helfen, sich weniger unsicher zu fühlen und mit mehr Selbstvertrauen an ihre Aufgaben als Eltern heranzugehen, als unsere Generation es hatte. Eltern, die ihrem Kind etwas von sich selbst geben und seine Eigenart respektieren, die im richtigen Augenblick »nein« oder »ja« sagen können, sind auch fähig, ihr Kind gehen zu lassen, wenn die Zeit dafür gekommen ist, in der sicheren Überzeugung, daß es seinen ganz persönlichen und charakteristischen Weg ins Leben finden wird.

Fremdwörterverzeichnis und -erklärungen, Fachausdrücke

akzentuieren betonen, deutlich bezeichnen

Anästhesie Aufhebung der Schmerzempfindung bei schmerzhaften Eingriffen durch Narkose unter Ausschaltung des Bewußtseins oder durch örtliche Betäubung (Lokal-A.).

Anästhesist Facharzt für alle Verfahren der Schmerzausschaltung

Antibiotika Gesamtbezeichnung für Medikamente gegen Krankheitserreger. Antibiotika, die von Kleinstlebewesen produziert oder aus ihnen gewonnen werden, behindern Wachstum und Vermehrung von krankheitserregenden Keimen so stark, daß die Abwehrkräfte des Körpers ihre Wirkung überwinden. Bekanntestes Antibiotikum ist Penicillin.

Apathie Teilnahmslosigkeit, Gleichgültigkeit, Abstumpfung des Gemütslebens.

Apnoe zeitweiser Atemstillstand

assimilieren Umwandeln von körperfremden Nährstoffen in körpereigene Zellsubstanz (z. B. nach der Nahrungsaufnahme und dem Abbau im Darm).

autistisch krankhaft auf sich selbst bezogenes, die Umwelt mißachtendes Denken und Handeln.

Bilirubin Gallenfarbstoff

Blutserum nicht gerinnbarer Anteil des Plasmas. Flüssigkeit, in der geformte Blutelemente, wie rote und weiße Blutkörperchen, schwimmen.

Brachialgewalt rohe, körperliche Gewalt

Circulus vitiosus fehlerhafter Kreislauf; auch Trugschluß, der voraussetzt, was erst zu beweisen ist.

Colon Dickdarm

Cortex Hirnrinde

Desintegration Spaltung, Auflösung eines Ganzen, auch der Persönlichkeit.

destruktiv zerstörend, zersetzend

diagnostizieren Bestimmen und Erkennen der Krankheitsart.

Ego Ich

Elektroenzephalogramm Aufzeichnung der elektrischen Gehirnstromkurven (Abkürzung: EEG). Mit Hilfe des EEG ist Aufklärung über verschiedene Epilepsieformen, Ortung von Verletzungen und Geschwülsten im Hirn möglich.

Elektrokardiogramm Herzstromkurve (Abkürzung: EKG). Das EKG gibt Aufschluß über die Arbeit der einzelnen Herzabschnitte.

emotionale Entwicklung Wachstum der gefühlsmäßigen Stellungnahme und Wertung.

enervierend entnervend, entkräftend

erogene Zonen geschlechtliche Erregung auslösende Körperstellen

Evolution Entwicklung

extrauterine Atmung Einsetzen der selbständigen Atmung außerhalb der Gebärmutter, nachdem die Atemwege frei sind.

fetal zum Fetus gehörig

fetale Position oder Haltung Körperlage eines Neugeborenen, das die gleiche Haltung wie vor der Geburt als Fetus einnimmt.

Fetus Leibesfrucht vom 3. Monat der Schwangerschaft an.

Fissur schmerzhafter Einriß bei spröde gewordener Haut

Fontanelle Knochenlücke am kindlichen Schädel. Bei Stoß oder Fall können die Schädelknochen nachgeben. Die kleine Fontanelle schließt sich im ersten Vierteljahr, die große Fontanelle meist bis zum 18. Monat.

Frustration Erlebnis der Enttäuschung durch erzwungenen Verzicht.

frustrieren vereiteln, täuschen

gastrointestinale Allergie Magen-Darm-Störungen infolge Überempfindlichkeit gegen Nahrungsbestandteile.

Geburtsgeschwulst Flüssigkeitsansammlung unter der Kopfhaut, die in der Austreibungsperiode entsteht, wenn der Schädel den Beckenboden überwindet und infolge der Druckunterschiede Blut und Gewebeflüssigkeit in den vorangehenden Kopfhautteil hineingepreßt werden.

gonorrhoische Infektion Ansteckung durch Gonorrhöe (Tripper). Die Augenblennorrhöe, eine eitrige Entzündung der Bindehaut durch die Erreger des Trippers, trat früher häufiger bei Neugeborenen auf, die bei der Geburt infiziert wurden.

hämmorhagische Diathese Blutungen beim Neugeborenen während der ersten Tage, welche durch Verminderung der Vitamin-K-abhängigen Gerinnungsfaktoren verursacht werden.

Hernie Nabel- oder Leistenbruch

Hexachlorophenseife Seife mit antiseptischem Zusatz, mit der das Baby nach der Geburt gewaschen wird, um die Gefahr einer Staphylokokkeninfektion zu reduzieren.

Höllensteinlösung wird nach der Geburt in die Augen eingeträufelt, um gegen eine gonorrhoische Infektion vorzubeugen.

hyperaktiv überaktiv (gesteigerte, überaus starke Aktivität).

Immunität natürlich oder künstlich (durch Impfung) erreichter Schutz gegen Ansteckung oder Vergiftung.

Inaktivität Untätigkeit, Unwirksamkeit

Indikation Hinweis, Heilanzeige

Indikator Anzeiger oder auch Stoff, der durch Farbwechsel chemische Reaktionen angibt.

inhärent anhaftend, innewohnend

instinktiv trieb-, gefühlsmäßig

intrauterine Fußstellung Haltung der Füße des Fetus innerhalb der Gebärmutterhöhle. Die gleiche Fußstellung wird manchmal nach der Geburt beibehalten.

introspektiv nach innen gerichtet, sich selbst prüfen

Kapillargefäße feinste Blutgefäße, die keine eigenen Muskeln haben. In den Kapillaren gibt das Blut den durch die Lunge aufgenommenen Sauerstoff und Nährstoffe ab und belädt sich mit Abfallstoffen.

Kaudalanästhesie örtliche Betäubung der letzten Spinalnerven, wodurch der Gebärmutterhals gefühllos wird, wenn er sich bei der Passage des kindlichen Kopfes ausdehnt.

Kokon Einhüllung (eigentlich die Hülle mancher Insektengruppen).

Kolorit Färbung, Farbgebung

Komplexe Reaktion vielfältige, aber ganzheitliche unmittelbare Beantwortung eines Reizes.

Koronarsklerose Herzkranzgefäßerkrankung

korrelierend miteinander verhaftet sein, gleichzeitiges Auftreten von Eigenschaften oder Ereignissen.

Lanugo auch »Wollhaar« genannt. Dunkler Flaum, der Ohren, Rükken, Schultern und Wangen der Neugeborenen bedeckt und nach ein paar Monaten verschwindet.

Manifestation Offenbarwerden, Erkennbarwerden, z. B. von Krankheiten, Reflexen.

Masturbation geschlechtliche Selbstbefriedigung, Onanie

Mekonium Kindspech. Bezeichnung für den schwärzlich-grünlichen, zäh-klebrigen Stuhl des Neugeborenen in den ersten beiden Lebenstagen.

ml Abkürzung für Milliliter

Moro-Reflex Umklammerungsreflex. Charakteristischer Vorgang in der Neugeborenenperiode, der durch plötzliche Erschütterung oder Lageveränderung ausgelöst wird. Das Baby führt dann mit seinen Armen bogenförmige Bewegungen aus und biegt den Körper so, als ob es sich an einen Gegenstand oder an der Mutter anklammern will (siehe auch Seite 40).

Motor (in der Psychologie) Kraftquelle, Antriebskraft

motorisch der Bewegung dienend, Antreiben der Bewegung

Negativismus grundloser Widerstand gegen äußere Einwirkungen

Ödemflüssigkeit Flüssigkeitsansammlung in Geweben

oral die Mundzone betreffend; durch den Mund

parasitäre Existenz eigentlich: schmarotzerhaftes, unselbständiges Dasein, das auch der Fetus führt, der durch die Plazenta mit Sauerstoff und Nährstoffen versorgt wird.

Physiologie Lehre von den Funktionen der lebenden Körper.

physiologische Reorganisation Neuordnung der organischen Lebensvorgänge. Diese vollzieht sich im kindlichen Organismus in den ersten Tagen nach der Geburt, indem die Zeit bis zur vollwertigen Nahrungsaufnahme beim Beginn der mütterlichen Milchproduktion und des damit verbundenen Einsetzens der kindlichen Magen- und Darmtätigkeit durch körpereigenen Vorrat an Zucker, Fett und Ödemflüssigkeit überbrückt wird.

physiologisches Wachstum körperliches Wachstum

Pigment farbige Stoffe im Zellsaft oder kleine Körner in der Haut, die angeboren sein können oder als Folge äußerer Einflüsse entstehen (z. B. Sommersprossen).

Pigmentierung Färbung der Haut

Plazenta Mutterkuchen, durch welchen dem Fetus Sauerstoff und Nährstoffe zugeführt werden; wird als Nachgeburt ausgestoßen.

Potential Kräftevorrat

Psychotherapie Heilung durch geistig-seelische Behandlung und Einwirkung. Anwendung seelenkundlicher Mittel zu Heilzwecken.

reflektorisch durch einen Reflex bedingt (siehe auch Reflex).

reflektorische Reaktion regelmäßig ohne Mitwirkung des Bewußtseins eintretende unmittelbare Beantwortung eines Reizes.

reflektorische Verhaltensform durch unwillkürliches Ansprechen auf Reize bedingtes Verhalten.

Reflex unbewußt oder unfreiwillig erfolgende Handlungs- oder Verhaltensweise eines Reizes; setzt sich zusammen aus Reizaufnahme im Empfindungszentrum, Reizleitung zum Rückenmark (Reflexzentrum) und Weiterleitung zum Bewegungszentrum. Durch die Untersuchung der Reflexe werden wichtige Rückschlüsse auf die nervliche Gesundheit des Gehirns und des Rückenmarks gewonnen.

rektal den Mastdarm betreffend; durch den Mastdarm.

resorbieren ein- oder aufsaugen

Resorption Aufsaugung von Flüssigkeiten, gelösten Stoffen oder Gasen in die Blut- oder Lymphbahn, z. B. durch die Haut oder den Magen-Darm-Kanal.

Respirationstrakt Atmungswege

reversibel umkehrbar

rezeptorische Nerven reizaufnehmende Nerven

sedierende Medikamente Beruhigungs- oder Betäubungsmittel

Sedierung Beruhigung, Dämpfung (Sedativa = Beruhigungsmittel)

Selbststimulierung eigene Erregung oder Reizung, z. B. Masturbation.

sensorisch die Sinneseindrücke betreffend

sensorische Reaktion Einwirkung und Ansprache auf Sinneseindrücke

soziale Reaktion Handlung, durch die die Bereitschaft ausgedrückt wird, sich einer Gemeinschaft einzuordnen.

Spinalanästhesie Rückenmarksanästhesie; örtliche Betäubung durch Einspritzen in die Rückenmarksflüssigkeit (oder auf die Haut). Die Rückenmarksanästhesie ermöglicht einen schmerzfreien Eingriff an Genitalien und Beinen bei Bewußtsein.

Staphylokokkeninfektion Ansteckung durch diese trauben- oder haufenförmig zusammenliegenden, nicht sporenbildenden Kokken (kugelförmige Bakterien). Staphylokokken sin die häufigsten Erreger von Eiterungen.

stereotypes Verhalten unveränderliches, einförmiges Verhalten.

Stethoskop Hörrohr, mit dem Lungen- oder Herzgeräusche geprüft werden.

Stimulation seltener gebrauchter Ausdruck für Stimulierung.

Stimulierung Anregung, Erregung, Reizung (besonders der Nerven und des Blutkreislaufs).

Stimulierung der Brüste Anregung der Milchdrüsen

Stimulus Reiz, Antrieb

Storchenbiß dicht unter der Hautoberfläche befindliches Geflecht von Kapillargefäßen. Diese hellroten oder blaßroten Flecken, die meist im Nacken oder auf der Stirn bzw. Oberlider der Augen (an der Mittellinie der Kopfhaut) zu finden sind, verschwinden meist innerhalb der ersten zwei Jahre von selbst.

Streßsituation Zustand einer starken körperlichen oder seelischen Belastung und Bedrängung, ausgelöst durch Einwirkung auf den Organismus, auf die der Körper nicht eingestellt ist (z. B. Schwangerschaft, Verletzungen u. ä.).

symptomatische Behandlung Behandlung, die sich auf ein oder mehrere Krankheitszeichen, aber nicht auf deren Ursache bezieht.

taktile Erfahrung Erfahrung, die durch Berührung, durch den Tastsinn, gemacht wird.

Therapie Kranken-, Heilbehandlung

Thrombozytenzahl Anzahl der Blutplättchen, das sind kleinste, ovale Gebilde, die Gerinnungszellen des Blutes. Bei zu geringer Thrombozytenzahl können beim Neugeborenen während der ersten Tage Blutungen auftreten.

tonischer Halsreflex Reaktion beim Neugeborenen, die auftritt, wenn sein Kopf auf eine Seite gedreht wird. Dabei biegt sich sein ganzer Körper von der Seite weg, nach welcher der Kopf sich wendet. Dieser Reflex hilft dem Baby zu lernen, wie es beide Körperseiten getrennt benutzen kann.

Trauma seelische Verwundung infolge von Enttäuschung, Schock usw.

traumatische Erfahrung äußerer Einfluß, der sich nachhaltig seelisch verwundend auswirkt (z. B. Schreck, Trennung).

Urogenitaltrakt Harn- und Geschlechtsorgane

Uterus Gebärmutter

vegetatives Wachstum die Erziehung, die vorwiegend auf Ernährung, Pflege und Kleidung ausgerichtet ist.

Vernix (Käseschmiere). Dicke, schmierige Schicht, mit der Babies bei der Geburt bedeckt sind. Durch diese Schicht ist der Körper rutschig, und die Passage durch den Geburtskanal wird erleichtert.

Windeldermatitis Hautentzündung im Windelbereich

Zervix Gebärmutterhals

Zyanose (Blausucht), blaurote Verfärbung der Haut infolge mangelhafter Sauerstoffsättigung des Blutes.

Kinder sind gar nicht so schwierig ...

... wenn ihre Eltern wissen, wie sie ihnen helfen können

Von Dr. Lee Salk. Aus dem Amerikanischen übertragen von Heidewig Fankhänel. 256 Seiten. 14 × 21 cm. Linson mit Schutzumschlag.

Seelische Störungen haben ihren Ursprung meist im Kindesalter. Die in dieser Zeit entstehenden Fehlentwicklungen sind im Erwachsenenalter nur schwer rückgängig zu machen. Wenn also die Persönlichkeitsstruktur des Erwachsenen von frühkindlichen Erfahrungen maßgeblich beeinflußt ist, sollten vor allem im frühen Kindheitsalter vorbeugende Maßnahmen getroffen werden.
Obwohl sich darüber die Fachwelt im klaren ist, unternahm man bisher noch relativ wenig, um denen zu helfen, die in allererster Linie für die seelische Entwicklung des Säuglings und Kleinkindes verantwortlich sind: den Eltern.
Die in diesem Buch vorgelegten psychologischen Erkenntnisse vermitteln den Eltern all die Informationen, die sie brauchen, um sich angesichts der seelischen Konflikte des Kindes im Alltagsleben richtig zu verhalten.

Otto Maier Verlag Ravensburg

Pappbilderbücher für die Allerkleinsten

Soll man Kindern ab einem Jahr schon Bücher schenken? Ja – Bilderbücher zum Spielen und Betrachten! Diese ersten Bücher werden voller Neugier und stürmisch erobert: Das Kind wird sie auf dem Boden hin und her schieben, als Helm auf den Kopf setzen, immer wieder aufklappen und dabei langsam be-greifen, was ein Buch ist.
Auf jeder Seite gibt es ein klares, leicht erkennbares Bild in leuchtenden Farben zu entdecken. Eines Tages wird das Kind dann erfassen, daß der gemalte Teddy ein Teddy ist, daß die Klötze im Buch seinen eigenen ähneln. Es wird nach und nach alle Bilder erkennen, Lieblingsbilder haben, die es ungezählte Male anschaut, und beim gemeinsamen Betrachten die Namen der einzelnen Dinge erfahren und nachsprechen.

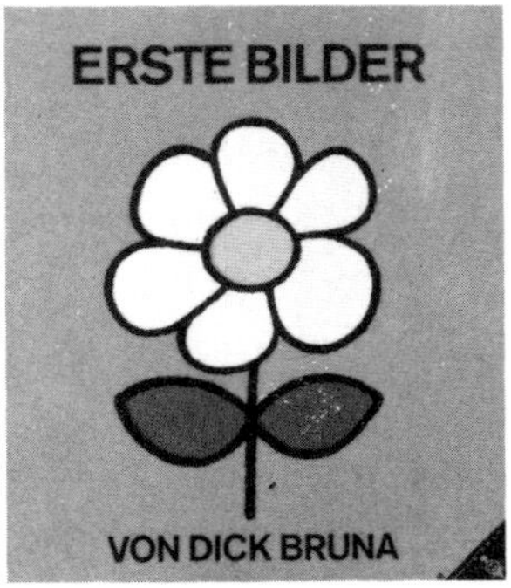

Dick Bruna
In unserm Haus. Ab 1
Erste Bilder. Ab 1
Ich bring dir Milch von der Kuh
und noch was dazu. Ab 2

Albertine Dependorf
Erstes Bilderbuch. Ab 1
Tiere. Ab 2

Hilde Heyduck-Huth
Wenn die Sonne scheint. Ab 2
Kommt in den Wald. Ab 3
Thomas im Dorf. Ab 3

Lemke-Pricken
Tut, tut, wir fahren. Ab 3

Gabriele Lorenzer
Drei Äpfel. Ab 2
Eingepackt – ausgepackt. Ab 2

Ali Mitgutsch
Was ich schon kann. Ab 3

Eva Scherbarth
Komm heraus
und spiel mit uns. Ab 3

Max Velthuijs
Es regnet, es regnet. Ab 2

Hermann Wernhard
Das ist meins. Ab 1
Wer fährt in diesem Auto? Ab 2

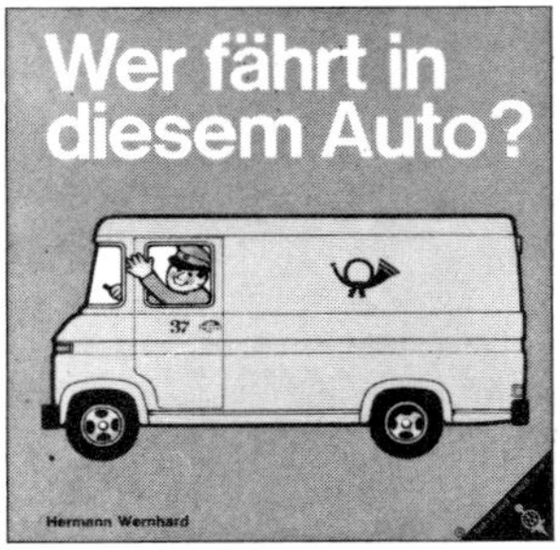

Otto Maier Verlag Ravensburg

Ravensburger Spielzeug

formschön und kindgerecht

Ravensburger Spielzeug erfüllt alle Ansprüche für gutes Spielzeug:

- es ist funktions- und materialgerecht
- das Design zeigt eine harmonische Formgebung
- es läßt der Fantasie des Kindes genügend Spielraum
- es wird von international bekannten Designern entworfen
- es erfüllt wichtige Spielfunktionen: Sehen, Tasten, Greifen, Beißen, Hören
- es ist für Babys gefahrlos, hat keine scharfen Kanten, ist farbecht und abwaschbar

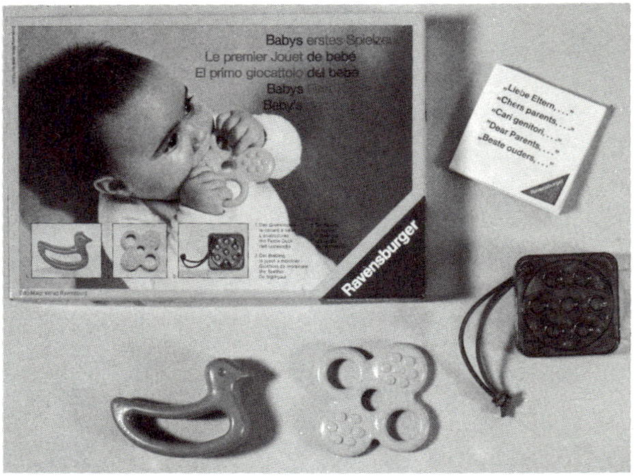

Babys erstes Spielzeug

Für drei wichtige Entwicklungsstufen im Säuglingsalter ist diese Spielzeug-Sammlung zusammengestellt. Zum Greifen, Tasten und Festhalten gibt man dem Baby mit etwa drei Monaten das Greif-Entchen. Später, mit fünf Monaten, wenn das Zahnen beginnt, ist der Beißling mit seiner abgerundeten, ungefährlichen Form ideal. Erst wenn mit etwa sieben Monaten die Wahrnehmung und die Bewegungen sicherer werden, hat das Kind Spaß am Spiel mit der Rassel. Eine Erklärung für Eltern liegt bei.